U0067434

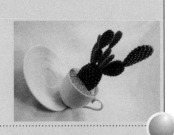

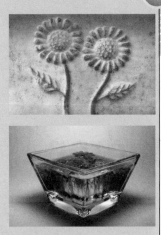

# 兒童語言

## 與

# 溝通障礙

王大延、陳櫻桃　校閱

王大延、陳櫻桃、王樂成、何宗翰、高詰硯

辛怡葳、張洛嘉、林惠鸞、葉倩伶　譯

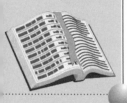

**Fifth Edition**

# Language and Communication Disorders in Children

## Deena K. Bernstein

*Lehman College*
*City University of New York*

## Ellenmorris Tiegerman-Farber

*Adelphi University*

Authorized translation from the English language edition, entitled LANGUAGE AND COMMUNICATION DISORDERS IN CHILDREN, 5th Edition, ISBN:0205336353 by BERNSTEIN, DEENA K.; TIEGERMAN-FARBER, ELLENMORRIS, published by Pearson Education, Inc., publishing as Allyn & Bacon, Copyright © 2002.

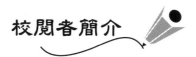

## 校閱者簡介

### 王大延

國立臺灣師範大學教育研究所碩士、美國北科羅拉多大學特教博士。曾任臺北市立教育大學助教、講師、副教授、教授，及學務長、所長、主任，明道大學教授兼副校長暨教務長、課程與教學研究所教授兼所長，現任嶺南師範學院教授

### 陳櫻桃

臺北市立師範學院初教系學士、臺北市立師範學院國民教育研究所輔導教學碩士。曾任國小教師、組長、輔導主任、教務主任、臺北市立教育大學兼任講師

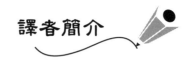

# 譯者簡介

**王大延**（第七、八章）

見校閱者簡介

**陳櫻桃**（第三章）

見校閱者簡介

**王樂成**（第二、十一章）

國立臺灣大學外文系學士、國立臺灣大學社會學研究所碩士。
2005 年教育部公費留學法國，目前攻讀法國巴黎第八大學社
會學博士

**何宗翰**（第七、八章）

國立政治大學教育研究所碩士，目前攻讀美國德州大學奧斯汀
校區教育心理學博士（主修心理計量）

**高詰硯**（第九、十、十二章）

國立臺灣大學外文系學士。曾在電腦公司負責會計軟體 SAP
的中文化工作，目前於美商公司翻譯產品網頁與技術文件。已
於尖端出版社出版數本譯作，現為專／兼職譯者

**辛怡葳**（第一、三章）

國立政治大學國文系學士、臺北市立教育大學特殊教育系身心
障礙教育組碩士、美國俄亥俄州立大學特教博士，現任育達商
業科技大學助理教授

## 張洛嘉（第四、十、十二章）

輔仁大學心理復健系學士、臺北市立教育大學溝通障礙研究所
碩士

## 林惠鸞（第六章）

東吳大學英文系學士、國立新竹師範學院特教師資班結業、臺
北市立教育大學特殊教育系身心障礙教育組碩士。曾任兒童美
語教師，現任臺北縣興南國小資源班教師

## 葉倩伶（第五章）

東吳大學英文系學士、國立新竹師範學院特教師資班結業、臺
北市立教育大學特殊教育系身心障礙教育教學碩士。曾任臺北
縣資源班教師，現任臺北市特教班教師

# 目錄 Contents

## 第2篇　語言評估與介入.............................107

# 原　序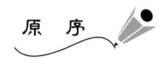

　　《兒童語言與溝通障礙》的原文書在十五年內已修訂五版。本版（第五版）之修訂，乃因為語言治療之專業與特殊教育之變遷，反映在法令、教育與臨床概念之改變。本版更著墨於早期療育、家庭在診斷與管理之角色、多元文化之問題、動因與課程為本位之診斷與介入，以及教育與臨床績效等重點。

　　本版內容分成三個部分。第 1 篇論及語言的根本與溝通的發展；第 2 篇敘述診斷的一般原則和介入的最佳實例；第 3 篇在於探討四類語言障礙的人口，包括：學習障礙學童、智能障礙、自閉症，以及聽覺障礙。第 2 篇和第 3 篇同時以實例和個案研究說明如何應用臨床所建構之理論於實際評估和學童溝通障礙的語言困難之矯正。

　　本版有多處明顯的改善。第 1 篇增加第 2 章概述學童語言的發展，強調兒童讀寫技能的發展，本章由 Bernstein, D. 和 Levey, S. 二人執筆。

　　第 2 篇從第 3 章至第 8 章旨趣在於診斷與介入，第 3 章討論家庭在診斷中的角色和教育管理，由 Tiegerman-Farber, E.執筆。第 5 章由作者 Silliman, E.和 Diehl, S.合著，本章資料已更新，著重學齡兒童的語言診斷。第 7 章作者是 Nelson, N. W.，本章討論學校對語言障礙學童之服務。以上三章是本版新增的部分。

　　語言與溝通障礙的研究觸及人類心靈深處——提供兒童學習語言的途徑以及幫助語言學習困難者。本書將激發讀者應用學童和語言發展理論，以有效的經驗幫助語言和溝通障礙的學童。我們誠摯地希望讀者在臨床與教育工作上與時俱進。

*Bernstein, D. K.*
*Tiegerman-Farber, E.*

# 致謝(一)

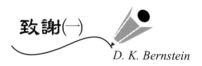

*D. K. Bernstein*

　　要表達感謝使本書付梓的夥伴是一件危險的事，因為還有一些應該受到感謝的人可能會被忽略。

　　真誠謝謝 Allyn & Bacon 公司負責人 Dragin, S. 和 Strickland, B.讓本書見諸於天日。同時，也要感謝 Omegatype Typography 公司的團隊協助印刷。

　　本書的校閱者 Calculator, S. N.、Hubbard, C. 和 Whites, M. M.三位學者分別任教於新罕布什大學（University of New Hampshire）、東肯塔基大學（Eastern Kentucky University）和聖克勞德州立大學（St. Cloud State University），他們提出寶貴的建議，對本書內容之改進有實質助益。

　　此外，要感謝所有本書之作者不斷地修正草稿，特別要感謝他們在極短的期限內交稿。

　　最後我要感謝我的先生兼好友 Josh 數年來無怨無悔的支持，以及我的孩子 Ariella、Zanvil, C.和 Yakov，他們教我如何堅持與耐心。


謹把本書獻給
記憶中的雙親 Pearl（Chaya Peryl）和 Kahan, J.（Yuda）
無怨無悔地摯愛子女
以及
敬愛祖父母的孩子們包括
Peryl, C.、Yuda、Bernstein, M. D.
以及
Bracha 和 Isaac Losice, B. Z.

# 致謝（二）

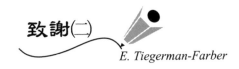

*E. Tiegerman-Farber*

──將本書獻給我的家人……

給我的外子 Joseph──你是我的終身伴侶，沒有你，我無法摘星。

給我的父母 Morris 和 Jacobs, R.──沒有您們的支柱便沒有 SLCD（The School for Language and Communication Development）的成立，我花了十五年的時間終於可以回報您們的恩情。

給我的孩子 Leslie、Dana、Douglas、Jeremy、Andrew 和 Jonathan ──你們教我如何成為你們的母親，如何愛你們。

給我的孫子──Lindsey、Brandon 和 Gabriel──現在以及未來與你們同在是多美好的一件事，敘說不完。

給在 SLCD 的父母親們──永遠別忘了靜默片刻及珍視您們孩子的話語。

給 Radziewicz, C.博士、Mermelstein, H.博士、Cavallo, S.博士、Shapiro, M.博士和 Katzman, K.──如果沒有您們始終如一的支持，本書便無法完成。無論我往何處始終背負著你們的託付。

給 Skelos 紐約州議員主席──您是紐約州特殊需求孩子的忠誠支持者，如果這些學校沒有您，他們將無法持續發展。

# 校閱者序

千呼萬喚本書終於要付梓了。本書費了三年的時間完成翻譯，不可不謂花的時間太長，為完成此書，曾歷經波折，原來五位翻譯者於 2004 年四、五月份即已計畫開始翻譯，區分章節、規格、體例，幾有共識，預計四個月內可完成。唯九月之後有成員繁忙不得不退出，另有三位則出國修習博士學位，以致原計畫延宕近兩年，不得已重新另請三位教師加入行列完成此項工作，實在難為他們。回顧冗長的歷程，本書之完成可謂歷盡千辛。

本書分為三部分共十二章。第 1 篇共兩章，敘述語言、言語、溝通等概念，深入探討語言的結構發展，對語言障礙做明確之定義。第 2 篇以語言的診斷與介入為核心，全部六章論及語言治療師角色的變遷、早期溝通困難之幼童的診斷與介入、語言學習障礙學童之評估、學校教師如何介入、文化差異導致的語言障礙的診斷與介入，內容偏多，論述卻十分精彩。第 3 篇共四章，直接針對學習障礙、智能障礙、自閉症、聽覺障礙的學童伴隨語言障礙者，幫助他們發展溝通技巧，內容豐富，值得參考及應用。

本書之所以能完成，首先感謝心理出版社林總編敬堯先生，不遺餘力的支持，讓本書得以出版。其次要感謝心理出版社投入巨資，發行本書中文版，帶動語言治療之理論與實際之發展。復次，要衷心地感念本書翻譯群，由於你們的努力，心血沒有白費，為學術界增添新的力量。最後要致上十二萬分謝意的是內人陳櫻桃小姐，幾乎花了兩個月的時間審視翻譯稿，中、英文逐字核對，偶有漏譯，均能即時指正，讓本書更加完整。

翻譯本書之成員皆為一時之選，每一位成員盡其所能，字字思考斟酌，屢做修正，冀望達到信、達、雅之境界，若文中訛誤或無法正確傳達原著者之本意，則請不吝指正，翻譯群一定會虛心接受，再求精進。

王大延

謹識於明道大學

*Part* 1

# 語言及其發展本質

Language and

Communication Disorders

in Children

# Chapter 1 語言及其障礙本質

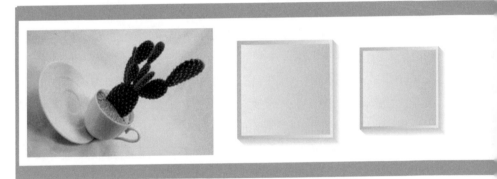

　　大部分孩童獲得語言的過程相當自然，甚至毋需任何正式教學；然而，某些孩童的語言獲得卻極爲困難，他們具有「語言障礙」。這些孩童必須經由各類專家協助，包括言語─語言病理學家、心理學家、校內的特教教師及資源教室教師，才得以克服障礙。

　　語言障礙研究的多元專業本質是造就其複雜度的因素之一。言語─語言病理學、特殊教育、社會語言學、語言學、心理語言學等研究語言的專業都有各自的術語及方法，因此，語言本身及其障礙的範疇內充滿多元性術語、概念，甚至態度及偏見，對語言領域粗略的文獻瀏覽即可瞭解其多樣性。

　　語言障礙複雜的第二個原因與語言本身的複雜本質有關。雖然本世紀初期已能經由電腦資訊處理來管理工廠、煮飯、駕駛飛機，但仍無法成功模擬人類語言的產生本質；也許有一天真能達成這個目標，但目前而言，語言之複雜性仍無法以電腦簡化形式。理論上，理解語言是項浩大的工程，將理論化爲實際評量並矯治語言障礙則更爲艱困。

　　第三個原因是語言對人類經驗的向心角色。語言兼具社會及教育功能，父母尤其關心子女的語言獲得，因爲語言缺陷可能影響未來的教育、社交及職業機會。有人說：「語言可能是人類最有特色的象徵了，語言獲得是人類發展的要素之一，因此，無怪乎語言的學習及教學方式是教育及其他人類服務領域中最主要的爭議了。」（McCormick & Schiefelbusch, 1984, p.2）

　　第 1 章由三個與語言相關、具相互關係的主題組成：語言的要素、語言獲得的觀點，及語言障礙孩童的處遇。之所以從這幾個領域切入，是因爲對言語─語言病理學家及特殊教育學者而言，必須對語言本質及語言獲得過程瞭解透徹，才能對語言及溝通障礙兒童適當介入。

　　首先，先釐清三個相似但其實很不一樣的術語──溝通、言語（speech）及語言（language）；接著說明語言的組成要素，以進一步瞭解語言的概念。

## 壹、溝通、言語及語言

　　對一般人而言，溝通、言語及語言這些術語是同義的，但多年研究及處

遇語言障礙兒童的言語—語言領域專家常必須費時解釋，其專業領域並不涵蓋矯正口吃及發音；這些專家的困擾可能起因於此類術語的混淆不明，其實，這些術語很不一樣，也代表不同的發展面向。

## 一、溝通

**溝通**是個體交換訊息及傳遞概念的過程（Owens, 1990）。過程中必須經由發話者譯碼或系統化闡述訊息，以及受話者的解碼及理解，且雙方必須注意對方的需求，以有效傳送訊息，使對方理解。

雖然人類主要使用說話及口語來溝通，但其他溝通方式也可能對訊息傳達有所影響。包括語調、重音、速度等附屬語言的線索，都可以表示發話者的態度及情感，連帶改變語言訊息。如以下句子中，因為重音不同，所傳達的訊息也有所差異：

*她*從他身上把錢搶走。
她從他身上把*錢*搶走。
她從*他*身上把錢搶走。

提高語調也產生不同效果：

約翰親了她的嘴唇。

除了附屬語言的線索外，溝通過程也包含非語言線索，如手勢、身體姿態、眼神接觸及面部表情也能影響語言訊息，如注視發話者、間歇性的點頭代表積極傾聽；相反地，毫無眼神接觸的溝通代表缺乏興趣及互動意願，因此，他人也會減低與其溝通的意願。

## 二、言語

**言語**是溝通常用的模式之一，這是傳送訊息的口語模式，需要口部神經肌的精確協調，才得以產生聲音及語言部件。

　　雖然語言最初的目的是溝通，但卻並非溝通的唯一方式，書寫、繪圖或手勢也可用來溝通。個體選擇溝通模式端賴環境、本身需要、受話者需要及傳送的訊息而定。

　　對某些障礙兒童來說，因為受限其發音機制構造，要獲得口語是遙不可及的目標，而只要能利用替代方式，他們確實擁有溝通能力。近年來，許多替代性及（或）擴大性溝通系統應障礙兒的需要而生，使其毋需說話便能傳送訊息。Beukelman 與 Mirenda（1992）和 Glennon 與 DeCoste（1997）曾敘述許多溝通系統（如：布列斯符號、美式手語、電腦操作系統等）。此外，第 10 章的 Owens、第 11 章的 Tiegerman-Farber 及第 12 章的 Radziewicz 和 Antonellis 也論及對智能不足、自閉症、聽障兒童介入方案中的非口語模式。

## 三、語言

　　**語言**是社會共同使用的規則或習慣的方式，結合符號及規則來代表概念。世上存有上百種語言，每種都有特定的符號及規則，語言之所以存在，乃因語言使用者承認其符號及規則，因為這些符號是共用的，因此可用來交換訊息及概念；經由符號的單獨使用或結合，可用來表示概念、事件或關係。

　　語言包含控制聲音、字彙、句子、意義及用法的複雜規則，這些規則端賴個體理解語言及產生語言的能力。個體對語言規則的瞭解稱為「語言能力」，擁有語言能力者具有語言使用者需要的知識，瞭解聲音結合的規則，也曉得怎樣的聲音具有意義。他們不但瞭解，更能因應不同社會環境創造句子。即使無法明確敘述文法規則，語言使用者仍能流利使用語言。雖然研究已證實兒童相當年幼時即懂得語言規則，但究竟如何學得，目前仍不得而知。

　　總之，本國語言的發話者／受話人經由語言規則系統學習語言，規則系統又可分為三個主要成分：形式、內容及用法。這些成分在下一段中有更清楚的描述。

## 貳、語言的構成要素

好幾個規則系統的複雜結合才足以構成語言。Bloom 和 Lahey（1978）將語言分為三個主要成分：形式、內容及用法。

# 一、形式

**形式**包括將聲音及符號與意義連結的語言要素，也包括支配聲音及其結合體（音韻）、支配字彙內在組織（語形），及說明字彙如何組成句形（語法）的規則。

### 音韻

**音韻**（phonology）是支配聲音及其結合的規則系統，每一種語言都有其特定的聲音或音素，即此語言的特色。當音素以特殊方式結合時，便形成字彙。

**音素**（phoneme）是說話最小的語言單位，能使意義有所差異。如bat和pat唯一的不同點是起首字母，因為這個差異而產生兩個不同的字彙；因此，很明顯地， /b/和/p/是不同的音素。

音素依聽覺（音波的模式）、構音（口腔發音部位）及產生特質（發音方法）分類。

音素的使用由兩組規則支配：其一有關不同字彙的聲音使用方法，俗稱分布規則，如英文long中，ng的聲音是單音素，且從未出現在字首；另一種規則是音的結合，俗稱順序規則，如英文中 rs 從未出現在同一音節。總之，音韻規則支配語言中的聲音、分布及順序。

### 語形

**語形**（morphology）也影響字彙的結構。語形規則與字彙的內在結構及

語素構成有關。**語素**是語言最小的意義單位，字彙便由一個以上的語素構成，如 ball、toy 及 play 即由一個可單獨成立的語素構成，這種能單獨使用的語素稱為自由語素；附著語素則相反，必須伴隨其他語素出現，如附著在自由語素前成為「字首」（如 unhappy 的 un）或字尾（如 tallest 的 est）。可修飾時態、人物或數字的附著語素稱為**轉折語素**，如複數 s（cats 的 s）、過去時態 ed（played 的 ed）或所有格's（Joan's）。

附著語素也可將字彙轉換成口語中的另一個字，如 ness 加在形容詞 sad 後面形成的 sadness 是名詞，此例中，由於附著語素衍生了新字，又稱為**衍生語素**。

鑑定語言發展及障礙兒童的困難之一是確定其是否具有語形知識，且相當於成人規則系統的哪一程度。

## 語法

**語法**（syntax）是支配句子結構的規則系統，明確說明字的必然順序及不同形式句子的組織。如此一來，能將字彙結合成片語或句子，也能將句子互換而意思不變。

善於運用語言者能將基本句如「這個男孩在打球」轉換成許多不同形式的句子，如：

這個男孩在打球嗎？（疑問句）
球被這個男孩打。（被動句）

語法系統的知識是說話者能說出的句子相當多，也能夠識別哪些句子是合乎文法的（如 "The boy hit the ball."），以及哪些句子不合文法（"Ball the boy the hit."）。

語法規則有兩項額外功能：述及詞性（名詞——房屋；動詞——擊中；形容詞——紅色）以及句子組成要素（名詞片語、動詞片語）。

Lightning **hit**（動詞）the **red**（形容詞）**house**（名詞）.
**The boy**（名詞片語）**hit the ball**（動詞片語）.

　　當兒童能說較長句子時，也就表示開始依據語法規則來建構句子，學著如何造否定句、問句及祈使句，並漸漸加入複雜結構，如複合句及從屬形式。幼童約十八個月大時便開始發展語法，第 2 章將就學前及學齡兒童的語法發展做討論。

## 三、內容

　　有關內容描述了物體、事件、人物及其相互關係，也包含**語意**（semantics）規則，即關於字彙、意義及發話者、受話者的自我詮釋（所謂的**語彙**）。

　　幼童使用字彙的方式與成人不太一樣。幼童可能使用成人的語彙，但代表的意思大不相同。兩歲幼童口中的「狗」，實際上也可能指羊、牛及馬，或者其所謂的「狗」是指某隻特定的狗，而非狗的總稱。兒童對字彙的理解及使用是研究其語意系統的一部分，這部分在第 2 章有更清楚的描述。

　　語言內容不僅描述物體，更述及物體、事件、人物間的關係。以下話語是由三位十八個月大的幼兒本吉、艾莉、尤達口中說出的，其語意值得我們留意：

| 背景 | 話語 | 語意關係 |
|---|---|---|
| 母親及幼兒坐在地板上，幼兒推小汽車並說： | 「推車車」 | 動作—物體 |
| 母親及幼兒坐在廚房裡，媽媽正在吃餅乾，嬰兒說： | 「媽媽吃」 | 人物—動作 |
| 母親及幼兒在廚房裡，幼兒剛喝完杯裡的牛奶，指著桌上的牛奶盒說： | 「還要牛奶」 | 要求同樣事情 |

　　第 2 章將深入探討兒童早期所傳達的語意關係。

　　雖然大部分字義都是字表的，但有時具有抽象意義。如「生命之舞」一

詞並非指真正的「跳舞」，而是背後的象徵意義，指生命的多采多姿、優雅、節奏及變幻無常。

　　相似地，如果我說 "I had a ball."，你可能猜想我非常開心。這裡 ball 代表的是象徵意義，然而必須注意有時也可能代表單純的字表意義（如我有一個排球、棒球或籃球），使用的是象徵或字表意義端賴環境及上下文決定。

　　總之，經由字彙的使用及結合可傳遞語言意義，內容則包括特有的物體、關係或概念上的知識，這些知識來自經驗及個人的認知發展。最後，相當重要的是能兼顧象徵及字表意義，且能依語言及非語言環境來選擇意義。

# 三、用法

　　**用法**包括在社會環境中支配語言使用的規則，有時也稱為「**語用學**」（pragmatics），涵蓋支配溝通動機的規則（稱為**溝通功能或意圖**），以及溝通時支配編碼選擇的規則（Bloom & Lahey, 1978）。

　　語言功能與發話者的意圖或目標有關。語言功能的舉例，包含打招呼、問問題、回答問題、要求訊息、提供訊息，及要求說明。

　　除了解碼溝通意圖外，為了達成溝通意圖，發話者必須使用與受話者及非語言環境相關的訊息，並從中選出一種最適當的形式。發話者必須考慮受話者對主題已知、未知，以及環境中的訊息，並依此選擇傳遞訊息的字彙及句子。舉例來說，受話者的年齡及職業將影響發話者字彙的選擇，打招呼時，對一個三歲幼童適合說「嗨！」，對校長則適合說「你好嗎？」。溝通主題是否呈現在環境中也影響訊息形式，如：究竟要說「娃娃在地板上」，或「他／她在那裡」，必須視娃娃及地板是否就在眼前而定。

　　最後，語用包括對話或交談的規則。為了使對話有條理，發話者必須學著組織，必須學習如何加入、開始及繼續對話，也必須學習輪流、如何適當回應，及如何使敘述具有凝聚力，具有這些技巧的人才稱得上是個有效的溝通者。

# 參、語言組成要素的一致與統整

此導論章先定義了語言並討論語言的組成要素。表 1.1 描述語言的組成要素及分系統，雖然語言要素的本質似為明確，但 Bloom 和 Lahey 於 1978 年指出這些要素間具有相互關係（如圖 1.1）。

**表 1.1　組成要素、語言的分系統**

| 組成要素 | 語言的分系統 |
|---|---|
| 形式 | 音韻<br>　支配言語聲音及其結合的規則<br>語形<br>　支配字彙組織的規則<br>語法<br>　支配字彙順序、句子結構及不同句子型態之組織的規則 |
| 內容 | 語意<br>　支配意義的規則（字彙及其結合） |
| 用法 | 語用<br>　與社會環境之語用相關的規則 |

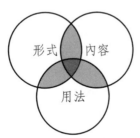

**圖 1.1　Bloom 及 Lahey 的語言模式**

● 本圖翻印自 Bloom, L. 和 Lahey, M.（1978）著作：《語言發展與語言障礙》（*Language Development and Language Disorders*）。Macmillan Publishing Company 1978 版權所有。

　　兒童是如何統整語言要素的呢？最佳例證是當和媽媽坐在同個房間讀書時，兩歲半的幼童透過窗戶看到院子。當他看到院子中的貓時，向媽媽說：「看！小貓！」在這句話中，幼童完成三件事：說「看」及描述看到的事物時，將兩個溝通意圖以語言編碼（注意並描述）；具有語言編碼的知識，足以描述他所看到的是哪一種動物；並以適當的句子順序表達。總之，統整了語用、語法及語意規則，使其得以成功地溝通。

　　以三歲幼童爲例，能證實兒童統整音韻、語形與語用、語法及語意規則的能力。當窗外有兩隻小狗玩耍時，媽媽及三歲幼童都透過窗外注視著。

　　**媽媽**：你看到什麼？

　　**幼童**：兩個隻小狗狗（two puppies）。

　　上述言談將有關動物的知識編碼，並以適當的字彙順序說出，幼童的話也涵蓋了複數語形；又因爲瞭解音韻規則，幼童知道 puppies 中的 s 接在母音之後應該發 /z/ 音，跟 cats 的 s 發 /s/ 音不同。

　　正常兒童能統整語言之形式、內容及用法，障礙兒童反之。舉例來說，許多聽障兒童的語言縱使有內容，但卻無法兼顧形式，也許其字彙及溝通能力適齡，但音韻、語形及語法技巧上較爲遲緩。以大衛爲例，他是五歲的聽障兒童，括弧中是他所犯的錯誤：

　　Ye(s)terday I give it to...to...What('s)hi(s)name? Oh, Bob? Right. He('s)not in my cla(ss). He's on my bu(s). Why he can't come with me?

　　以下十一歲自閉症兒童辛恩（Sean）的例子也可說明語言的不適當及缺乏意義，也應同時注意其語言形式的正確無誤。

　　**治療師**：Sean, how are you today?

　　**辛恩**：Fine, oh so fine, so very very fine and on my mind.

　　**治療師**：Your class went on a trip yesterday. Tell me about it.

　　**辛恩**：A trip, a trip. Yesterday, today, tomorrow. Hot dogs dogs —
　　　　all kinds of dogs — bow-wow. It's October and Halloween.

Pepsi the choice of a new generation; Coca-Cola red, white, and blue...and soup is good food, too.

這裡概述的術語及概念是研究語言及語言障礙的基礎。先瞭解語言的正常發展，對那些協助語言障礙兒童進行療育的學生相當重要，因此，以下就語言獲得的四種理論觀點做敘述。由於屬於導論性質，剛開始協助療育的學生可藉由參考書目深入瞭解。

## 肆、語言獲得的觀點

過去二十年，主導語言獲得共有四種多元專業方法：行為、心理語言／語法、語意／認知及語用。以下從基本要素、強調背景、限制及貢獻來概述每種方法。Owens（2001）、Nelson（1998）、Bohannon 和 Bonvillian（2001）、Berko 和 Gleason（2001）、 James（1990），以及 McCormick 和 Schiefelbusch（1990）等學者對這些方法有更詳盡的描述。

### 一、行為方法

#### 背景

由 Skinner（1957）在《口語行為》（*Verbal Behavior*）一書中首度提出。此方法認為語言學習端賴環境變因——模仿、練習及選擇性增強而來，經由口語符號及一系列符號的逐漸累積而獲得語言。期間父母及其他重要他人對兒童影響深遠，因為能示範合適的語言供兒童模仿及練習。父母藉由獎勵漸漸將兒童的語言塑造成合乎文法、且能為人所理解的。總之，因為環境中他人的選擇性獎勵，兒童漸漸習得語言（Skinner, 1957），環境變因是由 Osgood（1963）、 Mowrer（1954）及 Staats（1963）所提出。

## 限制

Chomsky（1959）認為 Skinner 犯了四項錯誤：第一是解釋語言獲得的歷程，卻忽視學習內容。Chomsky 認為：「如果無法更瞭解所學內容便想推測語言獲得的內容，將產生一些缺失。」（p.55）

其次，Chomsky 指出兒童口語技能發展快速，不能單就環境薰陶歷程來判定。最後，Chomsky 認為縱使從未聽過成人使用，兒童仍會產生某些口語如 "I goed" 或 "mouses"。

## 貢獻

雖然 1960 年代早期對行為學派強調的父母參與有所爭議，但近來研究者已認定父母參與對語言發展的重要性。Snow（1972）和 Newport（1976）等人就已清楚證明父母參與對兒童語言發展的正面效果；另一個行為學家對語言治療領域的貢獻，是對「無口語兒童系統化訓練的設計及施行」（McCormick & Schiefelbusch, 1984; Schiefelbusch & Bricker, 1981）。結構化的行為技術廣為使用於語言治療，並作為語言障礙兒童許多療育方案的基礎。

# 二、心理語言／語法方法

## 背景

1950 年代晚期及 1960 年代早期，語言學家尤其是 Chomsky，假設人類大腦包含理解及產生句子的心理計畫（Chomsky, 1957, 1965），其中包含必要的「電子線路」，能使兒童內化產生句子必要的知識。

心理語言／語法方法的要素認為兒童採用語言規則的能力是與生俱來的，也就是嬰兒天生即有語言獲得的「前導連結」。Chomsky 認為嬰兒天生即有**語言獲得的機制**（language acquisition device, LAD），持續地語言輸入能活化機制。語言獲得機制包括兩部分：句子形成的普遍原則，及運用原則來表

達特殊語言的方法。

　　兒童的語言獲得機制可從語言環境中處理資訊，並對語言規則產生假定。語言獲得機制的概念使 Chomsky 得以說明幼童看似神奇的能力，也就是語言獲得既容易又快速，並能產生許多嶄新、具文法的話語。

　　隨後 Chomsky（1981, 1999）又修定其文法及語法概念，以說明更多的語言規則、形式及語言學習能力，修訂結果即所謂的「支配—語言結合理論」（goverment-language binding theory, GB theory）。由於先前假設認爲無論學習何種語言，兒童都能從中獲得語言結構，Chomsky 希望 GB 理論能說明假設的限制。支配—結合理論企圖說明人類語言的多元性，並說明兒童在有限輸入的基礎上的文法發展。Chomsky（1999）將組合的原則稱爲**普遍文法**（有關 GB 理論更完整的闡述，請參考 Bohannon & Bonvillian, 2001; Cairns, 1996; Leonard & Loebb, 1988; Nelson, 1998; Owens, 2001）。

## 限制

　　兒童發展專家（Schlesinger, 1977; Sinclair-deZwart, 1973）認爲，Chomsky 將語言學習視爲獨立於認知發展是可議的。Sinclair-deZwart（1973）引用 Piaget 著作，認爲語言發展與認知發展息息相關；Schlesinger（1977）指出，難以從 Chomsky 的模式明確確認兒童的知識是「與生俱來」的，而不是「學會」的，而知識與字彙及片語結合的方式也無從得知。

　　語意學學者（Fillmore, 1968）認爲語言的語意象徵遠比語法規則重要，因此也不贊成 Chomsky 的說法。社會語言學家認爲 Chomsky 對語言輸入的主張過於零碎、混淆及非系統化，是以無法促進兒童語言發展。這些資料（Nelson, 1973b; Newport, 1976; Phillips, 1973; Snow, 1972）都顯示父母參與有助於兒童語言學習，第 2 章將詳述父母參與的本質及對語言發展的正向影響。

## 貢獻

　　雖然當前認爲心理語言／語法方法不適合用來說明語言發展，Chomsky 的作品的確促進許多語言獲得過程的後續研究，研究者開始尋求可跨越文化

鴻溝的發展模式，更重要的是其漸漸瞭解自然觀察的價值（McCormick & Schiefelbusch, 1984）。1960 年代有許多關於障礙及異常語言的研究（Braine, 1963; Brown & Bellugi, 1964; Brown & Fraser, 1964; Menyuk, 1964），其後也有許多語言正常、異常兒童的語形及語法比較研究（Hansson & Nettelbladt, 1995; Johnston & Shery, 1976; Leonard, 1992）。最後，語言學習的替代觀點與行為學派觀點大相逕庭，因為在語言獲得過程中，我們將兒童視為積極、富創造性而非消極的（McLean & Snyder-McLean, 1999）。

## 三、語意／認知方法

### 背景

隨著Bloom的《語言發展：新興文法的形式與功能》（*Language Development: Form and Function of Emerging Grammars,* 1970）一書出版，語言發展研究出現新的觀點：兒童話語所表達的意義遠比語法重要。

在兒童語言的早期多字階段，Bloom（1970）的個案之一在兩個不同情境下使用「媽媽，襪子」。其一是他撿起母親的襪子時，另一種是母親幫兒童穿襪子時。雖然兩種情境中兒童話語形式相同，但傳達的**意義**明顯不同。第一種情境傳達的是擁有，也就是表達他手中的襪子是媽媽的；第二種情況傳達的是動作者（媽媽）及物體（襪子）間的意義。Bloom 總結兒童的語言可表達意義，兒童用來編碼實體間關係的意義類型，也就是 Bloom 所謂的**語意關係**。

Bloom 進一步假設早在兒童瞭解語法之前便能表達意義，且所傳達的意義是基於其認知常識。

Bloom之後，語言獲得的前提成為許多研究的主題。Piaget（1952, 1954, 1964）便接著做研究，其研究開始連結早期認知發展獲得的概念及早期語言結構（Sinclair-deZwart, 1973）。

證據顯示（Nelson, 1973a）兒童開始使用語言表達其所知道的，且這些知識與其知動經驗相關，可見第 2 章。Rees（1980）表示：「兒童只說他們

曉得如何表達的話語。」（p.21）這句話對語意／認知方法本質的描述中肯，堪稱語言獲得之認知前提的最佳說明。

### 限制

語言發展的語意／認知方法強調意義與認知的重要性。然而無法說明為何有些兒童縱使認知能力適齡，仍有語言發展遲緩的現象（Cromer, 1974）。似乎概念化能力並非語言學習的唯一重要能力，但其他能力也無法說明語意／認知方法。

語意／認知觀點具有三個評論。Bowerman（1978）指出語意／認知方法無法解釋兒童如何獲得語言，也無法說明隨後的認知能力發展及對應的語言成就。Schlesinger（1977）認為此方法忽略了語言獲得過程中語言輸入的角色，如果缺乏語言輸入，兒童要如何獲得語言？最後，McLean 及 Snyder-McLean（1999）認為，語言獲得的適當描述必須包含對兒童社會溝通互動本質及目標的闡述，主張社會環境對兒童語言發展相當重要。

### 貢獻

語言發展的語意／認知方法是基於全面發展背景而來，因此可促進多面向的研究：(1)語言的認知前提（Bowerman, 1974; Sinclair-deZwart, 1973）；(2)促進兒童意義編碼之認知經驗的多元面向；(3)語言及思考間的關係（Cromer, 1974; Miller, 1981; Rice, 1983）。因為學者相信模仿及遊戲根植於兒童的象徵性功能，因此其角色將再度被檢驗（Bates, Benigni, Bretherton, Camaioni, & Volterra, 1979, Sinclair-deZwart, 1973; Westby, 1980）。最後，強調環境支持（即非語言環境）的重要性有助於瞭解兒童傳達的意義。

## 四、語用方法

### 背景

因為溝通意圖顯現在社會脈絡中，語用觀點也在社會發展的骨架中審視

語言發展。Bruner（1974/1975）認為兒童學習語言是為了社會化及指揮他人行為，一般認為社會互動及關係相當重要，因為提供兒童瞭解及闡述語言內容、形式的骨架。

語用模式中將照護者與兒童的互動視為語言學習的原始動力。當照護者回應嬰兒早期的反射性行為及手勢時，嬰兒漸漸學習溝通意圖，經由與照護者反覆溝通互動，嬰兒的溝通技巧更加純熟。

McLean 和 Snyder-McLean（1978, 1999）以四點總結語用模式：

1. 除非兒童有說話的念頭才能獲得語言，這也便是假定兒童已曉得可藉由溝通來影響環境。
2. 語言獲得也就代表承認現有的溝通功能。
3. 兒童經由與環境中純熟語言使用者的動態社會互動來學得語言，純熟的語言使用者有助於這個過程。
4. 兒童是語言教學實施過程的積極參與者，必須能從成人的協助中受益，才能對過程有所貢獻。

許多新研究的焦點都放在語用模式。Searle（1965）、Dore（1975）、Halliday（1975）和 Bates（1976）闡述分類兒童溝通意圖的系統。Bruner（1974/1975）及 Bates（1976）等人檢驗了父母及照護者在語言獲得過程的角色。

## 限制

語用方法針對語言獲得的說明有兩個懸而未決的問題：

1. 溝通意圖與語言結構是如何連結的？
2. 兒童如何從參照對象身上獲得象徵？

另外兩種限制與嶄新的語用觀點相關。首先，當前研究者在分類溝通意圖上並無共識系統；其次，兒童特殊的表達意圖尚未涵蓋在系統中。

## 貢獻

語用觀點強調語言的社交性，並將語用視為最重要的部分。此觀點具體說明環境語言輸入及照護者塑造、回饋的貢獻，此外，也促進溝通發展的情

境及背景之研究，並鑑定出語言使用的社交前提。所有貢獻都是一般溝通背景的觀點，並在兒童學會使用語言表達前便建立完成。

## 五、語言獲得方法重覽

這四種語言獲得方法——行為、心理語言／語法、語意／認知及語用，有助於對語言發展的瞭解，縱使模式並未充分發展，仍能領會語言的複雜性；然而，語言獲得的完整模式是需要建立的。進一步的研究可能經由統整這四種方法來提供完整模式。McLean 和 Snyder-McLean（1978）對統整需要的概述鞭辟入裡：

> 針對內容本質而言，語言從中涵蓋認知發展領域；針對功能本質而言，語言從中涵蓋社會發展；針對形式本質而言，語言從中涵蓋所有輸入的複雜產物……加上人類生理及神經系統的本質及功能的影響。（p.43）

目前語言的完整模式付之闕如，我們可將每一種方式視為對一個或一個以上發展階段的最佳描述。當正常兒童通過這些階段時，強調語言獲得觀點可能不太一樣。在發展早期階段（嬰兒期），語用可能是最為強調的；在早期學前階段，語法發展可能較受重視。瞭解正常語言獲得過程可提供讀者瞭解語言障礙的堅實基礎。

## 伍、語言障礙的研究

研究語言障礙兒童有兩種主要方法：病原分類方法及描述性發展方法。本節將定義每一方法並鑑定各自的優點及限制。最後，列出由美國聽力語言協會（American Speech-Language-Hearing Association, ASHA, 1980）提出的語言障礙操作定義。

# 一、病原分類方法

　　分類兒童語言障礙的傳統方法是由成因或病原來做區分。每一種病原分類都概括了一些語言障礙兒童與正常發展同儕間差異的行為。

　　使用病原分類源自McGinnis（1963）及Myklebust（1954）。Myklebust（1954）使用的病原分類包括：(1)智能障礙；(2)聾及聽覺障礙；(3)情緒障礙及自閉症；(4)兒童失語症及神經性障礙。第五種類型為「文化及社會不利」，這是因應1960年代政治─社會氛圍所產生的（Kamhi, 1990）。

　　McCormick和Schiefelbusch（1984）將語言障礙分為五種病原類型：

1. 與運動障礙相關的語言及溝通障礙，包括運動缺陷的兒童、因腦部病變（如腦性麻痺）引起的語言障礙或神經系統損傷（如脊柱裂）。此類兒童動作困難，且可能是智能障礙、視覺障礙或聽覺障礙，以及癲癇障礙。因為這些兒童具有多重障礙，行動空間受到限制，因此不在本書討論範圍，相關資料可參考Cruickshank（1976）、McDonald與Chance（1964）、Mysack（1971）較完整的說明。

2. 與知覺缺陷相關的語言及溝通障礙，包括聽障及視障兒童。因為相當缺乏有關盲生語言缺陷的資料（Bernstein, 1978），因此，只就聽障者的語言障礙做討論（見第12章）。

3. 與中樞神經系統損傷相關的語言及溝通障礙，損傷涵蓋輕度或重度。輕度損傷一般稱為學習障礙，重度損傷一般稱為發展性失語症。區別失語症及其他嚴重語言障礙兒童既困難又複雜（McCormick & Schiefelbuch, 1984），因此，本書僅就學習障礙做討論（見第9章）。

4. 與嚴重情緒─社會缺陷相關的語言及溝通障礙，包括精神病患者、精神分裂患者及（或）自閉症。此類兒童的口語及非口語互動技巧發展有嚴重缺陷，此類缺陷的研究主要在第11章自閉症領域中。

5. 與認知障礙相關的語言及溝通障礙，包括智能障礙者，其認知障礙程度也因其智力程度而異。第10章將討論智能障礙及其語言缺陷。

### 病原分類方法的優點

病原是比較及區別自閉症、學習障礙、智能障礙及聽覺障礙兒童的簡便方法。每種分類都像一個標籤，概述兒童與其他障礙類型相似、相異之處。

病原分類方法的第二個實用優點是，兒童在學校接受適當服務時通常需要一種診斷標記，今日許多州都依據診斷標記，將兒童安置於特殊教育方案接受言語、語言及資源服務；此外，也常依據語言障礙的病原來修正特殊教育方案，如此一來，便有針對自閉症、聽覺障礙及智能障礙兒童特別設計的方案。以此觀點，不難瞭解必須標記兒童以確認適當方案。

有些倡議團體大力主張持續分類，因為認為兒童被標記、受到重視及接受服務總比被忽視得好，尤其對嚴重發展遲緩兒童：自閉症及智能障礙兒童更具有意義。

病原分類方法的第三個優點是，使語言治療師在矯正類型及療育形式上有跡可循。舉例來說，瞭解兒童具有認知缺陷（如智能障礙兒童），語言教學便能夠強調語言編碼概念、提供冗長又重複的線索。瞭解兒童具有聽覺障礙，語言治療師在語言教學時便尋求替代性及擴大性系統，可能是用手操作的溝通形式，如手語，也可能與口語結合，如完全溝通法。

因為許多語言及溝通障礙的相關研究都強調以病原分類，因此，第 9、10、11 及 12 章主要探討這些研究結果，這些資訊對使用診斷標記的教育及臨床環境之語言治療師頗有幫助。

不過需要注意兩件事：(1)類型間有相當多重疊；(2)同一診斷類型兒童並非都有相似障礙。

### 病原分類方法的限制

Bloom 和 Lahey（1978）指出，病原分類方法的缺點是縱使兒童具有特定診斷標籤，語言治療師也無法知道其對語言瞭解多少、需要學哪些內容。而且，兒童很少剛剛好完全符合一種類型，舉例來說，有時兒童兼具智能障礙及聽覺障礙，或兼具智能障礙及自閉症。以同樣角度析之，分類標籤意味著語言障礙只能有一種成因，但其實沒那麼單純。雖然某一因素可能是語言

障礙的主因，但通常不只一個因素。

第二個病原分類方法的爭議由 Naremore（1980, 1995）提出，認爲分類對評量及介入毫無幫助。她認爲如果兒童兼具智能障礙及聽覺障礙，很難找到評量方法，因爲評量必須因人而異「量身訂作」，以瞭解更多資訊、理解其語言系統及表現，進而描述兒童的語言行爲，以特定方法及用具來增進其語言技巧。

第三個爭議由 Kamhi（1990）提出分類方法「將處遇範圍分割了」（p. 73），將智能障礙、自閉症及情緒障礙視爲心理學家及特教教師的權責，聽障兒童是聽障專業教師的職責，發展性失語症及文化不利兒童則由語言治療師負責。Kamhi（1990）認爲無論哪一種病原類型，「語言治療師是最有資格處遇語言障礙的專家」（p.73）。

## 二、描述性發展方法

描述性發展方法並不分類語言障礙，而是比較語言障礙兒童與正常兒童理解及闡述語言的能力，假定語言障礙兒童需要學習正常兒童發展上的幾個要點（Naremore, 1980）。McCormick 及 Schiefelbusch（1984）將這些觀點摘要如下：

> 以下幾個是判定兒童具有語言缺陷的因素：(1)語言學習經驗亟待充實，一如語言正常兒童；(2)應關心、瞭解及討論許多與正常兒童相同的物品、事件及關係；(3)要求並需要對環境具有控制力，一如相同發展階段的同儕。（p. 36）

根據描述性發展方法，語言障礙指「在學習或使用環境中眾人之傳統符號系統來溝通時的任何分裂」（Bloom & Lahey, 1978, p.290），語言形式、內容、用法或其間互動都可能產生分裂。Bloom 和 Lahey（1978）基於這種說法，將兒童語言障礙區分爲五種類型：

1. 學習語言形式有困難的兒童，包括主障礙爲理解及使用音韻、語形及句法規則。

2. 難以闡述物體、事件及關係將其概念化的兒童，其主要困難在於語意，
也就是語言內容。

3. 語用困難的兒童，包括無法因應傾聽者需要來調整語言、無法使用語
言表達某些溝通功能，及難以理解或傳達某些內容。其主要困難在於
語用。

4. 難以統整形式、內容及用法的兒童， Bloom 和 Lahey（1978）認為其
具有結合困難。

5. 語言及溝通技巧低於正常同儕的兒童，其主要障礙是語言發展遲緩。

## 描述性發展方法的優點

描述性發展方法強調先確認語言障礙兒童的優弱勢，並允許言語—語言
病理學家先對兒童的行為做描述，再針對需要治療的領域著手。

這種不分類的方法避免將兒童標籤化，在教育上意義重大，因為不再強
調語言困難的領域，而著重於言語—語言病理學家的一系列教學計畫。

## 描述性發展方法的限制

雖然描述性發展方法能克服病原分類方法的某些限制，但仍存有三個問
題：

1. 無法描述臨床醫師針對需要治療之領域教學的明確步驟。雖然形式、
內容及用法有助於瞭解語言及其障礙，但並未述及這三方面的治療內
容及步驟。

2. 假定語言障礙兒童的治療是基於其語言缺陷，而非其年齡或整體環境，
Brown、Nietupski 和 HamreNietupski（1976）質疑，描述性發展方
法是否能將正常兩歲幼童的字彙成功地教導給擁有兩歲發展技巧的十
六歲智障青少年。對 Brown 等人而言，發展方法並未考量到兒童日常
的家庭、教育及職業環境，在教育觀點上是不完備的。

Brown 等人（1976）主張從生態的觀點介入，要求臨床治療師須搜尋
相同的環境，依孩子的功能而教學。此方式應可視為「建檔治療」
（customized therapy）。

3. 描述性發展方法忽略了教師面臨的實際問題，也就是特教班安置及相關服務的提供是無形中強加了障礙標籤（Hobbs, 1978）。

## 陸、語言障礙的定義

因為傳統病原分類方法及描述性發展方法都有限制，因此定義皆未臻完善。筆者以美國聽力語言協會的語言障礙定義作為替代：

語言障礙包含口語或書寫語言異常的獲得、理解或表達，障礙可能涵蓋語言系統中音韻、語形、語意、語法或語用的所有或單一、一部分成分。語言障礙者常常在句子處理或從長短期記憶中擷取及儲存有意義訊息時有困難。（ASHA, 1980, pp.317-318）

根據以上定義，語言障礙可能包括語言理解、表達或兩者皆具的障礙，這些缺陷可能影響聽、說、讀、寫，語言障礙者可能在處理語言訊息、組織及儲存、從記憶中擷取時有困難。簡言之，美國聽力語言協會的定義有三個重要指導方針：語言成分、形式及處理過程作為判斷語言障礙的依據。

## 摘　要

本章描述語言的本質及其分系統。先對語言下定義，並說明語言獲得的不同方法，先從行為方法著眼，並述及心理語言／語法、語意／認知及語用方法。因為缺乏已臻完善的模式，筆者視正規語言獲得為短暫過程，強調以不同發展階段的相異特點來統整幾個語言獲得的方法。較為適切的是 Owens（1984）的看法，其在專著中下了結論，說明「教師或言語—語言病理學家必須依賴多種資訊來源」，其中，資訊來源也就是各種語言發展的方法；為了統整有效的語言教學，實務上意味著言語—語言病理學家應同時兼具「行為主義者、實用主義者、認知學家、語言學家、發展者及樂觀主義者」

（Schiefelbuch, 1978, p.461）角色。

　　語言障礙常以兩種不同方式探討：病原分類方法及描述性發展方法，並各有優缺點；由於爭議無法調解，因此，以美國聽力語言協會的方法來定義語言障礙，試圖概括語言系統中的障礙來說明語言障礙。

　　以下的十一章將詳述此處呈現的初步討論及定義，閱讀時可參照本章所提及之術語及定義，以對溝通獲得及障礙有更深刻的瞭解。

## 研讀問題

1. 列出並詳述你曾用過的五種溝通方式。

2. 說話及語言的關係何在？語言是說話的一部分，還是說話是語言的一部分呢？

3. a.試定義下列語言系統：

   (1)音韻

   (2)語形

   (3)語法

   (4)語意

   (5)語用

   b.上列語言系統各與形式／內容／用法之 Bloom 和 Lahey 模式的哪部分相符？

4. 討論下列語言歷程觀點的優缺點：

   (1)行為觀點

   (2)心理語言／語法觀點

   (3)語意／認知觀點

   (4)語用觀點

5. 比較語言障礙的病原分類方法及描述性發展方法，兩者各有何貢獻及限制？

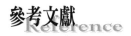
# 參考文獻 Reference

The ASHA Committee on Language, Speech and Hearing Services in the Schools. (April, 1980). Definitions for communicative disorders and differences, *ASHA, 22*, 317–318.

The ASHA Committee on Language. (June, 1983). Definition of language, *ASHA, 25*, 44.

Bates, E. (1976). *Language and context: The acquisition of pragmatics*. New York: Academic Press.

Bates, E., Benigni, L., Bretherton, I., Camaioni, L., & Volterra, V. (1979). *The emergence of symbols: Cognition and communication in infancy*. New York: Academic Press.

Berko Gleason, J. (2001). *The development of language*. Boston: Allyn & Bacon.

Bernstein, D. K. (1978). *Semantic development of congenitally blind children*. Unpublished doctoral dissertation, City University of New York.

Beukelman, D. R., & Mirenda, P. (1992). *Augumentative and alternative communication: Management of severe communication disorders in children and adults*. Baltimore: Paul H. Brookes.

Bloom, L. (1970). *Language development: Form and function of emerging grammars*. Cambridge, MA: MIT Press.

Bloom, L., & Lahey, M. (1978). *Language development and language disorders*. New York: Macmillan.

Bohannon, J., & Bovillian J. (2001). Theoretical approaches to language acquisition. In J. Berko Gleason (Ed.), *The development of language* (5th ed.) Boston: Allyn & Bacon.

Bowerman, M. (1974). Discussion summary—Development of concepts underlying language. In R. Schiefelbusch & L. Lloyd (Eds.), *Language perspectives—Acquisition, retardation and intervention*. Baltimore: University Park Press.

Bowerman, M. (1978). The acquisition of word meaning: An investigation in some current conflicts. In N. Waterson & C. Snow (Eds.), *The development of communication*. New York: Wiley.

Braine, M. (1963). The ontogeny of English phrase structure: The first phrase. *Language, 39*, 1–13.

Brown, L., Nietupski, J., & Hamre-Nietupski, S. (1976). The criterion of ultimate functioning and public school services for severely handicapped students. In M. A. Thomas (Ed.), *Hey, don't forget about me!* Reston, VA: The Council for Exceptional Children.

Brown, R., & Bellugi, U. (1964). Three processes in the child's acquisition of syntax. *Harvard Educational Review, 34*, 133–151.

Brown, R., & Fraser, C. (1964). The acquisition of syntax. In U. Bellugi & R. Brown (Eds.), *The acquisition of language. Monographs of the Society for Research in Child Development, 92*.

Bruner, J. (1974/1975). From communication to language: A psychological perspective. *Cognition, 3*, 225–287.

Cairns, H. (1996). *The acquisition of language*. Austin, TX: Pro-Ed.

Chomsky, N. (1957). *Syntactic structures*. The Hague: Mouton.

Chomsky, N. (1959). A review of Skinner's "Verbal Behavior." *Language, 35*, 26–58.

Chomsky, N. (1965). *Aspects of the theory of syntax*. Cambridge, MA: MIT Press.

Chomsky, N. (1981). *Lectures on government and binding: The Pisa lectures*. Dordecht, the Netherlands: Foris.

Chomsky, N. (1999). On the nature, use and acquisition of language. In W. Ritchie & T. Bhatia (Eds.), *Handbook of child language acquisition*. New York: Academic Press.

Cromer, R. (1974). The development of language and cognition: The cognitive hypothesis. In D. Foss (Ed.), *New perspectives in child development*. New York: Penguin Education.

Cruickshank, W. (1976). *Cerebral palsy: A developmental disability*. Syracuse, NY: Syracuse University Press.

Dore, J. (1975). Holophrases, speech acts, and language universals. *Journal of Child Language, 2*, 21–40.

Fillmore, C. (1968). The case for case. In E. Bach & R. Harmes (Eds.), *Universals in linguistic theory*. New York: Holt, Rinehart & Winston.

Glennon, S., & DeCoste, D. (1997). *Handbook of augmentative and alternative communication*. San Diego, CA: Singular.

Halliday, M. (1975). *Learning how to mean: Explorations in the development of language*. New York: Edward Arnold.

Hansson, K., & Nettelbladt, U. (1995). Grammatical characteristics of Swedish children with SLI. *Journal of Speech-Hearing Research, 38*, 559–598.

Hobbs, N. (1978). Classification options: A conversation with Nicholas Hobbs on exceptional child education. *Exceptional Children, 44*, 494–497.

James, S. (1990). *Normal language acquisition*. Boston: Allyn & Bacon.

Johnston, J., & Schery, T. (1976). The use of grammatical morphemes by children with communication disorder. In D. Morehead & A. Morehead (Eds.), *Normal and deficient language* (pp. 239–258). Baltimore: University Park Press.

Kamhi, A. (1990). Language disorders in children. In M. Leahy (Ed.), *Disorders of communication*. London: Whurr.

Leonard, L. (1992). The use of morphology by children with specific language impairment: Evidence from three languages. In R. Chapman (Ed.), *Processes in language acquisition and disorders* (pp. 186–201). Chicago: Mosby-Yearbook.

Leonard, L. B., & Loebb, D. F. (1988). Government binding theory and some of its applications: A tutorial. *Journal of Speech and Hearing Research, 31*, 515–524.

McCormick, L., & Schiefelbusch, R. (1990). *Early language intervention* (2nd ed.). Columbus, OH: Merrill/Macmillan.

McCormick, L., & Schiefelbusch, R. L. (1984). *Early language intervention*. Columbus, OH: Merrill/Macmillan.

McDonald, E. T., & Chance, B., Jr. (1964). *Cerebral palsy*. Englewood Cliffs, NJ: Prentice Hall.

McGinnis, M. (1963). *Aphasic children: Identification and education by association method*. Washington, DC: Alexander Graham Bell Association for the Deaf.

McLean, J., & Snyder-McLean, L. (1978). *A transactional approach to early language training*. Columbus, OH: Merrill/Macmillan.

McLean, J. & Snyder-McLean, L. (1999). *How children learn language*. San Diego, CA: Singular Publishing.

Menyuk, P. (1964). Syntactic rules used by children from preschool through first grade. *Child Development, 35*, 533–546.

Miller, J. (1981). *Assessing language production in children*. Baltimore: University Park Press.

Mowrer, O. (1954). The psychologist looks at language. *American Psychologist, 9*, 660–694.

Myklebust, H. (1954). *Auditory disorders in children: A manual for differential diagnosis*. New York: Grune & Stratton.

Mysack, E. (1971). Cerebral palsy speech syndromes. In L. E. Travis (Ed.), *Handbook of speech pathology and audiology*. Englewood Cliffs, NJ: Prentice Hall.

Naremore, R. (1980). Language disorders in children. In T. Hixon, L. Schriberg, & J. Saxman (Eds.), *Introduction to communication disorders*. Englewood Cliffs, NJ: Prentice Hall.

Naremore, R. (1995). *Language intervention with school-aged children*. San Diego, CA: Singular.

Nelson, K. (1973a). Some evidence of the cognitive primacy of categorization and its functional basis. *Merill-Palmer Quarterly, 19*, 21–39.

Nelson, K. (1973b). Structure and strategy in learning to talk. *Monographs of the Society for Research in Child Development, 38*.

Nelson N. W. (1998). *Childhood language disorders in context: Infancy through adolescence*. Boston: Allyn & Bacon.

Newport, E. (1976). Motherese: The speech of mothers to young children. In J. Castellan, D. Pisoni, & G. Potts (Eds.), *Cognitive theory* (Vol. 2). Hillsdale, NJ: Lawrence Erlbaum Associates.

Osgoud C. (1963). On understanding and creating sentences. *American Psychologist, 18*, 735–751.

Owens, R. E. (1984) *Language development: An introduction*. Columbus, OH: Merrill.

Owens, R. E. (1990). Communication, language, and speech. In G. Shames & E. Wiig (Eds.), *Human communication disorders* (3rd ed.). Columbus, OH: Merrill/Macmillan.

Owens, R. E. (2001). *Language development: An introduction* (5th ed.). Boston: Allyn & Bacon.

Phillips, J. (1973). Syntax and vocabulary of mothers' speech to young children: Age and sex comparisons. *Child Development, 44*, 182–185.

Piaget, J. (1952). *The origins of intelligence in children.* New York: International Universities Press.

Piaget, J. (1954). *The construction of reality in the child.* New York: Basic Books.

Piaget, J. (1964). Three lectures. In R. Ripple & U. Rockcastle (Eds.), *Piaget rediscovered.* Ithaca, NY: Cornell University Press.

Rees, N. (1978). Pragmatics of language. In R. Schiefelbusch (Ed.), *Bases of language intervention.* Baltimore: University Park Press.

Rees, N. (1980). Learning to talk and understand. In T. J. Hixon, L. D. Shriberg, & J. H. Saxon (Eds.), *Introduction to communication disorders.* Englewood Cliffs, NJ: Prentice Hall.

Rice, M. (1983). Contemporary accounts of the cognition-language relationship: Implications for language clinicians. *Journal of Speech and Hearing Disorders, 48,* 347–359.

Schiefelbusch, R. (1978). Summary and interpretation. In R. Schiefelbusch (Ed.), *Bases of language intervention.* Baltimore: University Park Press.

Schiefelbusch, R. L., & Bricker, D. D. (Eds.). (1981). *Early language: Acquisition and intervention.* Baltimore: University Park Press.

Schlesinger, I. (1977). The role of cognitive development and linguistic input in language acquisition. *Journal of Child Language, 4,* 153–169.

Searle, J. (1965). What is a speech act? In M. Black (Ed.), *Philosophy in America.* New York: Allen & Unwin; Cornell University Press.

Sinclair-deZwart, H. (1973). Language acquisition and cognitive development. In T. E. Moore (Ed.), *Cognitive development in the acquisition of language.* New York: Academic Press.

Skinner, B. R. (1957). *Verbal behavior.* New York: Appleton-Century-Crofts.

Snow, C. (1972). Mothers' speech to children learning language. *Child Development, 43,* 549–566.

Staats, A. W. (1963). *Complex human behavior.* New York: Holt, Rinehart & Winston.

Westby, C. (1980). Assessment of cognitive and language abilities through play. *Language, Speech and Hearing Services in Schools, 111,* 154–168.

# Chapter 2 語言發展：綜述

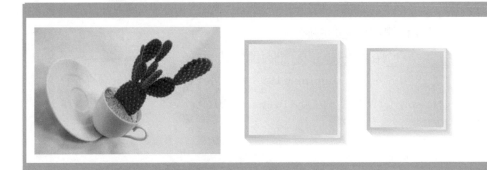

目標：當你讀完這一章，你將能夠

- 描述幼童的前語言能力。
- 解釋環境在語言發展中所扮演的角色。
- 描述在學齡前或達到就學年齡的兒童在形式、內容與用法方面的發展。
- 追蹤識字技能的發展。

　　言語、語言以及溝通的習得是一個複雜的過程。這個習得的過程始於襁褓，而且終生都會不斷改變。我們在第 1 章討論過言語、語言以及溝通的本質，並且顯示出這三者是如何彼此有別，但卻又彼此互相依賴。本章則提供從出生至學齡期的語言發展概觀。內容包括綜述兒童與青少年所習得的語言形式、意義與溝通功能。下列語言發展的各個面向為本章焦點：

　　1. 語言習得的認知與社會前提。

　　2. 嬰幼兒的前語言發展。

　　3. 從幼兒到學齡時期在音韻、構詞、語法、語意及語用發展的成長。

　　4. 識字技能的發展。

　　關於語言發展的更詳細討論，請讀者參閱 Berko Gleason（2001）、James（1990）、McLaughlin（1998）、McLean 與 Snyder-McLean（1999）、Nelson（1998），以及 Owens（2001）。

## 壹、語言發展：綜述

　　兒童具備生理方面的條件，才得以開啟其習得語言的過程，但他們並不是被動的（Sokolov & Snow, 1994; Karmiloff-Smith, 1995; Hirsh-Pasek & Golinkoff, 1997）。文獻顯示，在兒童發展的早期就會主動學習了。例如，一到四個月大的嬰兒便可以察覺到言語模式中的聲調變化（Jusczyk, 1992），到了十八到二十個月大，他們便可以辨識嘴部運動以及伴隨這些運動發出的語音（Kuhl & Meltzoff, 1997）。來自照護者的潛移默化、社會互動、遊戲與認知發展，在語言發展中都佔有一席之地。

　　學齡前時期，從二到五歲，是語言的所有領域，包括音韻（將言語語音排序，以產生詞彙、短語、句子）、句法（句子結構）、語意（意義）和語用方面（語言運用），增長最快的時期。兒童在兩歲時開始發出二字語句，但是到了五歲，他們發出包含關於過往與未來資訊在內的長句。兒童在二十四個月大的時候有兩百到三百個詞彙，到了五歲則有將近兩千個字彙。兒童在四歲時便能掌握大部分的語音。三到四歲的兒童便能配合聽者的語言程度，

聽者的地位（兒童對成人）調整其發出的訊息，並使用較為禮貌的方式進行請求。

語言發展在整個學齡時期持續進行。這幾年的特徵在於，包括形式（音韻、構詞與語法）、內容（語意）及用法（語用）在內的所有語言領域都有成長。此外，語感逐漸增長，這是發展更為抽象的語言能力的必要條件。

在學齡時期，兒童也掌握新形式，並利用這些形式和既有的結構進行更有效的溝通。他們學習釐清訊息，並監控指示他們溝通成敗的那些溝通。當他們在課堂使用語言的時候，他們拓展其溝通功能所包含的範圍。在這個環境裡，兒童必須透過尋求教師認同，並以十分特定與精確的方式回應教師所提的問題，輪流與教師討論。在學齡時期學生也發展出後設語言技能，使他們能思考並講出語言。後設語言技能能夠幫助他們掌握兩項重要技能：閱讀與寫作。

學習閱讀與寫作，有賴兒童先前所建立的語言技能，如兒童關於語音（音素）與詞彙（詞素）對應關係的知識；接著，他們開始以這種新的模式進行溝通。以下幾件事，讀者務必銘記在心：(1)兒童的語言發展率依照智力、學習模式、族群與社經因素的差異而有所區別（Owens, 2001）；(2)語言發展的後期階段倚賴早期階段；(3)語言成長是一種逐步漸進的過程；以及(4)在語音方面、造詞方面、語法方面、語意方面，以及語用方面的口語習得與書寫語言的習得有關。就我們對於在閱讀與寫作方面出現障礙的年長兒童的理解而言，這些後期發展領域的相關知識十分重要（Beck & Juel, 1995; Butler, 1999; Catts, 1991, 1996; Green, 1996; Henry, 1993; Rubin, Patterson, & Kantor, 1991; Wallach, 1984）。也請參閱第 5 與第 9 章。

在下一節，我們將把焦點放在某些語言習得的基礎上，這些基礎包括了兒童的認知發展，及他們與環境的互動。

## 貳、認知發展

早年**認知發展**提供了一種過程，兒童藉此過程建構與重建其周邊的實體

或事物的再現（Witt, 1998）。起初是自我中心的（以自我爲中心，圍繞在自我身邊），這種自我中心觀的消失時間，要等到兒童更知覺到他們自外於世界，他們並不是所有活動的動因，而物品所具有的性質也獨立於他們用這些物品進行活動時所得到的知覺。認知發展也與成人、手足的互動，以及環境裡的活動相連結。

根據 Piaget（1954）的說法，兒童被視爲具有心理結構（基模或基模組），讓他們可以處理資訊。這些基模因應環境而改變適應。當兒童遇到了新的物品或是行動，兒童要不就是將新的事件納入之前所存在的基模（同化），要不就是在新事件無法符合之前所存在的基模的情況下，有需要改變現存的基模（調適）。準此，兒童同化新事件到之前所存在的基模，或是調適之前所存在的基模以符合新情境的需求。均衡（認知平衡）是最終的目標，並透過同化與調適而達成。

Piaget（1954）指明下列從初生到成年的認知階段（表 2.1）。

感覺動作期分成六個階段。階段一（出生到一個月），兒童展現出調適或修正某個回應環境刺激物的基模（吸吮）。爲了回應環境經驗，嬰兒尋找母親的乳頭變得更有效率。

在階段二（一到四個月），手眼協調增加，視覺追蹤運動物品，並對聲源定位。原始的預期出現了：嬰兒現在可以辨識更廣泛的與事件相連結的訊號。例如，當嬰兒被母親抱住，而乳頭尚未出現時，會表現出類吸吮的運動。在更先前的認知發展階段，嬰兒唯有等到乳頭進入他們的嘴裡才會開始吸吮。

**表 2.1　Piaget 的認知發展階段**

| 階段 | 年齡（歲） | 特徵 |
|---|---|---|
| 感覺動作期 | 0-2 | 兒童察知世界，到此階段晚期，能運用詞彙指涉物品、特質和行動。 |
| 前運思 | 2-7 | 兒童察知到空間、時間，以及量的概念和關係。 |
| 具體運思 | 7-11 | 兒童發展出邏輯思考過程。 |
| 形式運思 | 11-15 | 兒童發展出邏輯抽象思考。 |

在階段三（四到八個月），兒童是自我中心的（並且會維持好一陣子），自己是所有活動的動因。模仿出現在這個階段，並且呈現出兒童瞭解世界以及與世界互動的企圖。兒童現在可以預測移動物品的途徑，並去拿取該物品，就算該物品有某部分被遮起來也一樣；同時會操弄此一物品。

在階段四（八到十二個月），兒童能夠預測事件；建立一個目標並且使用手段獲得目標（手段—目標行為）；模仿更廣泛的行為；瞭解就算物品從一個不同的角度來看，像是倒立或放空，還是同一個物品（物品恆常性）；瞭解行動必有原因（因果性）；並且記得物品就算從視線內移開，依然還是存在的（物品永存性）。漸增但有限的短期記憶很明顯（Owens, 2001），而自我中心觀也減少了。

在階段五（十二到十八個月），兒童試驗、探索和運用早先建立的基模或行為模式去解決新問題。靠著這種方式，舊的基模得到修正了。兒童現在熱衷於製造新的行為。隨著頭一批詞彙的出現，符號（象徵）行為出現了。

在階段六（十八到二十四個月），兒童透過思考，而非肢體方式以解決問題。他們為物品或行動下標籤，就算其指涉物並未直接在場也一樣。延遲模仿也有可能出現；這是指兒童可以觀察一項行動，將之儲存在記憶裡，並且之後複製此一行動。

## 摘要

兒童的早年認知發展起始於逐步展現對世界裡的實體和事件的知覺，而於透過心理表徵再現實體和事件時達到巔峰。正是在此時，兒童製造出他們第一組詞彙，這個里程碑代表的是以符號再現這些實體和事件。

下一節將提出環境在語言發展中的角色，其重心在於兒童—成人互動。雖然兒童也許具有語言發展所需的基因基礎（Berko Gleason, 2001），語言的習得在不小程度上也仰賴兒童與環境中的人與事的互動。

# 參、環境在語言發展中的角色

最近的文獻描述了環境在語言習得裡的角色，特別是成人—兒童互動的影響（Sokolov & Snow, 1994）。照護者—兒童的互動，與成人之間所使用的語言，或是成人—較長兒童的互動有所不同：更短的句子、簡化過的語法、焦點集中在兒童焦點所在，或是正在接觸的物品或活動之上、重複他們自己的語句、重複兒童的語句、音調更高亢，以及更大量的問題和命令（James, 1990; Owens, 2001）。成人對兒童的講話特徵也表現在其專注於當下。事實上，也已經發現母親對較年幼兒童的言語灌輸裡，有 90% 與直接環境中的事件或物品有關（Ninio & Snow, 1996）。

一如之前所強調的，認知發展仰賴與他人和環境的互動。兒童同化或詮釋事件，例如，家長對其哭聲或要求的回應。兒童接收到特定的，與成人語言相關的輸入，而他們則關注這些資訊（Sokolov & Snow, 1994）。出現在表 2.2 上面的成人對兒童溝通模式是假想的，以便協助語言發展。

成人對兒童的互動風格在各個文化中都不同（Sokolov & Snow, 1994），而 Snow、Perlmann 與 Nathan（1987）提出了兩種進路。在第一種互動風格裡，家長為兒童提供言說架構，透過回應兒童的行動、姿勢與發音，藉由隨機輸入以提供兒童豐富的，關於語言系統的資訊來源。在第二種進路裡，家長提供兒童可預測的文本，其基礎是重複提及熟悉的材料，讓兒童能確認和內化這些可以在看書和講故事時發現的文本結構。不論是哪一種進路，兒童都能從有關於語言的資訊中受益。

成人輸入對兒童的影響，可以在講英語的兒童和講華語的兒童所發展出的第一組詞彙的差別之中發現。例如，講英語的成人在成人對兒童的互動中使用名詞的情況比較普遍（Owens, 2001），而講華語的成人，其成人對兒童的互動主要是用動詞構成的（Tardif, 1995; Tardif, Shatz, & Naigles, 1997）。結果，講英語的兒童其所發出的第一組詞彙主要是名詞（Gentner, 1982; Nelson, 1973），但是講華語的兒童其所發出的第一組詞彙則是名詞和動詞。

**表 2.2　成人對兒童互動模式**

| 成人模式 | 描述 | 例證 |
|---|---|---|
| 拓展 | 能增加兒童語句長度或複雜度的口頭回應 | 兒童：那隻狗狗。<br>成人：對啊，那是隻狗狗。或說，對啊，那是隻大狗狗。 |
| 詳述 | 能為兒童語句添加新的、一定相關的資訊 | 兒童：它掉下來了。<br>成人：對啊，它掉下來了，因為它太接近桌子邊邊了。 |
| 垂直結構 | 提出問題以填滿句子片段，接著成人說出整段語句 | 兒童：那隻大角鹿舉起一支鎚子。<br>成人：如果牠把它弄掉了會怎樣？<br>兒童：它會掉到牠的腳上。<br>成人：如果大角鹿弄掉了鎚子，它會掉到牠的腳上。 |
| 提示 | 用以延伸兒童所說的東西的評論和問題 | 兒童：他被怪物嚇死了。<br>成人：他覺得怪物會對他做什麼？ |
| 重複 | 重複兒童的語句 | 兒童：大鳥吃東西。<br>成人：大鳥吃東西。 |
| 轉換角色 | 提供成人語形，作為兒童語句的模範 | 兒童：那我球。<br>成人：那是我的球。 |

● 改編自 Gillam（1999）與 Strapp（1999）。Gillam, R.B. 2000 版權所有。此處已獲得同意使用。

講韓語的兒童身上也可以發現相似的結果，其父母所使用的代表動作的詞，較代表物品的詞更多（Choi, 2000; Choi & Gopnik, 1995）。這些差異意味著成人對兒童的言語在語言發展的某些方面，扮演了一個很重要的角色。

# 摘要

　　出生後的第一年，兒童學習有關人、物品和事件的詞，他們發展出關於實體和關於他們操縱世界能力的概念，這些發展是他們的認知能力以及其與環境互動的結果。在下一節，我們將著重討論嬰兒與幼兒溝通能力的習得。

# 肆、嬰兒與幼兒的早期溝通

　　嬰兒擁有天生準備好的學習語言的能力。某些調查者爭辯說，嬰兒發出的聲音和早年的詞彙之間有種連結。這個觀點假定了呀呀聲與日後發出的言語有關，並構成一種有助於語言發展的練習（Stoehl-Gammon & Cooper, 1984）。在發出呀呀聲的時候，兒童因此具備了口頭—肌肉動作與語音連結的能力，在日後的發展裡，兒童可以汲取這個行為去發出有意義的言語。

　　嬰兒可以發展出有意義的溝通，這點意味著他們可以使用溝通去指出特定的渴望和需求。在嬰兒時期，意向是透過運用姿勢與（或）發聲，並伴隨著視覺接觸，以及持續溝通需求的企圖所傳達的（James, 1990）。

　　從出生到一個月大，嬰兒發出的聲音是由哭聲和成長的聲音，如喀喀聲和打嗝聲所構成的（McLaughlin, 1998）。近似母音的語音也發展出來了，名為**準共振核心**（quasi-resonant nuclei）（Oller, 1978）。在這個發展階段，兒童可以區辨他們的母親和另一位母親，以及外國語言的語句和他們母親語音之間的差距（Jusczyk, 1992）。

　　一到六個月大的時候，咕咕聲、大笑聲、尖叫聲和咆哮聲出現了。咕咕聲是由母音語音所構成的，有時候是與後子音/k/與/g/結合起來，發出子音—母音語式。此外，幼童可以探查到音調上的變化，並探查與確認不同語句裡頭出現的同一音節。

　　到了四個月大，幼兒可以對比某些發音和相應的臉部曲線，並且喜歡以幼兒為導向的言語（誇張的語調模式、所發出的言語較慢，以及更高的音調）。他們也可以追隨其母親的視線或是所指的方向（Owens, 2001）。

　　在四到六個月大，偶爾會出現牙牙學語，且在六到八個月大時，會出現包括母音、子音—母音（/ba/）和母音—子音（/ab/）語式的重複音節喃語。重複音節的牙牙學語是由交互參雜的子音與母音（像 bababab）所構成的。玩聲音遊戲也在這個階段出現，並且兒童所發出的語音樣式也有增加。這個階段的幼兒現在可以基於聲韻特質，區辨以他們母語和以外語發出的詞彙。

多樣化的牙牙學語出現在八到十個月大。這種情況是由一連串夾雜著的子音與母音（像 babigabadidu）所構成的。牙牙學語現在對應了成人語言的音調模式，但是探知外語語音對比和語音線索的能力卻下降了（Werker & Tees, 1984）。這項改變與第一組字彙的出現相關，並可看出幼兒的分辨力已經更為著重在其環境所講的語言之上。

在八到十二個月大，仿說出現了。其特徵是鸚鵡似地模仿其他人的話（McLaughlin, 1998）。例如，兒童也許會試著去模仿成人的語句和成人的音調特質，以及動作姿勢。在九到十二個月大時，術語出現了。術語是由一連串反映了成人言語的重音模式的音節所構成的，但這些言語工夫是無法察覺的。

持續與特定脈絡相關的語音出現在九到十個月大的時候。在這個階段，兒童也許會發出某個語音以指示其需求，以及發出某個明顯有別的語音以表示拒絕或否決。這些語音被歸類為**語音一致形式**（phonetically consistent forms, PCFs）、**單詞**或是**操演**（performatives）（James, 1990）。語音一致形式或是操演，是持續發出語音，以便在某個脈絡裡搭配特定的要求，好比 ah 用以要求成人抱抱，uh 用以要求食物。當兒童發出語音或語音序列以溝通他們的意向時，有時這些語音會配合手勢或是指示。

## 摘要

在出生的第一年，兒童會主動蒐集關於語言的資訊。他們可以體會到聲音和語音的區別、學習發出語音、使用眼睛凝視、發出聲音，以及手勢，以傳達他們的需求，並開始講出詞彙去再現他們對世界的知識。與成人、手足，以及環境的互動，提供了他們關於語言的資訊，以及根據意向使用語言進行溝通的方式。

下一節將描述使用語言再現意義的能力的發展。

# 伍、語意發展

語意是語言有關意義的組成部分。意義可以透過語言在詞、句子，以及論述層次得到傳達，而論述則被界定為持續延展的言語，一如對話。某些詞的意義也可以從非語言脈絡中推導出來。

## 一、詞彙發展

兒童約在十二個月大發展出第一個詞，他們最早的詞，是由其環境裡的熟悉物品、動作與所有物的標籤所構成。某個對講英語兒童的頭一批詞彙的調查（Nelson, 1973），揭示了這些詞彙大部分屬於名詞，像是媽咪以及球（65%）；之後依序是動作詞彙，像是去與上（13%）；像熱的或是我的一類的形容詞（9%）；個人—社交詞彙，像是再見或是不要（8%）；以及功能詞類，像是什麼（4%）。Nelson、Hampson 與 Shaw（1993）也發現，這些首度出現的詞裡，有許多可以被視為既是名詞又是動詞（如，飲）。

兒童早期詞彙的意義常常和成人的意義不符。例如，兒童也許會用「狗」一詞去標示其他四隻腳的動物（羊、牛、豬和馬）。某個詞的用法超出該詞的範疇，稱為**過度延伸**。注意，在上述所提到的例子裡，兒童所發展出的過度延伸與目標詞，是以永久性的相似處（形狀或是動作）建立起關係的。兒童也許會使用「帽子」這個標籤去指涉一頂帽子、一條圍巾、一條絲帶與一把髮梳。這種過度延伸與目標詞，是以此一詞的功能建立起關係的（Peccei, 1999）。某些研究者假設，兒童之所以出現過度延伸情形，是因為尚未習得目標詞，所以兒童選擇最符合目標的詞稱之。另一個提出來的解釋是，兒童使用過度延伸作為要求給予目標正確詞令的工具。在兩種情況下，過度延伸都是到三歲為止常見的習得模式。當兒童發展出他們的語意能力，它們的意義會更像成人所使用的目標語。

幼童在十二個月大的時候有了一個或一個以上的可表達詞，十五個月大

的時候其詞彙包含了四到六個詞，十八個月大的詞彙包含二十個詞，並且在二十四個月大的時候，其詞彙包含兩百到三百個詞。兒童可接收的詞彙一般都會超過他們的可表達詞彙。例如，當兒童的可表達詞彙有十個詞的時候，他們常常可以瞭解至少五十個詞。

## 二、關係性意義

除了習得能夠稱呼指涉物的詞彙知識以外，兒童還習得意義，能將人、事、物間的關係加以符碼化。之後，這些關係轉換成符碼，進入兒童的簡單句子裡。表 2.3 顯示了當兒童處於單詞階段時所出現的語意關係。

隨著兒童的認知發展，他們所描繪的關係和他們所用以表達這些關係的語形逐漸變得複雜。Brown（1975）對早期語意發展的研究顯示出，兒童持續製造特定的語意角色。表 2.4 呈現了這些角色。

**表 2.3　相關詞彙：單詞語句**

| 範疇 | 意義 | 例證 |
|------|------|------|
| 存在 | 兒童注意到某個物體 | 指或說那個，或那是什麼 |
| 不存在 | 兒童注意到某個物品不見了 | 說沒了或不見了 |
| 消失 | 兒童注意到某個物品消失了 | 說不見了或光光了 |
| 重現 | 兒童要求重新出現或注意到某個物品重新出現了 | 說多一點 |

● 改編自 R. E. Owens, *Language Development*。Allyn & Bacon 2001 版權所有。此處已獲得同意重製／改編。

**▌表 2.4　兒童早期語言背後的語意角色**

| 語意角色 | 定義／例證 |
|---|---|
| 命名 | 標誌一個活著或非活著的物體：狗狗、球 |
| 存在 | 注意到某個活著或非活著物體的存在：媽咪、那隻鞋 |
| 行動 | 確認某個活物啟動了某個活動：爸爸丟 |
| 物體 | 確認某個非活物接收到某個活動的力量：切麵包 |
| 擁有 | 確認某個物體屬於或常常與某人的出現相伴：媽咪鞋 |
| 地點 | 確認兩個物體之間的空間關係：狗狗床 |
| 經歷者 | 確認某個活物被某事件所影響：嬰兒掉落 |
| 屬性 | 確認並非內在於某物所屬範疇的特質：嬰兒哭 |
| 否決 | 拒絕某個命題：沒床 |
| 不存在 | 確認某個曾經出現過的物體的消失：餅乾吃光光了 |
| 拒絕 | 防止或停止某個活動或物體出現：不要再丟了 |
| 工具 | 察覺某個非活物因為因果關係牽扯進某個活動裡：撞車 |
| 重現 | 察覺到使某物體重新出現的可能性或是重新啟動某事件：更多餅乾 |
| 注意 | 確認某物已經消失或某事件已經發生：哈囉，爸爸 |

- 改編自 R. E. Owens, *Language Development*。Allyn & Bacon 2001 版權所有。此處已獲得同意重製／改編；另採用 J. S. Peccei, *Child Language*。Routledge 1999 版權所有。此處重製已獲得同意。

## 三、摘要

　　早期語言發展的特徵是，兒童透過手勢、發出聲音，以及之後使用的單一詞彙，來再現環境。這些成就是兒童關於世界、關於與他們互動的人、關於操弄這個世界裡的物品與事件的知識增長的結果。

　　下一節討論的是，學步中的幼兒其語用發展。兒童的社會知覺的增長，出現在兒童運用其所發展的語言技能的時候。

# 陸、語用發展

在單詞階段的兒童，使用語言傳達三種主要功能：約制他人的行為、建立共同注意力（joint attention），以及社會互動（James, 1990）。一到二歲的兒童增加了溝通意圖的種類，包含約制性意圖（獲取注意、要求，以及稱呼）、陳述意圖（命名、描述，以及給出超出此時此地的資訊）、交換意圖（對活動的描述、執行某種活動的意圖、拒絕和抗議）、對話意圖（模仿、回答、對話回應與提問）（McShane, 1980）。

Halliday（1975）也描述了兒童早期溝通其意圖的嘗試。根據此一研究者表示，幼兒早期溝通意圖的功能是：(1)工具性功能，用以取得一個目標，並達成期望或需求（兒童拿出一個杯子並且說多點）；(2)約制性功能，用以控制其他人的行為（兒童將一個球遞給成人，要求玩球，並說著球）；(3)互動功能，用以獲取協同注意（兒童口呼媽媽）；(4)個人功能，用以表達感受和態度（兒童在吃餅乾的時候說著好吃）（Halliday, 1975）。Dore（1978）討論了嬰兒與幼兒在前語言和單詞語句階段發展出的早期溝通意圖。他標示了這些原始言語行為，一如表 2.5 所顯示的。不論我們所用的分類是哪一種，現在所知的是，嬰兒瞭解他們的詞會引發他人回應；他們已經變成了主動的溝通者。

我們現在將注意力轉向幼兒所發展出的詞彙的語音。這些出現在十二到二十四個月的發音，反映了兒童習得語音系統。

# 柒、音韻發展

兒童在一歲到一歲半之間發出他們具有可辨識意義的第一個音。幼兒讓他人瞭解自己的能力，常常受限於他們在發音以及在建構語音序列方面遇到的難題。不熟悉兒童講話方式或是其非語言脈絡，就難以辨識/gɔgi/代表的是

**表 2.5　原始言語行動**

| 言語行動 | 非語言面向 | 例證 |
|---|---|---|
| 請求行為 | 姿勢，轉向成人 | 無法拿到玩具、當爬向玩具時發出啊啊聲 |
| 抗議 | 抗拒，轉向成人 | 大哭並抗拒穿衣服 |
| 請求回答 | 向成人說話，姿勢 | 拿出一個玩具並且用上揚語調說出一個詞，等待成人回應 |
| 貼標籤 | 轉向物品 | 碰觸洋娃娃的鼻子，並且說鼻子 |
| 回答 | 向成人說話 | 成人指著一幅牛的圖，問道：「這是什麼？」兒童以哞聲回應 |
| 打招呼 | 轉向成人或物品 | 當看到成人時，兒童說嗨 |
| 重複 | 轉向之前的語句 | 成人說書；兒童說書 |
| 練習 | 不向成人說話 | 兒童練習詞彙或詞組 |
| 稱呼 | 向成人說話並期待得到回應 | 兒童從另一個房間叫媽媽 |

● 改編自 R. E. Owens, *Language Development*。Allyn & Bacon 2001 版權所有。此處已獲得同意重製／改編。

doggie 或/dus/代表的是 juice。

　　兒童循序習得言語語音，但是他們在習得特定語音的過程裡出現了許多相異之處。圖 2.1 顯示了大多數兒童習得特定子音的年齡。

　　在學習某個語言的音韻體系的過程裡，兒童時常簡化成人的詞彙目標。兒童使用簡化，以發出擬成人言語的企圖，稱為**音韻歷程**。音韻歷程可能包含以某個語音替換另一個語音（以 tat 代 cat）、省略某個語音或某一音節（以 nana 代 banana）、扭曲某個語音（某個語音發得不對），或是添加某個語音（以 buhlack 代 black）。

　　幼兒所發出的詞，常常以下列音韻歷程為特徵：重複、非重音音節省略、詞尾子音省略，和詞群刪減（Owens, 2000）。這些過程的定義在表 2.6，該表也提供了這些過程的例證。

　　表 2.6 所列出的音韻歷程，是兒童言語正常發展的一部分，並可能會持續許多年。研究者相信，音韻歷程在兒童言語裡的出現，若不是由於他們難以感知到成人的目標（語），便是他們能力有限，無法發出成人的目標（語），

而其（音韻歷程）的出現，往往會干擾他們的言語感知力。

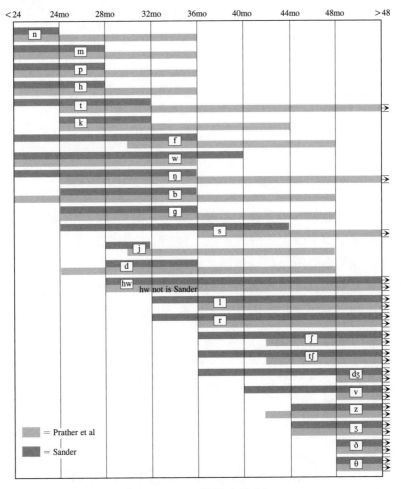

圖 2.1　正規發音資料

- 每一個長條左邊的空白處代表 50%的兒童在正規學習裡能正確使用特定發音的年紀。右邊的空白處代表 90%的兒童在正規學習裡能正確使用特定發音的年紀。
- 改編自 J. E. Bernthal 和 N. W. Bankson, *Articulation and Phonological Disorders*。Allyn & Bacon 1998 版權所有。此處已獲得同意重製／改編；及 Prather、Hedrick 與 Kern (1975), Articulation development in children aged two to four years, *Journal of Speech and Hearing Disorders, 40*, 186。美國聽力語言協會版權所有。此處已獲得同意重製。

**表 2.6 幼兒的一般音韻歷程**

| 過程 | 例證 |
|---|---|
| 重複：某個詞的第一個音節為該詞後續音節所替代 | Cracker 變成 caca/kækæ/ |
| 詞尾子音省略 | Bed 變成 be/bɛ/ |
| 詞群刪減 | Please 變成 pease/piz/ |
| 非重音音節省略 | Giraffe 變成 raffe/ræf/ |

- 改編自 R. E. Owens, *Language Development*。Allyn & Bacon 2001 版權所有。此處已獲得同意重製／改編。

## 摘要

在這一節，我們呈現了在出生後的頭十八個月裡的認知發展的概觀，以及環境對於早期語言學習過程的貢獻。我們的焦點在於嬰兒與幼兒的前語言運用，以及他們發展出來藉以溝通其意圖的語言技能。此外，我們呈現了某些關於兒童發出語音，以及關於他們早期發出詞彙的資料。最後，我們將焦點放在兒童的早期語意和語用發展，這些方面讓他們可以在社會脈絡裡溝通其意義和意圖。

以下的部分，我們將呈現學前階段幼童語言的發展資料。我們將可瞭解幼童語彙的成長、學習新的字義、口語成長的增加與繁複，以及幼童以更複雜的方式表達意圖。

## 捌、學齡前語言發展：概觀

當兒童從單純的單詞和雙詞語句有所進展時，他們的語句變得更長和更複雜。他們逐漸將講事物的方式精緻化，加入更多細節，並加入或填上他們在早期語句裡所省略的詞與詞尾。儘管十八個月大的兒童發出像是媽媽、牛奶、關掉、襪子脫掉，以及多點果汁等語句，當他們的語言能力成長的時候，他們的語言例句由二或三詞語句所組成，其中包括了冠詞（a, the）、介詞（in, on）、代名詞（I, he）、助動詞（is, are）、名詞詞尾（像是以-s 表示

複數），以及動詞詞尾（像是-ed表示過去式）。這種語句的例句包含了「要吃餅乾嗎」、「積木在盒子裡」、「他很壞」、「更多餅乾」、「門開了」。

在學齡前階段，兒童的詞彙持續成長，而他們也學了許多新詞的意義。他們學到了新概念，以及如何將這些概念編碼成語言。當他們的認知發展，他們開始指涉在時間上或空間裡存在於其他地方的物品、活動、人物，以及事件，並將他們的觀念用許多種類的句型轉變成句子。

在這個時期，兒童已經學到了更複雜的方式使用語言社交，並且開始發展言說技能，像是參與對話；下達指令；提供對物品、事件以及人物的描述；並講述個人經驗和簡單故事。最後，在這個階段，他們學到印刷物的本質。在學齡前時期所浮現出來的前識字技能，為他們閱讀和寫作的發展打下了基礎。

重要的是，要注意兒童在這個階段的語言發展是與他們的認知發展有關的。我們現在將注意力轉向這個領域，以及其與遊戲技能和語言發展的關係。

## 一、認知、遊戲以及語言

依照 Piaget（1954）的說法，前運思期發生在二到七歲的階段。符號運思出現了，並由符號（象徵）遊戲以及進一步的語言發展所再現。

Patterson 與 Westby（1998）提供了某種發生在這個階段的符號或扮演遊戲的描述。在約十八個月大的時候，遊戲是由兒童所熟悉的活動所組成的，例如，假扮睡覺或喝東西。在十九到二十二個月，繼這個階段而起的，是將這些活動延伸到另一個整體或另外一個人；此時兒童假裝餵食洋娃娃，或模仿成人活動。在二十四個月大的時候，兒童開始表現出熟悉活動的序列，像是烤蛋糕；而到了二十四到三十個月大，他們將洋娃娃納入扮演遊戲裡，分配需求給洋娃娃（飢餓、疲累或是生病），並將洋娃娃置於行動者的角色（讓洋娃娃走路，而非帶著娃娃）。

遊戲的範圍延伸到當兒童約三十個月大，開始在其遊戲裡使用更廣泛的、更不常發生的活動時：到商店去、看醫生，或是去拜訪親戚，這些都是時常觀察到的遊戲序列。由多重架構序列組成的片段遊戲行為，約在三歲時浮現。

這些多重架構的序列可能會包含去商店買雜貨、煮和提供晚餐，或是舉辦生日派對。三歲到三歲半時會將洋娃娃（或填充玩偶）賦予情緒狀態，並且與玩具講話，到了三歲半到四歲，兒童開始在遊戲活動裡扮演不同角色。這些角色拓展到包含假想角色、警察和消防員，以及更為熟悉的家庭角色在內。他們的遊戲也許會牽涉到假想出來的朋友，或者他們可能扮演多重角色，像是一位去工作的母親。到了五歲，兒童不需要玩偶參與遊戲，他們可以單獨使用語言以維持遊戲活動。他們的遊戲包含了囊括對話在內的複雜句子。

Patterson 與 Westby（1998）主張認知、扮演遊戲以及語言發展之間是有關係的。他們斷定頭批詞的浮現是與扮演（象徵）遊戲的浮現共同發生的，因為扮演遊戲顯示了兒童將某個物體與其直接環境分離開來的能力。準此，兒童也許會使用一塊積木代表一輛火車或一具電話，而用一個詞代表與其直接環境脫離的某個物品或動作。隨著時間進展，當兒童認知上有所發展，他們的遊戲漸漸變得複雜了。

我們在下一節會呈現前學齡兒童的語言形式的發展，焦點放在他們在句法、構詞，以及語音技能的發展。

## 二、句法和構詞的發展

兒童約在十八個月大的時候開始出現兩詞語句。這個階段的特徵在於像是看男孩、看、襪子、推它、關它、牛奶沒了、我坐、我看、脫鞋子、媽媽來、牛奶杯、乾褲子、換尿布、果汁多一點、其他小比鼻（嬰兒），以及做它這一類的語句（O'Grady, 1997）。在這個階段的兒童，發出正確句法形式的精確程度，高得驚人。例如，兒童將形容詞放在正確的位置，在一般名詞之前（大狗狗），並且在不定代名詞之前（大的那個）。他們不會錯將形容詞放在代名詞之前（大的他）（P. Bloom, 1990）。

當兒童的簡單兩詞語句有所進展，他們的語句變得更長與更複雜。透過增添更多細節，像是他們在早期語句裡漏失的詞與後綴（曲折或是衍生詞素），兒童們將自己的語句精緻化。這些詞有著冠詞（a, the）、介詞（in, on）、代名詞（I, he），以及助動詞（is, are）的形式。曲折詞素的形式則

像：複數 -s，加在名詞之後，以指稱多數；所有格's，指稱擁有；現在進行式 -ing，加在動詞詞幹之後，以指稱當下或持續的動作；以及過去式用標記-ed 以指示先前的動作。納入這些語形，可以用來拓展幼童的語句，讓他們的語 句更像成人，更沒那麼電報化。他們從十二到十八個月時發出像是「更多牛 奶」的語句，進展到二十四到三十六個月時發出的語句：「我要喝更多巧克 力牛奶。」

幼童常常在發出句子時省略主語，或是忽略在語句開頭位置的代名詞 ——例如，想要餅乾、給餅乾，以及到車子。省略主語的狀況會持續到兒童 的平均語句長度（menn length of utterance, MLU）增加（Valian, 1991）， 他們失去對重—輕音模式的喜好（Gerken, 1991），或是他們可以發出動詞 時態時為止（Hyams, 1992）。

到了四歲，大部分兒童的句法變得像成人了（Gopnik, 1997），但在兒 童期和成人期，語言仍持續發展與精緻化。兒童學習將他們的概念轉化成句 子，並開始使用許多類型的句子。他們的語句包含了延展的名詞詞組（「給 我『大紅球』」）以及動詞詞組（「他把我『推下樓梯』」）。語句也包含 否定句（「我『不會』做」）、是／否問題（「你『可以』切蛋糕嗎？」）， 以及 wh-問句（"What will I do later？"「我待會可以做『什麼』？」）。 因果構句（「他沒得獎，『因為』他很壞」）、條件構句（「『如果』我做 我的功課，我就會去看電視」），以及時態構句（「『當』他來了，他會很 訝異」）變得很明顯。

## 三、Brown 階段

Brown 的先驅之作《語言肇始》（*A First Language*, 1975）說明了兒童 對句法結構的習得，並非是他們隨時間發展的結果，而是他們所發出的每段 語句裡的詞素的平均數量之結果。這個判準稱為**平均語句長度**。

在一個對亞當、夏娃和莎拉等三個兒童所做的縱斷性追縱研究，Brown 發現語句長度和對文法形式的掌握隨時間而變。例如，莎拉和亞當在十五個 月內從平均語句長度 2.0 進展到平均語句長度 4.0。夏娃花了不到八個月就有

這樣的進展。當平均語句長度增加，主要的語言改變也發生了。這些改變的特徵是特定的平均語句長度階段，表 2.7 勾勒出來這一點。

第一階段的特徵是單詞語句和遵循語意規則的早期多詞結合。這個階段的語句例證包含了 more 和 mommy。這個階段稍晚，兒童會發出兩詞語句像是喝牛奶、給我果汁和推車。

第二階段的特徵是文法詞素的外觀。透過納入像是-ing、複數-s、介系詞 in 與 on 等構詞結尾，兒童擴展和修飾自己發出的語言。像是「吉米正在吃」（Jimmy *eating*）、「球放進去」（Put ball *in*）與「看見貓」（See cats）一類的語句，是這個階段的特色。在 Brown 第二階段（約兩歲到兩歲半），講美式英語的兒童開始填充他們短短的、不成熟的句子，靠的是整合 Brown 所發現的十四個文法詞素裡的一個或是多個詞素。文法詞素從第二階段開始浮現，但要到第五階段才能掌握大部分（90%的時間能夠正確使用之）。

Brown 所研究出來的十四個詞素是強制性的，亦即使用這些詞素具有必要性。在某個發展階段裡，若是兒童的語句缺乏某個特定詞素，就意味著要不是這個詞素尚未被習得，就是意味著發展遲緩。表 2.8 列出了這十四個文法詞素的出現順序。

Brown（1975）所研究的三個兒童在習得構詞詞尾和功能詞的順序上，

**表 2.7** Brown 詞素階段

| 語言階段 | 平均語句長度<br>（MLU） | 近似時序年齡<br>（月） | 特徵 |
|---|---|---|---|
| 第一階段 | 1.0-2.0 | 12-26 | 使用語意規則 |
| 第二階段 | 2.0-2.5 | 27-30 | 構詞發展 |
| 第三階段 | 2.5-3.0 | 31-34 | 許多句形的發展：否定句、祈使句、疑問句 |
| 第四階段 | 3.0-3.75 | 35-40 | 複雜結構浮現：並列、補語、關係化 |
| 第五階段 | 3.75-4.5 | 41-46 | |
| 第六階段 | 4.5+ | 47+ | |

● 改編自 Brown（1975）。

**┃表 2.8　十四種文法詞素的浮現\***

| 文法詞素 | 例證 | 年齡（月） |
|---|---|---|
| 1.現在進行式動詞詞尾-ing | Mommy push*ing*.<br>Johnny throw*ing*. | 19-28 |
| 2.介系詞 in | Put *in* box. | 27-30 |
| 3.介系詞 on | Put *on* table. | 24-30 |
| 4.複數（一般）（-s） | Eat cookie*s*.<br>More block*s*. | 24-33 |
| 5.動詞不規則過去式（came、fell、broke、went） | He *went* outside.<br>Johnny *broke* it. | 25-46 |
| 6.所有格名詞（'s） | Jimmy'*s* car.<br>Mommy'*s* coat. | 26-40 |
| 7.未縮短連詞（作為主要動詞的 be 動詞：am、is、are、were、was） | He *was* bad.<br>They *are* good. | 27-39 |
| 8.冠詞（a、the） | Billy throws *the* ball.<br>Give me *a* big one. | 28-46 |
| 9.一般過去式（-ed） | He jump*ed*.<br>She push*ed* me. | 26-48 |
| 10.一般第三人稱單數 | He cook*s*.<br>Johnny goe*s*. | 26-46 |
| 11.不規則第三人稱單數 | He *has* books.<br>She *does* work. | 28-50 |
| 12.未縮短助詞（在另一動詞前的 be 動詞：am、is、are、were、was） | The boys *are eating*.<br>The baby *is crying*. | 29-48 |
| 13.可縮短連詞 | I'*m* good.<br>She'*s* nice. | 29-49 |
| 14.可縮短助詞 | I'*m* eating.<br>She'*s* jumping.<br>They'*re* playing. | 30-50 |

- \*在強迫性脈絡之下有 90%的準確度。
- 改編自 Brown（1975）。

有著驚人的一致性。這些結果被後續對二十一名兒童的構詞發展的研究（de Villiers & de Villiers, 1978）確認了。一份更晚近的，對四十二名兒童的構詞發展的研究（Lahey, Liebergott, Chesnick, Menyuk, & Adams, 1992）發現，兒童到了平均語句長度 3.5 到 4.0 的階段，或是當兒童到了三十五個月大的階段，其變異程度會高一點。此外，習得次序跟先前的研究有些微差異：與 Brown（1975）的結果相較，未縮短連詞排名較高，而不規則過去式排名較低。此外也發現，對某些詞素的掌握較先前所描述的稍慢。

　　句法發展的大量出現，發生在第三階段。當兒童開始使用簡單陳述句、祈使句、wh-問句和簡單否定句時，語句長度持續成長。在這個階段，兒童開始使用許多類型的句子。有這個階段特質的語句，其例證是：「吉米踢球」、「我要吃嗎？」、「那個男孩沒在吃」和「推卡車」。

　　第四階段的標誌是複合句構的出現，雖然對句法的掌握仍將持續超越這個階段。兒童顯示出會將名詞或動詞詞組的使用精緻化，並會使用複合與複雜句。第四階段和之後所發出語句的例證包括：「爸爸在煮飯，而媽媽在寫字」、「第一個男孩很好看」、「吉兒希望買帶有綠色條紋的洋裝」、「她喜歡吃巧克力冰淇淋」以及「我要推紅色卡車」。

## 四、代名詞習得

　　學習英文的反身代名詞是非常複雜的過程（Rispoli, 1998; Oshima-Takane, Takane, & Shultz, 1999; Dale & Crain-Thoreson, 1993; Ricard, Girouard, & Decarie, 1999; Bloom, Brass, Nicol, & Conway, 1994）。在 I（我）和 you（你）的例子裡，兒童必須學習瞭解，根據溝通互動裡的講者和聽者的角色改變，指示參照對象也改變了。學習時也需要瞭解，代名詞也許會指涉之前提到的詞或物體——例如：「蘇買了一件洋裝；它很貴。」包含代名詞的句子的意義，若非提到之前的句子，常常會無法理解。將代名詞運用在指示上，稱為回指（anaphoric reference），本章之後會更全面地討論這點。

　　某些代名詞出現在 Brown 第二階段，而其他的則稍晚出現。一般說來，最早的代名詞的出現，常常涉及將兒童當成主語（I、mine、my、me）。其

表 2.9　Brown 階段的代名詞發展

| Brown 階段 | 代名詞 |
|---|---|
| 第一階段 | I、mine |
| 第二階段 | My、me |
| 第三階段 | He、she、we、you、your |
| 第四階段 | They、his、hers |
| 第五階段 | Their、our、ours、theirs |
| 第六階段 | Herself、himself、themselves |

● 改編自 Haas 與 Owens（1985）與 Owens（1988）。此處已獲得同意重製。

他主格代名詞則稍後浮現（he、she、they）。隨後習得的是受格代名詞（him、her、them），比所有格代名詞（his、her、theirs）的習得早一點出現。反身代名詞（himself、herself、themselves）是最後浮現的，常常要到五歲以後才能掌握。表 2.9 呈現了習得代名詞的一般次序。

## 五、形容詞和名詞詞尾

在學齡前，兒童習得某些附加的形容詞或名詞詞尾。形容詞比較級-er以及最高級-est約在三到五歲間浮現（McLaughlin, 1998）。兒童將這些形式加到形容詞，以創造出像nicer、biggest和smallest一類的詞。比較級和最高級的例外（better、best），常常要花上更久才能習得。五歲的兒童常常能瞭解衍生名詞詞尾並稍後掌握之。到了五歲，兒童瞭解並發出像是hitter和teacher一類的詞（這些詞包含了衍生名詞詞尾-er），而他們稍晚會習得包含衍生-ist詞素的詞彙（pianist, cyclist）。

## 六、詞組和子句發展

一如詞彙是由詞素所構成的，句子是由詞組（phrase，亦稱短語）和子句所構成的。有兩種詞組的主要類型：名詞詞組與動詞詞組。**名詞詞組**必須包含一個名詞，並可能包含選擇性用來修飾名詞的元素，像是限定詞（這）或形容詞（大、漂亮）。**動詞詞組**必須包含一個動詞，但也許會包含選擇性的元素，像是副詞（快、慢）和另一組名詞詞組（「在早上」"in the morning"、「在學校」"at school"、「一塊餅乾」"a cookie"）。某個包含了這一切元素的例句是："The little dog slowly ate the big cookie in the kitchen."（「小狗慢慢地吃完廚房裡的大餅乾。」）有四種名詞詞組修飾語：

1. 限定詞：包含冠詞、所有格代名詞、指示詞和修飾詞，這些詞通常是某個名詞詞組裡的第一元素。
2. 修飾詞：包含形容詞、序數和量詞，這些詞修飾名詞。
3. 起始語：包含 all、only、both 與 just，這些詞語是用來限制或量化名詞，並且需要先行於限定詞。
4. 後位修飾語：跟著主要名詞。後位修飾語主要包含介系詞詞組和子句。

雖然名詞詞組在 Brown 第二階段才出現，最大的衝擊出現在第四階段，此時能發出包含七個詞彙的句子。在此一階段，語意、語用、句法和構詞變得更像成人（Norris, 1998）。早年的修飾語類型是限定詞和修飾詞；起始語與後位修飾語則在發展後期出現。在第四階段後期，進化的名詞詞組出現在主詞和受詞位置，並幾乎涵蓋所有先前所提到的修飾語。

動詞詞組必須涵蓋主要動詞，並可能涵蓋某些選擇性的要素。在 "The girl is pushing the boy"（「女孩正在推男孩」）這個句子裡，"is pushing the boy"（「正在推男孩」）是動詞詞組。這詞組包含了一個助動詞 is，主要動詞 push，以及選擇性的現在進行式-ing。選擇性的動詞詞組元素包含了進行式構造（is eating）、語態（指示語氣或態度的詞彙）（may、must），以及完成式構造（用於詳加說明發生僅此一次，非習慣性的動作，例如：has seen、has eaten）。動詞詞組進化出現在 Brown 第二階段（伴隨著製造現在

進行式）到第五階段。語態出現在第四階段，而縮合和完成式（"I have eaten dinner"，「我已經吃了晚餐」）構造則在第五階段（Norris, 1998）。

相對於詞組，子句是一組包含主語和述語的詞彙。某些子句可以作為簡單句子而獨自成立（"Billy walks"「比爾走路」；"Mary ate"「瑪麗吃」）。由兩個或兩個以上的主要子句所構成的句子叫作複合句（"John drank and Mary ate"「約翰喝而瑪麗吃」）。這些結構常常出現在 Brown 第四階段（Norris, 1998）。複合句是由一個主要子句和一個從屬子句所構成的（"The dress that we bought yesterday was pretty"「我們昨天買的衣服很漂亮」）。鑲嵌從屬子句在語言發展過程出現得很晚，通常是到了第五階段早期。

一般說來，不及物子句（包含一個不具直接受詞的動詞，如："The girl walked"「女孩走路」）在及物子句（具有直接受詞的子句，像是 "The boy drank milk"「男孩喝牛奶」）之前，出現在兒童的陳述句裡。包含連詞和補語的對等子句（"Sam is the teacher"「山姆是老師」）最後出現（Dever, 1978）。句法和動詞同一的互動也許會影響到習得及物動詞的困難度。幼童所發出的第一個動詞描述簡單活動（Bloom, Lightbown, & Hood, 1975），像是吃、讀、做與修理。

Gleitman 與 Gleitman（1994）指出，動詞學習發生在當兒童察覺到句法（句子）結構時。就動詞的本質而言，hit（打／敲）這個動詞是兩論動詞（表達兩件事物之間的關係）以及據此表達及物子句，例如："Daddy hit the ball"（「爸爸擊球」）。相反的，動詞 cries（哭）是一論動詞，並在不及物結構裡發現，例如："Mary cries"（「瑪麗哭了」）。也許可以辯論結構需求和動詞習得階段當成解釋習得的一些原因。

## 七、句子發展

最基本的句法規則提到，每個句子必須包含一個名詞詞組和一個動詞詞組。這麼說來，一個句子唯一必要的句法結構是一個主詞和一個述詞。在 Brown 第二階段或第三階段，兒童已經掌握了這個規則，並可以瞭解和發出

簡單的、主動的陳述句,像是 "The boy hit the ball"(「那個男孩打球」)。兒童接著開始修飾這句基本的句子模式。他們發出許多句子類型,包括否定、疑問和祈使句型。近似成人的句型類型的出現,要到 Brown 第三階段才會明顯。表 2.10 展示了 Brown 發展階段裡所習得的句型。對每一句子類型所做的發展,其更詳盡說明如下。

表 2.10  Brown 發展階段所習得的句型

| 階段 | 否定句 | 疑問句 | 鑲嵌句 | 結合句 |
|------|--------|--------|--------|--------|
| 第一階段早期<br>(MLU:1-1.5) | 單詞:no、all gone、gone;否定+X | 用一個單詞的揚升音調問是/否問句;what 和 where | | 一系列命名不加 and |
| 第一階段晚期<br>(MLU:1.5-2.0) | no 與 not 交替使用 | that+X;what+名詞詞組+do-ing? | 介系詞 in 與 on 出現 | and 出現 |
| 第二階段早期<br>(MLU:2.0-2.25) | | where+名詞詞組+going? | | |
| 第二階段晚期<br>(MLU:2.25-2.5)<br>第三階段早期<br>(MLU:2.5-2.75) | no、not、don't 與 can't 交替使用;否定元素置於主語和述語之間 | what 或 where+主語+述語 | gonna、wanna、gotta 之類的詞出現 | but、so、or 與 if 出現 |
| 第三階段晚期<br>(MLU:2.75-3.0)<br>第四階段早期<br>(MLU:3.0-3.5) | won't 出現;發展出助動詞語形 can、do、does、didwill、與 be | 助動詞(be、can、will、do)開始出現在問句裡 | 物體名詞詞組補語出現,配上像 think、guess、show 之類的動詞 | 以 and 結合的子句出現(某些兒童要到第五階段才能發出這個語形);because 出現 |

(續下頁)

| 階段 | 否定句 | 疑問句 | 鑲嵌句 | 結合句 |
|---|---|---|---|---|
| 第四階段晚期<br>(MLU：3.5-3.75) | 增添 isn't、aren't、doesn't 與 don't | 開始倒裝助動詞與主語；增添 when、how、why | | |
| 第五階段<br>(MLU：3.75-4.5) | 增添 wasn't、wouldn't、couldn't 與 shouldn't | 增添情態；穩定倒裝助動詞 | 關係子句出現在客語位置；到第五階段晚期，多重鑲嵌出現；以同一主語之不定式詞組當成主要動詞 | 以 if 結合的子句出現 |
| 第五階段之後<br>(MLU：4.5+) | 增添不定式語形 nobody、no one、none 與 nothing；難以使用雙重否定 | | 關係子句依附在主語之後；平均語句長度 5.0 以上時，鑲嵌和結合在同一個句子裡出現 | 平均語句長度超過 5.0 時，以 because 結合的子句和 when、but 與 so 一起出現；平均語句長度 5.0 以上時，鑲嵌和結合在同一個句子裡出現 |

● 摘自 Owens（1988）。此處已獲得同意重製。

## 否定句形的發展

　　L. Bloom（1991）發現兒童在一或二詞語句階段表達出三種類型的否定：(1)**不存在**（Allgone juice：當杯子裡沒有任何果汁的時候）；(2)**拒絕**（No milk：當兒童拒絕人家提供牛奶的時候）；以及(3)**否定**（Not a book：當母親指著一輛卡車並且說「這是一本書」的時候）。否定構造的三個階段已經描述過了（Bellugi, 1967; L. Bloom, 1991; Peccei, 1999）。表 2.11 表示出否定句型的發展。

**┃表 2.11　否定句的發展**

| 階段 | 描述 | 例證 |
|------|------|------|
| 第一階段 | 否定記號出現在句子之外 | *No the girl running.* |
| 第二階段 | 否定記號出現在動詞之前 | *The girl not running.* |
| 第三階段 | 添加助動詞以補足到成人語形的轉變 | *The girl is not running.* |

　　在第一階段，否定元素被放在句子之外（No bed「不要床」）。Drozd（1995）描述了使用句子前的no作為後設語言驚嘆句否定。在這個例子裡，兒童回應的是成人的語句（"Do you want to go to bed？"「你希望上床去嗎？」），並且重複的多半是成人的語句（No bed）。O'Grady（1997）提出了兒童語句的觸動機制。當成人說："No, don't touch that"（「不，不要碰那個」），否定詞（no「不」）的位置提示兒童在句首位置發出這個否定元素（no touch）。

　　在第二階段，兒童把no記號轉換到其正確位置，位於動詞之前（"I no want milk"「我不想要牛奶」）。否定語形not，也出現在短語裡（"he not big"「他不胖」）。在第三階段，當平均語句長度超過 4.0，否定縮合語形can't和don't才會浮現出來（"I don't have a cookie"「我沒有餅乾」）。

　　像nobody、no one和nothing一類的不定式否定詞，讓年幼的語言學習者感到困難。當幼童想說"I want nothing"（「我什麼都不想要」）時，常常說成"I want anything"（「我什麼都想要」）（Seymour & Roeper, 1999）。年紀更大的學齡兒童也許會說"I don't got no books"（「我沒有沒書」），甚至成人也可能會講"I don't see nobody"（「我沒有看到無人」）。雖然這些句子也許可以被判定為不合文法，但雙重否定在許多語言和方言裡仍被視為是合乎文法的（Peccei, 1999）。

### 疑問句語形的發展

　　有兩種類型的疑問句：**是／否問句**（「你想要一塊餅乾嗎？」）以及**wh-問句**（wh-questions），該問句由 wh 所開頭（who, what, when, where, why 或 how）。是／否問句只需要聽者用 yes 或 no 一詞，簡單地回答問題。wh-

問句更爲複雜，因爲它們需要聽者提供額外的資訊。例如，where（哪裡）問句要求關於地點的資訊、when（何時）問句要求時間資訊，以及who（誰）問句要求關於人的資訊。

要形成是／否問句，兒童必須學習倒裝主詞和助動詞（"Is the boy eating？"「那個男孩正在吃東西嗎？」）。要形成正確的wh-問句，他們必須學習：(1)調換主詞和助動詞；以及(2)將 wh-形式加在句子開頭（"What is the boy eating？"「那個男孩正在吃什麼？」）。兒童經歷過四個階段才能發展出形成問句的能力（L. Bloom, 1991; Klima & Bellugi, 1966）。

階段一——運用揚升音調和某些wh-形式（平均語句長度1.75和2.25）。在第一個階段，兒童一般透過在他們的語句後面添加揚升音調，來問出是／否問句。這類問題形式的例證是："Jonnie eat？"（「約翰吃了？」）"Baby drinking？"（「嬰兒吃了？」）以及"Go outside？"（「出去嗎？」）。要問 wh-問句，幼童只要把 wh-詞彙附加在肯定說法之上，就製造出像是"Where doggie？"（「狗狗在哪裡？」）與"What dat？"（「那什麼？」）的問句。兒童往往在日常生活中使用這些wh-問句來問物品、動作，或是地點的名稱，例如，一個物品消失的地點。在這個階段，where與what問句是wh-問句裡較具發展性的問句。在這個階段，兒童無法恰當地回答任何wh-問句。

階段二——運用非常大量的 wh-問句（平均語句長度2.25 到 2.75）。這個階段的兒童持續用揚升音調問是／否問句。兒童透過將wh-形式添加在問句開頭來問出wh-問句，但是無法運用助動詞。兒童不能對what、who和where問句提供恰當的答案。凸顯這個階段特色的 wh-問句的例證是：

Where my truck？（我的卡車在哪？）
Why you pushing it？（你為什麼推它？）
What the man doing？（那人做什麼？）

階段三——有限的使用倒裝（平均語句長度 2.75 到 3.5）。當兒童的平均語句長度是在3.5 個詞素的階段時，出現助詞＋動詞倒裝（O'Grady, 1997）。在這個階段，兒童規律的倒裝主詞和動詞，以發出是／否問句，但無法在所有的 wh-問句裡都這麼做。凸顯這個階段特色的問句的例證是：

Will I go？（我要去嗎？）

What the boy is riding？（那男孩騎什麼？）

階段四──在wh-肯定問句裡運用倒裝（平均語句長度 3.5 以上）。在這最後階段，兒童在問 wh-肯定問句的時候倒裝主詞和助動詞，但仍難以處理 wh-否定問句。凸顯這個階段特色的 wh-問句的例證是：

What is the boy eating？（那男孩吃什麼？）

Where are you going？（你要去哪裡？）

Why I can't do that？（為什麼我不能那樣做？）

對 what、where 和 who（什麼、何處和誰）問句的掌握，先於對 why、how 和 when（爲何、如何和何時）問句的掌握（L. Bloom, 1991; Ervin-Tripp, 1970）。在前三者的狀況裡，引導問句的wh-詞彙可以從某個句子裡尋回，例如："John（who）ate pizza（what）in his house（where）"；然而，why、how 和 when 需要其他必須從脈絡或論述裡得到的資訊，例如："Why did John do it？"（「爲什麼約翰這樣做？」）"When will you go？"（你何時走？）。what、where 和 who 構成了涉及物、人或地的，在認知上較爲簡單的符碼（Norris, 1998）；但 when、why 和 how 構成了考量意圖和計畫的需求。表 2.12 簡述了問句的習得順序。

Bloom、Merkin 與 Wooten（1982）假設了 wh-問句和動詞間的互動。他們辯稱在二十二到三十六個月大的幼童用 do、go 與 happen（做、走與發生）動詞來運用問句，因爲這些動詞可以廣泛使用到許許多多活動裡，像是做事、去某地，以及發生的事物。相反的，稍晚出現的 why 和 how 的 wh-問句，則是透過用途更爲有限的敘述動詞而加以運用的，例如 sing（唱）和 fix（修理）。

## 祈使句形的發展

祈使句要求、請求、命令或堅持聽者表現某種活動。在學齡前階段，嬰兒透過指指點點和手勢要求和請求。當他們長成學走步的幼兒時，他們開始

表 2.12　習得 **Wh-**問句的順序

| 類型 | 例證 |
|------|------|
| 什麼 | 女孩在吃什麼？ |
| 哪裡 | 球在哪裡？ |
| 誰 | 誰在推卡車？ |
| 什麼時候 | 你什麼時候走？ |
| 為什麼 | 為什麼是黑的？ |
| 如何 | 如何破的？ |

● 摘自 S. Ervin-Tripp "Discourse agreement: How children answer questions"，收於 J. R. Hayes 編，*Cognition and the Development of Language*。John Wiley & Sons, Inc. 1970 版權所有。此處已獲得 John Wiley & Sons, Inc. 同意重製。

採用祈使類型的要求、請求和命令。在 Brown 第一階段，兒童發出聽起來像是祈使句的語音，因為他們常常略過主詞（省略主詞），甚至是在主詞就是所要求之物的狀況下〔touch doggy（摸狗）〕。

在祈使句裡，主詞 you 是已知的，並不會包含在句子的表面形式裡，而動詞是不受影響的。"Gimme milk"（「給我牛奶」）、"Push the truck"（「推卡車」）和 "Pass the butter, please"（「請給我奶油」）是祈使句的例子。真正的祈使句開始出現在 Brown 第三階段，此時主詞在表面形式的省略反映了對祈使句刪除主詞規則的掌握。

## 八、複合句的發展

當兒童的平均語句長度增加超過 3.0 的時候，他們開始在一個語句裡結合一個以上的語意／語句關係。他們的語句反映了對行動者—行動—客體互動的演進和特定說明，而語言構造從詞彙的線性順序進展到句子要素間與要素內的層級秩序。兒童學習使用能逐步明確表達舊功能和新觀念的複合句（Tyack & Gottsleben, 1986）。

## 並列

　　最初出現在兒童語言的複合結構就是**並列**。有兩種對等構造：語句並列和詞組並列。在**語句並列**裡，兩個事件透過一個連接詞（"John went to the doctor and his sister stayed home"「約翰去看醫生，而他的妹妹留在家裡」）。在**詞組並列**裡也用到連接詞and，讓講者刪除掉冗餘的元素。在 "Jane went to the movies and ate popcorn"（「珍去看電影，並吃爆米花」）這個句子裡，and 一詞使得 Jane 一詞得以從第二個句子裡刪除（"Jane went to the movies and＿＿ate popcorn"「珍去看電影並＿＿吃爆米花」）。Lund 與 Duchan（1993）指出，語意和認知複合體影響兒童學習像是並列結構一類的複合句結構。兒童必須判斷句子內的文法關係，以及在句子裡的一個或一個以上被刪掉的元素。

　　兒童最早在慣常詞組裡使用並列（bread and jam，麵包與果醬；milk and cookie，牛奶與餅乾），幼童用這些慣常詞組來回答像是「你想吃什麼？」一類的例行問題。兩種並列是同時習得的（Bloom, Lahey, Hood, Lifter, & Fiess, 1980）。當溝通脈絡能夠設定好引發他們的時候：語句並列用在不同時間不同地點的事件上，而詞組並列則用在同一時間同一地點的事件上，則兩歲半到三歲的兒童可以適當地運用語句以及詞組兩種並列（Owens, 2001）。

　　L. Bloom（1991）的焦點在於習得並列句時的語意考量，並且發現了下列 and 並列的習得次序：

1. **增加**——運用 and 去連結兩個可分成一類的命題（"Mother is baking a cake and Daddy is reading"「媽媽烤蛋糕而爸爸看書」）。
2. **時序**——運用 and 去指稱一個具有序列順序的事件（"Mommy will mix the batter and put it in the oven"「媽媽揉混麵團並將它放進烤箱」）。
3. **因果**——運用 and 指出某一事件導致另一事件（"She put a bandage on and it made her feel better"「她綁上繃帶而感覺好多了」）。
4. **對照**——運用 and 指出一組對比關係（"This goes in here and that goes there"「這個歸這裡，而那個歸那裡」）。在這個例子裡所用的

連結詞往往是 but（但是）。

## 補語

　　在英語裡有幾種補語結構。英語裡的**補語**由像是 that 這類的詞（例如："I said that I would call him"「我說我會打給他」）所構成。其他具有補語結構的句子例證是："I want to buy a red lollipop"（「我想買一支紅色棒棒糖」）、"Show me where this one goes"（「告訴我這個去哪了」），與 "Look at what she's doing"（「看看她在做什麼」）。在這裡的每個句子裡，句子的主要部分都伴隨著一個修飾動詞的子句。

　　Bloom、Lifter 與 Hafitz（1980）研究補語構造，並發現了次序的出現是建立在動詞語意之上的。兒童言語裡浮現的第一個補語包含了狀態動詞，也就是表達一種感覺或是意圖的動詞。like、want 與 need 是狀態動詞，並需要補語 to（"I want to go home"「我想回家」，以及 "I like to get dirty"「我想弄髒」）。其次出現的補語是與如 see、look、watch 一類的注意動詞相結合的。跟隨著這些動詞的是補語 what（"Look at what he's doing"「看看他所做的」）。

　　第三個出現的補語是與像 know、think 一類的知識動詞相結合的。跟隨著這些動詞的是補語 that 或 what（"I know what to do"「我知道要做什麼」，或是 "I think that one is good"「我覺得那個不錯」）。

　　最後出現的補語是跟如 ask、tell、promise 等言談動詞相結合的。言談動詞需要補語構造 to 加上一個動詞。像是 "Ask Mary to come inside"（「問問瑪麗要不要進來」）和 "John promise to leave"（「約翰答應要離開」）一類的句子，便是具有言談動詞補語句子的例證。Bloom、Lifter 與 Hafitz（1980）的結論是，補語構造的習得是語意限制的變化結果；而以這些動詞用來修飾一個命題確定或不確定程度（例如："I know what to do"「我知道要做什麼」相較於 "I think I know what to do"「我想我知道要做什麼」）。

## 關係化

複合句可以藉由添加**關係子句**而形成，關係子句限制或修飾句子另一部分的意義。關係子句通常是用補足語（that）或關係代名詞wh所開頭的。關係子句有兩種形式：受格和主格。受格關係子句修飾句子的受詞，像是在 "That picture is about some birds that got all smeared up"（「那張照片拍的是完全血肉模糊的鳥」）這個句子裡的狀況一樣。主格關係子句的例句則是 "The girl who lives down the block is my cousin"（「住在下個街區的女孩是我的表妹」）。

據稱兒童在能夠發出包含主格關係子句的句子之前，就會發出包含受格關係子句的句子，像是 "The book（that you want）is on the table"（「（你讀的）這本書在桌上」）（Menyuk, 1977）。受格關係子句在五歲以後發展，此時屬於主詞詞組的一部分關係子句，甚至到了七歲還很少見。O'Grady（1997）辯稱，關係子句構造的詮釋，需要判斷：(1)落差（一個消失的名詞詞組）的角色；以及(2)這個落差的指涉。學齡前兒童將 "The lion [that the horse kisses_____] knocks down the duck"［「（馬親吻的_____）獅子撲倒鴨子」］這個句子詮釋成 "The lion [that_____kisses the horse] knocks down the duck"［「（親吻馬的_____）獅子撲倒鴨子」］。在這個例子裡，畫線部分標示了落差，或者說是消失的名詞詞組the lion。在上述的例子裡，兒童難以判斷親吻這個動作的主詞，但是處理 "The dog [that_____jumps over the pig] bumps into the lion"〔「（_____跳到豬身上的）狗撞到了獅子」〕這樣的句子則較不困難。在這兩個例證裡，兒童認定第一個名詞是關係子句的主詞。

# 九、摘要

兒童的構詞與句法發展在這個時期顯示出許多成長。發出和瞭解更為複雜的句法形式的能力，持續成長到語言發展的晚期階段。

在前一節，我們注意到剛會走路的幼兒對音韻歷程的運用。我們將把注

意力轉移到學齡前兒童的企圖的簡化和改變上，這種企圖是以發出成人詞彙爲目標。

## 玖、學齡前兒童的音韻歷程

學齡前兒童的語音類型可以被分類爲兩個基本範疇（Bernthal & Bankson, 1998）：全詞過程（詞彙、音節，或是語音之間的對比的簡化）以及音段過程（語音的改變）。這些過程的例證於下。

### 一、全詞過程

兒童常常簡化詞彙，不是透過將它們簡化爲子音—母音音節，就是簡化爲子音—母音—子音—母音結構。完成這種簡化的是四個過程：重複、詞尾子音省略、詞群刪減和非重音音節省略（在表 2.5 可以看到）。其餘影響發出詞彙的過程包含下列：

**插入音**發生於當兒童在某個詞裡嵌入一個音節的時候。這種發音的例證，就像以/bəlæk/發音代表 black。

**音位轉換**包含了將一個詞裡的兩個音節對調。這種發音的例證，就像/bæksɪt/發音代表 basket。

### 二、音段過程

許多規畫控制的區分，其改變在學前階段經常可見到。這些改變可依言語發聲及部位做分類，此歷程包括前舌音、塞暴音和滑音。

**前舌音**——在此歷程中，以齒槽聲音替代上顎與軟顎發出的聲音（聲音由口腔後面發出）。例如：發 /tʌp/ 聲音替代 cup，或發 /dʌn / 替代 gun 上顎舌前音在二歲半到三歲之間仍受到抑制，上顎子音正常發聲需待至四歲或更大才正常。

塞暴音——以塞擦音替代塞暴音（聲音的形成，係因空氣經細窄的壓縮而形成嘶嘶的聲音），或塞擦音（聲音伴隨暴破與塞擦），幼童以暴破方式替代（如，爆破聲），此發生的歷程常見的塞暴音歷程產生的聲音，例如：以 /dut/ 替代 juice，或 /bæn/ 替代 van。塞暴音消失的年齡約在二歲半到三歲之間。

滑音——幼兒以滑音（發出聲音時移動發音器官由一個母音到另一個母音的位置）替代流暢音（聲音如母音的品質，少有氣流干擾現象），例如：發 /wæbit/ 替代 rabbit，或 /jaɪt/ 替代 light，此歷程需數年。

## 三、同化過程

另一組過程是，一個詞彙裡的兩個詞素變得很像：*子音和諧*以及*母音前發音*。

子音和諧——在這個過程裡，一個詞的子音在位置或是發音方式上變得更類似。子音和諧的例證之一，就是把 doggy 發成/gɔgi/。

母音前發音——在這個過程裡，不發音子音被後續母音所影響，並且染上了母音的發音特質。其結果則是將 tub 發音成/dʌb/。

非重音音節省略、詞尾子音省略、軟顎前置音、子音同化、重疊詞，以及母音前發音，應該到了三歲就會消失。詞群刪減、插音、滑音，以及塞暴音也許會持續到三歲以後。

## 四、音韻歷程：語言差異

在一般發展到三到四歲講西班牙語的波多黎各裔兒童身上，可以發現某些發音過程，由下列例證所組成（Goldstein & Iglesias, 1996）。

- 詞尾/s/與/n/也許會被省略：pan 發音成/pæ/。
- 滑音/j/被發成有聲顎間塞擦音（alveo-palatal affricate）/ʤ/，如 yo 發成/ʤo/。
- 唇齒摩擦音/f/在詞的開頭和中間位置變成雙唇摩擦音/Φ/：coffee 發

成/kaɸɪ/。

在非裔美式英語講者身上發現音韻歷程由下列例證所構成（Goldstein, 2000）：

- 詞尾子音不發音：pig 發成/pɪk/。
- 雙母音時常被中和爲母音形式：/aɪ/發成/a/。
- 詞尾塞音不發音並繼之以喉塞音：bad 發成/bætɪ/。
- 詞尾塞音不發音：bad 發成/bæt/。
- 詞尾子音省略鼻音和閉塞音：pan 發音成/pæ/。
- 詞首位置塞音化：/ð/發成/d/，they 發成/de/。
- 母音間發音/f/代替/θ/，v 代替/ð/：brother 發成/brəvɚ/。
- 詞尾發音以/f/代替/θ/，以及 v 代替/ð/：bath 發成/bæf/。
- 母音後流音省略：more 發成/mo:/。
- 在詞首子音群以/k/代替/t/：street 發成/skrit/。
- 語音異位：ask 發成/æks/。
- 詞首非重音音節省略：about 發成/baut/。

兒童的語音和言語發聲技能發展，在其溝通能力，特別是面對不熟悉的聽者時，扮演了一個基本的角色。某些語音困境唯有在兒童發出較長句子時才會出現，有可能是在發出較長句子時，對語音序列的需求增長之故。

# 五、摘要

兒童語言形式的發展可以追溯到⑴更長的語句，以及⑵語音、構詞和句法複合體漸增等方向。重要的是要注意到：兒童語言形式的演進，是他們在更廣泛的社會環境裡表達更複雜概念的需求所致。

現在注意力轉向兒童在學齡前時期的語意發展，強調他們在發出句子和言說時對詞彙的瞭解和使用。

# 拾、學齡前語意發展

語意是語言關於意義方面的組成部分。少了意義，語言一點意思也沒有。人們講話是為了要表達意義，而他們聆聽，是為了發現其他人的說法裡的意義。意義可以透過語言的詞彙、句子和言語層次而傳達。某些詞彙的意義也可以從非語言的脈絡裡推導出來。

## 一、詞彙意義

最為人熟知的意義層面就是**詞彙意義**。這與詞，以及詞所屬的範疇之特質有關。學齡前時期是詞彙成長最快的時期之一。在兒童生命裡的第二年，詞彙驚人地增加（Golinkoff, Mervis, & Hirsh-Pasek, 1994）。在三歲，學齡前兒童擁有九百到一千個可表達出來的詞。到了四歲，他們可以表達的詞有一千五百個，而到了五歲，則超過兩千個（Owens, Metz, & Haas, 2000）。

當兒童發展時，他們變得更能界定詞彙。例如，在學齡前時期後半段，以及進入學齡時期的初期，兒童的詞，其定義是具體的，並且主要是由指涉體的外觀和功能所構成的。在之後的發展期，兒童的定義更為抽象，並包含了同義詞（亦即具有相同特徵的詞彙，像是 sick 與 ill），和範疇關係的具體化（亦即將實體置於範疇，一如將小狗和小鳥置於動物範疇）。詞彙成長是一個漸進的過程，並且會持續許多年。

## 二、關係性意義

除了習得詳述指涉物的詞彙知識之外，兒童也習得記錄人、物品與事件之間的關係的符碼意義。在早先語言階段被編碼的**關係性意義**，也會出現在學齡前兒童的語言裡。這些關係現在是在句子的層次上傳達的（也稱為*句內意義*）。早先在兒童先前的語言裡可以見到的，關於存在、不存在和回返的

**表 2.13　二到四歲兒童所表達的語意關係（句內意義）**

| 語意關係 | 年齡 | 例證 |
|---|---|---|
| 並列 | 2.0 | 我的車……卡車。 |
| 排序 | 2.0 | 再見，媽媽、爸爸、傑依。 |
| 因果性（邏輯） | 2.0 | 我不會做，它太長。 |
| 推理 | 2.4 | 你打我因為你不喜歡我。 |
| 時序 | 2.8 | 我洗手然後吃東西。他去學校他搭車。 |
| 條件性 | 3.4 | 我走路的時候穿這個。 |
| 時間排序 | 3.5-4.0 | 我完成這個後，我要做一棵樹。 |

● 改編自 Miller（1981）。

關係性意義（或是語意內容範疇），在這個時期被編碼了，不是使用單詞，而是透過多重詞彙的組合和簡單句子而完成（參閱表 2.13）。當兒童在認知上有所發展，他們所表達出來的語意關係包括了對空間、時間、因果性觀念的編碼，並且用更為複雜的語言行事和許許多多句子類型為行動排序。

## 三、脈絡意義：言談的角色

　　脈絡影響語言的許多層面，包括語言意義。**語言脈絡**，或稱為言談，提供了推導句內意義所需的資訊。可以透過檢視下列的句子來瞭解語言脈絡對意義的影響：

　　他買了它。

　　不知道先前語言脈絡而要推導出這個句子的意義是不可能的，先前的語言脈絡提供了關於他指的是誰，以及它是什麼東西的資訊。不過，在下列言談的脈絡裡，他和它的意義就變清楚了。

　　*湯姆*：約翰昨天在車商那裡看見一部紅色積架跑車。

　　*蘇珊*：結果呢？

　　*湯姆*：他買了它。

### 表 2.14　結合技巧

| 類型 | 定義 | 例證 |
|------|------|------|
| 人稱代名詞 | 替代名詞 | 我、你、她、它等 |
| 指示代名詞 | 指示性詞彙 | 我要拿這個／那個東西 |
| 回指指涉 | 用以指涉先前所確立的實體的代名詞 | 瑪莉很快樂，因為她通過考試 |
| 語外指涉 | 用以指示即將到來的事件 | 這裡會有一個驚喜 |
| 動詞省略 | 刪除言說裡可獲得的資訊 | 你喜歡蛋糕嗎？是的（喜歡） |
| 名詞省略 | 刪除言說裡可獲得的資訊 | 他在哪裡？（她在）這裡！ |
| 結合 | 結合要素 | 和、或、但 |
| 詞彙連貫 | 指涉先前所提到實體的同義詞 | 獅子出現，牠在咆哮 |
| 比較指涉 | 實體之間的比較 | 比較大 |

● 改編自 Halliday 與 Hasan（1976）。

在這段言談裡，代名詞他和它被用來指涉先前已在語言上被確定的某一事物。運用代名詞去指涉先前提到的指涉物，被稱為**回指**。回指以及其他語言修辭技巧，有助於結合言談，這樣其意義才更易為人理解。這些統稱為**結合技巧**（cohesive devices），因為它們提供了黏合跨句意義的工具。表 2.14 界定了某些結合技巧，並為每種技巧提供了例證。雖然關於學齡前使用結合技巧的資訊有限，研究者已經得到結論，認為使用代名詞回指，是一種與他們的語言、認知和社會知覺有關的發展上的成就（Cairns, 1996; Chien & Wexler, 1990）。

## 四、脈絡意義：非語言脈絡的角色

除了語言脈絡以外，非語言脈絡也為那些隨著發話者角度以及發出語句時間不同而轉移其指涉的詞彙，提供了線索。想想這一句：「我希望你明天到那裡。」我、你、那裡、明天所依賴的是，誰在講話、誰在聽、當句子講出來時發話者在哪裡，以及句子何時講出來的。其意義隨著非語言脈絡變化而轉變的詞彙，被稱為**指示詞**。因此，我、你、這裡、那裡、今天和明天分別表達了人、地和時間的指示關係。

　　研究已經檢視了兒童關於人、地，以及時間的指示詞。一般說來，代名詞指示詞（I ／ you、me ／ my 和 my ／ you）是在指涉空間觀念的對比詞 this／that、these／those、here／there 之前習得的（McLaughlin, 1998）。最後出現的是時間指示詞（today, tomorrow）。兒童在四歲的時候也許會難以分辨 this 與 that 的差異，甚至某些對比指示詞對七歲的兒童來說也會帶來困難（Owens, 2001）。

## 五、語意：語言差異

　　Goldstein（2000）指出，詞彙差異存在於方言中，同樣的詞彙有不同的意義。例如，bomba一詞在某些西班牙語方言中意指balloon（氣球），而在其他方言裡意指 bomb（炸彈）。Stockman（1999）簡述了四種可以存在於不同方言和語言的意義關係的形式：(1)同樣的詞（毫無差異）；(2)不同的詞和這些詞所代表的不同指示物；(3)代表同一指示物的不同詞；(4)同樣語式所代表的不同指示物。在評估不同文化和語言背景的兒童的時候，應該考慮這些差異。

## 六、摘要

　　習得字詞及其意義，以及它們之間的連結是一個需要時間的過程。在學齡前時期，兒童習得新詞並逐漸發展出對詞彙、句子，以及其關係的本質的瞭解。兒童學到的意義，是他們與自然界和社會相遇的結果，並且有賴他們的認知和社會發展。

　　現在已經將注意力轉到兒童在學齡前時期的語用發展，並強調他們運用語言的劇碼的拓展。

# 拾壹、學齡前語用發展

一如在這章早先所示，語言是在社會脈絡裡所學到的。當兒童與其照護者（之後與其同儕）互動時，他們對語言施加的用途逐步倍增。他們所編碼的意圖增加了，他們學到變得更重視社會環境，以及在這些社會環境裡的互動。

在學齡前時期，兒童學到描述從身邊脈絡中移出來的物品和事件。他們陳述個人經驗，並且有效地使用語言傳達他們的渴望和需求。此外，他們變得更能察覺主掌相互協力對話的一般條件。他們學到在對話中輪流接話，貼緊對話主題，以及為言談提供新而相關的資訊。雖然這些能力從學齡前時期浮現，但這些能力到了兒童認知與社會方面都達到成熟的年代還是持續成長。

## 一、溝通功能的精緻化

除了在前一節（也請參照表 2.5）所勾勒的早年溝通功能之外，兒童也拓展他們運用語言的劇碼。Dore（1978）探索兒童在學齡前時期對語言的運用。他發現二到五歲兒童所編碼的溝通意圖包括了：

1. 問許許多多問題來請求資訊（「我可以走了嗎？」「他正在吃糖嗎？」「你要去哪裡？」「為什麼我不能買這個？」）。
2. 以回答問題或提供資訊的方式回應要求（「這東西在我的衣櫥裡。」「我不是打破杯子的人。」「我不想要。」）。
3. 描述事件、物品或財產（「有部紅色卡車。」「他正在慢慢地建造它。」「那部卡車有起重機。」）。
4. 描述事件、感受、態度和信念（「這是昨天發生的。」「我覺得不舒服。」「我不喜歡她。」「鬼不是真的。」）。

發生在兒童身上的內在認知和社會改變會影響他們使用語言的方式。例如，幼年學齡前兒童使用語言去引導他們自己和吩咐其他人，以及回報當前

或過去經驗（Hulit & Howard, 1997）。然而，較大的學齡前兒童增添更複雜的溝通功能；他們運用語言去推理、思考，以及解答問題（Tough, 1979）。看看下列對白：

> 阿里（五歲）：如果屋頂不夠硬，他會掉進去。
>
> 愛里（五歲）：我想可以用膠帶修理。好，我去拿膠帶。
>
> 雪莉（五歲半）：如果你把磚頭放在這裡，我把我的磚頭放這裡，那就可以撐起所有東西。

在學齡前時期的後期，兒童也運用語言去嘲笑、激怒、抱怨、批評和威脅。這些溝通功能不僅僅是在他們與其照護者和兄弟姊妹互動時可以觀察到，也可以在他們與同儕互動時觀察到。看看下列由五歲兒童發出來的語句：

> 嘲笑：你這個大顆呆。
>
> 激怒：我要一直一直這樣做。
>
> 抱怨：你總是把大的給他。
>
> 批評：你的圖好噁心。
>
> 威脅：還來，不然我要跟你媽媽講。

在這個時期，我們看到兒童拓展其語形，表達了各種不同的溝通意圖。

## 三、對話技能發展

一般說來，兒童可以在一個對話脈絡裡學習語言，學齡前兒童習得許多對話技能，但是他們大部分的對話，與當下當地有關。他們的對話非常短，而他們接話的次數很有限。

學齡前兒童的話題維持能力，常常只發生在當其溝通夥伴先前的語句，是由共享話題時對該兒童先前語句的回應所組成的（Bloom, Rocissano, & Hood, 1976）。幼童（兩歲半到三歲）擅於引入新的、他們有興趣的對話主題，但是，他們難以在接話一或兩次以後還維持話題。雖然他們學到認知他們的溝通夥伴，但他們常常無法等待自己在對話裡接話，並能開啟話題，好

讓次一個講者接話。

在三、四歲時，兒童看似更能察覺到對話的社會層面，他們開始因應其聽眾需求而修改自己的語言。一旦瞭解到必須將其他人的觀點考慮在內（這叫作假設能力），就會修改語言去適應聽眾。這並不是說學齡前兒童總是能成功的傳達其訊息。他們常常無法將其訊息重新組織，以回應（他人）無法瞭解時所露出的臉部表情，並且必須經過具體詢問，才能澄清他們的訊息。學齡前兒童最常澄清或修改他們的訊息方式，便是單純重複他們所說過的內容（McLaughlin, 1998）：

> 兒童（三歲半）對母親：他從我這邊拿走了。
> 母親：什麼？
> 兒童：他從我這邊拿走了。
> 母親：什麼？
> 兒童：他從我這邊拿走了（更大聲地說）。
> 母親：誰拿走了什麼？
> 兒童：約翰拿走了我的書！

無能力反應須澄清的非特殊要求是學前幼兒的特徵。有正確反應的能力需到學齡階段（Owens, 2001）。

漸漸的到了學齡階段，學童開始有能力理解，並且應用非直接要求。例如：「這裡熱得可怕」，此句雖然只是一個敘述，但是，通常它是一個請求，對聽者而言，獲得的訊息是開窗戶。有能力瞭解與使用非直接的請求對學童而言，已經是進步了，代表社會與語言的成熟。到了三、四歲，幼童似乎已經體認到非直接要求的利益（Ervin-Tripp, 1980; Ninio & Snow, 1996; Wells, 1985）。一個四歲幼童非直接要求典型的例子，如：「媽咪，能給我一塊餅乾嗎？」

以下部分我們將探討學童各科不同的會話技巧以及敘述能力。

# 三、敘事發展

敘事是言談的一種形式。敘事與對話不同之處，在於回應對敘事並非必備之物。當講者製造一個敘事時，他發出了一整段獨白，並且必須預設讀者所需的資訊。講者必須以有組織的方式呈現所有的資訊，並且必須引入與組織序列，讓事件得以發生關聯，而導出結論。

有許多不同形式的敘事。敘事包含分享與詳述個人事件或經驗、自我產生的故事、講述或重述家庭雜感，以及重述電影、書籍和電視節目裡的故事。

研究已顯示，兩歲的兒童能伴隨熟悉的日常作息，將對話整合進他們的言語裡。這種敘事稱為**腳本**，並被幼童用來講述發生在他們身上的事件（Owens, 2001; Tiegerman-Farber, 1995）。然而，要到四歲他們才能正確地描述事件序列，也稱為一個計畫（Karmiloff-Smith, 1986）。

敘事包含了達成形式連貫的原則和結構（McLaughlin, 1998）。約三歲半的時候，學齡前兒童發展出**原型敘事**，這是關於最近事件的故事。有組織的結構是一組沒有關聯的事件〔**堆疊**（heaps）〕，這大概在兒童三十個月大的時候產生。

一般而言，學齡前兒童會使用兩種類型的策略去組織他們的敘事：連鎖和中心化。三歲的兒童在製造某個敘事的時候，使用**構連**（某個與中心主題有關，但沒有特定時間順序的敘事）。約在四歲，兒童製造敘事時，利用了逐漸遵循特定中心主題而增長的組織（**中心化**）。到了五歲，75%的一般兒童兩種策略都會使用。以下是一般發展學齡前兒童重述某個故事，並詳述某次生日經驗。

> **兒童（三歲）重述某個故事**：有個魔術師。他有一頂帽子，然後兔子從帽子裡跑出來。結束。
>
> **兒童（五歲）**：我有一個生日派對。所有小朋友到我的派對。每個人唱「祝你生日快樂」。我拿到禮物。我們吃蛋糕。

在兒童進入學校的時候，他們習得基本的敘事元素，並且可以分享他們

的經驗與詳述熟悉事件的時間序列。在學齡時期，當他們對世界的語言能力和知識增長，他們便學習理解與製造更為複雜的敘事形式。

## 四、摘要

當我們回顧語用發展時，我們看到了學齡前兒童更加精緻地使用語言去適應各種社會脈絡，並開始獲得他們使用各種不同言說技能（例如：對話、敘事）的能力。在這個階段，他們也開始學到，語言不單單是講出來的，其意義還可以用印刷或書寫語言裡的詞彙和句子傳達出來。

下一節將呈現在這個學齡前語言發展領域裡的研究。

## 拾貳、讀寫萌發

最近的研究已經開始關注學齡前時期對奠定兒童閱讀和寫作能力發展基礎的重要性（Butler, 1999; Snow, Scarborough, & Burns, 1999）。有很強力的跡象表明，聽／說，以及讀／寫，至少共享著某種普遍語言基礎，雖然這些行為在其他方面有所差異。這個資訊對於以學齡前兒童為工作對象的言語—語言治療師與教師的重要性，是基於這個事實：理解遲緩以及口語語言的套語，預示了在學齡時期會出現的閱讀和寫作困難（Butler, 1999）。

時常用來代表學齡前兒童在學到閱讀之前所習得的，關於印刷品的知識，稱為**讀寫萌發**。讀寫萌發的研究有許多不同的方向。某些研究者的結論是在學齡前時期，兒童：

- 掌握印刷物的慣常風貌（如何拿著一本書、察覺到英文印刷體的組織是由左到右與由上到下、塗鴉式的書寫）
- 學會名字和寫字母
- 確認印刷體再現了有意義的觀念
- 習得對書寫語言結構的瞭解（故事是由特定方式所組織起來的）
- 發展出某種與印刷體相關的詞彙（瞭解並使用像是讀、寫、故事、頁

一類的詞）

• 習得最原始的音韻覺識技能（詞是由任意單元所組成的）

其他研究者聚焦於幼兒的印刷讀寫環境，特別是幼兒的家庭。他們已經發現，家裡可取得的印刷物（書籍、海報、雜誌、明信片，以及標示牌）以及印刷人造物品（蠟筆、鉛筆與簽字筆），與讀寫能力的習得有正相關。大多數發生在學齡前兒童身上的讀寫事件，其背景是持續進行的，在真實生活裡的家庭經驗。照護者運用像是與語意有關之語意後效（逗留在兒童所引入的話題）、鷹架遊戲（將語言和非語言脈絡結構化，以促進兒童成功），以及例行公事（時常出現的高度可預測情境），以協助促進對識字經驗的精確感受（Snow, Perlman, & Nathan, 1987）。Justice 與 Ezell（2000）發現，家長朗誦書本能顯著增強兒童的早期讀寫發展。

大部分的研究將焦點放在不分人種的、中產階級主流家庭裡的讀寫社會化，然而，就算有著相似的文化與社會語言歷史，也並非所有的家庭都是相似的（Heath, 1996）。也許在讀寫事件、家長指引，以及家長對其學齡前兒童的前讀寫期待等方面，有著文化上的差異（Nelson, 1993）。除了在不同文化裡所發現的，達成讀寫活動的不同方式以外，結果都是一樣的：兒童可以發展讀寫能力（Heath, 1996）。

總而言之，兒童在學習閱讀之前，便發展讀寫能力，並且吸收與印刷物有關的知識財富。家庭讀寫事件協助他們發展出對此一形式的理解。

## 一、音韻覺識

在學齡前時期，兒童開始發展對字詞語音結構的知覺。他們學到：(1)詞是由音段所組成的；(2)這些音段有明顯的特徵，語音特質可以提供語音之間的對比（例如，區別/p/與/b/的發聲差異）；以及(3)字母再現了詞裡的語音（Ball, 1997; Snowling, Hulme, Smith, & Thomas, 1994; Torgesen, 1999）。這些技能讓兒童將音節變成音段而組合成詞（ba-na-na）、押韻（跟cat押韻的是什麼？cat 和 bat 有沒有押韻？）、混合語音音段（/k/-/æ/-/t/是什麼詞？）、將詞裡的語音分成音段（cat 的第一個語音和最後一個語音是什

麼？）、操弄語音（刪除 smart ／ mart、spark ／ park 與 stop ／ top 這些詞裡的第一個語音）、以起首音素爲基礎比對詞彙（哪些詞有相同的起頭音：toy、take 或 chair？）、發出押頭韻（big bad bugs bite boys），以及依據末尾或開頭語音的不同，從一組詞中選出對象詞（doll、dog 或 toy？）。當某些語音知覺技能出現在學齡前時期，其發展會持續到學齡時期。

　　學齡前兒童能夠從事語音遊戲、修補言語錯誤、認出聲韻，以及將音節組合成音段（Kamhi & Catts, 1991）。之後發展的語音技能包括了將語音分爲代表詞的音段，並基於起首音素比對詞彙。已經有很多研究者討論過語音知覺和閱讀的關係（Torgesen, 1999; Bryant, Bradley, MacLean, & Crossland, 1989; Jorm & Share, 1983），並且也發現了在語音知覺的缺陷和閱讀困難之間的相關性（Ball, 1997; Snyder & Downey, 1997; Swanson, Mink, & Bocian, 1999; Westby, 1998; Shaywitz, Fletcher, Holahan, & Shaywitz, 1992）。在具有語言學習和閱讀困難的兒童身上所看到的音韻覺識缺陷，在第 5 章和第 9 章得到最爲全面的討論。

## 三、摘要

　　兒童的語言發展其實是多面向而且複雜的過程。雖然有普遍的發展模式，但還是有可以解釋他們個別差異的語言習得的相異處。兒童從出生開始就有特別的性格，以及不同的認知、社會、文化和語言經驗。與此類似，兒童間學習語言形式的速率也不一樣。

　　學齡前時期可以觀察到兒童語句增加其長度和複雜程度。從 2.0 平均語句長度到 4.0 平均語句長度，兒童同時學習數種語言次體系。他們掌握了發音系統、發展出文法音素，並且能夠瞭解和發出許許多多的句子類型。他們習得更爲抽象的意義，以及將這些圖繪爲語言結構的能力。他們更加精緻地使用語言去適合各種不同的社會脈絡與描述事件和個人經驗，以及順序和後果。最後，他們開始獲得關於印刷物的知識，儘管他們在進學校學習之前，沒有真正學到如何解讀印刷品。雖然語言的每個組成部分都分開討論，語言形式（語音、構詞與句法）、內容（語意），以及用法（語用）在發展裡是相互

關聯的。

　　下一節，我們將檢視學齡時期的語言發展。我們關注的焦點在於兒童逐步增加的能力，讓他們能夠製造複雜句子、增長他們的詞彙，以及發展他們的對話技能。最後，我們會將注意力轉向這個時期的閱讀和書寫能力的發展。

## 拾參、學齡時期語言發展：概觀

　　雖然兒童語言到了五歲的時候到達一定的複雜程度，但還是有發展溝通的空間，字彙在學齡期中不斷增長（McGhee-Bidlack, 1991; Johnson & Anglin, 1995）。在兒童期中期，兒童開始使用像笑話、謎題和隱喻一類的非字表語言（Bernstein, 1986, 1987; Nippold, Leonard, & Kail, 1984），並且開始瞭解包含承諾和問一類動詞的句子（Chomsky, 1969; Eisenberg & Cairns, 1994）。

　　在就學年齡，兒童身上所發生的認知與社會改變，影響了他們使用語言的方式。他們拓展了他們的語用和言說技能，他們的會話能力精進，他們更能將自己的看法計畫、組織和排序成意義，以及形式更加連貫的複合敘事。最後，在這個階段裡，兒童也發展出思考和談論語言的能力（稱為後設語言能力），並透過書寫和閱讀等其他模式而掌握語言。雖然語言發展會持續到兒童在認知與社會上成熟為止，但是在兒童進入一年級的時候，就已經掌握了不少語言學習。

## 一、句法和構詞發展

　　在構詞和句法領域裡，學齡時期語言發展，是由既有語形和新習得語形兩方面同時擴展所造成的。兒童藉由連結名詞片語和動詞片語擴展他們的句子。他們附加了「因此」、「雖然」與「除非」等用來結合子句（雖然是我弟弟要去的，但我還是去了那家店）的詞，擴展他們對並立句的瞭解和運用。可能要等到十一歲才能正確解釋「假使」和「雖然」這些字，而「除非」則可能到十五歲才能完全瞭解（McLaughlin, 1998）。

　　當兒童更能掌握複合嵌入句的句法，他們也隨之擴大使用嵌入語；他們對此的瞭解取決於嵌入語的位置和類型。嵌入語也許會出現在句子中間或是結尾；嵌入句的兩個子句或許會共享同一主語或賓語──這叫**平行嵌入**；或者不會──那就叫作**非平行嵌入**。對嵌入句的掌握其進展由易而難，反映了兒童的認知發展。表 2.15 勾勒了習得不同類型嵌入句的次序。

　　某些構詞結構在學齡時期初期就浮現出來了。動名詞，也就是以動詞加上 -ing 創造出一種可以擔負名詞功能的形式（例如：to fish 變成 fishing；"Fishing is fun"「釣魚很有趣」），出現在第五階段以後（Owens, 2001）。衍生音素首先出現在學齡前時期的後期，像是形容詞比較級 -er（bigger）出現在四到五歲，-est（biggest）出現在五到六歲（Norris, 1998）。用來將動詞轉變為名詞的衍生後綴詞 -er（farm+er），則在學齡前時期後期出現。衍生音素 -ist 在七歲時出現，而衍生後綴詞 -ful、-less、-ly、-ness、-al 和 -ance 則在學齡時期出現（Wiig & Semel, 1984）。

　　在二年級末，兒童能瞭解不規則名詞和動詞的一致（"The fish are eating"「魚在進食」，與 "The sheep is sleeping"「羊在睡覺」相較），隱含否定語形（"Find the one that is neither red nor blue"「找出那個既不紅又不藍的東西」），以及數種動詞時態，像是過去分詞（had eaten）或是完成式（has been eating）。

**▋表 2.15　理解鑲嵌句的發展序列**

| 類型 | 例證 |
| --- | --- |
| 平行中心鑲嵌：同一主語（girl）充當兩個子句主語 | The girl who bought the dress went to the party. |
| 平行詞尾鑲嵌：同一客語（gift）充當兩個子句客語 | He gave me a gift that I don't like. |
| 非平行詞尾鑲嵌：主句客語（boy）是鑲嵌句主語 | She hit the boy who ran away. |
| 非平行中心鑲嵌：主句主語（cat）是鑲嵌句客語 | The cat that was chased by the dog ran up a tree. |

● 改編自 Abrahamsen 與 Rigrodsky（1984）、Lahey（1974）和 Owens（1996）。

　　雖然五到七歲的兒童能夠使用大部分名詞和動詞片語的要素，但常常會省略它們。縱使到七歲，他們也會省略某些要素（冠詞）並擴展其他要素，像是雙重否定。此外，到達學齡的兒童仍然會難以處理某些介系詞、動詞時態與複數（Menyuk, 1969）。最後，透過母音或（有時是）子音改變而形成過去式的不規則過去式動詞，對青少年甚至是成人都會構成困難（Nelson, 1998）（例如，lie-lay-lain 和 swim-swam-swum）（McLaughlin, 1998）。

　　在學齡前時期，可逆式被動句（「那男孩被球打到」）對兒童來說是難以理解和造句的，因為被動句違背了兒童依據詞序判斷誰對誰做了什麼的策略。兒童在五歲半以前並不能完全瞭解被動態，而到七歲半至八歲才能造出完整的被動態句子（Owens, 2001）。

　　其他的語形要在學齡時期習得，像是分辨質量和可數名詞的能力。**質量名詞**是非個人的、同質的實體，像是水、沙和錢。**可數名詞**則是異質的個別物體，像是一片玻璃、一件玩具或是一幢屋子。質量名詞和可數名詞的差異在於前者不能接受多數音素-s（apples 與 sands 相較）。質量名詞所用的數量修飾語（much 與 little）和可數名詞所用的數量修飾語（many 與 few）不同。

　　在小學早期，兒童已經學到大部分正確的名詞語形，所以造出像 monies 或 mens 這類詞的機會很小。更早點，兒童會發現用 lots of 搭配兩類名詞來處理量詞問題；不過，兒童在四歲時就能用正確的量詞（some 與 any）處理質量名詞（salt 或 sand）（Owens, 2001）。接著，many 與多數可數名詞一同出現，像是 in many houses（在許多房子裡）的用法。much（許多）常常在小學後期才學到，不過就算是九歲的兒童， 對這個語形還是不容易掌握。要到青少年時期才能完全掌握（McLaughlin, 1998），到時兒童才能將正確的量詞加到名詞上（much+質量名詞）。

## 二、句法與構詞：語言差異

　　西班牙語和英語的構詞和句法結構間是有差異的（Goldstein, 2000）。西班牙語是省略主詞的語言；因此，"Tengo un gato"（「（我）養了一隻貓」）是合乎文法的。相較於英文的固定詞序，西班牙文的詞序並不固定，

例如："Los niños tienen dos gatos"（「男孩們養了兩隻貓」）或"Tienen dos gatos los niños"（「養了兩隻貓的男孩們」）。不像英文，（西班牙文的）冠詞和形容詞與名詞性數一致，例如：el perro（那隻狗），但要說 los perros（那群狗）。在講西班牙語的兒童試著掌握英語構詞和句法時，常常會在英語言談中反映這些差異。

根據非裔美式英語的規則，某些曲折音素不一定需要發出來（所有格-s、複數-s、規則過去式-ed，與第三人稱-s）（Goldstein, 2000; Haynes & Shulman, 1998）。陳述也許不用倒轉順序就可以用來發問（"What it is？"「那是什麼？」）；也會造出雙重否定（"Nobody don't never like me"「沒有人不喜歡我」）與反身同位語（"Daddy he mad"「爹地他生氣」）。平均語句長度差異也會出現在不同的語言和方言中。例如，標準美式英語的使用者也許會在一個句子發出八個音素：「兩隻貓在約翰的房子。」（two、cat、-s、are、in 、John、-'s 和 house），但非裔美式英語的使用者可能會把同一個句子發成五個音素：「兩貓在約翰房。」（two、cat、in、John 和 house）（Seymour & Roeper, 1999）這些非裔美式英語與標準美式英語的差異，可能會讓教師認為非裔美式英語的使用者有語言障礙，而非語言差異。

因為非裔美式英語的規則要求避免冗贅和重複的資訊，某些音素（如，複數-s、所有格's 和助動詞 are）會因為資訊已經在先前的詞彙展現過了（亦即 two+cat 與 John+house）而遭到省略。雖然兩位語言使用者或許是典型發展的同齡兒童，但某位教師或是某位治療師或許會不正確地將較低的平均語句長度判斷為語言遲緩。因為平均語句長度差異可以在標準美式英語與非裔美式英語的使用者，還有其他語言的使用者身上發現，言語—語言治療師在單獨使用平均語句長度去判斷具有方言差異的兒童，和第一語言並非標準美式英語的兒童的語言發展時，必須小心為之。要進一步討論語言發展的差異，讀者請參考 Taylor 與 Leonard（1999）、Haynes 與 Shulman（1998）、Goldstein（2000）與第 8 章。

## 三、摘要

在學齡期，兒童為他們的語言寶庫增加新的構詞和句法結構，並拓展和精鍊現有的語形。這些發展使他們得以逐漸表達更複雜的關係，並能更具創造性的使用語言。

在下一節，我們將會討論學齡時期的語意發展。焦點會放在意義的兩個面向：詞彙增加以及非字表意義的發展。

## 拾肆、學齡時期語意發展

在學齡時期，兒童增加字彙的廣度以及界定詞義的精確度。到了六歲，兒童的表達詞彙在二千六百個詞的水準，而能接受的詞彙在二萬到二萬四千個詞彙的水準（Owens, 2001）。然而，增加詞彙項目只是兒童詞彙成長過程變化的一部分。

在學齡時期，兒童在現有的詞彙庫裡增加新向度的能力也增進了。較年長和較年幼學齡兒童在界定詞義的能力方面的差異顯著。相較於學齡前兒童狹窄地以自身經驗的角度出發界定詞義，學齡期兒童會用更為社會所共享的意義界定詞義（McLaughlin, 1998）。他們的定義不只是包含在早年兒童期學到的詞義（block），也有新的（有時是非字面上的）詞義（"Walk around the block"「繞著街區走」；"Don't block the entrance"「不要擋住出口」；"A block of text"「一疊文件」）。在高中，青少年所界定的詞義是抽象的，與（或）再現一種由概念特徵修飾過的功能。上層高級中學學生（和成人）的界定往往是描述性的，用具體的指涉字眼界說用來修飾某一觀念的例證，並包含同義詞、解釋和分類（Johnson & Anglin, 1995）。

詞彙知識和一般語言能力以及學業態度是高度相關的。習得廣泛的詞彙不僅能讓兒童更便利地瞭解並表達更複雜的觀念，也能達到更高程度的閱讀和寫作能力。

## 一、非字表意義的發展

非字表意義間接溝通那些本來要直接溝通的事，讓語言顯得豐富而具有深度。想想這個隱喻的意義：「她的眼若冰霜」，或是在這個諺語裡：「早起的鳥兒有蟲吃。」隱喻、諺語和笑話是非字表意義語言的最佳例證：其意義超越了句子裡的詞彙。對於非字表意義的瞭解和運用仰賴無視於字面詮釋的能力，並仰賴非指涉、抽象、一般意義。

### 隱喻語言

處理兒童對非字表意義語言的瞭解和運用的研究，其焦點一直放在**隱喻**之上，隱喻用相似性代表某個詞、某個指涉體，或是某個觀念（"He has a heart of stone"「他鐵石心腸」）。當隱喻語言被連結詞（中文稱為喻詞）as（如）或 like（像）標示起來，那就稱為一個**明喻**（"It is as light as air"「它像空氣一樣輕」）。

掌握隱喻語言的能力出現得很早，並隨時間不斷發展（Bernstein, 1987; Nippold, 1985, 1991, 1998; Nippold, Leonard, & Kail, 1984）。雖然三歲的兒童也許對隱喻有某種瞭解，但他們要到七歲才能辨識或解釋隱喻（Kogan & Chadrow, 1986; Vosniadou, Ortony, & Reynolds, 1984）。

要掌握隱喻，需要瞭解語言可以結合各領域。例如，五到七歲大的兒童難以讓具體和心理領域等同起來，並會將這個隱喻 "She is a cold person"（「她是一個冷淡的人」）以具體的方式詮釋：這個人之所以冷是因為氣溫，或是所在地點很冷（Owens, 2001）。兒童之所以這樣做，是因為他們在七歲或八歲以前並不瞭解像是甜、冷，或是閃亮這樣的詞的心理意義（Westby, 1998）。兒童可以瞭解跨感官的隱喻（"Her perfume was as bright as sunshine"「她的香水和太陽一樣閃亮」），這種隱喻結合了各種感受領域，比起結合具體—心理領域（"The prison guard was a hard rock"「獄卒像塊臭石頭」）的隱喻更容易（Winner, Rosentiel, & Gardner, 1976）。

在相似性隱喻裡，物體的比較是建立在共享的特徵上（"The stars are a

thousand eyes"「星星是一千隻眼睛」），要掌握相似性隱喻比掌握比例性隱喻更容易，當後者提到三個物體，必然會推論到第四個，以便完成一個比例序列（"My head is like an apple without core"「我的頭像是無核的蘋果」）。每個更加困難的隱喻形式上的表現是隨著年齡增長的。Billow（1975）認為精確的瞭解和運用隱喻，是和兒童的認知發展相關的。

### 成語

以色彩鮮明和精確方式表達複雜概念的、比喻的、非字表意義的表達方式，稱為**成語**。包含在不同成語類型的是可以被歸類到不同範疇的、語意為基底的成語（食物：酸葡萄；動物：黑馬；顏色：穿紅色）。隨著兒童、青少年、成人時期，對成語的掌握有所發展和增進（Nippold, 1988, 1991; Nippold & Martin, 1989; Nippold & Taylor, 1995）。雖然學齡前兒童掌握某些成語的非字表意義，但整個兒童階段，甚至到青少年，字面的詮釋仍然主掌了一切（Nippold & Martin, 1989）。

### 諺語

另一種非字表意義語言：諺語，比隱喻更抽象。一個**諺語**裡，從不提到作為主旨的部分。「不要把蛋放在同一個籃子裡」或是「及時一針勝過日後九針（預防勝於治療）」，這類的諺語是表達真理的聰明說法。前青少年時期通常無法解釋諺語，直到青少年或成人期才能瞭解諺語（Owens, 2001）。

### 幽默

我們常常從兒童瞭解或是講述的謎語或是笑話，推導有關兒童的語意知識（或是缺乏知識）的資訊。謎語和笑話裡的幽默來源大部分是跟語意有關的。謎語和笑話裡的幽默可以仰賴發音相同但拼法相異的詞彙（bear ／ bare），或是語音相同，拼法一樣，但是擁有不只一種意義的詞彙（glasses、tie）。對幽默的掌握，常常仰賴對同義字和多義字各個不協調的意義的感受（bank）（Bernstein, 1986）。兒童對謎語和笑話的瞭解，仰賴他們的後設語言技能，以及掌握四種語言模稜兩可處的能力（Westby, 1998）：(1)語音

上的模稜兩可（ "Why did the clock go to the doctors？Because he was tick." ）；(2)詞面的模稜兩可（ "What happened to the girl's feet？She had bare feet." ）；(3)基於一個詞彙的譬喻與字面詮釋對比，來自表面結構的模稜兩可（ "Tell me, how long are trains？Six letters." ）；以及(4)基於一個片語的兩種不同意義，來自深層結構的模稜兩可（ "Call me a cab. You are a cab." ）。六到七歲便可以明白語音上的模稜兩可，隨後則是詞面的模稜兩可。對表面結構的模稜兩可及深層結構的模稜兩可的掌握，則出現在更晚的發展期。

## 二、摘要

在這一節裡，呈現了當前對稍大兒童的語意發展的研究趨勢。我們檢視了兒童的字彙發展，並以他們對譬喻語言和幽默的掌握和運用為證，檢視他們對非字表意義的瞭解和使用。在語言評估的過程中，也會評估語意發展諸領域，而這些領域一旦發生障礙，也可能被鎖定成為治療標的。下一節將會追蹤學齡時期兒童在社會脈絡裡擴大使用語言的狀況。

# 拾伍、學齡時期語用發展

學齡前時期的語用狀況發展為後續的改變奠立了基礎。在學齡時期，兒童學習成為技巧性的溝通者，並且當他們逐漸敏感地意會到其聽者所需要知道的事情，他們變成了更為有效的溝通者。在整個學齡時期，兒童增加他們溝通功能的範圍，並學習如何變成良好對話夥伴、如何間接請求，以及如何處理課堂內的語言。在這個階段，兒童學習去組織和計畫敘事，並能以意義和形式連貫的方式傳述故事。最後，他們附上各種工具以傳達其意圖，包括更廣泛地使用間接表達。

## 一、溝通功能的擴展

　　除了學齡前兒童所使用的各種溝通功能以外，學齡兒童處於變動中的世界，後者要求他們在更為廣泛的各種社會脈絡裡使用語言。兒童的社會—情緒與認知技能使他們能夠拓展運用語言所需的腳本。White（1975）堅稱學齡兒童展現下列溝通能力：

　　1.以社會可以接受的方式獲得並保持成人的注意力。

　　2.指示和遵循同儕。

　　3.在恰當時機運用他人作為援助和資訊的來源。

　　4.在恰當時機表達情感、敵意、憤怒。

　　5.表達對自己和自身成就的驕傲。

　　6.角色扮演。

　　7.與同儕競爭講故事。

## 二、敘事的發展

　　當兒童在學校的時候，他們展現出講故事的天分；也就是說，他們可以透過意義和形式連貫，被稱為敘事的單元溝通資訊。**敘事**是一種論述。這是一種由講者修飾過的、不間斷的語言流，用來掌握和保持聽者的興趣與注意力（Owens, 2001）。敘事在很多方面與對話不同。當講者講出敘事時，他講了整場的獨白，並且必須預設聽者所需的資訊。此外，講者必須以有組織的方式呈現所有的資訊，並引入和組織事件的序列，好讓敘事的成分連結起來並導出結論。

　　當兒童還在學步階段時，他們便接觸到圖畫書或是電視裡的敘事，或是故事；並且像之前提過的，他們到了四歲便可以講出敘事。在一年級，兒童便接獲要求，要陳述敘事、參與看圖說話、陳述假期活動或假日經驗，或是重新講述早先聽過的故事。之後，這些活動以寫作業的形式出現，像是：「我的暑假」、「我怎麼度過我的假日」，或是一本書的綱要。

**表 2.16　故事文法模型**

| 開端事件 | 影響主角的活動或事件（大雨、暴風雨、地震）；感受到某一事件（打雷），一種體質狀態（飢餓、口渴、疲累） |
|---|---|
| 開端回應 | 某個主角與開端事件相關的情緒狀態；指向動機或目的 |
| 計畫 | 該角色解決問題或獲得目標的策略 |
| 企圖 | 用以解決問題或獲得目標的活動 |
| 後果 | 解決問題或獲得目標的策略的企圖成功或失敗 |
| 解決之道 | 該角色回應後果的感受、思想或行動；主角的成功或失敗 |
| 結局 | 故事的結論：故事的摘要或是寓意 |

● 摘自 *Introduction to Language Development*，第一版。McLaughlin 1998 版權所有。此處已獲得 Thomson Learning 分支 Delmar 同意重製。

　　Stein 與 Glenn（1979）的著作裡可以找到某種看待敘事的自然結構的觀點。Stein 與 Glenn（1979）描述了遵循某些規則的故事結構的模型，根據這個模型，故事有個內在的結構。故事裡包含了以邏輯連結起來的陳述，反映因果和時序的關係，並包含了促進結構和形式連貫的原則。Stein 與 Glenn 堅稱故事是由各種範疇、單元，與規則所構成的。表 2.16 展示了範疇定義以及故事文法模型。

　　當合格的講故事者賦予他們的資訊以結構，就能確保故事能被全然理解。當兒童聽到資訊序列逆反的故事（例如，他們先聽到結論單元，才聽到開端事件），他們對事件的記憶會比故事依模型順序告訴他們的時候來得差。如果給兒童個別的敘事陳述，並要求他們拼湊出一個故事，他們故事的序列會與故事文法模型所預言的序列呈現高度相關。此外，當兒童被要求重新講述一個故事，他們很有可能包含了背景單元、開端事件和後果單元。

　　雖然兒童使用作為模式知識（schematic knowledge）的故事文法去瞭解故事以及組構敘事，但年幼和年長的兒童能力之間還是會有發展差異（Westby, 1998）。下列的特徵比較有可能在十歲兒童講的故事裡找到：

1. 背景資訊提供了更多細節。
2. 由目標所引導的故事段落：有中心（中心人物）和連結（一種活動導致另外一種活動）；故事文法元素在開端事件、回應和後果中出現。

3. 完整的故事段落：描述了角色目標和意圖；故事文法元素在開端事件、內部回應、計畫、企圖和後果中出現。

4. 整體而言，無關的細節較少。

在國小階段，兒童的敘事包含了細緻的故事，其中包括了：

1. 多重故事段落：故事分「章節」，而每一章包含了最小的故事文法結構。

2. 複雜故事段落：由於達到目標會遇到阻礙，因此具有多重計畫和多重企圖。

3. 鑲嵌故事段落：一個故事段落鑲嵌在另一個故事段落裡。

學齡時期兒童也在其敘事裡納入了對情感狀態、雙重意義、神秘、態度狀態和故事評估的參照（Crais & Lorch, 1994）。大一點的成年講故事者不僅能使用上述能力，還能運用辯論和戲劇化，並在敘事裡納入旁白與寓意（Larson & McKinley, 1995）。

## 三、對話技能

兒童在對話脈絡裡學習語言。雖然學齡前兒童習得許多對話技能，但他們大部分的對話依然把焦點集中在當下。然而，他們必須學習慣常對話方式，例如，輪流接話（當一個發送者或接收者）、釐清或修改他們的訊息，以及維持對話話題。這些技能在學齡時期精進了。

有兩種過程讓兒童成為更富成效的溝通者：新自我中心觀和去中心觀。**新自我中心觀**（neo-egocentrism）是站在其他人的視角的能力（這一能力也被稱為預設式的能力）。整體而言，當溝通任務越形困難，年紀小的兒童就越難採取發言者的視角。當兒童在認知或社會方面成熟了，並能更加便利運用語言結構時，她便能更有效地關注其聽眾。轉換視角的能力可以讓她在建構資訊的時候，考慮到聆聽者已經知道（或需要知道）什麼。此一能力在學齡時期更加精進。新自我中心觀也能讓兒童更便利地使用指示詞。你會想起對這些詞的瞭解和運用有賴於非語言脈絡──發言者和聆聽者的視角。指示詞的習得起源於學齡前時期，並在學齡階段持續進展。

　　**去中心觀**（decentration）是同時從數方面考慮問題的能力。這種認知成就可以讓兒童從對物品或事件的單一面向描述，轉向協調的、多重特徵的描述。兒童認知到可以用許多面向描述某個物體或是某一事件，並據以調整她的訊息（Owens, 1996）。當一個年紀較小兒童的描述顯得更為個人化，而且並沒有考慮到聆聽者所需要的資訊時；一個學齡兒童的訊息則更為精確，因為該類兒童考慮到聆聽者的視角，並且提供更詳盡的資訊。當兒童到達了 Piaget 的具體運思期，他們感受到其聆聽者的需求，並對其溝通進行無差別化適應以符合那些需求。兒童在調解同儕爭辯的時候，會出於自身對某事件或某行動的感受以及信念，而提出不贊成的理由。在具體運思期，兒童會讓其立場透過磋商、正當化、陳述理由等不同化方式，去適應聆聽者的需求。表 2.17 簡述了在 Piaget 的前運思期、具體和形式運思期各階段的兒童所使用的不同溝通策略。請注意較長和較小兒童的溝通策略間的差異。

## 四、澄清

　　成功的對話涉及發言者和聆聽者間的協調互動，而且當誤會發生，發言者必須修改他們的訊息。在學齡時期，兒童用許多策略修改和澄清他們的訊息（Konefal & Folks, 1984）。當六歲兒童用重述強化某些要素以提供聆聽者更多資訊時，九歲兒童已經能夠指出溝通中斷的緣由，而且可以找出背景、脈絡，並界定用詞以使用其他手段進行澄清（Owens, 2001）。九歲兒童不僅僅是強化他們的重述，他們看起來也能指出可能可以構成溝通中斷的緣由。最後，他們對於可以指出溝通企圖失敗的跡象非常敏感，並可以談論修改溝通的步驟（Brinton, Fujiki, Loeb, & Winkler, 1986; Crais & Lorch, 1994; Hulit & Howard, 1997）。

## 五、維持話題

　　成人在兒童早期就學時期問兒童許多問題，並控制了對話。一如早先提到，學齡前兒童藉由重述成人話語裡的資訊以維持話題，但較長的兒童在他

表 2.17　溝通策略發展：概觀

| 認知階段 | 策略 | 例證 |
|---|---|---|
| 前運思期（2-7 歲）<br>早期 | 自我導向的感知<br>不依聽者而調整 | 脈絡：吉姆和約翰玩沙箱。約翰希望玩桶子和鏟子。而吉姆正在玩這些。<br>約翰：給我桶子和鏟子。 |
| 晚期 | 聽者感知<br>不依聽者而調整 | 脈絡：蘇與珍在院子裡。蘇已經騎五分鐘腳踏車了。<br>珍：我現在想騎腳踏車！ |
| 具體運思（7-11 歲） | 聽者感知<br>依聽者而做不加區別的調整 | 脈絡：比爾和山姆在遊戲場裡。<br>比爾：求求你，拜託求求你，借我你的棒球手套好不好？<br>脈絡：琳達借了史黛西的筆。<br>琳達：很抱歉我弄壞了你的筆。 |
| 形式運思（11-14 歲） | 聽者感知<br>依聽者而做有區別性的調整 | 脈絡：傑森和彼得在遊戲場裡。<br>傑森：如果你讓我戴你的手套，我就把我的美式足球電動借你玩（傑森從口袋掏出掌上型電動玩具）。<br>脈絡：莉莎從學校回家。她媽媽不高興。<br>莉莎：我知道你不高興。但是英語老師要我們明天交關於薩爾瓦多的作文，我就待在圖書館看書做功課。 |

們的回應裡提供了額外的資訊（Brinton & Fujiki, 1984）。

　　在學齡時期，將近 60%的兒童，其同儕互動是有效的。這是因為這個年紀的兒童發展出了後設語言技能，或是反思對話裡語言有效性的能力。最大的改變來自於國小後期到成人階段（Brinton & Fujiki, 1984; Nelson, 1993）。引入或重新引入的不同話題的數目相對減少了。因此，學齡階段對觀念的切近性帶來對話相關性和維持話題。雖然八歲兒童可以透過許多次接話來維持

話題，他們的話題仍是具體的。常常要等到十一歲才能讓涉及抽象話題的討論持續下去（Owens, 2001）。

## 六、語碼轉換

當八歲兒童談及他們的同儕，他們講話方式和他們跟嬰兒或是成人講話時的方式不同。當學齡兒童與嬰兒講話，往往會減少他們話語的長度和複雜度，看似瞭解年紀非常小的兒童需要不同類型的互動。在成人間，學齡時期兒童會依父母和外人的不同而改變他們的語碼。一般而言，父母是他們需求、牢騷和簡短（較不對話式）敘事的接受者（Owens, 2001）。毫不令人意外，當平時跟父母講話所用的語言既不禮貌、資訊也不豐富的子女，被其他成人描述為迷人、逗趣和有意思時，父母常常感到詫異。

在學齡階段後期，對話變得比較困難。對青少年的社會互動而言，這是一個重要的媒介。在對話裡，青少年在輪到自己講話的時候添加資訊，並能從一個話題轉變到另外一個話題（Larson & McKinley, 1995）。在這個時期，青少年可以從正式語言與非正式語言間變換使用，並且不限於面對成人，在面對同儕時（除非與其同儕特別親近），他們也更為仰賴正式體裁。動詞片語的修正是從非正式語碼轉換到正式語碼的關鍵（"Pass me my pen"「拿筆給我」，相對於"Would you pass me my pen？"「請你拿筆給我好嗎？」）。這是一種青少年掌握的技能。最後，導向青少年的對話經常比導向成人的對話更易牽涉到外顯的感受（Larson & McKinley, 1995）。

## 七、間接請求

另一個在學齡時期出現的語用發展的面向，是運用間接請求的能力。間接要求之所以特別值得注意，是因為間接請求代表了兒童逐漸注意到社會認為適當的請求，以及溝通的脈絡（Hulit & Howard, 1997）。

間接請求首先在學齡前時期出現；到了三到五歲間，間接請求相較於直接請求的出現比例增加了（Garvey, 1977）。在五到六歲時，這個比例改變得

並不明顯（Levin & Rubin, 1982）。一般說來，五歲兒童直接要求他所想要的東西。然而，到了七歲，他能更加方便的運用間接語形（Garvey, 1975; Grimm, 1975）。間接請求的運用彈性隨著年齡增加。例如，Ervin-Tripp（1980）發現暗示的比例（「這件毛衣配我的新裙子會很好看喔！」）隨著兒童期進入成人期而增加。

## 八、語用學：語言差異

研究者已經顯示文化差異會影響到語用能力（Taylor, 1999）。例如，非裔美式英語使用者將直接或是個人的問題視為不適當的，但容忍對話被打斷。非裔美式英語使用者據說較喜歡在聆聽發言者時使用間接視覺接觸，而非直接視覺接觸，然而，西班牙語使用者將缺乏視覺接觸的行為視為不適當的。最後，對亞洲人和亞裔美國人來說，和異性握手並不常見。

除了文化上的非語言溝通差異以外，Haynes 與 Shulman（1998）報告指出在不同文化裡的敘事也有差異。例如，在講故事時，講西班牙語的兒童使用冠詞和名詞（a girl...）、代名詞（he...）、省略（"She went to school, ate her lunch"），以及用指示詞（this）來達成形式連貫（Owens, 2001）。另一方面，非裔美式英語敘事文體使用更加個人化的軼事，並且比起語意或語法提示而言，更常用韻律成分來達成形式連貫。關於文化和語言差異的進一步資訊，參照第 8 章。

## 九、摘要

在我們對語用發展的回顧裡，我們看到了兒童花工夫讓他們對語言的運用適應不同的社會脈絡，並在他們使用不同論述技能（例如：對話、敘事）的過程裡，開始獲得語言能力。

在下一節，我們將焦點放在兒童撇開理解和發言等基本需求而思考語言的能力上。這些後設語言技能支持達到學齡兒童語言需求的能力，例如，在課堂裡的要求。

# 十、課堂裡的語言

　　課堂裡的語言與非正式社會互動裡所使用的語言不同。在課堂裡，兒童被期待去處理教師和教科書裡的語言。隨著年級升高，學生被期待處理的語言其複雜度亦增加了（Nelson, 1986；第 5 章）。

　　語言能力可以配合課堂語言要求的兒童在學校表現良好。然而，有語言缺陷、難以應付課堂的兒童，會在情緒和社會上受到影響（Gerber, 1981; Nelson, 1985, 1993）。

　　課堂裡的語言和非正式社會互動及家庭裡使用的語言有不少差異之處。學齡前兒童的語言來源主要來自照護者，並可仰賴對家庭脈絡的親切感幫助自己瞭解人家對自己的期待。因為在家裡的語言極度仰賴脈絡，兒童遵照家庭日常作息即可適切地活動，縱使他們對於提供給他們的語言僅僅瞭解其中一小部分。此外，在學齡前時期，兒童和照護者間的互動是雙向的，如果兒童誤解了導向他們的語言，其照護者會修正訊息。

　　然而，課堂裡的語言是高度**去脈絡化**的，也就是說，這種語言不是在與所討論的話題相關的脈絡裡呈現出來的語言。這種語言移除了本來兒童可以藉此，以更加瞭解課堂語言的脈絡提示。此外，在學校裡，當兒童隨著年級進展，教師使用更長的句子、更複雜的句法結構、更快的講話速度（Cuda & Nelson, 1976; Nelson, 1986, 1993），而可以得到明確解釋的機會更少（McLaughlin, 1998）。最後，教科書的語言是講解性質的，內容更為變化多端，並且更難預測（Westby, 1998）。表 2.18 描述了講解性課文的特徵。

　　因為課堂的語言要求增加，具有語言障礙的兒童無法從課堂講課中獲得最大的利益。在教育環境裡，言語─語言治療師可以提供課堂教師一些策略，去支援具有語言困難的兒童得到學業成就（參閱第 7 章與第 9 章）。

表 2.18　講解性課文的特質

| 課文模式 | 課文功能 | 關鍵詞 |
|---|---|---|
| 描述 | 課文告知某事 | 稱謂、可以定義成、可以詮釋為、可以解釋成、意指、就是……的程序、就是……的人、意味著 |
| 蒐集／列舉 | 課文列出與主題相關的事物清單 | 例證是、例如、另一個、次一個、最後、像是、圖示之 |
| 序列／程序 | 課文告知發生了某事，或是如何去做某事或製造某物 | 首先、其次、接著、第二、第三、隨著這個步驟、最後、隨後、從這裡到……、最終、之前、之後 |
| 比較／對照 | 課文顯示兩件事是如何相同與不同的 | 不同、相同、一類的、相似、雖然、然而、另一方面、與……相反、與……相較、而非、但是、尚未、仍然、反之 |
| 因果／效用解釋 | 課文解釋為何某事會發生 | 因為、由於、理由、那麼、因此、為此、結果、效果、後果、所以、為了、準此、基於、影響、是……的結果、產生、導致、影響了、由是 |
| 問題／解答 | 課文描述問題並提供問題的解答 | 問題是，答案是 |

- 摘自 Communicative refinement in school age and adolescence, C. E. Westby（1998）。收於 W. O. Haynes 與 B. B. Shulman 編，*Communication Development: Foundations, process, and clinical applications.* Baltimore, MD: Lippincott Williams & Wilkins。Lippincott Williams & Wilkins 1998 版權所有。此處已獲得同意重製。

## 拾陸、後設語言能力的發展

　　在學齡前時期，兒童將語言視為溝通工具，他們並不關注語言傳達的方式。在就學時期，兒童開始將語言當成去脈絡的對象而反思之。這種能力稱為**後設語言能力**，並能讓兒童思考與談論語言；也就是說，把語言當成分析

的對象，並且用語言談論語言。後設語言能力的發展在兒童期中期，約五到八歲時，最為明顯。

van Kleeck（1982）辨識出後設語言發展的三個重要面向：(1)確知語言是武斷的、約定俗成的符碼；(2)確知語言是包含單元與結合各單元的規則的體系；以及(3)確知語言是用於溝通。

1.**語言是武斷的、約定俗成的符碼**。瞭解語言是一種武斷的、約定俗成的符碼，就是瞭解詞彙是任意挑選的標籤，有別於它們所再現的對象或事件。年紀小的兒童並不曉得語言的武斷本質，因此，他們往往將詞彙看成是他們的指示物的一部分。例如，一位四歲大的兒童可能會說 jet（噴射機）是大的詞彙，因為噴射機很大，而 ant（螞蟻）是個短的詞，因為螞蟻很短。相反的，一個七歲的兒童可能會說 jet 是一個小的詞，因為這個詞裡包含的字母並不多。

語言的武斷本質的證據也可以在兒童辨識歧義的能力上發現——亦即，詞彙和句子可以擁有一種以上的意義。歧義偵測的例證之一涉及對句子的確認："The duck is ready to eat" 可以同時指：(1)（田裡的）鴨子準備好要吃草了；或是(2)（已經煮好的）鴨子已經準備好上桌當晚餐了。表面和深層結構的歧義，例如，可以用不只一種方式詮釋的句子（ "She fed her dog biscuits"「她餵她的狗餅乾吃／她餵她吃狗餅乾」），要到十一或十二歲才能瞭解（Westby, 1998）。

兒童對詞彙的歧義本質的瞭解反映在押韻和語詞遊戲裡。在這種狀況下，兒童能夠理解詞彙是由可操弄的音節所組成的。另一種後設語言技能，是瞭解不同句子形式可以傳達同一種意義的技能，這種技能同樣仰仗對「語言是武斷符碼」的認識。這種技能稱為**確知同義**。確知同義的例證之一，是瞭解下列句子描述的是同一場事件："The girl chased the boy"（「那女孩追那男孩」）、"The boy was chased by the girl"（「那男孩被那女孩追」）、"It was the girl who chased the boy"（「追那男孩的正是那女孩」）。兒童要到國小初期或中期的年齡才能確知同義（Tunmer, Pratt, & Herriman, 1984）。

2.**語言是一個單元與規則的體系**。當兒童具有將較大的語言單元區分成小

片段的能力時，他們已經知覺到語言是一個由單元組成的體系。這種能力讓兒童把 "The dog chased the cat"（「小狗追小貓」）這句話切分成五個詞。這種能力也能讓兒童將cat區分為三個音素。這種將字彙依其組成語音分節的能力，是兒童知覺到語音所致。其特徵表現於押韻的能力、將詞彙分節成音節和語音、操弄語音，以及混合語音（Goswami & Bryant, 1990）。三歲大的兒童可以將詞彙拆成音節，但是還不能分音段，但六歲兒童已經可以勝任這些工作了。研究者已經發現了在早年的押韻能力和後來的語音知覺之間有很強的連帶關係（Ball, 1997; Blachman, 1991; Bryant, MacLean, & Bradley, 1990; Catts, 1996; Hatcher, Hulme, & Ellis, 1994; MacLean, Bryant, & Bradley, 1987; Shaywitz, Fletcher, Holahan, & Shaywitz, 1992; Snyder & Downey, 1997; Swanson, Mink, & Bocian, 1999; Torgesen, Wagner, & Rashotte, 1994; Westby, 1998）。

對於必須使用語言規則來結合語法單位的認識，也是在學齡期早期才浮現的（Owens, 2001）。這點可以從下列行為觀察到：兒童知覺到 "The cat chasing the dog" 一語是不合文法的，要讓這句話合乎文法，必須加入助動詞（is 或 was），將進行式改成第三人稱單數動詞（chases），或是使用動詞 chase 的過去式（chased）。

3.語言用於溝通。正如前一節所提醒的，學齡前兒童在三到四歲時，顯示出對語言運用時的社會規則已經有所察覺。但是要等到國小低年級，他們才能判斷他們的訊息是否適當與充分：這種訊息構成了良好的溝通。他們可以判斷某句話就特定的聆聽者或是環境而言是否恰當，並察覺到要有禮貌才能達成他們的目標。

後設語言能力是在兒童學習閱讀的同一時間浮現的，一般猜想後設語言知覺和閱讀發展是相關的（Blackman & James, 1985; Catts, 1996; Saywitz & Cherry-Wilkinson, 1982; Tunmer, & Bowey, 1984; van Kleeck, 1995）。不過，研究已經顯示，某些語言障礙兒童在後設語言能力方面也顯示出缺陷（Kamhi & Koenig, 1985; van Kleeck, 1995; Wallach & Butler, 1994），而後設語言和語言處理缺陷則成為閱讀障礙的根本（Brady & Shankweiler, 1991; Catts, 1996; Catts & Kamhi, 1987; Fletcher et al., 1994; Vellutino, Scanlon,

Small, & Tanzman, 1991）。Silliman與Diehl（第5章），和Seidenberg（第9章）認為，言語—語言治療師需要評估疑似具有語言障礙或閱讀障礙的學齡兒童，其後設語言能力。

# 一、閱讀發展

閱讀是一種複雜的過程，發展和教育專家難以完全理解。然而，現在認知到識字是建立在完整無缺的語言技能上，並且在對語音知覺、口語記憶和搜尋，以及閱讀的學習之間是有關聯的。

要詳論構成發展這個領域的基礎閱讀模式或是認知過程，會超越了本章的範圍。但因為閱讀的過程基於語言，而語言治療師在其療法裡針對的是對具有語言學習或閱讀障礙的兒童進行語言介入；因此，他們對口語、閱讀和閱讀障礙之間的連鎖關係的理解是至關重要的。

Chall（1983）提出了閱讀發展的五階段。在模擬階段，從出生到五至六歲時，兒童對印刷品具有意義的理解建立起來了。他們也學到感受語音的差距或對比，學到辨識和區分字母，並會掃讀印刷品。到了四歲，兒童會辨識自己的姓名以印刷體呈現的樣子，以及在標語或標籤上的某些詞（Dickinson, Wolf, & Stotsky, 1993）。「停」這個詞和麥當勞餐廳的 M 字符號在年幼的時候就能辨識出來了。

閱讀發展的第一階段從五到七歲，學習的是音素—詞素的對應規則。然而，語音與書寫的音／語段常常缺乏聯繫，像是至少有三個不同音（hat, came, lawn）與詞素 a 相聯繫。這點使得兒童難以掌握某些語音—字母的對應。早先，兒童注意力在於從簡單的故事裡解譯單一詞彙。在這個階段，兒童仰賴詞彙的視覺樣貌而辨識之。他們特別注意詞彙的第一個字母和詞彙的長度，而忽視字母的次序。這個階段的兒童學習語音—字母的對應規則，確認其重要性，並能運用音位方法念出新奇的詞彙。此外，他們得知課文提供了訊息，而不只是描述圖片而已（Ferreiro & Teberosky, 1982）。

一年級的讀者開始用課文分析不認識的詞，每當他們讀某個詞的讀法不對，就是因為他們不懂這個特定詞，他們反倒會代之以其他可以讓脈絡通順

的詞彙。Torgesen（1999）呈現三樣關於脈絡的事實：(1)有技巧的讀者並不單單仰賴脈絡（Share & Stanovich, 1995）；(2)缺乏閱讀的讀者比好的讀者更加仰賴脈絡（Briggs, Austin, & Underwood, 1984）；以及(3)脈絡對於認字來說並不足夠。

閱讀發展的第二階段從七到九歲，牽涉到鞏固早先階段所獲得的知識。兒童學習運用關於解碼技能和故事結構的知識去增加他們對書寫資料的理解。他們能以書寫樣貌或拼詞形式辨認詞彙，並能使用關於字彙的音位組合的資訊去協助解碼。然而，在這個階段，許多具有閱讀障礙兒童無法運用音位材料或是詞彙的組合去協助他們解碼。

第三階段從九到十四歲，此時解碼能力變成自動運作，兒童現在能夠將焦點放在對閱讀材料的理解上（Kamhi & Catts, 1991）。

第四階段從十四到十八歲，可發現低層級的技能已牢牢地建立起來。青少年現在必須用高層級的技能，像是推論和確認作者的觀點協助自己瞭解書寫的材料。最後一個階段，從十八歲以上，發現讀者可以應付多重觀點。因為詞彙技能已經發展得很好了，批判性閱讀的能力和瞭解更為抽象的書寫材料的能力便有所增進。

## 三、語音解碼

研究者現在相信階段理論過度簡化了閱讀發展，因為：(1)兒童依循著不同途徑；和(2)並不是所有詞彙在每個階段都是以同樣的方式讀到的（Catts & Kamhi, 1999; Share & Stanovich, 1995）。例如，讀者會在發展的所有階段遇到不熟悉的詞。因此，處理生詞所用的策略也許與處理已知詞所用的策略不同。因此，便有一種基於語音解碼的、閱讀發展的自我教育理論，來解釋兒童認字技能的發展。

這種自我教育機制緣起於早年對語音與字母對應關係的解碼。當兒童察知拼詞規則以後，這些對應關係與特定詞彙便連結起來了。其結果則是，出現頻率高的單詞（例如：cat）很快就能辨認出來，出現頻率低的單詞便需求助於之前發展出來的語音解碼技能（亦即語音—字母的對應）。兒童也許能

用部分解碼去辨識生詞。例如，他們運用開頭字母或字母群去建立語音辨識單位。接著，他們運用脈絡資訊去確認他們的解碼判斷。發展後期，兒童發展出對構詞的知覺，並且運用以語言為基礎的單位去解碼新詞（Catts & Kamhi, 1999）。這個理論點出了早年和經常接觸印刷品的必要性，這樣才能讓兒童熟悉語音—字母的對應。

## 三、閱讀過程

解釋與閱讀有關的過程，其理論立場遵循兩種方法：由下而上論（感官和音素程序，以及由上而下論（認知程序）。一般認為這些程序彼此互動，三或四年級的讀者使用由下而上策略去閱讀單獨出現的詞彙，而以由上而下策略處理課文（Owens, 2001）。

### 由下而上論

**由下而上論**將閱讀界定成「將書寫元素翻譯成語言」（Perfetti, 1984, p. 41）。由下而上理論強調低階的感官和音素程序，及其對高階的認知運作的影響。據此觀點，關於字母，及其與語音對應關係裡的感官特徵的知識，能夠協助認字和解碼。由下而上理論假設兒童必須學習將印刷物解碼為語言。也就是說，兒童必須能夠將每個詞切分為音素元素，並學習對應於這些音素的字母（詞素）。只有在這個程序自動運作的時候，兒童才能充分注意課文的意義。如果兒童在視覺和聽覺的層次獲得自動處理的能力，會更容易習得其他處理書寫材料的階段。

根據由下而上理論，每個詞像控制面板一樣運作，啟動了每個詞的視覺、聽覺和語意特徵。如果讀者能從這些特徵獲得足夠的資訊，這資訊會自動呈現在處理系統的其他部分裡。簡言之，由下而上的閱讀理論強調低層次的程序（感官和語音階段）對所有進一步處理的階段具有重大影響。

### 由上而下論

與由下而上理論相反，與**由上而下論**同一陣營的理論強調從印刷物得到

意義的認知任務。這種方法被稱為是解決問題模式（Owens, 2001）。較高的認知功能，像是觀念、推論和意義層次，影響了對較低順位資訊的處理。讀者根據其世界知識、課文材料內容，和所使用的句法結構，對書寫材料提出假設。由閱讀取樣來確認或否認這些假設。

### 互動論

用互動論解釋閱讀程序，會整合個別某部分的由下而上和由上而下模式（Rumelhart, 1977; Stanovich, 1980）。根據此一觀點，由上而下和由下而上程序在分析的各個層面，同時對閱讀者提供資訊。這種資訊接著被綜合起來。這個過程是互動且相對仰賴彼此的，並隨著閱讀者的技能和所閱讀的材料而改變。

有人指出到了三或四年級，兒童仰賴由下而上策略去閱讀單獨出現的詞彙，而以由上而下策略處理課文。來自脈絡（上下文）的支援是更為便捷的、由上而下的程序；如果缺乏了這種支援，就會使用較為緩慢的、由下而上的程序。雖然由下而上和由上而下的閱讀模式充滿差異，所有研究者都同意，學習閱讀所需要的是整合來自多重感官、感覺、語言和觀念處理的策略。

## 四、書寫發展

語音能力也在書寫發展裡佔有一席之地（Lewis, O'Donnell, Freebairn, & Taylor, 1998）。語音知覺與閱讀發展同步，被視為是拼詞成就的一個有力指標（Nation & Hulme, 1997）。要把講話語音（音素）轉譯到書寫字母（詞素），就必須知覺到語音與字母間的對應。學習拼詞也牽涉到構詞知識（Kamhi & Hinton, 2000）。例如，兒童必須學到過去式-ed 詞素有不同的語音發音，像是 pitched（/t/）、dragged（/d/）和 ticketed（/ɪd/）。

書寫能力的發展遵循五個階段（Henderson & Beers, 1980; Owens, 2001）：前識字階段、字母—姓名階段、詞內階段、可分音節結合階段，和衍生持久階段。書寫語言起初是由畫畫所呈現的，接著是任意塗繪，繼之而起的是呈現字母的意圖，緊接著是創意拼詞，而由傳統書寫形式集大成。

　　在前識字階段，兒童畫畫、任意塗鴉、開始書寫某些字母，並講手頭的書寫計畫。書寫和畫畫在三歲的時候區隔開來（Owens, 2001）。在字母—姓名階段，兒童運用創意拼詞。在這個階段，兒童仰賴語音知識，用某個寫下的字母代表一個拼出來的講話語音。兒童所聽到的語音呼應了字母，而他們的書寫反映了這樣的呼應關係。最初，兒童用第一個字母呈現整個詞，並且忽略了該詞裡的其他字母。例如：DRLM 或是 DBC 可能呈現的是 daddy，或者 MBRS 可能呈現的是 mommy（Owens, 2001）。這跟閱讀的最初階段相似，在該階段裡兒童僅僅注意到頭一個字母。

　　接著，兒童再現的音節往往沒有母音。例如，girl 也許會寫成 GRL 或把 boy 寫成 BY。到了創意拼詞、語音拼詞等最後階段，兒童察覺到字母，以及詞素和音素的對應。像是 cat、it 和 me 一類的詞會拼對，而 knife、night 或是 soup 則否。拼音發展的例證，也出現在不同年級不同兒童拼 dragon 這個詞的企圖之上：MPRMRHM（幼稚園）、GAGIN（一年級）以及 DRAGUN（二年級）。YUTS A LADE YET FEHEG AD HE KOT FLEPR 是創意拼詞的例證，其再現的句子是 "Once a lady went fishing and she caught Flipper"（「有次有位女士去釣魚，然後她釣到蛙鞋」）（Temple, Nathan, Temple, & Burris, 1993）。最後，兒童察覺聲音—符號對應關係，並能製造出 HE HAD A BLUE CLTH 一類的句子來表達 "He had a blue cloth"（「他有一件藍衣服」）（Owens, 2001）。

　　在字母命名階段，兒童並不在意尋找聲音—字母的對應；但是在詞內階段，他們依賴標準書寫模式來寫作。他們也開始辨識正確的拼音和文法詞尾，以及聲音—拼音差異。此外，兒童在拼音、手寫，以及句子結構裡發展得比較好的面向，在引進新的複雜程度的時候，往往會惡化，像是從印刷體到手寫體，或是引進遠遠更為複雜的東西的時候。

　　在可分音節結合階段，兒童察覺詞的重音模式，而在衍生持久階段他們達成詞彙的詞根形式。學校的正規教育讓其熟練傳統拼詞系統。此外，在學齡時期，兒童在製造寫作作品的時候，開始注意格式、空格和句讀。在三或四年級，漸增的句法知識讓他們能用複合句和詞組進行寫作，並且訂正與校對他們的寫作作業。在小學結束時，一般發展兒童書寫語言的複雜度超過了

他們口語的複雜度（Gillam & Johnson, 1992）。

# 五、摘要

在學齡時期，語言發展顯著的增長。在幼稚園，兒童已經習得大部分成年語言使用者的語形。發展持續到兒童添加新的語形與獲得新的傳送訊息的技能爲止。在學齡時期，兒童拓展其句子、詞彙，也掌握了非字表語言。他們的對話能力隨著社會技能增長，而變成了很好的講故事的人。一旦兒童獲得了口語的運作知識，大部分人都能相當輕易地適應新的書寫語言（閱讀和寫作）模式。後設語言技能讓他們能將語言去脈絡化，並運用他們的知識去瞭解課堂語言。然而，對於有語言學習障礙的兒童而言，學校時期帶來了特別的問題。他們必須由各種不同專家來滿足其需求，這些專家評估其技能，並整合其教學計畫，這樣他們才能完全吸收課堂所教的東西（參見第5、第7和第9章）。我們引述 Rees（1980）的話作爲這一章的總結：

> 對於溝通障礙這個領域的專業人士而言，普遍認爲唯有對兒童語言的本質和發展有盡可能完整的瞭解，才足以爲臨床問題的解決提供基本資訊。正常語言發展不只是提供了衡量臨床對象溝通運作的參考基點，還提供了評估和介入的指引。（p.38）

關於一般發展兒童的語言發展的資訊，爲言語─語言治療師提供了一個框架，以便瞭解兒童的語言障礙的評估和治療。因爲關於階段、策略和正常語言發展過程的新知識會不斷浮現，我們「今日之所爲，將會爲明日更明智的原則與更進步的技術所取代」（Rees, 1980, p.38）。

## 研讀問題

1. 試述幼童前語言能力。
2. 說明環境的互動在語言獲得中的重要性。
3. 何種系統是幼童主要的溝通意圖？
4. 整理幼兒語意關聯概要並舉例說明之。
5. 試述幼童語言的音韻歷程並解釋為何幼兒三歲之後便消失。
6. Roger Brown 的語言發展階段的主要特徵為何？
7. 試述識字事件如何支持浮現的識字能力。
8. 比較學前幼兒與學齡兒童語用技能。
9. 敘述性發展從幼兒到學童，請敘述其源流，主要變化的發生是什麼？
10. 例舉後設語言的能力與閱讀發展的關係，並敘述：(1)由上而下、由下而上的閱讀理論；(2)解釋閱讀能力發展的階段。
11. 試述書寫能力的發展。
12. 敘述學齡前造句能力的成就。

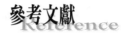
# 參考文獻

Abrahamsen, E., & Rigrodsky, S. (1984). Comprehension of complex sentences in children at three levels of cognitive development. *Journal of Psycholinguistic Research, 13*, 333–350.

Ball, E. W. (1997). Phonological awareness: Implications for whole language and emergent literacy programs. *Topics in Language Disorders, 17*, 14–26.

Bankson, N. W., & Bernthal, J. E. (1998). Analysis and interpretation of assessment data. In J. E. Bernthal and N. W. Bankson (Eds.). *Articulation and phonological disorders* (4th ed.), (pp. 270–298). Boston: Allyn & Bacon.

Beck, I., & Jeul, C. (1995). The role of decoding in learning to read. *American Educator, 19*(2), 8–13.

Bellugi, U. (1967). The acquisition of negation. Doctoral dissertation, Harvard University.

Berko Gleason, J. (2001). *The development of language* (5th ed.). Boston: Allyn & Bacon.

Bernstein, D. K. (1986). The development of humor: Implications for assessment and intervention. *Topics in Language Disorders, 4*, 65–73.

Bernstein, D. K. (1987). Figurative language: Assessment strategies and implications for intervention. *Folia Phoniatrica, 39*, 130–144.

Bernthal, J. E., & Bankson, N. W. (Eds.). (1998). *Articulation and phonological disorders* (4th ed.). Boston: Allyn & Bacon.

Billow, R. (1975). A cognitive developmental study of metaphor comprehension. *Developmental Psychology, 11*, 415–423.

Blachman, B. (1991). Phonological awareness: implications for prereading and early reading instruction. In S. Brady and D. Shanweiler (Eds.), *Phonological processes in literacy* (pp. 29–36). Hillsdale, NJ: Erlbaum.

Blackman, B., & James, S. (1985). Metalinguistic abilities and reading achievement in first grade children. In J. Niles and R. Lalid (Eds.), *Issues in literacy: A research perspective* (pp. 280–286). Thirty-fourth Yearbook of the National Reading Conference.

Bloom, L. (1991). *Language development from two to three.* Cambridge, UK: Cambridge University Press.

Bloom, L., Lahey, M., Hood, L., Lifter, K., & Fiess, K. (1980). Complex sentences: Acquisition of syntactic connectives and the semantic relations they encode. *Journal of Child Language, 7*, 235–261.

Bloom, L., Lifter, K., & Hafitz, J. (1980). Semantics of verbs and the development of verb inflection in child language. *Language, 56*, 386–412.

Bloom, L., Lightbown P., & Hood, L. (1975). Structure and variation in child language. *Monographs of the Society for Research in Child Development, 40.*

Bloom, L., Merkin, S., & Wooten, J. (1982). *Wh*-questions: Linguistic factors that contribute to the sequence of acquisition. *Child Development, 53*, 1084–1092.

Bloom, L., Rocissano, L., & Hood, L. (1976). Adult-child discourse: Developmental interactions between information processing and linguistic interaction. *Cognitive Psychology, 8*, 521–552.

Bloom, P. (1990). Syntactic distinctions in child language. *Journal of Child Language, 17*, 343–356.

Bloom, P., Barss, A., Nicol, J., & Conway, L. (1994). Children's knowledge of binding and coreference: Evidence from spontaneous speech. *Language, 70*(1), 53–71.

Brady, S., & Shankweiler, D. (Eds.). (1991). *Phonological processes in literacy.* Hillsdale, NJ: Lawrence Erlbaum.

Briggs, A., Austin, R., & Underwood, G. (1984). Phonological coding in good and poor readers. *Reading Research Quarterly, 20*, 54–66.

Brinton, B., & Fujiki, M. (1984). Development of topic manipulation skills in discourse. *Journal of Speech and Hearing Research, 27*, 350–358.

Brinton, B., Fujiki, M., Loeb, D., & Winkler, E. (1986). Development of conversational repair strategies in response to request for clarification. *Journal of Speech and Hearing Research, 39*, 75–82.

Brown, R. (1975). *A first language: The early stages.* Cambridge, MA: Harvard University Press.

Bryant, P., Bradley, L., MacLean, M., & Crossland, J. (1989). Nursery rhymes, phonological skills and reading. *Journal of Child Language, 16*, 407–428.

Bryant, P., MacLean, M., & Bradley, L. (1990). Rhyme, language, and children's reading. *Applied Psycholinguistics, 11*(3), 237–252.

Butler, K. (1999). From oracy to literacy: A millennial perspective. *Topics in Language Disorders.* Frederick, MD: Aspen Press.

Cairns, H. S. (1996). *The acquisition of language* (2nd ed.). Austin, TX: Pro-Ed.

Catts, H. W. (1991). Early identification of reading disabilities. *Topics in Language Disorders, 12*(1), 1–17.

Catts, H. W. (1996). Defining dyslexia as a developmental language disorder: An expanded view. *Topics in Language Disorders, 16*(2), 14–25.

Catts, H. W., & Kamhi, A. G. (Eds.) (1999). *Language and reading disabilities.* Boston: Allyn & Bacon.

Chall, J. (1983). *Stages of reading development.* New York: McGraw-Hill.

Chien, Y., & Wexler, K. (1990). Children's knowledge of locality conditions in binding as evidence for the modularity of syntax and pragmatics. *Language Acquisition, 1*, 225–295.

Choi, S. (2000). Caregiver input in English and Korean: Use of nouns in book-reading and toy-play contexts. *Journal of Child Language, 27*, 69–96.

Choi, S., & Gopnik, A. (1995). Early acquisition of verbs in Korean: A cross-linguistic study. *Journal of Child Language, 22*, 497–529.

Chomsky, C. (1969). *The acquisition of syntax in children from 5 to 10.* Cambridge, MA: MIT Press.

Crais, E. R., & Lorch, N. (1994). Oral narratives in school age children. *Topics in Language Disorders, 14*(3), 13–28.

Cuda, R. A., & Nelson, N. (1976, November). Analysis of teacher speaking rate, syntactic complexity, and hesitation phenomena as a function of grade level. Paper presented at the Annual Convention of the American Speech-Language-Hearing Association, Houston, TX.

Dale, P. S., & Crain-Thoreson, C. (1993). Pronoun reversals: Who, when, and why? *Journal of Child Language, 20*, 573–589.

de Villiers, J. G., & de Villiers, P. A. (1978). *Language acquisition.* Cambridge, MA: Harvard University Press.

Dever, R. (1978). *TALK: Teaching the American language to kids.* Columbus, OH: Merrill/Macmillan.

Dickinson, D., Wolf, M., & Stotsky, S. (1993). Words move: The interwoven development of oral and written language. In J. Berko Gleason (Ed.), *The development of language* (3rd ed.). Columbus, OH: Merrill/Macmillan.

Dore, J. (1978). Requestive systems in nursery school conversations: Analysis of talk in its social context. In R. Campbell and P. Smith (Eds.), *Recent advances in the psychology of language: Language development and mother-child interaction* (pp. 271–292). New York: Plenum Press.

Drozd, K. F. (1995). Child English pre-sentential negation as a metalinguistic exclamatory sentence negation. *Journal of Child Language, 22*(3), 583–610.

Eisenberg, S., & Cairns, H. S. (1994). The development of infinitives from three to five. *Journal of Child Language, 21*, 713–734.

Ervin-Tripp, S. (1970). Discourse agreement: How children answer questions. In J. R. Hayes (Ed.), *Cognition and the development of language* (pp. 79–107). New York: Wiley.

Ervin-Tripp, S. (1980). Lecture, University of Minnesota, May 14, 1980.

Ferreiro, E., & Teberosky, A. (1982). *Literacy before schooling.* Exeter, NH: Heinemann.

Fletcher, J., Shaywitz, S., Shankweiler, D., Katz, L., Liberman, I., Stuebing, K., Francis, D., Fowler, A., & Shaywitz, B. (1994). Cognitive profiles of reading disabilities: Comparison of discrepancy and low achievement definitions. *Journal of Educational Psychology, 86*, 6–23.

Garvey, C. (1975). Requests and responses in children's speech. *Journal of Child Language, 2*, 41–63.

Garvey, C. (1977). The contingent query: A dependent act of communication. In M. Lewis & L. Rosenblum (Eds.), *Interaction, conversation, and the development of language.* New York: Wiley

Gentner, D. (1982). Why nouns are learned before verbs: Linguistic relativity versus natural partitioning. In S. A. Kuczaj II (Ed.), *Language development. Vol 2: Language, thought and culture* (pp. 301–334). Hillsdale, NJ: Erlbaum.

Gerber, A. (1981). Problems in the processing and use of language in education. In A. Gerber and D. N. Bryen (Eds.), *Language and learning disabilities* (pp. 75–112). Baltimore: University Park Press.

Gerken, L. (1991). The metrical basis for children's subjectless sentences. *Journal of Memory and Language, 30*, 431–451.

Gillam, R. (1999). Communicative patterns that facilitate language development. http://www.utexas.edu/ftp/courses/gillam/commpat.html

Gleitman, L. R., & Gleitman, H. (1994). A picture is worth a thousand words, but that's the problem: The role of syntax in vocabulary acquisition. In B. Lust, M. Suñer, and J. Whitman (Eds.), *Heads, projections, and learnability* (pp. 291–299). Hillsdale, NJ: Lawrence Erlbaum.

Goldstein, B. (2000). *Cultural and linguistic diversity resource guide for speech-language pathologists.* San Diego, CA: Singular.

Goldstein, B., & Iglesias, A. (1996). Phonological patterns in normally developing Spanish-speaking 3- and 4-year-olds of Puerto Rican descent. *Journal of Communication Disorders, 29*(5), 367–387.

Golinkoff, R. M., Mervis, C. B., & Hirsh-Pasek, K. (1994). Early object labels: The case for a developmental principles framework. *Journal of Child Language, 21,* 125–155.

Gopnik, M. (1997). *The inheritance and innateness of grammars.* Oxford, UK: Oxford University Press.

Goswami, U., & Bryant, P. E. (1990). *Phonologic skills and learning to read.* Hillsdale, NJ: Erlbaum.

Greene, J. (1996). Psycholinguistic assessment: The clinical base for identification of dyslexia. *Topics in Language Disorders, 16*(2), 45–72.

Haas, A., & Owens, R. (1985, November). Preschooler's pronoun strategies: You and me make us. Paper presented at the American Speech-Language-Hearing Association Annual Convention, Washington, DC.

Halliday, M. (1975). *Learning how to mean: Explorations in the development of language.* New York: Edward Arnold.

Halliday, M., & Hasan, R. (1976). *Cohesion in English.* London: Longman.

Hatcher, P. J., Hulme, C., & Ellis, A. W. (1994). Ameliorating early reading failure by integrating the teaching of reading and phonological skills: The phonological linkage hypothesis. *Child Development, 65,* 41–57.

Haynes, W. O., & Shulman, B. S. (Eds.). (1998). *Communication development: Foundations, processes, and clinical applications* (pp. 361–386). Baltimore: Williams & Wilkins.

Heath, S. B. (1996). What no bedtime story means: Narrative skills at home and school. In D. Brenneis and R. K. S. Macaulay (Eds.), *The matrix of language* (pp. 12–38). Cumnor Hill: Westview Press.

Henderson, E. H., & Beers, J. W. (Eds.). (1980). *Developmental and cognitive aspects of learning to spell: A reflection of word knowledge.* Newark, DE: International Reading Association.

Henry, M. (1993). Morphological structure: Latin and Greek roots and affixes as upper grade code strategies. *Reading and Writing: An Interdisciplinary Journal, 5,* 227–241.

Hirsh-Pasek, K., & Golinkoff, R. M. (1997). *The origins of grammar: Evidence from early language comprehension.* Cambridge, MA: MIT Press.

Hulit, L. M., & Howard, M. R. (1997). *Born to talk: An introduction to speech and language development.* New York: Macmillan.

Hyams, N. (1992). A reanalysis of null subject in child language. In J. Weissenborn, H. Goodluck, and T. Roeper (Eds.), *Continuity and change in development* (pp. 249–268). Hillsdale, NJ: Erlbaum.

James, S. (1990). *Normal language acquisition.* Boston: Allyn & Bacon.

Johnson, C. J., & Anglin, J. M. (1995). Qualitative development in the content and form of children's definitions. *Journal of Speech and Hearing Research, 38,* 612–625.

Jorm, A. F., & Share, D. L. (1983). An invited article: Phonological recoding and reading acquisition. *Applied Psycholinguistics, 4*(2), 103–147.

Jusczyk, P. W. (1992). Developing phonological categories from the speech signal. In C. A. Ferguson, L. Menn, and C. Stoehl-Gammon (Eds.), *Phonological development: Models, research, implications* (pp. 17–64). Timonium, MD: York Press.

Justice, L., & Ezell, H. K. (2000). Enhancing children's print and word awareness through home-based parent intervention. *American Journal of Speech-Language Pathology, 9*(3), 257–269.

Kamhi, A. G., & Catts, H. W. (1991). *Reading disabilities: A developmental language perspective.* Boston: Allyn & Bacon.

Kamhi, A. G., & Hinton, L. N. (2000). Explaining individual differences in spelling ability. In K. G. Butler (Ed.), *Topics in Language Disorders, 20*(3), 37–49.

Kamhi, A. G., & Koenig, L. (1985). Metalinguistic awareness in language disordered children. *Language, Speech and Hearing Services in Schools, 16,* 199–210.

Karmiloff-Smith, A. (1986). Some fundamental aspects of language development after age 5. In P. Fletcher and M. Garman (Eds.), *Language acquisition studies in first language development* (2nd ed.) (pp. 455–474). New York: Cambridge University Press.

Karmiloff-Smith, A. (1995). *Beyond modularity: A developmental perspective on cognitive science.* Cambridge, MA: MIT Press.

Klima, E., & Bellugi, U. (1966). Syntactic regularities in the speech of children. In J. Lyons and R. Wales (Eds.), *Psycholinguistic papers* (pp. 183–208). Edinburgh: Edinburgh University Press.

Kogan, N., & Chadrow, M. (1986). Children's comprehension of metaphor in the pictorial and verbal modality. *International Journal of Behavioral Development, 9,* 285–295.

Konefal, J., & Folks, J. (1984). Linguistic analysis of children's conversational repairs. *Journal of Psycholinguistic Research, 13,* 1–11.

Kuhl, P. K., & Meltzoff, A. N. (1997). Evolution, nativism, and learning in the development of language and speech. In M. Gopnik (Ed.), *The inheritance and innateness of grammars* (pp. 7–44). Oxford, UK: Oxford University Press.

Lahey, M. (1974). The role of prosody and syntactic markers in children's comprehension of spoken sentences. *Journal of Speech and Hearing Research, 17,* 656–668.

Lahey, M., Liebergott, J., Chesnick, M., Menyuk, P., & Adams, J. (1992). Variability in children's use of grammatical morphemes. *Applied Psycholinguistics, 13,* 373–398.

Larson, V. L., & McKinley, N. (1995). *Language disorders in older students, preadolescents and adolescents.* Eau Claire, WI: Thinking Publication.

Levin, E., & Rubin, K. (1982). Getting others to do what you want them to: The development of children's requestive strategies. In K. Nelson (Ed.), *Children's language* (Vol. 4). New York: Gardner Press.

Lewis, B. A., O'Donnell, B., Freebairn, L. A., & Taylor, H. G. (1998). Spoken language and written expression–interplay of delays. *American Journal of Speech-Language Pathology, 7,* 77–84.

Lund, N., & Duchan, J. (1993). *Assessing children's language in naturalistic contexts.* Englewood Cliffs, NJ: Prentice Hall (originally published 1983).

MacLean, M., Bryant, P., & Bradley, L. (1987). Rhymes, nursery rhymes, and reading in early childhood. Special issue, Children's reading and the development of phonological awareness. *Merrill-Palmer Quarterly, 33*(3), 255–281.

McGhee-Bidlack, B. (1991). The development of noun definitions. A metalinguistic analysis. *Journal of Child Language, 18,* 417–434.

McLaughlin, S. (1998). *Introduction to language development.* San Diego, CA: Singular.

McLean, J., & Snyder-McLean, L. (1999). How children learn language. San Diego, CA: Singular.

McShane J. (1980). *Learning to talk.* New York: Cambridge University Press.

Menyuk, P. (1969). *Sentences children use.* Cambridge, MA: MIT Press.

Menyuk, P. (1977). *Language and maturation.* Cambridge, MA: MIT Press.

Miller, J. F. (1981). *Assessing language production in children: Experimental procedures.* Baltimore: University Park Press.

Nation, K., & Hulme, C. (1997). Phonemic segmentation, not onset-time segmentation, predicts early reading and spelling skills. *Reading Research Quarterly, 32,* 154–167.

Nelson, K. (1973). Structure and strategy in learning to talk. *Monographs of the Society for Research in Child Development, 38.*

Nelson, K., Hampson, J., & Shaw, L. K. (1993). Nouns in early lexicons: Evidence, explanations, and implications. *Journal of Child Language, 20,* 61–84.

Nelson, N. W. (1985). Teacher talk and children listening—Fostering a better match. In C. Simon (Ed.), *Communication skills and classroom success: Assessment of language-learning disabled children* (pp. 65–104). San Diego, CA: College-Hill.

Nelson, N. W. (1986). Individual processing in classroom settings. *Topics in Language Disorders, 6,* 13–27.

Nelson, N. W. (1993). *Childhood language disorders in context: Infancy through adolescence.* New York: Macmillan.

Nelson, N. W. (1998). *Childhood language disorders in context: Infancy through adolescence* (2nd ed.). Boston: Allyn & Bacon.

Ninio, A., & Snow, C. E. (1996). *Pragmatic development: Essays in developmental science.* Boulder, CO: Westview.

Nippold, M. A. (1985). Comprehension of figurative language. *Topics in Language Disorders, 3,* 1–20.

Nippold, M. A. (1988). Figurative language. In M. A. Nippold (Ed.), *Later language development: Ages nine through nineteen* (pp. 179–210). Austin, TX: Pro-Ed.

Nippold, M. A. (1991). Evaluating and enhancing idiom comprehension. *Language, Speech and Hearing Services in Schools, 22,* 100–105.

Nippold, M. A. (1998). *Later language development: The school-age and adolescent years* (2nd ed.). Austin, TX: Pro-Ed.

Nippold, M. A., Leonard, L., & Kail, R. (1984). Syntactic and conceptual factors in children's understanding of metaphors. *Journal of Speech and Hearing Research, 27,* 197–205.

Nippold, M. A., & Martin, S. T. (1989). Idiom interpretation in isolation versus context: A developmental study with adolescents. *Journal of Speech and Hearing Research, 32,* 59–66.

Nippold, M. A., & Taylor, C. L. (1995). Idiom understanding in youth: Further examination of familiarity and transparency. *Journal of Speech and Hearing Research, 2,* 426–443.

Norris, J. A. (1998). Early sentence transformations and the development of complex syntactic structures. In W. O. Haynes and B. B. Shulman (Eds.), *Communication development: Foundations, processes, and clinical applications* (pp. 263–310). Baltimore: Williams & Wilkins.

O'Grady, W. (1997). *Syntactic development.* Chicago: The University of Chicago Press.

Oller, D. (1978). Infant vocalizations and the development of speech. *Allied Health and Behavior Sciences, 1,* 523–549.

Oshima-Takane, Y., Takane, Y., & Shultz, T. R. (1999). The learning of 1st and 2nd pronouns in English: Network models and analysis. *Journal of Child Language, 26,* 545–575.

Owens, R. (1988). *Language development and communication disorders in children* (2nd ed.). Columbus, OH: Merrill/Macmillan.

Owens, R. E., Jr. (1996). *Language development: An introduction* (3rd ed.). Columbus, OH: Merrill/Macmillan.

Owens, R. E., Jr. (2001). *Language development: An introduction* (5th ed.). Boston: Allyn & Bacon.

Owens, R. E., Jr., Metz, D. E., & Haas, A. (2000). *Introduction to communication disorders: A life span perspective.* Boston: Allyn & Bacon.

Patterson, J. L., & Westby, C. E. (1998). The development of play. In W. O. Haynes and B. B. Shulman (Eds.), *Communication development: foundations, processes, and clinical applications* (pp. 135–163). Baltimore: Williams & Wilkins.

Peccei, J. S. (1999). *Child language* (2nd ed.). London: Routledge.

Perfetti, C. (1984). Reading acquisition and beyond: Decoding includes cognition. *American Journal of Education, 93*, 40–60.

Piaget, J. (1954). *The construction of reality in the child.* New York: Basic Books.

Rees, N. (1980). The nature of language. In T. Hixon, L. Shriberg, & J. Saxman (Eds.), *Introduction to communication disorders* (pp. 2–41). Englewood Cliffs, NJ: Prentice Hall.

Ricard, M., Girouard, P. C., & Decarie, T. G. (1999). Personal pronouns and perspective taking in toddlers. *Journal of Child Language, 26*, 681–697.

Rispoli, M. (1998). Patterns of pronoun case error. *Journal of Child Language, 25*, 533–554.

Rubin, H., Patterson, P., & Kantor, M. (1991). Morphological development and writing ability in children and adults. *Language, Speech and Hearing Services in the Schools, 22*(4), 228–236.

Rumelhart, D. (1977). Toward an interactive model of reading. In S. Dornic (Ed.), *Attention and performance VI* (pp. 573–606). Hillsdale, NJ: Lawrence Erlbaum Associates.

Saywitz, K., & Cherry-Wilkinson, L. (1982). Age related differences in metalinguistic awareness. In S. Kuczaj (Ed.), *Language development: Vol. 1. Language, thought and culture* (pp. 249–250). Hillsdale, NJ: Lawrence Erlbaum Associates.

Seymour, H. N., & Roeper, T. (1999). Grammatical acquisition of African American English. In L. B. Leonard and O. L. Taylor (Eds.), *Language acquisition across North America: Cross-cultural and cross-linguistic perspectives* (pp. 109–152). San Diego, CA: Singular.

Share, D. L., & Stanovich, K. E. (1995). Cognitive processes in early reading development: Accommodating individual differences into a model of acquisition. *Issues in Education, 1*, 1–57.

Shaywitz, B. A., Fletcher, J. M., Holahan, J. M., & Shaywitz, S. E. (1992). Discrepancy compared to low achievement definitions of reading disability: Results from the Connecticut longitudinal study. *Journal of Learning Disabilities, 25*(10), 639–648.

Silliman, E. R., & James, S. (1997). Assessing children with language disorders. In D. K. Bernstein and E. Tiegerman-Farber (Eds.), *Language and communication disorders in children* (pp. 197–271). Boston: Allyn & Bacon.

Snow, C. E., Perlmann, R., & Nathan, D. (1987). Why routines are different: Toward a multiple-factors model of the relation between input and language acquisition. In K. E. Nelson, and A. van Kleeck (Eds.), *Children's language, vol. VI* (pp. 65–97). Hillsdale, NJ: Erlbaum.

Snow, C., Scarborough, H., & Burns, M. S. (1999). What SLPs need to know about early readings. *Topics in Language Disorders, 20*, 48–58.

Snowling, M. J., Hulme, C., Smith, A., & Thomas, J. (1994). The effects of phoneme similarity and list length on children's sound categorization performance. *Journal of Experimental Child Psychology, 58*, 160–180.

Snyder, L. S., & Downey, D. M. (1997). Developmental differences in the relationship between oral language deficits and reading. *Topics in Language Disorders, 17*, 27–40.

Sokolov, J. L., & Snow, C. E. (1994). The changing role of negative evidence in theories of language development. In C. Gallaway and B. J. Richards (Eds.), *Input and interaction in language acquisition* (pp. 38–55). Cambridge, UK: Cambridge University Press.

Stanovich, K. (1980). Toward an interactive-compensatory model of individual differences in the development of reading fluency. *Reading Research Quarterly, 16*, 32–71.

Stein, N., & Glenn, C. (1979). An analysis of story comprehension in elementary school children. In R. Freedle (Ed.), *New directions in discourse processing* (pp. 53–120). Norwood, NJ: Ablex.

Stockman, I. (1999). Semantic development of African American children. In L. B. Leonard and O. L. Taylor (Eds.), *Language acquisition across North America: Cross-cultural and cross-linguistic perspectives* (pp. 61–106). San Diego, CA: Singular.

Stoehl-Gammon, C., & Cooper, J. (1984). Patterns of early lexical and phonological development. *Journal of Child Language, 11*, 247–271.

Strapp, C. M. (1999). Mothers', fathers', and siblings' responses to children's language error: Comparing sources of negative evidence. *Journal of Child Language, 26*, 373–391.

Swanson, H. L., Mink, J., & Bocian, K. M. (1999). Cognitive processing deficits in poor readers with symptoms of reading disabilities and ADHD: More alike than different? *Journal of Educational Psychology, 91*(2), 321–333.

Tardif, T. (1995). Nouns are not *always* learned before verbs, but why? Evidence from Mandarin Chinese. *Proceedings of the Twenty-Sixth Annual Child Language Research Forum*, Stanford University, 26, 224–230.

Tardif, T., Shatz, M., & Naigles, L. (1997). Caregiver speech and children's use of nouns versus verbs: A comparison of English, Italian, and Mandarin, *Journal of Child Language, 24*, 535–565.

Taylor, O. L. (1999). Cultural issues and language acquisition. In O. L. Taylor & L. B. Leonard (Eds.). *Language acquisition across North America* (pp. 21–37). San Diego, CA: Singular.

Taylor, O. L., & Leonard, L. B. (1999). *Language acquisition across North America.* San Diego, CA: Singular.

Temple, C., Nathan, R., Temple, F., & Burris, N. A. (1993). *The beginnings of writing* (3rd ed.). Boston: Allyn & Bacon.

Tiegerman-Farber, E. (1995). *Language and communication intervention in preschool children.* Boston: Allyn & Bacon.

Torgesen, J. K. (1999). Assessment and instruction for phonemic awareness and word recognition skills. In H. W. Catts & A. G. Kamhi (Eds.). *Language and reading disabilities* (pp. 128–153). Boston: Allyn & Bacon.

Torgesen, J. K., Wagner, R., & Rashotte, C. (1994). Longitudinal studies of phonological processing and reading. *Journal of Learning Disabilities, 27*, 276–286.

Tough, J. (1979). *Talk for teaching and learning.* Portsmouth, NH: Heinemann.

Tunmer, W., and Bowey, J. (1984). Metalinguistic awareness and reading acquisition. In W. Tunmer, C. Pratt, and M. Herriman (Eds.), *Metalinguistic awareness in children: Theory, research and implications* (pp. 144–168). New York: Springer-Verlag.

Tunmer, W., Pratt, C., & Herriman, M. (Eds.). (1984). *Metalinguistic awareness in children: Theory, research and implications.* New York: Springer-Verlag.

Tyack, D., & Gottsleben, R. (1986). Acquisition of complex sentences. *Language, Speech, and Hearing Services in Schools, 17*(3), 160–175.

Valian, V. (1991). Syntactic subjects in the early speech of American and Italian children. *Cognition, 40*, 21–81.

van Kleeck, A. (1982). The emergence of linguistic awareness: A cognitive framework. *Merrill-Palmer Quarterly, 28*, 237–265.

van Kleeck, A. (1995). Learning about print before learning to read. In K. Butler (Ed.), *Best practices 11. The classroom as an interaction context* (pp. 3–23). Gaithersburg, MD: Aspen.

Vellutino, F. R., Scanlon, D., Small, S., & Tanzman, M. (1991). The linguistic bases of reading disability: Converting written to oral language. *Text, 11*, 99–133.

Vosniadou, S., Ortony, A., & Reynolds, R. E. (1984). Children's comprehension of metaphor in the pictorial and verbal modality. *International Journal of Behavioral Development, 9*, 288–295.

Wallach, G. (1984). Who shall be called "learning disabled"? Some new directions. In G. Wallach and K. Butler (Eds.), *Language learning disabilities in school age children* (pp. 1–14). Baltimore: Williams & Wilkins.

Wallach, G., & Butler, K. (1994). *Language learning disabilities in school age children and adolescents.* New York: Macmillan.

Wells, G. (1985). *Language development in the preschool years.* New York: Cambridge University Press.

Werker, J., & Tees, R. (1984) Cross-language speech perception: evidence for perceptual reorganization during the first year of life. *Infant Behavior and Development, 7*, 49–64.

Westby, C. E. (1998). Communicative refinement in school age and adolescence. In W. O. Haynes and B. B. Shulman (Eds.), *Communication development: foundations, processes, and clinical applications* (pp. 311–360). Baltimore: Williams & Wilkins.

White, B. (1975). Critical influences in the origins of competence. *Merrill Palmer Quarterly, 22*, 243–266.

Wiig, E.H., & Semel, E. M. (1984). *Language assessment and intervention for the learning disabled* (2nd ed.). New York: Merrill/Macmillan.

Winner, E., Rosentiel, A., & Gardner, H. (1976). The development of metaphoric understanding. *Developmental Psychology, 12*, 189–297.

Witt, B. (1998). Cognition and the cognitive-language relationship. In W. O. Haynes and B. B. Shulman (Eds.), *Communication development: Foundations, processes, and clinical applications* (pp. 101–133). Baltimore: Williams & Wilkins.

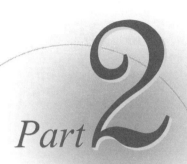

# Part 2

# 語言評估與介入

Language and
Communication Disorders
in Children

# Chapter **3** 互動式團隊：
## 語言治療師的角色變遷

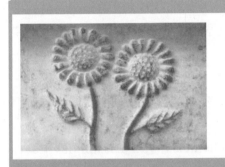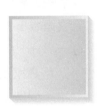

目標：當你讀完這一章，你將能夠

- 論述父母需要參與合作性做決定歷程的理由。
- 說明融合教育需要個別化計畫的理由。
- 列出成功合作的障礙。
- 論述合作團隊的組成如何決定自己在教育改革中的定位。
- 說明合作團隊需要語言治療師、父母及教師改變其角色與責任的理由。
- 說明諮商及合作兩種服務傳送模式的差異。

　　本章中所定義之諮商及合作性互動團隊是對象為障礙兒童的服務傳送模式，這兩種模式的差異與父母及專家為了解決以兒童為本位的學習問題而彼此互動的方式有關。本章對語言治療師的變遷角色——教師諮商者、父母訓練者及合作團隊成員有較詳細的敘述。當 99-457 公法提出嬰幼兒方案時，語言發展儼然成為障礙幼童鑑定與處遇的重要要素，除了語言治療師外，沒有其他專家擁有滿足此教育挑戰的知識、訓練及專業技術。大部分發展障礙的兒童具有語言及溝通障礙（Tiegerman-Farber & Radziewicz, 1998），幼兒期的語言發展相當重要，因此，語言治療師的角色已由相關服務的提供者轉變為某些方案中的導師，當專業技巧對教育計畫各層面越來越重要時，對語言治療領域不啻為一大挑戰，不同形式的互助團隊已成為全國性學校改革運動的一部分，而這些互動模式也考慮到特殊教育領域的許多爭議。

1. 專家及家庭間的文化與語言差異使得對互動模式的需求日增，因為可促進並提高有效溝通。

2. 由於障礙者教育法案（Individuals with Disabilities Education Act, IDEA）的授權，對融合環境及自然環境中服務提供的關注日增。

3. 為了盡量提升服務提供的效率及有效性，專家需要使用能促進多重服務合作的模式。

4. 特殊教育以家庭為中心，父母也需要參與決策過程，在評量、教育／臨床計畫及對兒童發展的年度檢閱時，都需要諮商及合作。

5. 99-457 公法強調早期療育的重要。

　　由於對學校及自然環境中融合計畫的強調與日俱增，語言治療師需要利用兩種模式以滿足多樣化文化及語言差異的兒童及家庭。專家與父母的互動必須由實務中學習，因為端賴訓練教師的實習是無法促進這類型互動的（Ogletree, 1999）；語言治療師也必須更常與特殊教育及普通教育的兒童、教師及家長互動，這些責任的改變亟需嶄新專業能力的發展（Harn, Bradshaw, & Ogletree, 1999）。語言治療師與導師具有不同學術訓練背景及專業洞察力，為了鑑定以兒童為本位的學習問題並發展適當療育策略，必須學習共同合作。本章將討論互動團隊如何提供專家及父母分享專業的方法，增進父母及兒童在多樣化環境中的機會（Chisholm, 1994）。

# 壹、特殊教育法令的變遷

## 一、殘障兒童教育法案

殘障兒童教育法案（Education for All Handicapped Children Act, EAHCA）也就是94-142公法，在家長及服務組織的多年倡議後於1975年通過，此後，大部分的障礙兒童才得以至當地公立學校受教育。94-142公法保障障礙兒童接受免費適性教育的權利，盡量與正常同儕相當；也為父母建立全國性程序及保證條款，確保障礙兒童與正常兒童的教育機會均等。

94-142公法通過後，許多研究者及教育家認為此法令並未涵蓋出生到五歲的幼童，因此未臻周全。有關早期鑑定及療育的爭議障礙嬰幼兒的重大需要，教育問題是當務之急，因為縱使科技進展已足以盡早診斷出許多障礙，但教育療育未必能有效進行；教育環境中並未涵蓋嬰幼兒的服務，因此義工組織（例如：腦性麻痺協會、唐氏症協會、學習障礙協會）發展並擴大此類需要。然而，美國的服務類型及程度因地制宜，有些社區提供的服務較廣，有些則未擴及五歲以下的兒童。很明顯地，鑑定之後的療育是必要的，但直到1986年99-457公法通過才徹底落實。

實質上，99-457公法提出兩類障礙兒童：學前幼兒及嬰兒。學前兒童的年齡層加廣，從聯邦規定的三、四歲擴展至學齡障礙兒童（五至二十一歲）的權利及保障。這些要求包括個別化教育計畫（individualized education plan, IEP）、遵守最少限制環境（least reserictive environment, LRE）方針，以及法定過程規定，包含容許父母質疑教育決定的教育委員會（特殊教育委員會、幼兒特殊教育委員／個別家庭服務計畫）。此外，99-457公法也修訂了殘障者教育法案，以針對嬰幼兒及其家庭發展並實施廣泛、協調、多專業、統整的早療服務方案，政策的解釋是基於所認定的需要：

1. 提高障礙嬰幼兒的發展並使其發展遲緩減至最小。

2. 為了減輕社會的教育成本（包括國立學校），在嬰幼兒屆學齡後，將其特殊教育及相關服務的需要減至最小。

3. 盡量減低障礙兒機構化的可能性，並提高其獨立生活的潛能。

4. 一併提升家庭的能力，以滿足障礙嬰幼兒的特殊需要。

由於通過了 94-142 公法，全國對尚未接受教育或適當服務的兒童必須發展方案，善加規畫其教育及治療。在 94-142 公法下舉行的第 101 次會議將殘障者教育法案（EAHCA）的名稱改為障礙者教育法案（IDEA）。此外，「障礙」一詞也取代了「殘障」，雖然障礙者公立教育計畫勢在必行，但同時有許多引起關注、亟待解決的挑戰，如何確定兒童的發展需要便是爭議之一。

# 二、早期療育

99-457 公法的 H 部分要求對出生至兩歲的幼童提供個別化家庭服務計畫（Individual Family Service Plan, IFSP）。早期療育方案對具有發展障礙的嬰幼兒及其家庭生活的意義重大，家庭接受一系列廣泛服務，包括學校本位方案中的直接治療及發展服務，以及早期的家庭環境。早療服務需要早療系統中的家庭成員與專家密切合作（Dinnebeil & Hale, 1999），個別化家庭服務計畫強調家庭需要不下於兒童需要。舉例來說，如果父母需要諮詢以尋求更適合嬰幼兒的方式，個別化家庭服務計畫便將諮詢服務列進；如果父母遭逢經濟困難又無法獲得諮詢，便將交通接送包含在計畫之內。早療方案強調父母角色，將其視為兒童第一線的服務提供者及教育者，早療系統的強調重心由兒童本身需要轉變為家庭環境中的兒童需要，將兒童視為家庭一部分的擴大性觀點反映了兒童發展的生態觀點（Wehman, 1998）。Bronfenbrenner（1977）將生態觀點概念化，將兒童視為家庭成員，推論至更大的互動社區成員，基於此原理產生的 99-457 公法支持以家庭為中心的方法，強調兒童與家庭的需要是牽一髮而動全身、互相依賴的（Mahoney & Bella, 1998）。

隨著早療系統的發展，語言治療師的角色也起了重大變化。言語和語言技巧的差異常是父母發現的第一個異常指標（Sanger, Maag, & Shapera,

1994），因為語言是社交的媒介，語言治療師是教導父母、教師及同儕促進
語言學習過程的主要專家，99-457公法重大影響了服務提供的方式、地點及
提供者（Bailey, Aytch, Odoms, Symons, & Wolery, 1999），從前針對五到
二十一歲兒童的診療團隊強調兒童需要；在99-457公法後，評量過程亦將家
庭需要考量在內。

隨著方案對象擴張至幼童，更完整的生態觀點是必要的。99-457公法也
規定當幼童自早療轉銜至學前系統時，需要個別化教育計畫（IEP），聯邦法
令強調州政府需要為兒童及其家庭發展無接縫系統，因此，個別化家庭服務
計畫及個別化教育計畫中必須詳載轉銜計畫及編排。父母參與是早療及學前
過程的重要部分，州政府對評估學前及學齡兒童的學校委員會有不同的構想，
紐約州的學前特殊教育委員會擬的個別化教育計畫必須經過家庭同意，語言
治療師擅長評量兒童的言語及語言行為、與父母及照護者的溝通互動，以及
協助家庭提高及發展這些技巧。對幼童而言，語言是大部分早期學習的媒介，
因此，家庭與語言治療師共同參與療育方案相當重要。有趣的是，1998 至
1999年紐約州大多數（83%）被鑑定為發展障礙的兒童接受言語─語言服務，
隨著早療系統漸漸以家庭為中心，在學校與家庭中，語言治療師需要與父母
及教師做更多人際互動（Gallagher, 1999）。

五歲以前是兒童溝通行為的擴張階段。美國聽力語言協會（ASHA）於
1990年對語言治療師在服務傳送中的角色發表聲明，澄清口語治療師角色及
責任的變遷，包括：

1.篩選及鑑定

2.評量及評估

3.對處遇方案的設計、計畫、直接傳送及監控

4.個案管理

5.諮詢及參考機構及其他提供幼童及其家庭服務的專家

應將這些角色視為家庭中心之綜合方案的一部分，並與其他家庭及幼童
需要接受的服務做協調（見表3.1）。語言治療師跨越治療室到教室環境，為
兒童、教師及父母提供廣泛服務，必要的能力及語言治療師的專業能力已呈
現多元性，多元性的爭議已然成為「我們如何身為專家群的一分子」，而非

表 3.1　語言治療師的角色

| 兒童 | 團隊 | 文件 | 環境 | 角色／責任／模式 |
|---|---|---|---|---|
| 5-12 歲 | 特殊教育委員會 (CSE) | 個別化教育計畫 (IEP) | 治療室／學校／中心<br>特殊教育教室<br>普通教育教室<br>工作訓練場所<br>梯隊<br>家庭 | 評估團隊合作<br>教師諮詢者<br>教師共同合作<br>父母訓練者諮詢<br>私立治療師<br>相關服務提供者 |
| 3-5 歲 | 學前特殊教育委員會 (CPSE) | 個別化教育計畫 (IEP) | 治療室／學校／中心<br>特殊教育教室<br>梯隊<br>家庭<br>托兒所 | 教師諮詢者<br>訓練者諮詢<br>私立治療師<br>評估團隊—合作<br>相關服務提供者<br>教師共同合作 |
| 出生-3 歲 | 個別化家庭服務計畫 (IFSP) | 個別化家庭服務計畫 (IFSP) | 治療室／學校／中心<br>發展團體<br>托兒所<br>家庭<br>醫院<br>早期療育教室 | 相關服務提供者<br>評估團隊—合作<br>教師諮詢者<br>教師共同合作<br>私立治療師 |

只有「我們能做什麼」，語言治療師成為服務家庭及嬰幼兒之多元專業團隊中不可缺的成員（ASHA, 1990）。此外，專業課程發展、語言治療師及其他專家的訓練也必須考量多元文化及語言家庭的複雜需要，現在許多學術方案的研究生課程都涵蓋早期療育及文化多元性課程（Jones & Blendinger, 1994），那些領域中的專家則必須「由工作本身」學習新的能力及技巧，因為學校及診所嘗試統整障礙兒童時出現重大困難。因此，教育領域需要花好幾年來發展人員發展方案，以「教導」語言治療師及其他專家成為整個學校改革方案之一環的必要能力（Midkiff & Lawler-Prince, 1992）。在嘗試統整障礙兒童的學校、早期教育方案及營隊訓練存在一系列問題，目前鼓勵語言治療師與傳統治療室外其他多元環境中的專家密切合作，有限的職前訓練（preservice training）強調公立學校及社區中心發展人員訓練方案「昨日」（yesterday）

的必要（Little & Robinson, 1997）。

# 貳、過程的開展

雖然本章討論諮詢及合作的服務模式，但先澄清兩者的區別相當重要。

**諮詢**可定義爲兩個體間一系列結構性互動，能使目標對象改變。當語言治療師與特教教師合作，以鑑定出促進特定兒童語言學習目標類化的策略時，便產生諮詢。諮詢歷程中，語言治療師提供支持及教學建議，以滿足特教或普教教室中語言及溝通障礙兒童的需要。諮詢時，專家溝通、合作並協調教學，以促進學習目標的評估、計畫及實施，這時語言治療師的職責就像個顧問（Tiegerman-Farber & Radziewicz, 1998）。

**合作**可定義爲共同做決定。團隊成員像平等的貢獻者，共同分擔做決定的責任。「合作是一種互動過程，使多元專業的成員對雙重定義問題產生創造性解決方法，能提高、改變及產生個別成員想不到的解決方法」（Idole, Paolucci-Whitecomb, & Nevin, 1986）。合作團隊可能包括：普教教師、特教教師、職能治療師、父母、心理學家及語言治療師。

互動團隊包括諮詢及合作，使用在所有教育及臨床做決定的階段，包含評估、療育到再評估。圖 3.1 描述學校爲兒童及其家庭需要做決定，以及是否接受特教服務的法定程序，94-142 公法詳載多元專業團隊的評量責任，紐約州所謂特殊教育委員會（Committee on Special Education, CSE）及學前特殊教育委員會（Committee on Preschool Special Education, CPSE）由專家父母組成，共同參與診斷及做決定的互動過程。在療育過程一開始的評量，專業團隊便使用合作模式。注意語言治療師是專業團隊的整體之一，涵蓋爲兒童提供實質服務的療育包括諮詢及（或）合作，人際間的動態及財政資源常決定特殊方案及學校中的專家及父母應使用單一模式或雙重模式。

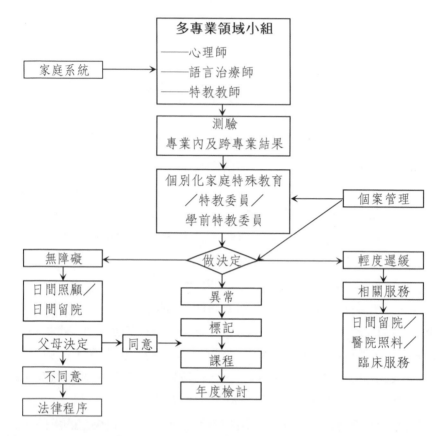

**圖 3.1 學前特殊教育委員會／特殊教育委員／個別化家庭特殊教育評估過程**

　　94-142 公法要求由好幾位不同專家組成的**多元專業**團隊來評量兒童。**專業間團隊模式**中，評量由不同專家獨立運作，再互換資訊，雖然能共同計畫處遇目標，服務傳送卻常是分離的。**跨專業團隊模式**中，不同專家跨越領域限制共同合作，目標是將其研究統整至跨專業處遇計畫，一般認為這種評量及療育模式最適合家庭及兒童。團隊中必要的成員依據家庭及兒童需要來決定，所有團隊成員間的合作是最重要的。互動團隊的本質是團隊成員之間的互相依賴，每一成員目標的達成也是牽一髮而動全身的。此外，團隊成員必須具有兒童早期發展、評量程序及療育技術的知識（McCollum & Hughes, 1988），雖然父母的知識基礎與其他專家迥異，但也必須成為團隊成員並參

與過程，本章稍後將對此爭議做進一步討論。

# 一、家庭評量是不同的

　　為了完成評量，團隊必須承認家庭的重要性，並實施以家庭為中心的評量，以家庭環境為主，由家人及專家共同討論兒童。傳統僅考量兒童的需要及優勢，現今則將家庭的需要及優勢列為首要。考量家庭優勢使其感覺自己能勝任，滿足家庭需要使其感覺有影響力，以家庭為導向的評量也包括兒童的優勢及需要，儘管環境行為中心以社區環境來提供服務。住在城市與住在鄉村的自閉症兒童家庭需要不同的支持性服務，細想以下由父母提出的方案：

　　我住在阿拉巴馬的一個鄉村，最近的學校距離五十公里，因此，要找到語言治療師、職能治療師及物理治療師到家中按時提供服務是不可能的；此外，為了因應我兒子的適應及生理需要，我希望他和其他特殊需要的兒童相處，我同意讓我兒子每天坐一小時公車，安置在自足式方案中，而我每星期到校訪視一次。

　　我住在洛杉磯的公寓大樓中，正和我的孩子一起學英文，我先生和我每星期兼好幾份工作，不希望社工員及專家到家裡來，因為會打擾到家人，除了我父母不會說英文之外，還有其他理由。我希望我女兒在半日特教方案中接受服務，下午移到日間中心，我才能在晚上七點接她。要找到能接納我女兒、不錯的日間照護方案很不容易，因為她是個障礙兒。

　　為了提升家庭運作能力及促進障礙兒的發展，父母評量方法與社區機構結合（Briggs, 1998）。父母評量模式必須滿足 99-457 公法 H 部分的實施規定，也就是機構必須支持及提升父母的覺識，並從一系列富創造性的療育中為其選擇最適合的。

　　當評量從兒童中心轉為家庭時，必須考量好幾個因素。切記：雖然法律保障嬰兒的評量，但家庭有權決定是否執行評量。如果家庭瞭解專業團隊對家庭需要及兒童需要都同等重視，更可能支持評量過程。必須由訓練過的人

員運用合適方法及程序來實施評量，經由親自訪談家庭獲得評量資訊，評量必須結合家庭的資源、優先性及關注焦點（Wehman, 1998）。

評量過程開始前必須考慮幾個重要問題：評量過程應使用哪一種策略？評量家庭最適合的時間為何？團隊如何避免家庭將評量過程視為打擾？負責執行家庭評量的人是誰？如果家庭不苟同團隊認定的需要時該怎麼辦？為什麼家庭優勢評量很重要？圖 3-2 指出，多元專業團隊由學校心理師、語言治療師、特教教師及父母組成，團隊的專業成員不只需要為父母說明特定評量的結果，還必須說明結果與在家庭之需要、環境下的兒童整體情況一致的程度如何。有效的家庭評量必須達到以下幾點：

1. 多元專業團隊，包括父母，必須以兒童最主要且自然的語言評估其需要。
2. 專家必須使用一系列多元文化評量工具，但必須在兒童離開實驗／診斷室之後，且有機會與評估團隊成員包括父母互動時。
3. 應該從多方面觀察兒童，對觀察的分析及討論能促進各專業領域的共同目標。教室算是學校中最自然的環境。
4. 診斷計畫應涵蓋親子間的分析，診斷團隊必須觀察兒童與家人的相處情況，使團隊不但能獲得家庭評量的資訊，也能獲得親子互動量與質的資訊。

## 二、合作的定義

Coufal（1993）認為互動團隊合作定義了在做決定過程中具有同等貢獻、以產生共同目標時，團隊成員彼此互動的方式。也就是所有參與者——包括心理師、語言治療師、特教教師及父母——在持續運作關係下，都共享做決定、職位、責任及資源（Dinnebeil & Rule, 1994），在傳統專業期望下，心理師、語言治療師、特教教師及父母剛開始實行時並不容易，「共同運作」的過程必須經過角色、責任及關係的二度評估及重塑，為了達成目標，專業團隊必須相當注意如溝通技巧、問題解決技巧及衝突解決策略等影響互動的因素。互動團隊的組成及發展需要涵蓋一系列能力的學習過程，團隊成員必

須考量以下的溝通技巧（Crais, 1993）：

1. 願意傾聽他人
2. 對他人的構想給予支持
3. 願意投入
4. 能處理意見及衝突上的爭議
5. 能接受並統整他人建議
6. 表達意見及衝突
7. 表達意見及概念時不苛刻
8. 承認並運用他人的概念
9. 可變通、有彈性的

這些互動行為對做決定的有效及效率有幫助，藉由發展這些行為及合作模式的採用，最後參與者都創造了對兒童有益的有效運作關係。此外，當學校及診所嘗試發展融合方案時，確認有效的做決定過程變得更為重要（Slavin, Madden, Dolan, & Wasik, 1996）。父母、教師及語言治療師必須相信團結的結果比單打獨鬥出色。團體做決定時，社會及心理學功能使得正向溝通關係得以維持下去（Friend & Bursuck, 1996）。

為了實現語言及溝通障礙兒童的融合方案，學校必須執行某些團隊合作（圖3.2）。在教室實施融合前，須經過以學校及社區為本位的討論（Epstein, 1995）。學校發展融合方案的挑戰之一是必須先有支持性網絡，並在過程中、執行後持續下去。必須提供團隊討論與融合以及普教教室變遷之相關爭議的機會（Gitlin, 1999），團隊中每一層級都為隨後層級提供指引及骨架。做決定的層級對爭議有更清晰的分析，兼具鉅觀及微觀：由社區到學校、教室，因此也基於優先層級來下決定。當個別教師、父母及兒童實際面臨爭議及問題時，這將確保做決定的持續及進展。成功的教育改革需要合作、共享概念、解決影響個人生活及人際關係的問題等（Tiegerman-Farber & Radziewicz, 1998）。圖3.3指出必須發展合作團隊，以提出社區本位、學校本位及教室本位的改革。這些團隊不僅解決團隊中的問題，也解決團隊以外的問題。

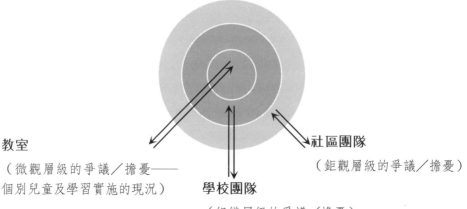

教室

（微觀層級的爭議／擔憂——
個別兒童及學習實施的現況）

學校團隊

（組織層級的爭議／擔憂）

社區團隊

（鉅觀層級的爭議／擔憂）

- 教室每日因障礙及正常兒童的學習成果而產生教育變遷。
- 融合教室中對兒童每日爭議所認定的合作層級是如何進行的？
- 切記：委員會的有效性具有學習曲線。

**圖 3.2　合作團隊的層級**

## 三、合作的團隊：社區

　　以社區為基礎的團隊由各式各樣代表組成，包括社區領導者、普教教師、特教教師、語言治療師、行政官員及障礙、非障礙兒童的父母。團隊目標是對融合的使命做明確陳述，並在心中規畫社區的爭議。因為學校存在於多元文化環境當中，社區整體需要瞭解融合的使命以及新方案模式造成的改革，當教育持續改革時，團隊也應該識別可能引起的社區爭議及障礙（Buysse & Wesley, 1999）。如果社區無法支持融合方案的使命及目標，要學校中障礙及非障礙兒童達成軀體的、社會的及教學的互動相當困難。任何合作團隊中，觀念差異及衝突的解決相當重要，且合作做決定必須包括下列步驟：

　　1. 確認問題所在

　　2. 確認解決問題的方式

　　3. 考量每種建議的可能結果

　　4. 產生負責任的預先決定

5. 評估決定及其結果
6. 對決定再度考量
7. 可變通的

## 四、合作的團隊：學校本位

為了實施相關的教育目標，學校的合作團隊必須考量社區的擔憂及爭議（Lazar, Broderick, Mastrilli, & Slostad, 1999）。社區將支持學校的使命嗎？如何支持？以學校為本位的合作團隊應該由行政官員、特教教師、語言治療師、普教教師及障礙、非障礙兒童的父母組成。以學校為本位的合作團隊需要考量：

1. 在學校中實施使命時的必要規定，合作的挑戰涵蓋融合方案實施前、進行中及未來學校及社區間的支持網絡。
2. 方案發展的時間流程（timeline），包括社區的現代化。
3. 為了反應必然發生的教育改革，有關程序改變的提議。
4. 改變的過程及由教室為本位合作團隊將達成的長期改變為何。

同時，達到教室中融合的策略需要學校的一些修正及問題解決：

1. 程序改變所需的財務花費
2. 雇用新成員
3. 在融合班級中障礙及非障礙兒童的人數
4. 教室中的組織改變
5. 空間分配問題
6. 必要的教室資源，如生活用品或用具
7. 家長、教師及兒童的害怕及擔心

## 五、合作的團隊：教室本位

以教室為本位的合作團隊應由特教教師、普教教師、語言治療師及障礙、非障礙兒童的父母組成。這種團隊的職責最複雜，因為教室中短期、長期問

題都亟待討論、協商及解決。如果成員無法就融合對障礙及非障礙兒童的優點達成共識，將無法成功融合（Gable, Korinek, & Laycock, 1997）。這種合作團隊將嘗試達成障礙及非障礙兒童的軀體、社會及教學互動，融合要求在人的因素及教學考量上確認並去除障礙（Gable & Hendrickson, 1997）。合作的教室團隊必須學習在團體過程中如何做決定，這需要對人際關係、責任及教育決定再做評估。

## 六、確認問題

合作團隊將面臨許多必須討論、審視及解決的問題（Gable, Korinek, & Laycock, 1997），部分困難是關於團隊成員訓練及合作的先前經驗程度不同，團隊需要時間來聯合並瞭解成員的個別需要及團隊使命。團體意見或團體決定的發展代表團隊成員的持續學習經驗，合作過程及做決定有賴所有成員貢獻時間、知識及專業（Gable & Manning, 1999）。有時合作受挫，產生太多人性常有的問題及決定，但團隊將隨時間自成一格，也就是每個團隊本來、也應然是獨一無二的。

## 七、確認解決問題的方式

合作團隊可能就每一問題想出解決方案，也可能瞭解哪位專家或顧問可以處理問題。社區對融合方案的實施提供時間結構，但團隊可能無法就每一爭議持續研究或擁有資源，在前置計畫所花費的時間，顯然是父母、教師及行政官員成功實施計畫的重要因素。與問題有關的深入討論常未臻周延，只是實施困難中的一小部分，因此，團隊先預期可能遭遇的障礙相當重要，但在時間限制下並不容易落實。因此，盡可能確認問題是此處的目標，其後，以長期觀點對含義及人員的相關爭議再做討論（Epstein, 1995）。

## 八、可能結果及建議

對團隊而言，在方案實施產生建議的過程中，先就這些建議的結果做討

論相當重要（Tiegerman & Radziewicz, 1998）。將輕度語言及溝通障礙兒童融合至普教教室的用意爲何？語言及溝通障礙兒童及肢體障礙兒童融合的理由又何在？嚴重的語言及溝通障礙兒童融合呢？爲了滿足團隊目標及建議，每一決定須運用何種資源及人員呢？融合的必要條件是什麼？阻礙又是什麼？邁向融合方案的每一步變化都將對父母、教師及兒童產生重大影響（Bahr, Vellerman, & Ziegler, 1999）。強調將兒童分組相當重要，因爲將有不同的教室經驗及同儕，課程也不一樣，教育結果及兒童表現都將反映不同的教學原理，有所改變的正是教室互動及程序教學的本質。合作團隊需要考量父母、專家及行政官員如何回應每一轉變（Tiegerman-Farber & Radziewicz, 1998），社區的成員及領導者如何經由公開討論及意識提升，協助合作團隊支持這些變化呢？

## 九、做決定的權責

對合作團隊而言，考量社區環境及教育環境的多元文化相當重要，同樣地，做建議時也必須考量父母及專家的態度（Dinnebeil & Hale, 1999）。負責任的做決定需要團隊將計畫及方案實施與社區需要結合，不被專家及父母接受的決定將使學校及社區之間產生對立。做決定的過程中，合作團隊必須記述主要參與者：父母、專家及行政官員（Blosser & Kratcoski, 1997）。當教室方案或程序開始轉變時，與兒童的討論也相當重要，因爲改變的是兒童本身的教室環境，因此兒童對成功過程的重要性不亞於父母。兒童對同儕做決定，正如同父母決定是否讓兒童留在特殊的學校環境（Tiegerman-Farber & Radziewicz, 1998）。負責任的決定中，公開討論、融合概念及人的因素同樣重要。

## 十、文化及語言多元性的提出

今日大都市的多數學校都有多元文化及語言多元性的兒童（Jones & Blendinger, 1994），教室中也存有多元差異。教育的主要問題不一定跟障礙

兒回歸普教教室有關，通常跟針對不同學習者發展的教育方案有關，障礙兒只不過是添加的眾多差異之一罷了。普教教室的多元性問題是早已存在的問題，文化及語言多元性是學校的壓力及限制來源，因為父母及專家不斷大力疾呼，要求卓越教育、校園安全及以結果為本位的教學（Bruskewitz, 1998）。

# 十一、如何達成合作

融合教室的生態環境與傳統教室不同，目標、教師、教學過程、學習、兒童成果及課程都很不一樣。融合過程可促進教室的協力合作。改變的原動力，也就是合作者必須有共同的重心及承諾去創造必要的改變。

合作模式的目標是提供互動團隊可用來解釋特定互動是否有效運作的代表性結構。Chess（1986）提出「適合概念的優點」（goodness of fit concept），運用於合作團隊剛開始時，在最少限制環境中為評量、語言目標、教學程序及安置需要做決定。Tiegerman-Farber 及 Radziewicz（1995）將做決定視為協助普教、特教教師及語言治療師瞭解有效合作的特徵及作用的個體間互動過程（圖 3.3），如果更仔細地審視「適合的優點」模式，將瞭解合作團隊成員——教師及語言治療師——需要意識到其他人對兒童的覺察。一旦就基準線的覺察討論並意見一致時，便產生共同期望及責任，這些共同期望表現在共同目標、同等、共同參與及負責任上，都是合作團隊與生俱來的。如此相稱的結果是經由將障礙兒安置在最少限制環境中時，家庭在推薦過程一開始便接受融合教育。參與者必須發展共同重心及承諾來互動做意見交換，以「確認根據的規則」。為了達成目標，團隊做決定仰賴「適合的優點」模式的使用來強調好幾個原則及方針：

- 同等及共同參與
- 相互性
- 共同目標

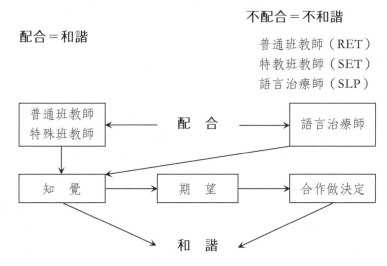

配合＝和諧

不配合＝不和諧

普通班教師（RET）
特教班教師（SET）
語言治療師（SLP）

班級因素

• 學童
• 程序
• 組織
• 目標
• 課程

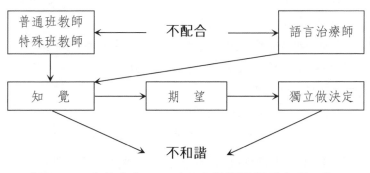

**圖 3.3** 專業合作——以分享的觀點與融合班工作

# 參、語言治療師角色的變遷

## 一、同等地位及共同參與

合作過程中，融合教室裡教師（普教教師及特教教師）與語言治療師的角色不太一樣，這兩種專家必須學習共同合作。

1. 當學校使用完全融合模式，且障礙兒在教室中接受相關服務時，普教教師及特教教師所有時間可能須共同運作。

2. 當學校採用修正融合模式或融入模式時，特教（或普教）教師及語言治療師部分時間可能須共同運作。語言治療師不但提供個別語言服務給兒童，也在班級中繼續為這些兒童提供服務，以類化其語言技巧至與同儕相處更自然的環境。

3. 教師及語言治療師需要共同運作、研討有關：(1)教室空間；(2)普教學生及障礙兒的人數；(3)障礙兒的特殊需要；(4)所有兒童的個別學習需要；(5)促進兒童相互學習經驗的策略。教學團隊不但針對個別兒童發展教育計畫，教室整體的教學計畫也勢在必行。

4. 融合教室中的學習過程不太一樣：

   (1)教師及語言治療師的運作關係的改變將影響個人及團體學習：教室中的團隊教學、諮詢及直接介入。

   (2)語言治療師將使用教學技術來促進障礙兒在團體中的語言。

   (3)障礙兒在不同學術及社會活動中有機會與正常同儕互動，這將改變教室學習的結構與組織。

   (4)以不同方式組織教室的物理環境。

   (5)正常及障礙兒的父母將有更多機會接觸、互動，並從對方身上學習。

   (6)學習的過程及內容將基於涵蓋語言及溝通目標之課程而來。

   (7)兒童相互教學成為實施課程的重要方法。

教師定位為何，每一專家又如何在融合教室中運作，是專家們常遭遇的挑戰。需要為教師及語言治療師提供密集、長期的在職服務、教學及支持，語言及溝通障礙兒童受教於普教教室，普教教師及語言治療師需要為教室中可能發生的組織改變接受正式教學訓練（O'Shea, Williams, & Sattler, 1999），也需要時間來討論其對角色及責任改變的擔憂及感覺。教師需要瞭解發展障礙的兒童及融合的教育及行為含義，也需要瞭解對語言及溝通障礙兒童語言及社會技巧的期望。此外，也需要瞭解管理策略、有助於語言─溝通障礙兒童持續融合至教室活動的方法及技巧種類（Gable & Manning, 1999）。

## 二、協同教學

協同教學或團隊教學是合作的過程，也是教育歷程融合的第一步（Beck & Dennis, 1997）。這代表語言治療師、特教教師及普教教師間的關係瞬間轉變了，語言治療師從原本在隔離室提供語言及溝通障礙兒童直接服務，轉換至對教室中所有兒童提供服務。事實上，融合教室中同時有兩位專家，對這兩位不同專業領域者也是教學及人際之間的挑戰（Bruskewitz, 1998）。普教教師、特教教師及語言治療師皆具有高度專業，且知識基礎各異，並從各自觀點來處理教學經驗，其學術課程、教學經驗及工作環境也不相同。因此，最切要的問題是使其瞭解彼此之間嶄新的工作關係（Hammond & Warner, 1996）。

語言治療師可協助導師瞭解教室中語言及溝通障礙兒童的個別需要，語言治療師有一系列專業技巧，包括管理技巧、工作分析，及可增進融合教室中所有兒童學習的教學方式──因為有個別需要的不只是被歸類為語言及溝通障礙的兒童。語言治療師也可促進導師與語言及溝通障礙兒童及兒童彼此之間的互動（Norris, 1997）。

導師也可為語言治療師及其他正常兒童提供教學技巧及活動以協助融合，導師對發展學術課程目標來提供正常兒童動機及技巧發展相當嫻熟，每一專家都有各自的貢獻。每一專家對跨專業課程及教室中學生統整都有貢獻，專業上的差異是融合教室的動力之一。每一專家之專業知能都裨益於教育課程，

單賴一位專家是無法達成的。圖3.4表明均等及共同參與能提升做決定的合作性，當專家在教室中開始合作時，便必須瞭解彼此的學術及專業差異，經由對話產生的動態合作做決定能激盪出新的火花及人際經驗（Trivette, 1998）。倘若專家間不協調便無法產生共同決定，每一專家需要藉由評估教室因素的看法及期望來分析互動性對話，並取得共識。如果合作過程正確運作，將基於明確溝通、積極傾聽及回應、有效集思廣益與概念的創造性統整來發展期望。因此，良好的做決定能調和專家間的意見（Gitlin, 1999）；相反地，倘若專家間缺乏明確溝通、彼此傾聽及保持和諧，將無法產生共識。當出現不和諧狀態時，將無法共同解決問題，只是各自獨立做決定。

## 三、諮詢

教室諮詢提供語言治療師、特教教師及普教教師不同的互動關係。語言治療師不是在教室就是在治療室中提供相關服務，但若使用合作模式，語言治療師及教師間的關係不太一樣。語言治療師藉由教師諮詢提供教學方法及技巧建議，以促進特殊兒童的語言類化至更自然的社會環境。在合作與諮詢中，語言治療師必須負責幾位需要語言治療的兒童（圖3.4），模式間的差異之一是，合作時做決定的過程是雙方在教室中共同發展及分擔；諮詢時，語言治療師是諮詢角色，而教師仍是教室中的主要促進者。

## 四、相互作用

許多特教教師很擔憂發展融合教室將使其失去工作，特教教師害怕其技巧及訓練將逐漸被教育系統淘汰。相反地，許多普教教師對融合教學的挑戰束手無策，其認為自己對普教教室的語言及溝通障礙兒童先備知識不足，有些普教教師則因融合必須面臨的變遷，對語言及溝通障礙兒童的態度消極。許多普教教師認為行為受到干擾，指出必須花費大量時間在語言及溝通障礙兒童身上，因而剝奪了其他兒童的教學時間，大部分教師對融合制度的強迫推行產生無力、憂慮、憤怒及挫折感（Volk & Stahlman, 1994）。專業變遷

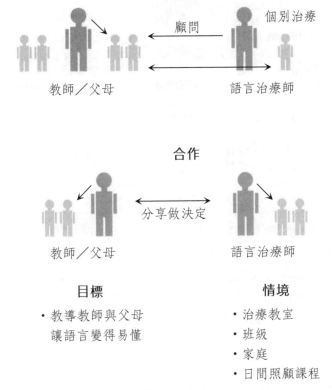

圖 3.4 諮詢

也包含個人成長的過程，專家需要討論其感覺、憂慮及擔憂（Hudson & Glomb, 1997）。如果教師無法掌控教室，其他方面又該如何施展呢？專家需要在支持性環境中彼此商量及審視，融合教室對語言治療師、特教教師及普教教師的專業改變而言，必須是支持性的。

人際交流使普教教師、特教教師及語言治療師共同運作，在人際及專業成長上相互支持。他們都必須瞭解自己在教室中的貢獻，少了任何一個專家的承諾，都無法達成共同教學及教師諮詢；事實上，所有專家共同運作才能完成學校改革（Walther-Thomas, 1997）。專家必須學習彼此如何對兒童、課程及管理議題做討論，且瞭解狹隘思考是無法共同教學及教師諮詢。為了

共同教學及諮詢需要，在最少限制環境下，普教教師、語言治療師、特教教師之間必須共同教學及諮詢來提供特教服務。

共同教學及教師諮詢需要相互支持及尊重，也必須瞭解專家在教室中的運作是息息相關的（Winton, 1998）。專家間的交流暗示了教室是跨越專業藩籬的橋梁：各領域專家達成共識的歷程，最後，當專家間橋梁對語言及溝通障礙和非語言及溝通障礙兒童都堪稱穩固時，才算真正達成融合。

# 肆、父母角色的變遷

融合教室能識別家庭的獨特特質及父母身為團隊成員的角色。融合教室能促進文化敏感度，做教育決定時也以家庭為中心（Buysee & Wesley, 1999）。合作團隊必須涵蓋父母為同等做決定者，與父母共享關於兒童的發展訊息、知識及投入，跨專業的資訊網絡應將父母涵蓋在內，以更深刻地瞭解家庭需要，父母身為兒童的照護者，關心、洞察及考量都相當具體，當兒童接受服務的年齡越來越小時，教育系統中父母角色也隨之變遷；現在，父母參與做決定的過程是必要的。

## 一、同等及共同參與

父母對家庭爭議及文化擔憂提供重要訊息。父母是最初的照護者，也是兒童家庭環境的改變媒介，可幫助兒童學習及教育的類化。父母對兒童溝通需要及影響發展之事件的鑑定扮演關鍵角色，雖然並不具有臨床知識，但洞察力及知識可提供寶貴資訊，協助專家決定教育目標及考量（Broderick & Mastrilli, 1997）。

父母參與的重要性與其他合作團隊成員不相上下，父母的洞察力對考量及組織特別化教育計畫的目標很有幫助（Hoover-Dempsey & Sandler, 1997）。當建立短期及長期教室目標時，合作團隊需要考量父母的感覺及擔憂，身為團隊成員，父母對教育過程負有同等責任，也對融合經驗的結果及成功有助

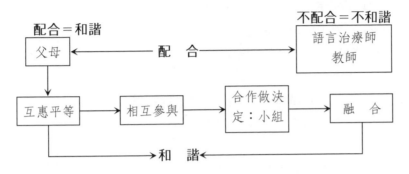

**變項**

- 規範
- 溝通
- 時間
- 作息
- 態度
- 信念
- 教室狀況
- 角色
- 責任

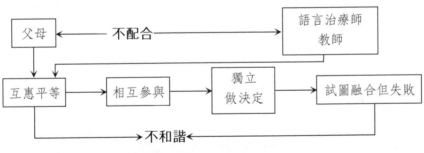

**圖 3.5　做決定歷程**

益（見圖 3.5）。正因對與兒童及教室相關的目標及決定有幫助，父母可持續為融合所需要的日常教育變遷計畫及合作。除非父母實際參與教室學習及類化，才能真正達成學校改革（Briggs, 1998）。為了與父母合作關係更為融洽，特定的修改是必要的（Tiegerman-Farber & Radziewicz, 1998）：

1. 成功合作需要使父母成爲學校團隊的一員。
2. 成功合作發展了父母擁護的過程：
    - 父母及教師互動方式的改變。
    - 父母協助做決定方式的改變。
    - 結合父母力量與問題解決，以使兒童的結果有所不同。
3. 成功合作包含針對教育議題來教導父母：
    - 父母需要瞭解法令及程序——教導倡議技巧。
    - 父母需要瞭解兒童發展及障礙。
    - 父母需要瞭解教學技巧及程序。
4. 成功合作在每個教室都建立父母——教師團隊。
5. 成功合作能承認融合教室中父母的主要角色。
6. 成功合作需要爲父母對兒童學習的參與做教育修改及調整：直接或藉由錄影帶觀察教室。

　　父母參與融合的團隊做決定是項投資，因爲確保了父母與專家家庭中的合作關係，以確保類化的教育行爲能夠跨情境（McBride, Sharp, Hains, & Whitehead, 1995）。需要將父母視爲做決定者才能使父母參與決策，因此，也視父母爲兒童學習的成員之一。對父母而言，如果無法對做決定過程有重大貢獻是不足的。一般建議（Pogorzelski & Kelly, 1993）父母積極參與處理地區教育爭議，不只是袖手旁觀。

## 二、相互作用

　　**互換**一詞是隨著時間調整的不間斷關係，父母及專家的資訊交流是互換過程的一部分。當針對兒童的改變或教育需要做決定時，父母及專家必須共同合作，藉由雙方相互關係及觀點差異創造良性張力（Lazar & Slostad, 1999）；**互換**不單表示語言治療師或教師「傾聽父母所說出的話」，而是指語言治療師及教師在爲兒童提供的持續教育方案中傾聽及涵蓋父母的心聲（Coufal, 1993）。

　　有趣的是，以歷史觀點而言，父母參與的爭議主要與障礙兒父母有關。

有關倡議、最少限制環境及教育安置的法律訴訟都與障礙兒家庭相關（Yell, 1995）。合作提供了改變教室中傳統關係及概念的機會。因為教室中將包含語言及溝通障礙兒童和非語言及溝通障礙兒童，正常兒童的父母可能也希望能擴展與專家的關係，就像融合教室提供兒童多元經驗一樣，也提供了語言及溝通障礙兒童和非語言及溝通障礙兒童父母合作的經驗（Arllen, Gable, & Hendrickson, 1996）。

## 三、父母─教師─語言治療師團隊

非經父母、教師及語言治療師的合作互動，無法成功融合，合作需要團隊成員均等並共同參與合作，早是不爭的事實。對學習過程、教學方法及課程發展的學術成分而言，父母與專家同樣重要。在融合教室建立前及建立時期，許多父母─專家─語言治療師的計畫及方案必須先行發展（Dinnebeil & Rule, 1994），因此其團隊運作必須有嶄新工作關係，欲使團隊成果豐碩，必須提出時間及溝通的合作變因（見圖3.6）。

父母─教師─語言治療師團隊需要闡明會議中的角色、規則及責任，團隊也須經由正式程序，為所有會議規定明確時間及目標。因為對團隊而言，在一天中聚會可能很困難，因此勢必影響計畫。學校對彈性時間及課後會議應有明確規定，以促進父母、教師及語言治療師的互動。合作目標需要所有參與成員的計畫、工作時間及承擔義務的改變，最佳優點可能是傳統角色、規則及責任思想與概念上的轉變（Waggoner & Griffith, 1998）。父母與專家的創造性解決方法越彈性，經由合作過程實現融合目標的可能性便越大。

## 四、諮詢

諮詢提供也就是語言治療師在學校或家庭為父母扮演諮詢角色的歷程（見圖3.5），這裡並非共同做決定，本質上是諮詢及監督。諮詢最初功能是由語言治療師將技巧及方法教給父母，使父母能協助兒童將語言技巧類化至自然環境中。父母教育由形式化的教學方案開始（Tiegreman-Farber & Radziewicz,

1998），如果要教導父母協助兒童的方法，父母本身必須先體驗這類教學。學校必須承擔發展父母訓練方案的責任，也必須決定如何教導父母以及教些什麼；再者，語言治療師可承擔學校教師的諮詢者角色，共同發展針對多元家庭需要、具有文化及語言敏感度的父母訓練方案及目標（Dinnebeil, 1999），父母訓練提供了使父母有效的知識基礎。語言及溝通障礙兒童呈現多種問題，早期療育、父母教育、喘息服務、治療及諮詢服務都強調促進家庭參與的廣泛方法之需要。許多語言及溝通障礙兒童成長後仍有語言學習問題，雖然他們最後都回歸主流，教育父母者需要幫助家庭對一輩子的持續服務及承諾提出其擔憂及關心（Lazar, Broderick, Mastrilli, & Slostad, 1999）。

## 五、父母教育變遷

　　McDade 及 Varnedoe（1987）討論父母教育方案應涵蓋的幾個變因。協助語言的技巧包括訓練父母對兒童的溝通嘗試提供正向回饋，這便是強調溝通的重要，降低父母注意兒童說話之結構與句法的重要性，也常常教導父母擴展或評論，以促進兒童語言發展。在父母訓練方案中，每星期分別訓練父母三十分鐘，共進行八到十個星期，將父母—兒童的互動錄影，以決定開始的父母目標。一旦父母能表現一系列目標行為，方案便告一段落。研究者提及在額外的時間或空間使用錄影設備會受限。

　　Fitzgerald 及 Karnes（1987）描述的父母及托兒所地區療育方案（Regional Intervention Programs, RIP）已用來處遇發展障礙高危險群幼童之家庭。父母參與是 RIP 模式的核心（Timm & Rule, 1981），將父母視為改變的媒介、其他父母的個案管理員，及方案成功與否的評估者；父母參與有兩個運作階段，即處遇階段及類化階段。處遇階段中父母各自在家或地區療育中心對子女進行療育，俟結束後，付出時間及技巧訓練其他父母，實施訪談、蒐集及分析資料與在教室中教學。RIP 模式將受過訓練的父母視為方案運作的推行者，能有效地為其他環境及媒介提出技巧類化的問題。父母參與的程度兼具優缺點，雖然方案成功與否與父母角色有關，許多父母卻不想被其他父母教導，也不想承擔教育自己子女的責任。

　　研究對父母訓練及教育方案呈現了多重範例。父母參與對學校改革及融合的成功不容置疑，但事實上，很少公立學校能爲父母騰出時間及資源來發展及實施方案，那就好像是語言及溝通障礙兒童已經進入「學校門檻」，語言及溝通障礙和非語言及溝通障礙兒童之父母卻不得其門而入。很少學校真正將研究結果——父母必須是同等參與者列入考量，有趣的是，對語言治療師而言，與父母密切的合作關係較爲得心應手。語言治療師一如父母，並不被公認爲教室學習的顯著促進者，因爲在相關的服務提供中，「語言」是在語言治療室中被教導的。但是，語言治療師目前已不再只是相關的服務提供者了，因爲語言已經被視爲是所有教育學習領域中必不可少的核心關鍵。語言治療師可能是關鍵專業人員，幫助父母和語言及溝通障礙兒童成功地融合至普通教室中。

# 伍、結論

　　本章論及下決定及互動團隊合作的一些爭議。互動團隊合作的歷程結合多元化成員來發展融合方案，亟須擔負融合使命的每位成員參與學習過程。有機會身爲互動歷程成員的父母及專家指出，爲了發展使命及方案，團隊運作的成員已有重大改變。最後，團隊擁有自己的影響力，在成員學習及承擔使命的過程中也展開一系列改變。每個個體的多元性及差異性對團隊的共同創造力助益良多，也產生了成員個人達不到的成果。當強調完成使命或目標時，差異性成爲創造性改變的動力，成員們共同學習，也從他人之處受益。「融合的整體」比片段的總和影響更大，每位成員都對融合教室的創立有貢獻，融合的強調十分重要，雖然這是教育旅程的最後一步。語言治療師在以兒童爲本位的做決定中扮演重要角色，也從教室中每一位兒童身上受益。必須注意的是，每一位兒童具有選擇融合的自由，不見得必能在學術或社會上受惠。這是教育上的爭議話題，許多專家並不支持完全融合模式，因爲對語言及溝通障礙兒童來說，反而失去了持續的教育選擇權。互動團隊也不須討論受益對象是誰，以及每一位兒童如何從融合經驗中受益。無疑地，互動團隊合作提供了教育改革一條途徑。

## 研讀問題

1.描述做教育決定時，語言治療師角色的變遷。

2.討論為什麼父母應身為其兒童的監護人。

3.就發展障礙兒童的服務提供而論，說明諮詢及合作的差異。

4.討論對教師及父母而言，普教教室中與障礙兒童融合相關的教育問題。

5.責任重大的做決定意指什麼？

6.同等及共同參與是合作過程的一部分，說明這些術語的意義。

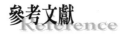
# 參考文獻
Reference

American Speech-Language-Hearing Association, ASHA (1990). The roles of speech-language pathologists in service delivery to infants, toddlers, and their families. *ASHA, 32* (suppl. 2), 4.

Arllen, N., Gable, R. A., & Hendrickson, J. M. (1996). Accommodating students with special needs in general education classrooms. *Preventing School Failure, 41*, 7–13.

Bahr, R. H., Velleman, S. L., & Ziegler, M. A. (1999). Meeting the challenge of suspected developmental apraxia of speech through inclusion. *Topics in Language Disorders, 19*(3), 19–35.

Bailey, D. B., Aytch, L. S., Odom, S. L., Symons, F., & Wolery, M. (1999). Early intervention as we know it. *Mental Retardation and Development Disabilities, 5*, 11–20.

Beck, A., & Dennis, M. (1997). Speech-language pathologists' and teachers' perceptions of classroom-based interventions. *Language, Speech, and Hearing Services in Schools, 2*, 146–153.

Blosser, J., & Kratcoski, A. (1997). PAC's: A framework for determining appropriate service delivery options. *Language, Speech, and Hearing Services in Schools, 2*, 99–107.

Briggs, M. H. (1998). Families talk: Building partnerships for communicative change. *Topics in Language Disorders, 18*(3), 71–84.

Broderick, P. C., & Mastrilli, T. (1997). Attitudes concerning parent involvement: Parent and teacher perspectives. *Pennsylvania Educational Leadership, 16*, 30–36.

Bronfenbrenner, U. (1977). Toward an experimental ecology of human development. *American Psychologist, 32*, 512–531.

Bruskewitz, R. (1998). Collaborative intervention: A system of support for teachers . . . teachers; students—Psychology. *Preventing School Failure, 42*(3), 129.

Buysse, V., & Wesley, P. (1999). Community development approaches for early intervention. *Topics in Early Childhood Special Education, 19*(4), 236.

Chess, S. (1986). Early childhood development and its implications for analytical theory and practice. *American Journal of Psychoanalysis, 46*, 122–148.

Chisholm, I. M. (1994). Preparing teachers for multicultural classrooms. *Journal of Educational Issues of Language Minority Students, 14*, 43–67.

Coufal, K. (1993). Collaborative consultation for speech/language pathologists. *Topics in Language Disorders, 14*(1), 1–14.

Crais, K. (1993). Families and professionals as collaborators in assessment. *Topics in Language Disorders, 14*(1), 29–40.

Dinnebeil, L. A. (1999). Defining parent education in early intervention. *Topics in Early Childhood Special Education, 19*(3), 161.

Dinnebeil, L. A., & Hale, L. (1999). Early intervention program practices that support collaboration. *Topics in Early Childhood Special Education, 19*(4), 225.

Dinnebeil, L. A., & Rule, S. (1994). Variables that influence collaboration between parents and service coordinators. *Journal of Early Intervention, 18*, 349–361.

Epstein, J. L. (1995). School/families/community partnerships: Caring for children we share. *Phi Delta Kappan, 76*, 101–102.

Fitzgerald, M. T., & Karnes, D. E. (1987). A parent-implemented language model for at risk and developmentally delayed preschool children. *Topics in Language Disorders, 7*(3), 31–46.

Friend, M., & Bursuck, W. D. (1996). *Including students with special needs*. Boston: Allyn & Bacon.

Gable, R. A., & Hendrickson, J. M. (1997). Teaching all the students: A mandate for educators. In J. Choate (Ed.), *Successful inclusive teaching: Detecting and correcting special needs* (2d ed.) (pp. 2–17). Boston: Allyn & Bacon.

Gable, R. A., Korinek, L., & Laycock, V. (1997). Collaboration in the schools: Ensuring success. In J. Choate (Ed.), *Successful inclusive teaching: Detecting and correcting special needs* (2d ed.) (pp. 50–71). Boston: Allyn & Bacon.

Gable, R. A., & Manning, M. L. (1999). Interdisciplinary teaming: Solution to instructing heterogeneous groups of students. *The Clearing House, 72*(3), 182–185.

Gallagher, T. M. (1999). Interrelationships among children's language, behavior, and emotional problems. *Topics in Language Disorders, 19*, 1–15.

Gitlin, A. (1999). Collaboration and progressive school reform. Educational change; School management and organization; reformers. *Educational Policy, 13*(5), 630.

Hammond, A., & Warner, C. (1996). Physical educators and speech-language pathologists: A good match for collaborative consultation. *Physical Educator, 53*(4), 181.

Harn, W. E., Bradshaw, M. L., & Ogletree, B. T. (1999). The speech-language pathologist in the schools: Changing roles. *Intervention in School & Clinic, 34*(3), 163.

Hoover-Dempsey, K. V., & Sandler, H. M. (1997). Why do parents become involved in their children's education? *Review of Educational Research, 67*(1), 3–42.

Hudson, P., & Glomb, N. (1997). If it takes two to tango, then why not teach both partners to dance? Collaboration instruction for all educators. *Journal of Learning Disabilities, 30*, 442–448.

Idole, L., Paolucci-Whitecomb, P., & Nevin, A. (1986). *Collaborative consultation*. Rockville, MD: Aspen.

Individuals with Disabilities Education Act of 1997 (IDEA), 20 U.S.C. Section 1400 et seq.

Jones, L. T., & Blendinger, J. (1994). New beginnings: Preparing future teachers to work with diverse families. *Action in Teacher Education, 16*, 79–88.

Lazar, A., Broderick, P., Mastrilli, T., & Slostad, F. (1999). Educating teachers for parent involvement. Parent-teacher relationships and education—Parent participation. *Contemporary Education, 70*(1), 5–6.

Lazar, A., & Slostad, F. (1999). How to overcome obstacles to parent-teacher partnerships. *The Clearing House, 72*(4), 206–210.

Little, M. E., & Robinson, S. M. (1997). Renovating and refurbishing the field experience structures for novice teachers. *Journal of Learning Disabilities, 30*, 443–441.

Mahoney, G., & Bella, J. M. (1998). An examination of the effects of family-centered early intervention on child and family outcomes *Topics in Early Childhood Special Education, 18*(2), 83.

McBride, S. L., Sharp, L., Hains, A. H., & Whitehead, A. (1995). Parents as co-instructors in preservice training: A pathway to family-centered practice. *Journal of Early Intervention, 19*, 343–355.

McCollum, J., & Hughes, M. (1988). Staffing patterns and team models in infancy programs. In J. Jordan, J. Gallagher, P. Hutinger, & M. Karnes (Eds.), *Early childhood special education: Birth to three* (pp. 129–146). Arlington, VA: The Council for Exceptional Children.

McDade, H., & Varnedoe, D. (1987). Training parents to be language facilitators. *Topics in Language Disorders, 7*, 19–30.

Meyer, J. (1997). Models of service delivery. In P. E. O'Connell (Ed.), *Speech, language, and hearing programs in schools: A guide for students and practitioners* (pp. 241–286). Gaithersburg, MD: Aspen.

Midkiff, R. B., & Lawler-Prince, D. (1992). Preparing tomorrow's teachers: Meeting the challenge of diverse family structures. *Action in Teacher Education, 14*, 1–5.

Norris, J. (1997). Functional language intervention in the classroom: Avoiding the tutoring trap. *Topics in Language Disorders, 17*, 49–68.

Ogletree, B. T. (1999). Practical solutions to the challenges of changing professional roles: Introduction to the Special Issue. *Intervention in School & Clinic, 34*(3), 131.

Pogorzelski, G., & Kelly, B. (1993). *Inclusion: The collaborative process*. Buffalo, NY: United Educational Services.

Sanger, D., Maag, J., & Shapera, N. (1994). Language problems among students with emotional and behavioral disorders. *Intervention in School and Clinic, 30*(2), 103–108.

Slavin, R. E., Madden, N. A., Dolan, L. J., & Wasik, B. A. (1996). *Every child, every school: Success for all*. Thousand Oaks, CA: Corwin.

Tiegerman-Farber, E., & Radziewicz, C. (1995). Match-mismatch: A clinical intervention model. In E. Tiegerman-Farber (Ed.), *Language and communication intervention in preschool children* (pp. 129–153). Boston: Allyn & Bacon.

Tiegerman-Farber, E., & Radziewicz, C. (1998). *Collaborative decision making: The pathway to inclusion*. Upper Saddle River, NJ: Prentice Hall.

Timm, M. A., & Rule, S. (1981). RIP: A cost effective parent-implemented program for young handicapped children. *Early Development and Care, 7*, 147–163.

Trivette, C. M. (1998). How much is enough? Training issues regarding family-centered practices. *Journal of Early Intervention, 21*, 111–113.

Volk, D., & Stahlman, J. (1994). "I think everybody is afraid of the unknown": Early childhood teachers prepare for mainstreaming. *Day Care and Early Education, 21*(3), 13–17.

Waggoner, K., & Griffith, A. (1998). Parent involvement in education. *Journal for a Just & Caring Education, 4*, 65.

Walther-Thomas, C. S. (1997). Co-teaching experiences: The benefits and problems that teachers and principals report over time. *Journal of Learning Disabilities, 30*, 395–407.

Wehman, T. (1998). Family-centered early intervention services: Factors contributing to increased parent involvement and participation. *Focus on Autism & Other Developmental Disabilities, 13*(2), 80.

Winton, P. (1998). Socially valid but difficult to implement: Creative solutions needed. *Journal of Early Intervention, 21*, 114–116.

Yell, M. (1995). Least restrictive environments, inclusion, and students with disabilities: A legal analysis. *Journal of Special Education, 28*(4), 389–404.

# Chapter **4** 早期溝通評估與介入：動態的過程

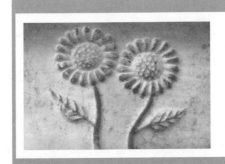

目標：當你讀完這一章，你將能夠

- 描述在前語言期與語言萌發階段，可作為評估及介入指標的嬰兒行為。
- 選用適當的非正式與正式程序以實施評估和介入。
- 描述目前對早期語言介入最好的方式，同時對個別兒童選擇適當之介入策略。
- 瞭解規範語言治療師執行早期介入業務的政策與法令。
- 對嬰兒、幼兒及家庭的早期評估和介入，能採用以家庭為本位與顧及個案文化背景的取向。
- 描述早期介入團隊成員的角色及合作取向，以對嬰兒與幼兒做評估及介入。

在介紹嬰兒及幼兒的溝通評估及介入程序的章節中，可能有人會懷疑在那麼幼小的人類身上，可以展現哪些早期的溝通、言語和語言能力。事實上，「嬰兒」（infant）這個字源自拉丁文，意指「無能力說話的人」，此字表說明意味著其為不具備溝通能力的人類。但是，這個觀點在近十年間已被挑戰；由 Chomsky（1965）提出的理論認為語言是「人類天生的能力」，嬰兒帶著尚未表現出的語言能力進入生命中的早期階段。自 Chomsky 提出的先天論之後，最近的理論提出嬰兒普遍有能力可以發展口語及高度特殊的前語言期能力，使其能跟照顧者與環境產生互動（Kent & Hodge, 1991）。目前研究認為，嬰兒對語言的獲取是帶著驚人程度的組織及偏好這樣的能力而進入這個世界，而非帶著特定的語言計畫進入世界中（Paul, 1999）。

本章焦點主要在以下三方面：前語言期溝通、在生命第一年萌發言語及語言能力，還有最重要的一點，對早期介入相關成員，特別是語言治療師，提供評估及介入的策略，以期提升溝通障礙高危險群嬰幼兒的語言發展。

各不相同的研究都支持早期介入能有效提升語言發展，這些研究包括健康和心理學、精神病學、護理學、醫學、幼兒特殊教育、職能治療、物理治療、語言病理學、營養及其他。在最近二十年間，研究發現嬰兒前語言期早期的行為與幼兒語言萌發間具有可預測性的關係（Bates, Benigni, Bretherton, Camaioni, & Volterra, 1979; Bates, Bretherton, & Snyder, 1988; Snow, 1979）。在醫學及心理學的研究同樣發現，嬰兒期的親子互動模式與後期的發展表現是有關係的（Brazelton & Als, 1979）。對年幼的兒童來說，目前已有更多針對不同社經地位族群兒童的長期調查研究，支持環境對發展、特別是語言發展有影響。

關於嬰兒期的語言發展的理論，持續受到許多不同領域的影響。近期，主要受到神經生物學的影響。Bates（1999）總結由神經生物學所得的研究和證據，挑戰先天論；同時照亮了我們對嬰兒生命早期，支持與導致言語、語言和溝通行為的相關發展過程的瞭解。Bates 爭論說，語言的神經生物基礎是依據大腦一般特性及功能的適應。第二，她發現針對腦傷的成人及嬰兒所得的研究結果，支持嬰兒的腦部是具高度可塑性的，具有能力經由替代的腦部發展來學習語言。雖然 Bates 爭論說，研究並沒有支持腦部有特定區域負責語

言功能，但是事實上，人類生存依賴於各種極度不同的腦部功能，或許腦部某些偏向負責訊息處理的區域對於語言發展是重要的。Bates及其同事的研究發現強調，嬰兒在環境中和照顧者的互動是解釋語言發展最重要的關鍵。早期介入專業人員面對早期確認溝通障礙高危險群幼兒的挑戰。Locke（1994）強調，年幼兒童在處理和學習聽覺訊息的能力上即使只有微小的缺損，都可能會有「急遽的影響」。早期確認、評量和介入因此得到明確的支持。

最近的研究增加我們對可能會限制兒童溝通、言語和語言發展的危險因子的瞭解，同時考量到大腦發展是快速且具可塑性的，加強早期確認和介入有其急迫性需要。本章目標是讓學生瞭解一套行為的基礎，可用以描述嬰兒發展中的語言和溝通系統，前語言期行為和階段的特殊性目前已被認為可預測後期的語言發展，而瞭解溝通障礙的危險因子將使專業人員能在早期的關鍵時間內，就更好的去協助這些孩子及其家庭。本章分為五個部分，首先是早期溝通介入的政策方針，第二部分描述目前已知和幼兒發展表現不佳，特別是語言發展遲緩，有關的危險因子。第三部分細查早期語言評量和介入的傳統及動態取向。第四部分則提供一評量和介入之動態過程的組織架構，此包括對溝通障礙高危險群兒童實施完整詳細的介入時，建議的方法和工具。最後，第五部分應用建議的評量和介入過程到三位個案身上。美國家庭和兒童的文化、語言背景越來越多元，本章中也包含一些支持多元文化家庭及兒童的建議。更進一步，本章依據早期療育需要專業人員團隊，配合家庭是團隊中心成員這樣的原則。早期溝通評量的過程和實作適用於所有早期介入專業人員，同時是語言治療師關注的特定目標。

# 壹、語言治療師在早期介入時的政策指導方針

1986年通過的99-457公法更清楚地界定了語言治療師對早期介入的參與及其角色。1997年，障礙者教育法案的再確認，早期介入的必要性更被支持。最近，美國聽力語言協會（ASHA）開始關注高危險群聽損新生兒的鑑定，此例子顯示出政策已認定：出生的第一年是語言學習的關鍵期。

　　美國聽力語言協會在 1989 年發布的政策，至今仍支持語言治療師在早期介入團隊中的角色。而 1997 年通過的障礙者教育法案，則成爲語言治療師對年幼兒童及其家庭提供早期介入服務更堅實的法律依據。

　　　高危險群及有發展障礙的嬰兒、幼兒（出生至三十六個月）及其家庭，在很多方面都需要有執照、認定合格的語言治療師來介入，包括：在溝通、語言及言語、口腔動作及餵食行爲上有遲緩或障礙。語言治療師和自行開業者，在滿足這些家庭及嬰兒的需要上，扮演了好幾種不同的角色。（p.116）

　　此美國聽力語言協會的聲明，說明語言治療師在早期介入中的角色包括：(1)篩檢與鑑定；(2)衡鑑與評估；(3)設計、計畫、直接服務與監控治療計畫；(4)個案管理；(5)和其他專業人員協商與轉介個案至其他專業人員處。目的是希望語言治療師在一社區爲主、家庭爲本位的計畫中，扮演這些多重與變動的角色，成爲早期介入團隊中的一員。雖然上述內容很簡短，但是此聲明具體化了一些重要的想法，同時明顯地指出我們和溝通障礙高危險群嬰兒及其家庭的互動方式（Catlett, 1991）。

# 貳、溝通／語言障礙高危險群的兒童

　　當基因遺傳和胎兒期階段順利時，正常的發展應該發生（Kopp, 1990）。不利的基因或胎兒期因子將使胎兒期階段變得容易受傷，這就是說，兒童成爲發展遲緩的高危險群。自從 99-457 公法開始，人們注意力的焦點在於確認及介入高危險群嬰兒。所謂的危險主要有兩種基本形式：生物與環境。生物危險因子源自於基因和暴露在畸胎源（例如，濾過性病毒感染、使用藥物）；環境危險因子一般是指不利的養育環境（例如，憂鬱的母親、虐待和環境毒素）。

　　以下說明使嬰兒出現溝通障礙高風險的生物和環境因子，這些因子並不一定要全部含括。許多其他資料顯示有些生物因子是可以在早期就被發現的，例如唐氏症、腦性麻痺、唇顎裂等等。目前的報告強調危險因子在新生兒時

就可以被確認。危險因子的範圍可以由微小到顯著的範疇。

# 一、生物危險因子

## 非法物質

當要探討非法物質對出生前後的影響時，主要要注意到母親─胎兒的生理和藥理學應用（Dattel, 1990）。非法藥物的分子量較低，短時間之內就能在母親與胎兒間自由地傳遞。經由胎盤快速的傳遞，胎兒所接受的藥物濃度通常是母親所接收的 50% 至 100%。藥物同樣也會影響胚胎發展，舉例來說，構成頭臉的大部分身體器官及構造在懷孕的頭三個月就已經形成了，大腦在整個懷孕過程中持續發展。所以，要考量的不只是母親使用了何種藥物及使用了多少藥物，同時也要考量到此藥物是在懷孕階段的何時被使用。不幸的是，有關影響範圍及發生率的資料是很難建立的。因為物質濫用所使用的物質通常都是非法的，父母親不會公開坦承自己有這樣的問題。另外，發現父母其中之一有使用某些特定藥物的問題也是困難的，因為可能混合了一些不需醫師處方而能購買的藥物（如，咖啡因、酒精）。最近的估計顯示，在子宮中受到一或多種藥物影響的嬰兒，每年約有 625,000 到 729,000 位（約是 15% 到 18%）（National Institute on Drug Abuse, 1995）。

## 古柯鹼和脫氧麻黃鹼

古柯鹼（包括快克）及脫氧麻黃鹼（搖頭丸、冰塊、速度）對中樞神經系統的影響，包括呼吸及心跳加速、激動不安和興奮。此藥物會抑制母親的胃口，且使其睡眠量減少。受到此類藥物影響的嬰兒相較於其他沒有使用藥物的婦女所生的嬰兒，其身高較矮、頭圍較小、出生體重較輕。若在懷孕的後期才接觸到這類藥物，嬰兒有較高的危險在一出生時就藥物上癮，同時可能出現戒斷症狀，包括心血管問題、發作、吸吮、吞嚥及餵食困難（McElhatton, Bateman, Evans, Pughe, & Thomas, 1999）。因為在懷孕中嬰兒大腦持續的發展，所以嬰兒可能會出現認知缺陷。

## 大麻

對於孕期婦女使用大麻的研究目前尚不確定，因爲大麻常常都和其他藥物同時使用，特別是酒精和香菸。懷孕期間使用大麻會產生許多不利的影響，包括早產、出生體重過輕、母親的體重減少、懷孕的併發症、分娩困難、天生的缺陷、提高產出死胎的機會、出生時各項檢查的得分偏低、有限的口語及記憶能力（Fried & Watkinson, 1990）。對哺乳的婦女，若其在哺乳期間使用大麻，同樣會對嬰兒造成不利的影響。Howard 和 Lawrence（1998）發現，若嬰兒食用到含有大麻活性成分的母乳的話，將會變得愛睡覺，同時吃的次數較少，進食時間也較短。

### 普遍使用的致畸胎源

Teratogens（致畸胎源）這個字由其拉丁文字根轉變而來，代表 "monster maker"（teratos=monster; gen=derived from）。臨床應用上，這個字是指當發育的胚胎暴露於這些物質中時，容易導致畸形（Shprintzen, 1997）。酒精、尼古丁、咖啡因都是可能干擾胎兒發育的畸胎源。

### 酒精

人們在很早期就已開始釀造酒精飲料，在美國，酒精是最廣泛被使用及濫用的飲品。每年幾乎有十萬名美國人因酗酒而死，同時在殺人、自殺及交通意外中，有超過一半以上是因爲酒精所引起的（National Institute on Alcohol Abuse and Alcoholism, 1997）。平均來說，每五位懷孕婦女中就有三位使用酒精飲料（ASHA, 1991）。因爲酒精會干擾胚胎發育的許多必要歷程，所以嬰兒在生理及行爲上都可能出現非常戲劇性的差異（Shprintzen, 1997）。Jones 和 Smith（1974）是最早提出胎兒酒精症候群（fetal alcohol syndrome, FAS）的人，此症候群是起因於在胎兒期時過度暴露於酒精之中。胎兒酒精症候群會改變組織和器官的發育，引起循環系統問題、頭臉部位異常（例如，唇顎裂）、肢體缺陷、生長不足，還有精細及粗大動作協調不佳（Gerber, 1990）。目前仍不清楚需要多少的酒精才會引起胎兒酒精症候群的症狀。顯

現胎兒酒精影響（fetal alcohol effects, FAE）的兒童是指那些顯示出細微症狀、表示其於胎兒時暴露於酒精之中的兒童。每一千位活產新生兒中就有三位出現胎兒酒精症候群，而每一千位活產新生兒中就有十位出現胎兒酒精影響（Shprintzen, 1997）。文獻報告指出，這些兒童在溝通方面的問題包括：語言發展遲緩、言語構音、流暢性、嗓音，及吞嚥方面的問題（ASHA, 1991; Sparks, 1989）。

## 尼古丁

尼古丁是一刺激物，可引起短期的血壓、心跳及心臟的血流量上升。據估計約有 28%在生育年齡的婦女抽菸，這表示有超過十四萬的十八至四十四歲婦女抽菸。吸入的尼古丁約有 90%會被母體吸收（Dattel, 1990）。懷孕期抽菸會提高流產或早產的機率。但是，抽菸最主要的危險在於胎兒可能出生體重過輕，估計美國所有出生體重過輕的嬰兒中至少有 20%是和懷孕期抽菸有關。尼古丁在母親應該要多獲得一些體重的時期，會抑制母親的胃口，同時吸菸也會降低氧氣吸收的能力。缺少營養及氧氣的胎兒可能無法成長成應該有的重量，尼古丁會對嬰兒的神經造成傷害，影響智力發展，同時也會提高嬰兒猝死症（sudden infant death syndrome, SIDS）的發生率。Fergusson、Woodward 和 Horwood（1998）最近的報告發現，母親懷孕期抽菸的兒童後來顯示出高比例的行為問題、酒精濫用、物質濫用及憂鬱。

## 咖啡因

咖啡因對中樞神經系統的作用如同興奮劑，在茶、咖啡、碳酸飲料及巧克力中都含有咖啡因。咖啡因是在懷孕期普遍使用的物質，至少有 80%的孕婦每天用不同的形式攝取到咖啡因（Dattel, 1990）。如同其他化學成分，咖啡因透過胎盤在母體及胎兒間傳遞。但是，因為咖啡因被分解的速度較其他物質慢很多，其對發育中兒童的潛在影響更大。迄今，仍無可靠的證據顯示，在使用咖啡因與人類嬰兒發展不佳之間有關聯性（Hatch & Bracken, 1993）。但是，由動物實驗上發現，懷孕期大量的咖啡因和提高出生缺陷及胎兒重量減輕是有相關的（Narod, Sanjose, & Victora, 1991）。一般仍建議懷孕期的

婦女限制咖啡因的攝取。

## 其他健康因子

另外兩種會影響溝通發展的醫學狀況是中耳感染及後天免疫不全症候群（AIDS）。

中耳急速出現發炎的徵候及症狀時稱為急性中耳炎（Bluestone, 1990）。急性中耳炎幾乎在每位兒童出生的頭幾年都會發生，許多嬰兒經驗到重複的急性中耳炎，有些會持續數個月兩耳都有液體流出（Paradise, Rockette, Colburn, Bernard, Smith, Kurs-Lasky, & Janosky, 1997; Teele, Klein, Chase, Menyuk, & Rosner, 1990）。有相當多的數據顯示，雖然有流膿的中耳炎（otits media with effusion, OME）只會產生暫時性的聽力損失，但是中耳炎的持續性或復發性會引起聽損的變動，變動的聽力損失對年幼兒童學習言語及語言會造成影響（Gravel & Wallace,2000）。Teele等人（1990）發現，在三歲之前得過OME的兒童，其七歲時在認知能力測驗及後續追蹤言語及語言測驗中得分較低。另外，Shriberg、Friel-Patti、Flapsen 和 Brown（2000）指出，若在十二至十八個月時患有 OME 伴隨輕度聽損的兒童，其在三歲時有33%的言語及語言發展遲緩的危險性。

1981 年時，美國疾病控制中心（Centers for Disease Control, CDC）首先報告一種罕見的惡性腫瘤，這種腫瘤出現在紐約及加州地區的男同性戀之中，稱為Kaposi's sarcoma。約一年後，美國疾病控制中心將此疾病命名為後天免疫不全症候群（AIDS）。1985 年時，發現此症候群是因人類免疫不全病毒（HIV）所引起，此種病毒在異性戀者、靜脈內藥物濫用、血友病患，及其他接受到污染的血液製品的人身上都可能發現（Cohen, 1990）。在 1999 年時，美國疾病控制中心的報告中漸增的AIDS個案數是 733,374 位，成人和青少年個案全部有724,656 位，其中男性有604,843 名，而女性有119,810 位。大部分帶有人類免疫不全病毒的嬰兒是經由出生前後的暴露而感染。首例後天免疫不全症候群嬰兒的報告發表於1983 年，而目前在美國有超過兩千例小兒科的人類免疫不全病毒個案及大約二百七十例後天免疫不全症候群個案。帶有人類免疫不全病毒的兒童，其中樞神經系統所受到的影響是顯著的，而

直到最近才出現有關受感染的兒童其溝通表現的報告。這類兒童主要的溝通問題似乎是在聽覺理解部分；然而也有報告提到不正常的嗓音問題，例如，情緒性失聲，同時選擇性緘默症也曾出現過（Zuniga, 1999）。

## 二、環境危險因子

### 社經階級

在經濟困難的家庭中，不佳的生活環境、不穩定的家庭生活和可供選擇的兒童資源不充分、雙親本身可能有些心理方面的問題，會導致兒童有不安全的依附關係（Lyons-Ruth, Connell, & Grunebaum, 1990; Shaw & Bell, 1993）。這樣的依附關係提高了兒童在學齡階段出現心理問題的可能性（Rutter, 1979）。低社經地位同時似乎也預言了較低的心理發展分數、不佳的語言發展、接受特殊教育及學業不及格（Bryant & Ramey, 1987）。

### 母親的影響

撇開因為母親使用藥物而可能影響兒童的溝通能力發展，環境因素中同樣有風險。孕婦的焦慮可以引起不同的心理狀態改變，改變心跳速率、血管壓縮、降低腸胃蠕動。一般來說，焦慮程度越大，反應越嚴重，最終會影響發育中的胎兒。不當的教養態度同樣會將兒童置於不利的因素之中，特別是父母親的拒絕與缺乏關注已被證實有顯著的影響（Lyons-Ruth et al., 1990）。Shaw 和 Bell（1993）相信，在幼年時，這樣的養育行為顯示出父母缺乏回應，當父母有敵意及不關注兒童時，會導致對嬰兒的需求無法有效回應。這些兒童之後常顯示出不佳的認知能力。

### 鉛

大約在 1900 年代初期已經確認，在鉛場工作的婦女常生下太小、病弱、且有神經損傷的孩子（American Academy of Pediatrics, 1987）。鉛經過胎盤傳給胎兒會導致其在子宮內成長遲滯，及出生後生存不利。在美國，因為

有限制汽油、油漆及其他消費產品中的鉛含量,目前暴露在鉛之中的機會已大量減少了。但是,目前擔心許多婦女在兒童時期曾暴露於鉛之中(如在泥土、飲水之中含鉛),鉛會在這群婦女的骨頭中大量累積,以致在許多年後威脅她們嬰兒的健康(Gonzalez-Cossio, Peterson, Sanin, Fishbein, Palazuelos, Aro, Hernandez-Avila, & Hu, 1997)。鉛對發展的影響,包括較低的智商、行為問題、語言學習困難和學業不及格。

## 營養及飲食

滿足嬰兒的營養需求已被確認對嬰兒健康的成長及發展是必要的(American Academy of Pediatrics, 1993)。一歲之前給予適當的營養,對兒童之後的成長和發育扮演了極其重要的角色。除了要滿足營養的需求,在嬰兒期正面的餵食經驗也可以訓練精細動作技巧,及提供社會互動的機會(McKinney, Ashwill, Murray, James, Gorrie, & Droske, 2000)。嬰兒期的生長速度較生命中任何其他時期都要快速,嬰兒的出生體重在六個月時可能會成雙倍,一歲時成為三倍。提供適當的卡路里、蛋白質、維他命和礦物質以維持理想的生長是必要的,美國兒科醫學會(American Academy of Pediatrics)和美國飲食協會(American Dietetic Association)建議,哺育母乳是出生頭一年中最理想的餵食方式(American Dietetic Association, 1997)。全世界因營養失調每年幾乎造成近七百萬名兒童死亡(UNICEF, 1998)。營養不良同時也會造成兒童生理上的傷害(妨礙生長)、免疫系統衰弱,及智力障礙。

本章描述了一些近期對於美國嬰兒及幼兒的研究中普遍出現的危險因子,表 4.1 是這些討論的摘要,同時預測每一危險因子對兒童發展的影響。讀者應該要記住,單一危險因子並無法明確地預測一項特殊表現結果,在兒童本身的彈性及教養環境間都會互相影響的。

表 **4.1**　和不利的發展結果相關的危險因子

| 危險因子 | 可能的結果 |
|---|---|
| 生物因子 | |
| 　古柯鹼／快克 | 出生體重過輕、身高較矮、頭圍較小、顫抖 |
| 　脫氧麻黃鹼 | 認知、社會、行為問題 |
| 　大麻 | 早產、出生體重低、先天的障礙 |
| 　酒精 | 出生體重輕、較矮、胎兒酒精症候群 |
| 　抽菸／尼古丁 | 神經損傷、呼吸困難 |
| 　咖啡因 | 可能減低胎兒體重及造成出生缺陷 |
| 　中耳炎 | 傳導性聽損、音韻發展遲緩 |
| 　人類免疫不全病毒感染 | 中樞神經系統問題、死亡 |
| 環境因子 | |
| 　社經地位 | 智力發展低、精神病理方面的問題 |
| 　母親的影響（如憂鬱） | 智力發展低 |
| 　鉛 | 智能不足 |
| 　營養 | 智力發展低、學習問題 |

## 參、早期語言評估及介入

　　現在我們來看在對溝通及語言發展遲緩的年幼兒童的評估和介入。溝通評估和介入是不可分割的過程，特別是針對嬰兒和幼兒及快速發展的時期。因為需要能夠快速及準確地去評估已知的危險因子，且提供有效的介入，以促進最理想的溝通及語言發展，在評估和介入之間需要有一動態的互動。最近某些小學及中學會使用**動態評量**這個詞，指在某些特殊語言教學目標上，例如，拼字、音素知覺、字彙、文法及概念發展，一種測驗─教學─再測驗的取向。Butler（1997）描述了語言及言語評估的歷史發展，同時指出現今的潮流強調，要在兒童「真實生活」的情境中去蒐集語言樣本，特別是關於閱讀及書寫的評估更是如此，她指出這種取向的好處在於可以同時進行評估資料的蒐集及執行介入計畫。當嬰幼兒尚不具備萌發的字彙及語言技能時，前

語言期階段和照顧者的互動提供了可以蒐集評估資料與教導介入策略的一種動態情境。接下來的章節會說明評估嬰兒語言能力時使用的傳統取向及動態取向，包括評估及介入策略，特別是針對早期語言發展的部分。

## 一、評估的模式：傳統與動態取向

　　兩種最常用的評估模式是發展模式和自然情境模式；發展模式是傳統取向，主要是依據年齡指標或正常發展標準參照。發展評估工具包括年齡指標行為，而嬰兒的行為表現和其年齡—參照標準做對比。評估工具可以是常模參照的，例如，貝利嬰兒發展量表（Bayley Scales of Infant Development）（Bayley, 1993）或是標準參照的，例如，夏威夷早期學習簡述（Hawaii Early Learning Profile）（Furuno, O'Reilly, Inatsuka,Hosaka, Allman, & Zeisloft-Falboy, 1987）。

　　Wetherby 和 Prizant（1992） 對許多目前可用的評估工具不滿意，因為這些工具的評估範圍是有限的，且對於評估前語言期溝通行為是有困難的。所以，他們提倡一種自然情境取向，自然情境評估會在嬰兒的日常生活情境中觀察他們的溝通技能，這些生活情境包括遊戲和日常生活慣例事件（Crais, 1995）。很少評量工具是依據自然情境模式。自然情境取向和動態評量很接近，因為兩者都強調兒童在自然情境中的表現，同時在決定兒童的溝通技能的*過程*上也很相近。動態評量可被視為是自然情境評量的一種特殊應用，在提供成人的支持及介入時，運用特別的策略來決定兒童最理想的表現。表 4.2 中列出兩種取向──發展─傳統模式和自然情境／動態取向所使用的評量工具的比較。

　　我們已經知道生命頭一年的發展過程是很迅速及複雜的，所以我們同意 Wetherby 和 Prizant（1992）的觀點：發展評量模式常常都太局限了。自然情境和動態取向允許比較多的彈性，這點在面對有特殊需求的兒童時特別重要。換句話說，自然情境取向不會提供和同齡同儕相比較的發展里程碑來評量兒童的溝通能力。

表 **4.2**　適用於嬰幼兒的早期語言和溝通評量工具

| 發展 / 傳統評量工具 | 自然情境 / 動態評量工具 |
| --- | --- |
| Minnesota Child Developmental Inventory（Ireton & Thwing, 1974） | Assessing Prelinguistic and Linguistic Behaviors（Olswang et al., 1987） |
| Preschool Language Scale－3（Zimmerman, Steiner, & Pond, 1992） | Neonatal Behavioral Assessment Scale, 2nd ed.（Brazelton, 1984） |
| Battelle Developmental Inventory（Newborg, Stock, & Wnek, 1984） | Assessment of Mother-Child Interaction（Klein & Briggs, 1987） |
| The Language Developmental Survey（Rescorla, 1989） | MacArthur Child Development Inventories, Infant and Toddler Forms（Fenson et al., 1993） |
| Reynell Developmental Language Scale（Reynell, 1985） | Parent-Child Interaction Assessment（Comfort & Farran, 1994） |
| Bayley Scales of Infant Development（Bayley, 1993） | Communication and Symbolic Behavior Scales（Wetherby & Prizant, 1993） |
| Infant-Toddler Language Scale（Rossetti, 1990） | Communication Matrix（Rowland, 1996） |
| Receptive-Expressive-Emergent Language Scale－2（Bzoch & League, 1991） | Integrated Developmental Experiences Assessment（Norris, 1992） |
| Clinical Linguistic and Auditory Milestones Scale（Capute & Accardo, 1978） | Assessment Evaluation and Programming System（Bricker, 1993） |
| Hawaii Early Learning Profile（Furuno et al., 1987） | |
| Sequenced Inventory of Communicative Development-Revised（Hedrick, Prather, & Tober, 1984） | Syracuse Assessments for Birth to Three（Ensher et al., 1997） |
| Early Language Milestone Scale（Coplan, 1993） | Communication Play Protocol（Adamson & Bakeman, 1999） |
| Mullen Scales of Early Learning（Mullen, 1997） | Transdisciplinary, Play-Based Assessment（Linder, 1993） |
| Infant/Toddler Checklist for Communication and Language Development（Wetherby & Prizant, 1998） | |

## 二、動態評量

近期，在語言病理學領域中強調採用動態評量來評量嬰幼兒，這和早期療育中強調兒童和照顧者及社會情境間的互動時的溝通過程是一致的。Butler（1997）提出，在介入前實施評量是必要的，同時評量應該導致之後有效的介入。但是，標準化測驗是測量兒童已經知道的東西，同時也是靜態的。相反的，動態評量提供兒童在和溝通夥伴互動的情境中其行為表現的樣本，來自評量者的線索和支持是被允許的，用以判斷兒童萌發的語言能力和需要成人提供支持的程度。當應用於學齡階段有語言學習障礙的兒童，動態評量的實施方式為「測驗—介入—測驗」這樣的循環，而將焦點關注於最能支持兒童表現其學習能力的策略上。Swanson（引自 Butler, 1997）聲稱動態評量策略對語言學習障礙兒童，藉由增進對之前儲存的訊息之提取，能幫助改善訊息處理能力。當動態評量的原則看起來似乎和年幼兒童較有關係時，Butler警告說，動態評量方法更適用於評量兒童的後設認知能力。

動態評量和建議使用於嬰幼兒身上的動態程序有哪些相似之處呢？Butler（1997）概述動態評量評估兒童的溝通和學習能力時的要素和目的如下：

- ・提出兒童的知識基礎。
- ・評估兒童的專注能力。
- ・評估兒童的知覺與記憶、儲存和提取的能力。
- ・評估兒童的策略選擇與應用。
- ・評估兒童自我調解的程度。
- ・評估兒童在評量過程中，呈現刺激分析的能力。
- ・評估兒童修正學習策略的能力。

## 三、動態評量取向應用於早期介入

動態評量的原則和程序一般是設計給那些有能力去觀察和修正自己學習表現的兒童。但是，有些原則還是應用在近期對於嬰幼兒的評量。主要應用

包括以下幾項：

1. 使用父母的報告以決定兒童在熟悉的環境中，每天活動時自然情境下的表現。

2. 在互動情境中，觀察兒童與父母或主要照顧者。

3. 利用晤談以決定兒童在理想環境下的溝通能力。

4. 由主試者實地示範以決定兒童若要顯示萌發的能力所需之鷹架支持的程度。

Billeaud（1998）提出對嬰幼兒在自然環境中採用**序列的評量**，此方法包括在以下方面觀察兒童：(1)日常慣例活動；(2)和熟悉的人互動；(3)操作物品；(4)遊戲發展。建議可以使用錄影帶，這樣使語言治療師能夠自由地和家長及兒童互動，也可以提供介入的資訊和監控進步情形。Billeaud更進一步建議將評量程序作為一段**嘗試介入**的過程，在遊戲情境中去蒐集兒童溝通所代表的獨特意義等方面的資訊。拓展 Billeaud 的指導方針，語言治療師更進一步可以決定最理想的策略類型，當兒童在較高的發展階段時刺激兒童去溝通。Billeaud建議的自然語言評估方式，和在那些已理解基本的語言概念，同時也有某些程度之口語的較年長兒童身上實施動態評量的步驟，是有明確的不同的。但是，用來觀察**習慣的**或是典型的溝通行為的步驟，還是有某些相似性存在。

以遊戲為本位的評量特別適合動態評量取向。利用遊戲作為溝通情境，兒童是在跨專業或多種專業個別運作的團隊模式下被評量，此兩項團隊模式的差異將會在本章稍後討論。遊戲基模是多樣的，以引發出溝通行為的許多面向，特別是表達性語言。Linder（1993）的跨專業以遊戲為本位評量模式，允許早期介入團隊經由觀察其他專業人員和兒童及其家庭成員的互動，來蒐集評量資料。「溝通和象徵行為量表」（Communication and Symbolic Behavior Scale）（Wetherby & Prizant, 1993）是一依據自然情境評估程序的工具，適合在動態評量取向中使用；在情境中設計特殊的活動來和兒童遊戲，以此來決定他或她對自然的及新的溝通邀請的反應。

對溝通發展遲緩和障礙高危險群的嬰幼兒，特別適合在評量及介入時應用動態程序。傳統評量模式需要數個階段，包括：(1)篩檢；(2)診斷；(3)確定需要服務；及(4)在一段時期的介入後，評估進步情形（Ensher, 1989）。Sparks

（1989）建議評量嬰幼兒時要是序列的，強調兒童、家庭及他們之間的互動。發展評量工具時，此取向要記在心中，在蒐集兒童的資料時要提到兒童的優勢和弱勢，這是為了要設計之後的介入方案。最近的政策和臨床指導方針是以家庭為中心、動態的評量，合併了許多發展的向度，同時也系統性的考量家庭所擁有的資源。

由 Billeaud（1998）所描述的慣例和原則包括以下幾點：

1. 對發展遲緩高危險群的嬰幼兒，早期介入提供了最理想的機會去發展溝通能力，以便為之後學校生活的成功做準備。

2. 家人是早期介入團隊主要的成員，同時需要支持去提供一最理想的環境。

3. 對溝通遲緩和障礙的早期介入需要合作及團隊工作，其會橫跨牽涉到家庭的許多不同專業及機構。

4. 不同的家庭需要不同的介入模式及取向。

5. 在對溝通遲緩及障礙高危險群的嬰幼兒及其家庭提供有效的早期介入服務時，特殊的知識和技巧是需要的。

## 四、早期診斷及語言介入的功效

對溝通障礙高危險群兒童早期診斷及介入的重要性是本章的主要議題。近期的研究在支持早期診斷和介入的原理方面有很豐富的發現；例如，Oller、Eilers、Neal 和 Schwartz（1999）發現，較晚出現卡農式喃語，可以早期預測之後言語及語言發展遲緩的高危險群兒童。目前已發現，聾童或聽力有問題的嬰兒有一普遍的特徵就是喃語較晚才開始。Oller 及其同事提供新的洞見讓我們去思考，喃語在其他發展遲緩高危險群兒童的語言發展過程中扮演的潛在角色。在他們針對三千四百位嬰兒的研究中發現，相較於控制組，在十個月大才較晚出現卡農式喃語，和之後十八、二十四和三十個月時產出較少詞彙是有相關的。學者們推測，卡農式喃語較晚出現可能可以幫助預測失用症、吶吃、特定的音韻障礙，或者是更普遍的言語和語言障礙。McCathren 和 Yoder（1999）對嬰兒期確認有發展遲緩的兒童，在他們十七到二十四個

月大時做一年的追蹤研究，發現其特定的詞彙特徵和後期語言發展（表達性詞彙）間有預測關係存在。

更進一步，對嬰兒卡農式喃語有些有趣的發現，父母傾向對這些牙牙學語做回應，好似嬰兒是在說真正的言語。如同 Snow（1979）在二十年前的發現，父母會視所有嬰兒的行為如同有意義溝通發生一般。在喃語階段產出的，近似於口語的形式，創造了一很重要的父母—兒童互動機會。卡農式喃語較慢出現時，可能會使父母較少對其孩子做出口語互動，而因此在語言學習的關鍵期降低了環境輸入的機會。因此，雖然較晚出現卡農式喃語是一關鍵的訊息，但是也並不代表就是語言發展遲緩的前兆。

Paul（1999）挑戰 Oller 及其同事（1999）提出的說明，強調多樣的向度會影響嬰幼兒語言發展。更進一步，她質疑 Bliele（1997）提出的，喃語是言語必要的前導這樣的假設；她的研究報告指出，在嬰兒期裝氣切造口以至於阻礙了喃語產生的孩子，在兒童期只有不太多及短暫的言語及語言發展遲緩。她警告說，使用卡農式喃語出現較遲緩作為言語和語言發展遲緩高危險群孩子的預測指標，可能會導致過多不正確的正向反應，過多不需要服務的孩子卻被歸類為需要服務介入。她主張對言語和語言遲緩的危險因子採用一更廣泛的觀點，同時，早期預防評量時強調要合併評估父母的教育程度，和對這些喃語及早期詞彙發出較遲幼兒的語言刺激量。

如同 Robertson 和 Weismer（1999）指出，對嬰幼兒早期語言介入功效的支持證據是缺乏的。他們指出，Paul（1999）提出的「觀察和看政策」及其他更多主動介入取向缺乏清楚的研究指引。在嬰幼兒身上研究的治療模式是依據其相互作用的取向，這些作者的研究顯示在晚開始說話的幼兒身上，語言和社會技巧都有正向的增加。

# 五、早期語言介入取向

Iacono（1999）在早期介入的架構中回顧對幼兒的語言介入，強調在廣泛的早期介入情境和語言介入間有相互的關係。她描述研究的發展，顯示早期介入的成效研究如同**第一代研究**，而提到**第二代研究**是 1990 年代晚期提出

的更特定的問題，這些問題決定早期介入的某些成分的有效性。第二代研究包括的特定領域有父母親的參與；計畫架構、強度、持續時間和時機；介入的地點；及介入者的訓練。這些在早期介入成效研究中增加的特定領域，是和早期語言介入研究的發展互相平行的，後者特別是增加對於溝通遲緩和特殊需求兒童介入策略類型的研究。

Iacono（1999）對於早期語言介入的歷史發展提供一完整的回顧，介入由高度結構化及教導式的轉變為自然情境及遊戲本位的。對於父母—兒童互動和障礙者教育法案的研究，導致目前對早期語言介入的團隊模式最佳的指導方針，目前的模式在行為、心理語言學和社會語言理論方面有其歷史基礎，可理解為一連續的架構。表 4.3 中強調出早期語言介入模式的主要特徵；由左至右，從高度結構化／最多教導式的到低結構化／最少教導式的取向。在所有取向中都發現使用自然環境及日常生活慣例，但是，結構化和成人指示的程度不同。每一模式特殊的特徵可在數個變項間比較，這些變項包括：(1)由成人主導；(2)計畫介入；(3)位置或情境；(4)介入的方式。

Iacono（1999）更進一步比較每一模式的主要特徵，同時討論每一模式在研究上的成果。目前的研究大量支持朝向在幼兒熟悉的情境中自然介入。Iacono 總結早期語言介入最佳的方式，發現可以有效支持正常兒童及溝通障礙兒童的語言發展。包括以下幾點：

環境安排。環境設計要有趣，須有能吸引兒童參與的活動或物品。建議使用一些不同的技術來「妨害」此環境，例如，將物品置於孩子看得到卻拿不到的地方，放在透明塑膠瓶中；提供物品和活動的選擇來吸引兒童的注意。

反應互動。在典型、相關的活動上，環境被安排來吸引孩子的注意，而成人的互動跟隨孩子的領導，建立共同注意以擴展兒童的溝通和輪替。在自然發生的活動情境內使用特定的隨機教學策略。根據Jones和Warren（1991）提出「當兒童開始以請求、問題、意見或其他溝通行為和教師互動時，就是隨機教學發生的時刻」（p.49）。

前語言情境介入。修正情境教學以為前語言介入之用，包括開始使用請求或意見。由情境教學所來的策略也包括跟隨兒童引導、環境安排和在日常生活慣例、社會互動中安排模範。

表 **4.3** 早期語言介入的模式，由高度結構化到低度結構化

| 直接教學 | 情境教學 | 增大情境教學 | 反應式介入 | 以會話為中心介入 |
|---|---|---|---|---|
| 由語言治療師確認特定的語言目標 | 兒童為中心。專注於環境安排 | 兒童為中心。專注於環境安排來增加溝通的機會 | 兒童為中心。專注於安排環境來增加溝通機會 | 介入是以兒童為中心的。兒童自己發現語言的特性 |
| 介入步驟是依序增加的 | 在「安排的遊戲」中把特定的語言結構作為目標 | 在「安排的遊戲」中把特定的語言結構作為目標 | 目標為類化兒童所獲得的溝通技巧 | 所有語言向度都是有互相關係的，沒有特定的目標 |
| 在抽離式情境下介入 | 在兒童日常慣例中實施介入 | 在自然環境及日常生活慣例中實施介入 | 在自然環境及日常生活慣例中實施介入 | 語言治療師依據在自然情境中豐富的學習環境 |
| 使用訓練、練習及增強來達到精熟 | 成人要求兒童回應，同時採用隨機教學程序 | 隨機教學取向 | 成人跟隨兒童引導，同時提供語言示範回應兒童的行為 | 成人─兒童互動以達成相互的溝通 |

　　**擴大及替代性溝通系統**（Augmentative and Alternative Communication, AAC）。合併擴大及替代性溝通系統至遊戲為本位介入中，可以提供重度溝通障礙幼兒有機會在具意義的情境中溝通。應用擴大及替代性溝通系統介入的策略可能包括精確的行為觀察及技術，還有用自然情境程序來促進兒童在和同儕與成人的溝通互動中，使用擴大及替代性溝通系統。

# 六、「輸入」的功效

　　McCathren、Yoder 和 Warren（1995）研究在早期語言介入中指令的角色，**指令**是成人的口語行為，對兒童解釋他們所做、所說或是注意的事物。這些作者確認了三種指令的類型：(1)**跟隨指令**跟隨兒童引導；(2)**更改指令**，

開始一新主題；(3)**介紹**，或是給一沒有注意到事件中的兒童指令。自然語言介入取向的關鍵特徵就是指令的使用，包括那些由McDonald（1985）和Mahoney 與 Powell（1984）所提出的自然情境教學和交談取向中也有使用。一般來說，成人過度的使用指令在自然語言介入中並不被鼓勵，因為其假設兒童自發性的溝通將會被抑制。在此三項指令中，唯一的例外是跟隨指令，它實際上是跟隨兒童關注的焦點，同時企圖由兒童觀點的基礎上去擴展溝通行為。McCathren 及其同事研究的重要性，在於他們確認在幼兒語言發展上跟隨指令的便利效果。跟隨指令設定階段讓兒童去學習詞彙和語言概念，更進一步研究發現，在晚期可影響語言發展表現，兒童的表達性語意和語法發展有增加。

　　由這些在早期語言發展階段，父母互動產生之影響的文獻回顧中所得到的總結是重要的，因為它們可幫助去解釋語言的特殊領域，藉由某些形式的指導是最能有效促進的：

1. 情境取向，使用跟隨指導，是最能有效促進詞彙和早期語意關聯的。
2. 若指導不是依循兒童注意的焦點，則對語言發展助益不大。
3. 改變主題的指令或是指導兒童的注意力到新的刺激，對兒童的語言發展表現沒有正向相關。
4. 雖然在促進語言發展上，「跟隨兒童」的重要性已經被確立，但是文化差異並沒有被考慮進去，同時也需要更多的研究。
5. 使用更改指令和介紹在某些個案身上有用，特別是有行為問題的兒童。

# 肆、嬰兒評估和介入的組織架構

　　本章稍早之前的版本曾提出一早期溝通和語言發展的評量和介入模式——嬰兒的溝通評量模式（Communication Assessment Model for Infants, CAMI）（Robinson & Robb, 1997）。評估近期文獻的觀點，嬰兒的溝通評量模式提供了一動態的過程，同時允許語言治療師在對語言和溝通障礙高危險群嬰幼兒及其家庭工作時，輕易地在評量和介入間轉換。早期療育最好的

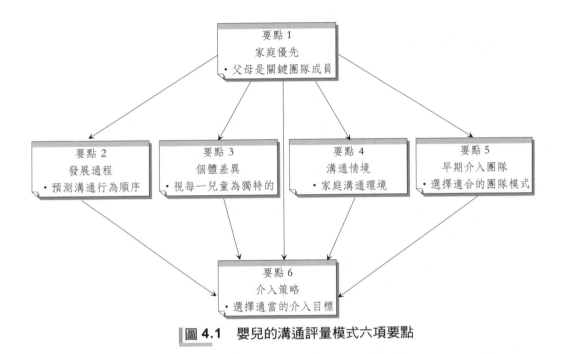

**圖 4.1　嬰兒的溝通評量模式六項要點**

模式要求家庭成為所有專業介入的中心。嬰兒的溝通評量模式由以下六項要點組成：(1)家庭優先；(2)發展過程；(3)個別差異；(4)溝通情境；(5)早期介入團隊；(6)介入策略。每一要項包含對溝通發展遲緩嬰幼兒的早期介入新近的政策和臨床應用。這些要項提供臨床者一結構化的規畫，當在實施完整的評量和介入計畫時，可以去實施觀察、資料蒐集、家庭成員晤談及特定的測驗程序。

　　如同圖 4.1 所示，嬰兒的溝通評量模式建立臨床工作者對個別兒童及其家庭，一開始的評估問題及選擇評估工具的藍圖。家庭優先是一起始點，此階段蒐集及分享的資訊會引導接下來的評量和介入活動。每一要項都是明確但又相互依賴的。語言治療師可以彈性地對嬰兒目前的狀態實施簡短的評量，同時，立刻採用或教導介入策略來支持更進一步的溝通／語言發展。

# 一、要點 1：家庭優先

　　早期介入的領域改變很快速，專業人員的角色由對兒童直接介入轉變為和家庭成員合作。在許多方面，早期介入服務是跟隨健康照護的改進而改變。根據 Cochrane、Farley 和 Wilhelm（1990）所言：「早期介入的領域牽涉到特定的學科、兒童中心服務，到家庭導向，在其間專業人員由許多不同學科，例如，教育、醫療、心理和治療而來。」（p.373）為了要符合這些新的改變，專業人員必須獲得家庭支持技巧方面完整的訓練，這些訓練應該包括和家庭溝通、個案管理、跨專業團隊、家庭介入，及家庭中心重要性和倫理。

　　目前美國家庭的獨特特質要求語言治療師加強培養對文化和個體長處及表現的敏感度（Turnbull & Turnbull, 1990; Hanson, Lynch, & Wayman, 1990）。不同的文化團體看待失能的觀點都不同，範圍可能由視障礙兒童為「好運的預兆」到視其為一可恥的事情。專業人員直接的問題對某些文化的家庭來說可能會令其嫌惡，在此家庭中的個案需要被逐步地介入。舉例來說，在夏威夷，當關注於兒童的問題之前，介入傾向採用「說故事」形式來建立關係。除了需要對文化敏感之外，專業人員也需要和個別家庭風格契合（例如，單親家庭、延伸家庭照顧者、領養家庭、父母在工作和青少年父母等）。

　　在早期溝通和語言評量中，對個別家庭需要的敏感度格外重要，因為一接觸家庭成員開始評量和介入程序，首次會面的成功對接下來的父母─專業人員關係，及最終的兒童的介入成果，十分密切（Gradel, Thompson, & Sheehan, 1981）。在一開始和家庭接觸時，語言治療師需要承認家庭成員在團隊中扮演了關鍵的角色，初始的會面幫助語言治療師決定主要照顧者對該兒童的主要關切點、父母─兒童互動的長處，及適當的評估工具。

# 二、要點 2：發展過程

　　發展意味著兒童隨著時間，在自己及同儕間一高度連續及穩定的行為改變（Dunst & Rheingrover, 1982）。最常用來評量兒童發展的取向，視兒童

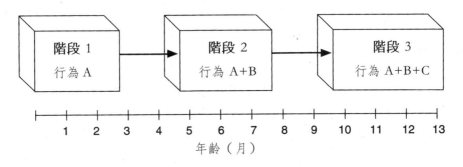

圖 **4.2** 行為發展的階段模式

改變的行為為發生在特定的生理年齡階段下的功能。**發展的階段模式**是行為發展可測量部分的描述（Brainerd, 1978）。在典型的發展階段模式中，如圖4.2所示，發展的順序是依據一行為依附於下一行為。為了接下來的行為要發展，必須發生依附。大略來說，發展的階段模式在概念上相似於之前描述的發展評量模式。

採用階段模式去評量幼兒至少有兩項主要的缺點；第一，階段模式一個重要的特徵為特殊的階段被想像為是以一不變的程序發展的，但因為階段模式仍持續被修訂中，故階段的決定似乎是十分任意的。舉例來說，1950 年的研究團體可能會確認兒童走路發展的三個階段；而二十年後，另一群研究團體可能會確認為有五個階段。因此，我們對於發展的學習越多，我們似乎就會獲得越多的階段。第二項缺點是關於對每一階段有一年齡相符的預期；生理年齡常會誤解容易的技能。依據年齡設立標準常是方便和實用的，但是誤差應該要加權計算，因為較早和較晚成熟的兒童在相同的生理年齡，並沒有顯示相似的特徵。因此，雖然發展評量架構可能可作為一標準來比較個別兒童，但是仍要小心使用。其中一項要注意的就是不要太遵守特定的年紀預期，這並不是說在嬰兒評量時，階段是不重要的，語言治療師在決定一般的指導方針時，階段模式扮演了重要的角色。

我們相信有更適合的取向去描述兒童進行中的發展，此取向是過程模式。**發展的過程模式**允許行為重複，及嬰兒表現出的個別差異。大部分來說，發展的過程模式概念上相似於之前討論過的動態和自然情境模式。雖然應用過

程模式於早期溝通的益處似乎很清楚，但是只有少數的機構採用這樣的取向。

## 發聲階段和過程

兒童早期的發聲發展通常是以發展的階段模式來描述（Stoel-Gammon & Cooper, 1984; Stark, 1980）。此模式的數個版本曾被發表，但是其在發展階段數量上有些差異，每一階段的特徵和年齡的階段有重複。但是，大部分模式參照生理年齡，確認約有五個主要的階段（圖 4.3），包括：

1. 反射聲音及哭泣聲。常被認為是在第一個月時出現。
2. 咕咕聲。在二和三個月時，出現基本的音節形式（母音、子音—母音）及子音/k/和/g/。
3. 重複或是卡農式喃語。約六個月時發生，相同的子音—母音（CV）音節形式重複產生。
4. 富變化或是非重複的喃語。八個月時，不同的聲音和音節顯著增加。
5. 單字出現。約十二個月大時發生。

Oller 及其同事（1999）依據在 1970 年代實施的多個縱向研究，提供音韻發展的階段模式。Oller 及其同事略述早期音韻發展的階段如下：

· 發音階段：類似母音，聲門發聲。

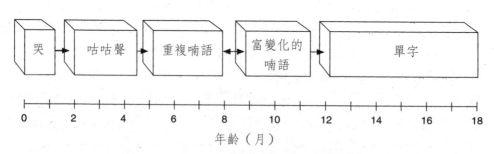

**圖 4.3　傳統字彙發展階段的基模表徵**

● 依據生理年齡，此不同階段分配，是以 Holmgren 及其同事（1986）、Koopmans van-Beinum 及 van der Stelt（1986）、Oller（1980）、Proctor（1989）與 Stark（1980）的研究為基礎。而在重複喃語階段與富變化的喃語階段之間的雙箭頭，是表示此二者為同時發生的行為。

- 主要構音階段：咕咕聲。
- 擴展階段：完全的韻母，近似喃語。
- 卡農喃語階段：完整形式的卡農音節，重複順序。

發展順序對於組織早期發聲行為是一有用的組織架構（Proctor, 1989）。但是，因為階段是描述的，同時有點憑印象的，它們可以變得絕對同時更充分顯示出其不適當性（Shatz, 1983）。舉例來說，最近的研究（Mitchell & Kent, 1990; Smith, Brown-Sweeney, & Stoel-Gammon, 1989）建議，因為重複和變化的喃語同時發生，它們不是發聲發展中分離的階段。更進一步，有區別的單字階段也被批評，因為其明顯地混合可辨認的單字形式和非字形式（例如，亂語）（Robb, Bauer, & Tyler, 1994）。當使用階段模式時，指導方針允許一兒童和另一位兒童的個別差異。

### 手勢動作階段和過程

手勢動作的發展階段似乎相似於發音發展的順序，當嬰兒由早期反射聲音轉變為有意圖的控制發聲。手勢溝通在嬰兒生命的第一年就出現，會持續至口語出現，存在個別差異。更進一步，在動作發展和嬰兒有能力對照顧者使用精確的手勢動作之間，似乎存有直接的關係。

最早的動作出現在生命的第一個月，當嬰兒顯示出投入或不投入的線索，在互動中表示願意繼續互動或暫停一下的信號。Brazelton、Koslowski和Main（1974）描述嬰兒細微的及強烈的投入和不投入線索形式。這些線索讓照顧者知道在每日照顧和遊戲中如何去回應和調整。投入線索是對照顧者表達出嬰兒歡迎和照顧者的互動；這些非語言行為包括臉部亮起來、眼睛張大、微笑、張開雙手、四肢靈活的移動、將頭轉向照顧者和接近照顧者。不投入的線索是嬰兒在互動中想要暫停一下的信號，這些行為包括啜泣、打嗝、增加吸吮的速率、皺眉、打呵欠、踢腿和靜止不動。夠敏感及訓練良好的照顧者會回應投入線索和嬰兒互動，而對於不投入線索則會讓嬰兒在互動中中斷一下，這可以協助新生兒去表達自己的溝通行為。

在生命的早期幾個月，嬰兒對抽象的臉部及手臂、腿、手指的移動更精熟，知道可用這些去表達喜悅、預期、飢餓，和想要遊戲的願望。當嬰兒更

適應每日照顧慣例之後,他們對照顧者表現出許多的動作回應,包括在換尿布時抬起雙腿、抓成人的手或是臉部、整個人趨近照顧者、在餵食當中探索母親的衣服。

在嬰兒六個月大,臉部及手部動作交互模仿開始萌發出現(Moore & Meltzoff, 1978)。舉例來說,嬰兒會藉由趨近遮蔽成人臉孔的手或衣服,來企圖再度開始例如躲貓貓等遊戲。九個月大時,在萌發的口語中,手勢動作扮演了一關鍵性角色,特別是在意圖溝通期。由非意圖過渡到意圖溝通是藉由聲音、動作,和眼神注視模式而完成,這些在個別兒童間有差異。但是,即使有差異,目前仍有發現一些普遍模式。嬰兒一般在對特殊物品或動作使用前語言要求時,表現出意圖動作,這稱為*原型規則*(protoimperatives)。意圖性溝通序列(例如,給予、展示)指出,兒童希望在特定的物品或環境事件上,獲得成人的注意(Crees, 1999; Bates, Bretherton, Snyder, Shore, & Volterra, 1980; Bates et al., 1979; Harding & Golinkoff, 1979; Snyder, Bates, & Bretherton, 1981)。表 4.4 顯示出在九個月大時,嬰兒的意圖性溝通行為。

原型規則和原型敘述序列在嬰兒系統性的使用指點來溝通之前,就已經出現。隨著意圖式溝通的發展,指示參照的能力也隨著發展,此能力是在一堆物品中區分出一項物品,同時注意到它的存在(Owens, 1992)。指示參照約在十一個月大時發生。Bates 及其同事(1979)提出,當兒童學習參照溝通行為時,展示和給予的動作是在指點之前發展的。Bates 注意到在意圖溝通階段觀察到的手勢動作,同時它們快速地變成複雜的儀式。這些用來建立參照

**▌表 4.4　九個月大時意圖溝通行為的序列**

| 溝通行為 | 例子 |
| --- | --- |
| 輪替注視 | 母親和餅乾不在同一條視線上,兒童看看餅乾再看看成人,顯示出他希望成人介入。 |
| 修補失敗的訊息 | 如果嬰兒發出信號(注視或是動作),但是成人沒有回應,兒童會重複同時擴大信號(趨近物品、再看回成人、發出更大的聲音)。 |
| 不成熟的手勢 | 真正趨向物品變成緊緊地抓住,對餅乾發出的聲音可能變成"mmmm"的聲音。 |

的複雜手勢動作主要的角色，和之後萌發的口語命名有很強的關聯性。

## 社會互動階段和過程

　　在第 2 章有提到，照顧者和兒童間的社會慣例對於發展前語言和早期語言溝通是很重要的。在嬰兒出生的第一個月，兒童成為互動時回應的一方，直到第一年的結束時，他們變得有更多意圖性的控制。在成長—養育時和照顧者社會互動的方面，常被認為是社會鷹架，提供了促進社會性、情緒、心理和認知發展的情境（Brazelton & Als, 1979; Brazelton et al., 1974; Bruner, 1983）。經由每日慣例的照顧、遊戲和其他與照顧者的互動，嬰兒有機會重複去經驗自己的行為對照顧者和環境的影響力，其間，照顧者的角色是去支持嬰兒及架構環境。照顧者需要有能力去調整時間、口語刺激、物品的呈現、變換位置、呈現多樣的活動及經驗，讓嬰兒有參照的對象。

　　在生命第一年間，社會互動的發展最早由和照顧者臉對臉的互動開始，擴展至在較少特定環境線索下，意圖性與參照溝通。此發展過程的主要成分包括成對（嬰兒和照顧者成對）、嬰兒的狀態控制、相互關係、相互作用、同時和輪替。成對是指嬰兒和成人間的互動配對，母親—嬰兒是最常見到的配對形式，但是手足—嬰兒、父親—嬰兒、親戚—嬰兒和保母—嬰兒，同樣也是在促進嬰兒的溝通發展時可能扮演重要角色的配對。嬰兒的狀況控制是指未滿月的嬰兒更能掌控由睡眠到清醒狀態間流暢的轉換，Brazelton 和 Als（1979）描述此漸進的狀態，包括深度睡眠、假寐、靜態警醒和哭泣。嬰兒於出生頭一個月時，在這些狀態間週期性的重複，顯示出生理和神經方面的逐步成熟。靜態警醒狀態是嬰兒和照顧者互動最理想的狀態，當嬰兒在狀態調整方面成熟後，靜態警醒的時間會變長。其他應用於雙親—嬰兒溝通的項目，包括相互關係、相互作用、同時，和輪替，表 4.5 寫出這些項目的定義，是指照顧者和嬰兒間的互動特性，這些特性被認為可以促進嬰兒生命第一年的溝通發展。

　　照顧者要扮演一支持性的角色，提供嬰兒多樣的機會去練習發聲、手勢動作和社會溝通行為。語言治療師和其他早期介入專業人員需要瞭解，在前語言期和早期語言溝通之下的發展過程，以提供適合的介入服務。

表 4.5　在照顧者—嬰兒間互動的社會鷹架

| 特性 | 定義 |
|------|------|
| 相互關係 | 在互動中的夥伴雙方都意識到及留意彼此，接收由另一位夥伴發出的任何對互動的貢獻（Brazelton, Koslowski, & Main, 1974）。 |
| 相互作用 | 溝通夥伴彼此修正適應，以反應另一位夥伴的溝通行為。相互作用可在母親和兒童的修補策略中發現，「修補」互動。嬰兒學習經由重複信號來再次吸引照顧者而修補互動（Brazelton, Koslowski, & Main, 1974）。 |
| 同時 | 建立對另一位溝通夥伴的敏感度和意識，同時包括相互關係和相互作用。相互關係敏感於溝通夥伴的情緒和注意力狀態，連結於連續的適應時間和刺激意圖（Clark & Siefer, 1983）。 |
| 輪替 | 輪替的定義為直接朝向另一個人的任何單一的溝通動作，是口語或是非口語的。輪替是嬰兒學習到的主要社會互動技巧之一。父母一開始做較多輪替，但嬰兒稍後在社會遊戲和日常生活慣例中扮演更主動的角色。當每一溝通夥伴學到回應對方後，在父母和嬰兒間的互動變得更平衡（Kaye & Charney, 1981）。 |

## 三、要點 3：個體差異

　　嬰兒的溝通評量模式的第三要項牽涉到個體差異。早在 1960 年代就有研究提出，兒童可能會遵循不同的軌道或策略來學習語言（Vihman & Greenlee, 1987）。從那時開始，有許多在不同個體間學習語法、單一字彙和語用發展及音韻發展的差異（Bates, Thal, Whitesall, Fenson, & Oakes, 1989; Stoel-Gammon & Cooper, 1984; Vihman & Greenlee, 1987）。但是，在語言獲得方面的個體差異並不限制口語形式的溝通。伴隨溝通發展的領域在兒童間也非常不同（DeWeerth, van Geert, & Hoijtink, 1999），這些領域包括意圖性行為（Bates et al., 1988; Harding & Golinkoff, 1979）、輪替（Mahoney & Powell, 1984）和手勢（Bates et al., 1989）。

　　溝通發展是複雜的，同時學習的機會是多樣的，我們可以預期到有學習速率上的差異。如同在第 2 章中所提到的，我們可以得到結論說，兒童在個別的溝通發展上顯出高度的差異。對語言治療師來說，接受兒童顯示出個別

差異，可幫助我們去辨別兒童獨一的發展，特別是兒童獲得語言的取向。在正常發展嬰兒身上，對於語言發展有不同的速率和風格已得到越來越多的發現，這些發現支持對語言／溝通遲緩危險群嬰幼兒提供發展評量的必要性。嬰兒的溝通評量模式承認這些差異，同時合併這些差異至評量之中。

## 四、要點 4：溝通情境

　　語言發展是發生於家庭情境之內的（見第 2 章）。兒童經由逐步的過程去情境化，此時發言不再只是受限於有限的情境之中。Snyder 及其同事（1981）描述去情境化的過程，是和兒童獲得第一個字及早期字詞結合有關的。年幼兒童第一個出現的發言是和特定情境相關的，例如，只在爸爸走到前門時才說「爸爸走」。稍後，此兒童可能會對其他人、在其他位置，或可能在圖畫情境中產生這樣的發言。當評量嬰兒時，臨床工作者需要意識到，家庭中熟悉的日常生活慣例可能是可誘發出口語和溝通意圖的唯一情境。情境的改變，例如，結構化的程度（低／高）、環境（熟悉／不熟悉）、人（熟悉／不熟悉）、溝通夥伴的年齡（成人／同儕／較年幼兒童）和溝通功能（要求、意見、展示、招呼等），都會影響幼兒的溝通和語言表現。

　　溝通和語言發展遲緩的兒童，熟悉情境和溝通行為表現間的關係特別顯著。Kennedy、Sheridan、Radlinshi和Beeghly（1991）最近研究一小群發展遲緩兒童的遊戲行為和接下來的語言發展間的關係；使用遊戲作為評量的情境，比較六位年齡由二歲九個月到三歲四個月兒童的符號式遊戲行為和早期語言技巧。雖然在語言理解、表達和符號式遊戲間的關係相似於正常發展兒童身上的發現，有相似的語言發展技巧，但是在遊戲和語言行為上仍發現廣泛的變動。觀察語言技巧上的差異，顯示語言和溝通發展遲緩的兒童可能對情境、評量狀況的結構和加在其身上的要求更敏感（Donahue & Pearl, 1995）。

## 五、要點 5：早期介入團隊

　　嬰兒的溝通評量模式的另一要項牽涉到選擇適當的早期介入團隊。臨床

上主要有三種團隊合作模式：多種專業個別運作、專業間整合、跨專業整合（Campbell, 1987; McCormick & Goldman, 1978）。雖然在介入家庭的方式及早期介入服務的提供上存有清楚的差異，早期介入專業人員確實併用此三種團隊模式的變化。以下是對此三種模式的概要。

**多種專業個別運作**。在此模式下，各不同學科的專業人員獨立對個別兒童及家庭提供服務。舉例來說，一唇顎裂兒童的言語和語言發展遲緩，在許多個月中，兒童的父母可能會分開遇到多種醫藥專業，聽力師、語言治療師、基因諮詢家、醫院社工和其他專業人員。父母及兒童接受許多不同的評量和介入，每一專業人員個別和家庭互動。

**專業間整合模式**。此模式在各學科間有較大程度的互動，對家庭及幼兒提供服務上有更多整合。舉例而言，在專業間整合模式中，胎兒期藥物暴露和人類免疫不全病毒狀況而有健康和發展需求兒童的父母，可能需要和醫學、社工、公衛護士、語言治療師、物理治療、職能治療和心理師有互動。在確認、評量和介入過程中，專業人員並非單獨和家庭互動，而是聚在一起討論各自評量時的發現，同時綜合各自的發現成一篇報告，讓家庭成員瞭解評量的結果。和多種專業個別運作相似，專業間整合模式提供各專業個別和家庭及兒童互動。

**跨專業整合模式**。第三種團隊合作模式需要團隊成員間更多的溝通，此模式的主要目標是調和和家庭及障礙兒童間的互動。跨專業取向在確認、評量和介入時並非單一學科和家庭互動，舉例而言，早期溝通及語言發展遲緩兒童需要合併考慮生物和環境危險因子，例如，一位年輕媽媽產出的出生體重過輕的嬰兒，可能會和語言治療師大量接觸而和其他相關學科較少接觸。在此個案中，語言治療師依據其他專業，例如，物理治療、職能治療，和社工及其他，提供諮詢的角色，以對這位年輕母親、嬰兒及其他家庭成員提供完整的服務。

在增加溝通及學科間合作、維持對家庭的服務上，較建議採用跨專業整合模式（Briggs, 1993）。但是，個別家庭及兒童需求、介入計畫的特殊需要（工作人員、地點等），可能需要使用多種專業個別運作和專業間整合模式。舉例來說，出生時暴露在藥物中的兒童需要嚴密預防可能的病徵，一多專業

個別運作模式可能被使用來確認這些兒童；但是，當計畫介入時，專業間整合模式可能是最好的服務模式。因為專業間整合模式要求主要照顧提供者維持和父母及兒童的接觸，介入是被家庭成員信任的同時也是對其有意義的。

## 合作團隊模式

上面提到的三種團隊模式是應用於團隊成員間的互動或是團隊內互動的過程。對家庭及幼兒服務同樣重要的是跨團隊的互動，或是團隊間過程。在早期介入服務中的專業人員為了創造更多有效的轉變和服務，迫切地想發展學科間和服務系統間的合作。例如，早產兒家庭在醫院、家中及早期介入中心面對多重團隊的互動。和每一團隊的互動都是在兒童生命的頭幾個月發生的，團隊間合作的重要性最好是提供以家庭為中心的照護，同時連接彼此這些服務提供者。Wyly、Allen、Pfalzer 和 Wilson（1996）描述在新生兒密集照護中心，提供團隊合作模式的要點如下：

- 開始時，和家庭成員建立合作夥伴關係。
- 高危險群嬰兒介入。
- 資訊傳遞及早期介入服務支持。
- 從醫院、家裡、中心為主服務的持續照護。
- 在醫院、家庭和中心團隊成員間的溝通。

如同第 3 章所提到的，語言治療師的角色變成諮詢者及團隊合作成員，特別是在早期介入狀況中更是如此。Billeaud（1998）確認在早期療育團隊中，語言治療師的角色為家庭成員的夥伴，在障礙者教育法案廣泛的目標之下，家庭可以加強兒童的發展。語言治療師可以利用早期介入評量、計畫和介入的階段，利用機會自然地和家庭成員建立夥伴關係。

除了有技巧地支持家庭成員參與評量和介入的團隊過程，語言治療師也是其他學科專業的團隊成員。接觸語言治療師和其他學科間的程度可能很廣泛，牽涉到介入模式和服務提供的狀態。語言治療師的角色及和家庭與其他專業間的關係可以很廣泛，由在評量過程中一時的接觸到諮商、密集的短期服務、間歇的評量或是追蹤。Iacono（1999）描述最近的傾向，語言治療師由直接介入的角色，轉變為家庭及其他參與兒童早期介入計畫或是個別化家

庭支持計畫的專業團隊成員的諮詢者。Briggs（1993）確認團隊成員間有效溝通的重要性，同時略述有效的團隊的特徵如下：

1. 有一成員都瞭解及接受的任務、目的和目標。
2. 有充分的資源可運用。
3. 成員有適當的訓練、技巧和經驗。
4. 有一開放的溝通系統鼓勵多樣、處理衝突及尋求回饋。
5. 投入充分的時間於測驗團隊規範、價值和信念，對個體和團隊的成長懷抱著希望。
6. 使用有效的問題解決策略。
7. 在內部建立一高標準，同時制定方法去評量個別的角色、責任和表現。
8. 建立一種信任及私人和專業上的支持。
9. 有一位領導者參與，或者是在成員間適當地分擔責任。
10. 提供組織支持以確保團隊過程和結果的成功。

要變成一有效的團隊，Briggs 認為跨專業整合模式為早期介入時最好的模式，原因有以下五點：(1)在學科界線間有彈性；(2)角色重疊引起真正的合作；(3)單一協調者提高效率；(4)所有成員間互相依賴而非只依賴單一成員；(5)家庭是最終做決定的成員。

系統理論將早期介入團隊置於廣大的生態系統之內，此系統包括家庭、兒童、服務提供者、教學課程和政策，是一較寬廣的背景，跨越服務和社團之間來評量團隊關係的角色。Briggs（1997）定義及討論多種專業個別運作模式，包括家庭、兒童、核心介入團隊、行政機構和政策制定者。她強調語言治療師和其他早期介入專業人員學習跨界線的工作，同時在團隊間溝通的必要性。此系統中所有階層都是互有關係的，影響我們在家庭介入時的角色和有效性。

## 六、要點6：介入策略

嬰兒的溝通評量模式的最後一項要點牽涉到設計嬰幼兒介入策略。但是，介入是在評量階段就開始的，且不是此評量序列的最後一個成分。確實，在

動態評量及介入的模式中，語言治療師在評量和介入間來回移動，用一進行的程序來決定兒童溝通的優勢和需要，決定介入的策略以促進溝通和語言發展。

介入策略的選擇是以評量資訊和兒童及家庭的特徵爲考量。當臨床工作者在評量程序開始時，要確認家庭關注的焦點，介入目標可能變得明顯，舉例來說，父母可能確認增加口語及「說話」爲介入目標，將此介入目標放在心中，考量到發展階段、個體差異、溝通情境和團隊成員的角色，語言治療師和家屬可以再推敲一開始的目標，同時發展合作的目標。在評量過程的每一階段，都可以發展結合的介入策略。介入目標是依據父母、語言治療師和其他團隊成員間互相分享的資訊所決定。

## 七、介入計畫

Bailey（1988）略述對早期介入的個人和家庭發展合作目的和目標的程序。**介入目的**是長期的聲明，包括在一指定的時間架構下（例如，六個月到一歲）的表現狀況。**介入目標**是特殊的、短期目標，包括：(1)需要精熟的明確行爲；(2)此預期行爲的描述情境；(3)評量此目標之達成的特定標準。明確介入目標的發展，如同 1990 年代早期的建議，改變爲更爲一般的介入目標或是**個別精緻的目標**，個別精緻的目標是表示在一特定時間表（例如，三個月）內達成的技能。個別精緻的目標之決定牽涉到許多不同變項，一開始是家庭的需求考量及專業人員的評量，如同發展個別化家庭服務計畫（IFSP）的要求程序。但是，依據所選擇的介入策略，語言目標的種類將會不同；直接、行爲介入策略的目標可能是特定的溝通行爲，例如，「增加口語要求物品」，而自然情境取向的目標可能爲「詞彙模仿的增加」。

在本章之後呈現的個案報告中學生將會發現，個別的兒童特質、家庭需求及專業發現將會影響介入取向的選擇。早期語言介入的理論基礎在本章稍早之前有提到，此部分繼續討論特殊的介入策略。臨床上及文獻中有兩種主要介入取向：自然情境和直接介入（McCormick, Loeb, & Schiefelbusch, 1997），此兩種取向有不同的理論和原則。自然情境取向是依據發展、認知

和社會模範；而直接介入取向是依據行為模式合併增強原則。以下為 Iacono（1999）概述早期語言介入的自然情境和直接介入取向中主要的類型和特徵。

# 八、自然情境溝通介入

　　語言和溝通的自然情境介入取向是依據以下的假設而來：(1)幼兒在對照顧者每日不同的生活慣例和活動中學習使用言語和語言溝通；(2)介入最好是在熟悉的環境中實施。依據 Hart 和 Risely（1975）的研究，語言介入的自然情境取向有其「隨機教學」技術的基礎，主要是依賴時間延宕程序（短暫的保留想要的物品），以此誘發出發展遲緩兒童更進一步的溝通企圖。由那時開始，許多支持語言發展遲緩幼兒的自然情境介入取向的形式和程序，更普遍被稱為自然情境教學。其他相似的方法，在日常生活活動和慣例中包藏語言介入，包括：(1)教學處理式（transactional teaching）；(2)語用介入；(3)兒童中心教學；(4)互動模式（Wilcox, Kouri, & Caswell, 1991）；(5)社會夥伴（MacDonald & Carroll, 1992）；及(6)擴展自然情境教學（Kaiser & Hester, 1995）。Warren 和 Gazdag（1990）有對自然情境教學取向的過去發展更進一步的回顧，他們確認數個一般的成分，包括隨機教學、社會慣例、輪替和環境安排。

## 交談取向

　　MacDonald 和 Gillette（1985）及 Mahoney 和 Powell（1984）將成人和兒童間「平衡」的概念併入語言介入的交談形式中。輪替介入主要在父母和兒童間的遊戲時間計畫介入，聚焦於達成溝通夥伴間輪替比例的平衡。MacDonald 和 Carroll（1992）更進一步提出社會夥伴模式，此模式是設計來支持父母學習溝通是「自兒童最簡單的動作和聲音就開始發展的」。父母被鼓勵去回應兒童任何可能的溝通行為，以交談「輪替」的方式對待每一兒童行為。此社會夥伴模式可以增加兒童和父母互動的情境下，模仿、發聲和溝通輪替的程度。

　　MacDonald 和 Carroll（1992）在介入嬰幼兒時，擴展早期的工作來支持

在兒童和照顧者間的口語。回應（ECO）模式對溝通障礙兒童及其家庭在每日生活慣例中，有特殊的應用。對年幼兒童及其家庭建議採用遊戲互動的情境來評量和介入。在回應取向介入中，父母要學習溝通是「自兒童最簡單的動作和聲音就開始發展的」，同時要回應任何兒童可能溝通的行為。相似於Yoder及其同事的發現，MacDonald和Carroll報告說，父母在對兒童的溝通行為上顯示出質的改變，這些改變包括動作和詞彙更貼近符合兒童的遊戲。

## 反應互動

在社會互動情境及遊戲中，成人使用正向互動來跟隨兒童的領導和意見、要求，及擴展兒童的注意和溝通。在被安排以吸引兒童注意的活動中，成人跟隨兒童領導來互動，同時建立共同注意來擴展兒童的溝通和輪替。

## 自然情境教學

自然情境教學是自然語言介入合併隨機教學策略中最廣為人知的方法。隨機教學的概念和應用仍舊是自然情境教學的應用中心，語言治療師、父母和其他團隊成員被要求須有技巧的觀察及確認幼兒「可教導的時刻」。舉例來說，當嬰兒伸手接近她的奶瓶時，此時就提供照顧者機會可以將奶瓶拿著數秒，同時說：「對，這是安娜的牛奶！」因此獲得孩子的注意，同時對其行為提供口語命名。在自然情境介入中強調照顧者和兒童之間共同注意的重要性，及對兒童關注的焦點的回應。特殊的隨機教學策略是在自然發生的活動情境之內使用，同時重點在兒童的注意上。根據Jones和Warren（1991）提出：「當兒童以要求、問題、發表意見或其他溝通行為開始和老師互動時，隨機教學就可發生。」（p.49）

## 擴展自然情境教學

自然情境介入策略的應用原本是在情境之中教導發展遲緩學前兒童的早期語言發展（Halle, Baer, & Spradlin, 1981）。自然情境教學的策略包括跟隨兒童引導、環境安排、在日常生活慣例及社會互動中提供示範。Bruner（1983）確認熟悉的遊戲及社會慣例（例如，躲貓貓）的重要性；因為其有

規定的結構、重複，同時提供年幼兒童機會去經驗到預期、反應、起始與終結。Bruner 描述，成人使用自然發生的遊戲、互動和日常生活慣例，就如同提供教學機會一般，提供孩子「鷹架」。自然情境取向的應用是在幼兒每日生活慣例和熟悉的活動中埋藏教學，成人小心地計畫安排環境和活動。此取向認爲，當熟悉的日常生活慣例被使用作爲介入情境，例如，遊戲、用餐時間、洗澡等等，幼兒顯示出較多的語言和溝通行爲的類化（Kaiser & Hester, 1995）。Norris 和 Hoffman（1990）描述特殊的步驟，經由選擇的玩具，擴展兒童的行爲及自然結果，照顧者可以結構化及回應兒童的溝通。

### 前語言期自然情境介入（Prelinguistic Milieu Intervention, PMT）

近年來，對於介入前語言期階段的嬰幼兒的溝通教學，在修正自然情境教學策略方面，已有許多研究發表（Norris & Hoffman, 1990; MacDonald & Carroll, 1992; Yoder, Warren, Kyoungram, & Gazdag, 1994）。Yoder 及其同事應用修正的自然情境教學，結合語言繪圖（linguistic mapping）來教導年幼的唐氏症兒童有意圖的請求。這是在一遊戲情境中實施介入策略，成人使用時間延宕、共同注意，及環境安排來誘發出年幼兒童的要求行爲。另外，當成人以口語命名兒童的動作及集中注意時，也使用語言繪圖。當兒童有意圖的要求（非口語手勢到符號要求）增加時，Yoder 及其同事發現成人同樣也增多了對兒童動作的口語命名。因爲兒童溝通行爲的增加而促使成人對兒童的回應，這樣的影響稱爲交互影響。當兒童的意圖性溝通行爲增加後，成人也增加了對兒童的溝通回應。

透過應用於年幼兒童溝通及語言介入的自然情境介入取向的修正，研究者已證明，父母—兒童及在兒童與照顧者間相互的溝通會有正面的影響。互相的溝通比早期研究注意的單一只增加兒童的溝通行爲，更有正面的影響。

## 九、直接溝通介入

直接介入模式是依據行爲心理學中的學習理論而來。直接介入策略的應用常常合併在高度結構化的自然情境設計中。若要瞭解直接介入策略的詳細

內容，讀者可以參考McCormick等人（1997），包括示範、增強、塑造、行為鎖鏈、褪除（消褪）和提示—線索策略。剛開始，語言治療師常覺得使用直接介入較自然情境教學更自在，因為直接介入是高度結構化的。但是，直接介入取向並不適合應用於溝通和語言發展遲緩的嬰幼兒身上；以遊戲為本位和自然情境的方式是較適用於這個年齡層的。Drash 和 Tudor（1990）報告說，直接介入策略對於重度發展障礙嬰幼兒的偶發性覺察是有效的。

## 十、擴大及替代性溝通系統的應用

　　將擴大及替代性溝通系統（AAC）整合運用於以遊戲為本位的介入中，可以提供重度溝通發展遲緩的高危險群兒童一個機會在有意義的情境中溝通。實施擴大及替代性溝通系統介入的策略，不但包括精確的行為目標和方法，而且還包括自然情境中的程序，以促進兒童使用擴大及替代性溝通系統和同儕及成人溝通互動。重度溝通障礙的兒童（例如，腦性麻痺、認知障礙、自閉症、只有少數口語的兒童）使用溝通的需要已變得很清楚，而科技輔具為非常年幼的兒童提供了一機會，有替代的方式去發展溝通和語言技巧。前語言期的溝通技巧，例如，模仿、社會互動、符號遊戲和意圖性溝通，已被認為是使用擴大及替代性溝通系統和裝置的所需技巧（Adamson & Bakeman, 1999; Crees, 1999; Romski & Sevcik, 1999; Yoder & Warren, 1999）。使用擴大及替代性溝通系統來評估和介入嬰幼兒的研究目前剛開始，未來十年，我們對這令人興奮的領域將會有更多的瞭解。

# 伍、評估和介入取向的應用：三例個案報告

## 一、個案一：嬰兒期早期

　　嬰兒的溝通評量模式（CAMI）可以評估橫跨數個發展階段的嬰兒和幼

兒。此段提供的個案報告是應用之前介紹的評估及介入程序。第一位個案是嬰兒期初期的個案，早期嬰兒的主要特徵是對外在環境的基本生理反應，及與照顧者基本關係的發展。

　　凱雯早產三個月，體重只有九百四十九公克，出生體重非常輕。出生後她需要使用人工呼吸器及胃管灌食。出生後她仍留院三個月，直到九個月大時才出院返家，此時她的體重已有改善，接近一千五百公克。出院時，凱雯的醫藥狀況穩定，已克服了不規則的呼吸形態，但是仍使用胃管灌食。凱雯的母親是二十歲的單親媽媽，在母親及姊姊的協助下照顧凱雯，三人同住一起。凱雯的母親及其家庭自十年前由台灣移居到美國的一個大城市，凱雯的媽媽及外祖母是經由公衛護士轉介到早期介入計畫中，此時為他們安排了家庭訪視。凱雯的母親表示，擔心孩子似乎沒有許多動作或發聲（除了每天晚上六點到九點間長時間的哭泣）。凱雯的媽媽表示她在照顧凱雯上有困難，因為小孩常常哭泣，且一離開她的嬰兒床就變得固執。

## 家庭優先

　　因為凱雯的媽媽很年輕，且對女兒的早期發展只能提供少量的資訊，專業人員可能會錯誤地假設其有限的知識在某些方面造成凱雯的發展較緩慢。但是，凱雯與其照顧者的互動特徵同樣也會引起母親的挫折感。凱雯的母親及外祖母提出更進一步的問題，表示她們很擔心孩子的發展狀況，這顯示出她們其實是很關心孩子的。在凱雯外祖母的協助下，凱雯的媽媽花許多時間在醫院中看顧她的女兒，同時學習如何餵食及照顧她。外祖母承擔了大部分的家務，所以和媽媽可以有許多時間相處。更進一步，凱雯的外祖母和母親對她有不同的擔憂，而這些都要整合在評估計畫之中。凱雯的母親由衷地希望學習更多的技巧，可以更好的照顧及安撫女兒，而外祖母認為孩子若能經由奶瓶餵食，將比經由胃造口餵食成長得更好。她們對於凱雯的擔憂及認識將指引評估及介入。當臨床工作者觀察及蒐集有關凱雯更進一步的早期發展資訊時，凱雯的家人將被鼓勵更積極地參與，成為提供有關凱雯在家中的互動線索及餵食行為最主要的情報來源。

## 發展過程

透過凱雯母親及外祖母簡短的報告，我們已可形成一些凱雯發展的問題。因為其在出生時早產，所以必須評估她的生理、感覺和動作發展。以下的問題可以幫助我們系統性地決定她的發展階段和溝通發展：

1. 凱雯回應人聲和熟悉的聲音及人聲的程度如何？
2. 凱雯睡眠及清醒的模式為何？她如何轉換兩者呢？
3. 當在俯臥、仰臥和餵食姿勢下，凱雯整體的肌肉張力和動作模式如何？
4. 在這個時間中，觀察到何種主要的反射？
5. 當凱雯和照顧者很靠近時，有觀察到哪些社會性回應（例如，眼神注視、微笑、張開嘴巴、手臂用力推、移動自己的腳，或其他對照顧者的一般回應）？
6. 在每次進食中，凱雯規則的進食量有多少，她體重增加有多穩定？

當指出這些問題之後，此時評估的焦點將放在蒐集主要的發展過程更進一步的資訊。非常清楚地，我們知道溝通發展並不是唯一關注的焦點；因為非常低的出生體重，許多發展過程都受到影響。可使用的發展工具包括明尼蘇達嬰兒發展手冊（Minnesota Infant Development Inventory），這是明尼蘇達兒童發展手冊（Minnesota Child Development Inventory, MCDI）（Ireton & Thwing, 1974）的一項分測驗；還有夏威夷早期學習簡述（Hawaii Early Learning Profile, HELP）（Furuno et al., 1987）。這些工具都可以透過父母報告來實施，同時可輔以直接觀察。雖然只有有限的工具評估非常年幼的嬰兒的發展過程，這些工具可以有彈性，同時採用父母報告的方式實施。

## 個別差異

考量過凱雯的溝通行為發展階段後，我們對凱雯個人的溝通模式可以形成一更完整的圖像。

凱雯的媽媽報告說，她的女兒在清醒時，開始會辨認家庭成員，這通常在餵食和母親輕搖凱雯時較常發生。母親不確定是否自己的聲音或臉孔對吸

引凱雯注視更有效果。在家中觀察時，當母親說到凱雯的名字，她並沒有很快地尋找聲源，但是確實出現「全身的」反應。她的母親報告說，凱雯在上午十時左右的時段中，由睡眠中清醒過來的時間較其他時段更緩和。在其他時間，凱雯很難喚醒，在一天中睡睡醒醒，在媽媽來得及進入房中將女兒由床上抱起前，變得緊張不安，且很快爆發出焦慮的哭泣。據媽媽描述，準備胃管、沖泡配方奶粉、裝上管子，要花比凱雯願意等待更久的時間，她食用配方奶粉的狀況很不錯。凱雯在一開始餵食時，確實出現某些反射性吸吮動作，她的家人決定開始用奶瓶餵食。觀察凱雯的肌肉張力和動作發展，顯示肌肉張力低，同時對大聲響的驚嚇反應也很弱。

根據凱雯的媽媽及外祖母更進一步報告，還有語言治療師直接的臨床觀察，可以提供睡眠、餵食，和清醒時間的紀錄，這樣讓我們可以瞭解何時是陪凱雯遊戲的最好時間，同時也可以支持她回應和家人的互動。目前可以使用兩種不同類型的評估工具，初生行為評估量表（Neonatal Behavioral Assessment Scale, NBAS）第二版（Brazelton, 1984）和貝利嬰兒發展量表（BSID）（Bayley, 1993）。初生行為評估量表的施測者需要額外大量的訓練，同時它也需要非常清楚的方式，去評估非常年幼的嬰兒其睡眠、清醒和活動行為。相反的，對於運用於年幼嬰兒身上，貝利嬰兒發展量表是一標準化測驗，具有限的信度。但是，貝利嬰兒發展量表前面的項目將可以幫助確定凱雯的凝視、伸手觸碰，及其偏好的動作姿勢，同時也將強調個別差異和長處。到目前為止，我們知道凱雯的個人化表現為，在一整天中，她需要支持以適應環境中的刺激；舉例來說，她在夜晚激烈的哭泣，可能是由於在一整天中外界刺激增加所引起，這導致難以安慰的哭泣。

## 溝通情境

凱雯的溝通情境可以經由她日常生活照顧慣例事項來決定，她所表現的行為和其照顧環境的情境是緊密相關的。觀察父母—兒童的互動可以幫助臨床工作者和照顧者決定凱雯早期行為表現（例如，溝通行為）的特殊情境。此時適用的評估工具是親子互動評量（Parent-Child Interaction Assessment）

（Comfort & Farran, 1994）和母子互動評量（Assessment of Mother-Child Interaction）（Klein & Briggs, 1987）。由這些評估工具所獲得的資料，將使語言治療師和父母能夠決定最理想的方式，來回應凱雯在前語言期「交談」中所願意表現出的溝通互動。

## 早期介入團隊

面對一位高危險群的嬰兒，多樣的健康照護及社會服務專業將是必需的。因此，需要採用一團隊取向來支持凱雯及其家人。為了將家庭可能面臨的衝擊降到最小，我們建議要有一位主要的管理協調者或是個案管理員。在醫院時，個案管理員可能是指派給凱雯母親的主要照顧護士，也可能是語言治療師或其他在新生兒加護病房中，和早期評估及家長衛教有關的專業人員。當出院回家之後，通常是由公衛健康護士成為個案管理員。當凱雯的家人接觸一早期介入計畫時，在一些不同的服務系統和專業人員間常會做轉換。

語言治療師和凱雯的家人要成為夥伴關係，協調其他專業的建議。依據目前為止蒐集到的評估資料，我們已經清楚知道要關注凱雯的動作發展、餵食、一般健康狀況、聽力、視力和溝通能力，這些需要以下專業的介入：語言病理學、聽力、物理治療、職能治療、護理、營養、小兒科醫師和早期介入教師。在此個案中，語言治療師是顯著的專業人員，因為家屬主要擔心凱雯有限的溝通互動。在此情況下，最主要運用的服務模式為，結合跨專業團隊模式及專業間團隊模式兩者，個別的專業將持續對凱雯的家庭有直接介入。

## 介入策略

在評估的一開始，凱雯的家人確認了三項擔心的問題：當她哭泣時，很難安撫；用奶瓶餵食；一般來說，缺乏非哭泣的發聲。當語言治療師和其他專業人員評估時，這些問題可以引導評估和介入目標。對於凱雯我們至少可以得到三項可能的目標：(1)教凱雯的媽媽發展替代的技巧來安撫女兒；(2)增加凱雯對口腔進食的忍受度；(3)增加凱雯和家庭成員間社會互動的時間。一些對於嬰兒發展的研究提供了有效的策略，來提高嬰兒對於外界刺激的自我調節和忍受度，在表 4.6 中列出這些策略。所有這些取向的基本原則都是繼續

**┃表 4.6　凱雯的溝通介入目標、策略和模式**

| 介入目標 | 介入策略 | 介入模式 |
|---|---|---|
| 凱雯的媽媽發展出替代的技巧來安撫女兒 | 示範懷抱、包裹和安撫的技巧 | 襁褓、自我調整和緩慢的動作（Cole, 1996） |
| 增加凱雯對由口進食的忍受度 | 在奶瓶上裝上橡膠奶頭或奶嘴以增加口腔忍受度，逐漸增加由口進食的量 | 諮詢物理和職能治療師提供進食技巧及增加口腔進的計畫（Ahman, 1986） |
| 增加凱雯和家庭成員間社會互動的時間 | 在凱雯清醒的時間，鼓勵媽媽和外祖母對聲音、視覺和肢體動作行為做回應 | 支持父母—兒童互動（Hanson & Krentz, 1986; McCollum & Yates, 1994） |

監控嬰兒參與及不參與的線索，調整照顧者的行為直接回應嬰兒。調整照顧者的行為可能包括，在互動中簡單地中斷一下、允許嬰兒靠著照顧者的手支撐自己的腳，或是提供小玩具讓嬰兒去抓。當然，策略必須是適應每位嬰兒而有個別性的，父母和語言治療師透過嘗試錯誤，必須發現適當的技巧。表4.6 同時也提供了更多可能應用及修正於個別嬰兒的指導方針。

## 貳、個案二：嬰兒期中期

　　在嬰兒期中期，兒童成為更主動的參與者；睡眠時間減少、能坐直、更常常會發出聲音。以下是利用嬰兒的溝通評量模式架構的一個嬰兒期中期的例子。

　　露西在七個月大時因為要評估其一般發展狀況，特別是溝通方面的評估，而被轉介過來。她的母親主述「露西的肌肉無力，這使她無法像其他兒童一樣發出聲音」。母親懷孕過程一切正常，但露西是以臀位產出，在出生不久後被診斷為腦性麻痺。露西的母親報告說，她在三個月大時做的早期發展評估指出，露西的腦性麻痺為「痙攣型半身腦性麻痺」，影響到她的右側肢體；報告中指出，露西在協助下可以坐直，但是她視線追視物體似乎有困難。母親表示她擔心其言語發展，因為露西只會發出少數一些單音，包括哭聲和一

些母音。

## 家庭優先

露西是四位小孩中最年幼的，她來自一個大家庭，同住家庭成員包括母親、手足、祖母，還有一位阿姨和叔叔。露西的母親在外工作，所以在家中由阿姨和年長的手足照顧。由於露西的手足和她的阿姨是主要照顧者，所以在此評估過程中，他們也扮演了很重要的角色。每一家族成員對於她的個性、日常溝通行為、餵食和整體發展都可提供有用的資訊。因為露西有多位照顧者，所以，語言治療師有很好的機會利用父母／照顧者晤談工具，向家庭成員蒐集資料，與這些主要家庭成員一起團隊工作。

## 發展過程

由露西母親提供的一般發展狀況指出，在粗大動作和精細動作、餵食、溝通和視覺發展上有遲緩的情形。我們可以形成以下的問題：

1. 露西的進食模式為何？她喜歡或不喜歡流質及固體食物？
2. 露西一般的肌肉張力及獨立運動技巧如何？
3. 露西有哪些發音，在何種情境下出現最多發聲？
4. 露西對照顧者使用哪些社交和手勢溝通？
5. 在何種姿勢下露西最舒服，同時可觀察到最多發聲？
6. 要維持坐姿需要多少程度的身體支持？
7. 對照顧者及環境中的物品，露西的視覺反應如何？

前面提到過，在露西的日常發展中，其大家庭成員扮演了重要的角色，經由結構化的晤談程序，家庭成員可以參與一起來確認露西的優勢及需要。接收反應顯示語言量表（Receptive-Expressive Emergent Language Scale）（Bzoch & League, 1991）提供了一晤談指導方針，來決定接受性和表達性里程碑，而結果計分可以當作基準的參考。在此階段中，其他適宜的評估工具包括嬰兒版麥克阿瑟兒童發展手冊（MacArthur Child Development Inventories for Infants）（Fenson et al., 1993）和嬰兒溝通及語言發展檢核表（Infant/

Toddler Checklist for Communication and Language Development）（Wetherby & Prizant, 1998）。

## 個別差異

在之前的發展領域中蒐集到重要的訊息之後，我們可以開始來確認屬於露西個人的、獨特的前語言期溝通模式了。經由仔細的觀察和父母晤談，我們得到以下的資訊：

採用父母晤談和臨床觀察所做的發展評估顯示，露西對固體食物的耐受度很低，她可以在有支撐下坐直，但她仍然是「四肢」走路。她對直接呈現在其面前的物品顯示出興趣，也會伸手想要拿這些物品；換句話說，當物品不是呈現在她的正前方時，她的反應就較少，這可能是因為其動作和視覺方面的限制。在她想要擁抱、不舒服及疼痛時，會顯示出不同的哭聲。除了哭和其他反應的聲音（例如，打嗝、打噴嚏），她偶爾會笑，同時她正開始發出一些聲音，這些聲音包括「嗯」、「啊」和「唉」的聲音，當她躺著換尿片時特別會發出聲音。通常，相較於陌生人，她對家人會表現出更多的關注。

經由以上這些資訊，我們形成對露西的假設，她最主要的長處是對其環境的興趣，而最主要的弱勢則是動作及視覺發展。這些弱勢可能會妨礙露西從環境中獲得每天的日常生活經驗，而這些經驗是正常兒童可以從日常生活中自行獲得的。她的口腔動作能力同時也讓我們預測，正常的言語發聲發展可能會受到影響。接下來，我們可以形成更進一步的問題了，這些問題將被進一步的評估，同時將焦點放在露西的長處上；另外，也要更進一步地定義其動作及視覺限制的範圍。

1. 露西的日常生活事件有哪些？她會有哪些姿勢／聲音的行為？
2. 露西如何顯示她對家庭成員的關注？
3. 露西可以及不可以忍受的特殊食物有哪些？
4. 露西動作及聲音的模仿技巧如何？
5. 露西對何種物品／事件將表現出最多／最少的注意？
6. 露西可以發出哪些特定的母音和子音呢？

會著重於這些特殊問題的評估工具，包括羅塞蒂嬰幼兒語言量表（Rossetti Infant-Toddler Language Scale, ITLS）（Rossetti, 1990）和早期語言進階量表（The Early Language Milestone Scale, ELM）。早期語言進階量表採用父母報告、隨機觀察和直接評量，來評估前語言期和萌發的語言技巧，包括視覺反應。對露西來說，視覺發展的評估格外重要。Coplan和Gleason（1990）發現，早期語言進階量表適用於正常和高危險群的孩子。和早期語言進階量表相似，羅塞蒂嬰幼兒語言量表（Rossetti, 1990）是設計來評估出生至三歲的兒童。羅塞蒂嬰幼兒語言量表使用父母報告（和晤談）和直接評量兒童的社會互動、語用、動作發展、遊戲行為、語言理解和語言表達。對露西來說，在早期語言進階量表和羅塞蒂嬰幼兒語言量表上的發展年齡，可能不會如同她在這些測驗項目上所顯示的努力和注意來得關鍵。

### 溝通情境

露西的前語言期行為似乎出現在三種不同情境中，她的家庭、日常生活慣例，及對呈現在她身體中線的玩具有反應，尤其是在對家人互動時呈現更多注意。這樣的情境應該被強調為重要的一點，家人扮演了主要互動夥伴的角色。日常生活慣例提供了和照顧者溝通的機會，同時也讓照顧者可以回應溝通、強調輪流、擴展發音，及聲音和動作模仿。而露西對呈現於身體中線的物品和活動有反應，這點在呈現新物品給她時需要注意。

### 早期介入團隊

在出生時導致腦性麻痺的事件很少只會造成一種問題。如同先前已經提到的，露西在餵食、動作能力上有困難、視覺缺陷，同時溝通發展遲緩。其他和腦性麻痺相關的問題，包括聽力損失、智能不足和癲癇發作。因為和腦性麻痺相關的問題既多且複雜，所以介入時需要許多不同專業人員的整合。相較於安排各種不同的專業人員個別評估露西的家庭，當直接面對兒童和家庭時，語言治療師會較希望這些不同專業人員可以成為諮詢者，一種跨專業合作模式。

## 介入策略

　　有特殊需求的初生嬰兒及其照顧者在頭幾個月時，需要特別的專業支持以達到理想的溝通互動。一位腦性麻痺的兒童在動作和手勢能力上，可能會有嚴重的限制，需要家庭成員大量的配合及擴大嬰兒的溝通努力。露西前語言期及萌發的溝通技能需要加強及支持的領域包括：(1)充分使用眼神注視以維持和照顧者間的互動；(2)逐步提供較濃稠的食物；(3)露西能發現她自己的溝通行為對家人是有影響的。列於表 4.7 的介入目標、策略和建議模式，是依據露西的發展需求及報告和觀察的表現而來，她的家庭成員都積極主動地和露西互動，他們對某些介入策略的偏好將決定何者將置於目標的首位。

表 **4.7**　露西的溝通介入策略（七個月大）

| 介入目標 | 介入策略 | 介入模式 |
|---|---|---|
| 增加咀嚼固體食物 | 包含小口的軟質食物和濃稠液體 | 由團隊成員中職能治療／物理治療師提供進食訓練 |
| 增加對物品及人的眼神注視和追視 | 在視線中線和周圍呈現色彩鮮豔、會移動的物品 | |
| 發展伸手／觸摸／活動轉換的技巧 | 給予可發出音樂／聲音的玩具（在視線中線），這些玩具需要轉換注意力 | 使用語言介入組織架構（Messick, Anketell, & Chapman, 1987） |
| 增加手勢及臉部表情表達 | 確認可提供面對面機會的日常生活慣例（例如，換尿布時） | |
| 增加發音 | 確認可誘發發音的日常生活事件，鼓勵她模仿發音 | 情境教學法（Yoder et al., 1994） |
| 增加會話行為 | 確認可誘發發音的日常生活事件，鼓勵她「輪流」 | 社交夥伴模式（MacDonald & Carroll, 1992） |

## 三、個案三：要過渡到幼兒時期

　　嬰兒期結束、幼兒期開始的最主要特徵是萌發出可辨識的語言。下列的個案報告將說明如何運用最近對於語言萌發的研究發現，來評估及介入幼兒階段的個案。

　　喬許，十九個月大，被轉介來評估其溝通技巧，父母指出他尚不會講話。以下的資訊是由喬許的母親提供。喬許的出生史正常，雖然他在出生時被診斷出為唐氏症。他的健康方面，有許多次的耳朵感染，母親指出「撇開感染不說」，他的健康狀況「良好」。喬許的媽媽同時也說喬許尚無法自行站立，但是可以在支持下站立。目前仍使用奶瓶進食流質，尚無法接受固體食物。當和父母溝通時，喬許只使用「少數幾種聲音」和「許多手勢動作」，這些手勢動作包括「再見」和「吃」。相較於他的哥哥，喬許的母親說「喬許並沒有很多表示」。

### 家庭優先

　　喬許的家庭成員有雙親及五歲的哥哥。父親工作忙碌，孩子的主要照顧者是母親；但是父親對孩子的養育非常關注，同時對小兒子的特殊需求也很注意。父母雙方都希望「盡一切可能幫助喬許」。喬許的父母最初的描述讓我們產生一個印象：他們可能沒有察覺到喬許的前語言期和早期語言行為是一項優勢。這提醒了語言治療師，喬許的父母需要支持及仔細的引導，以便去辨認喬許表現出的每一個溝通意義。

### 發展過程

　　蒐集過背景資料後，我們可以勾勒出一些有關喬許的溝通行為的問題了；經由母親描述的資料，我們可以發現值得注意的有：聽力問題、動作發展、口腔動作發展、認知發展、社交及口語發展。

　　1. 喬許是否對環境中熟悉的語音及聲音有反應？

2. 在各種不同的位置下，喬許發出的全部聲音和身體姿勢有哪些？

3. 喬許的吸吮、吞嚥、咀嚼模式為何？

4. 喬許是否對玩具顯露出興趣？他喜歡何種遊戲方式呢？

5. 喬許如何回應家庭成員或是向其開始一項遊戲？

6. 喬許可以發出哪些聲音？最近幾個月中有何改變呢？

7. 喬許的溝通手勢動作是哪些類型，其明顯的功能為何呢？

依據這些需要關注的問題，為了經由父母處獲得初步的訊息，專業人員可以選用一些合適的發展評估工具，這些工具包括：夏威夷早期學習簡述（HELP）（Furuno et al., 1986）和溝通發展系列手冊（Sequenced Inventory of Communication Development, SICD）（Hedrick, Prather, & Tobin, 1984）、幼兒版麥克阿瑟兒童發展手冊（MacArthur Child Development Inventories for Toddlers）（Fenson et al., 1993）、語言發展鑑定（Language Development Survey, LDS）（Rescorla, 1989）和嬰幼兒溝通及語言發展檢核表（Wetherby & Prizant, 1998）。

在此評估階段中，也需要知道兒童一般發展狀況。可以利用一些父母填寫的問卷，例如，幼兒版麥克阿瑟兒童發展手冊還有夏威夷早期學習簡述，這是一非標準化的發展量表，溝通發展系列手冊是一標準化的早期評估工具，也包含有數個父母報告的部分，此工具適用於二十個月以下的兒童。當和喬許的父母開始評估和介入計畫時，使用像麥克阿瑟兒童發展手冊這樣的工具有一些好處；記得之前有提到喬許的媽媽說，她沒有發現喬許有符合他年紀一樣多的溝通行為出現。經由在專業人員協助下完整填答麥克阿瑟兒童發展手冊，喬許的父母可能可以辨認出他獨特的溝通技能，同時也可以提供專業人員更進一步評估及開始介入策略的資料。Dale（1991）認為，父母的報告是可以有效地確認萌發的語言和溝通技能的。

麥克阿瑟兒童發展手冊（CDI）提供兩種量表：嬰兒版麥克阿瑟兒童發展手冊及幼兒版麥克阿瑟兒童發展手冊，這兩種量表用以評估口語前期的發展，包括非口語手勢、遊戲和日常生活慣例、動作模仿、早期語言形式的使用、在年幼兒童的語言中去情境化理解的程度。Dale（1991）指出，在幼兒版麥克阿瑟兒童發展手冊和貝利嬰兒發展量表之間存在有顯著的相關。Miller、

Sedey和Miolo（1995）最近報告指出，在麥克阿瑟兒童發展手冊字彙分數和平均語句長度（MLU）之間有很強的預測相關性。Rescorla（1989）對語言發展鑑定曾做過許多研究，而這些研究報告持續顯示，語言發展鑑定和貝利嬰兒發展量表的學前語言量表（Preschool Language Scale, PLS）（Zimmerman, Steiner, & Pond, 1992），及雷納爾反應接收語言量表（Reynell Expressive and Receptive Language Scales）（Reynell, 1985）之間有高相關。對兩歲語言遲緩的兒童，語言發展鑑定具有很好的預測性。雖然每種評估工具在內容及溝通和語言評量的層面上都有些不同，但是所有的工具都有相同的一點，都關注於新萌發的溝通及語言行為。

## 個別差異

經由所獲得的發展階段相關資訊，我們更瞭解喬許的語言發展遲緩，同時開始確認出其個別的溝通模式。經由仔細的觀察及父母晤談，我們蒐集到以下的資料：

經由父母報告及臨床觀察所做的發展評估顯示，喬許對許多環境中的聲音有反應，同時也會對家庭成員發出聲音。他能瞭解一些字彙，其中大部分是家庭成員的名字；熟悉的物品，包括他的奶瓶、毯子、泰迪熊、發出聲音的玩具球；某些日常活動，包括吃飯、洗澡、說故事時間。雖然他只是很快速地翻看過故事書上的圖片，但在睡覺前，他喜歡坐在父母親的腿上看故事書。最近，他開始會輕拍書頁。進一步觀察他的身體姿勢，顯示出他站時會依靠著家具，這使他的背部彎曲而腹部外挺。當坐著時他會滑到地板上，同時常常雙腿分開坐，而平衡的中心點在下背部。母親描述他的進食是「一團混亂」，常常會流口水。觀察他的咀嚼技巧顯示，吃軟餅乾時有一些上下的用力咀嚼；同時，在他想要吞下小塑膠杯中的牛奶時，也出現舌頭前伸的動作。與他人的互動多為視覺回應，偶爾會出聲音回應。喬許的父母認為他使用眼神注視來獲取注意，當他真的想要他的奶瓶時，也會用眼神注視手指之處。他發出的聲音主要以母音為多，他會使用手勢表示「起來」、「再見」、「吃」和「不要」。

經由這些資料我們假設，喬許的優勢在於對家庭成員的社會互動，及能夠瞭解熟悉的事物和日常生活慣例。因為擔心其動作發展及明顯的低張情形（肌肉張力低）影響到粗大及精細動作和肢體控制，還有進食技巧及表現，我們需要諮詢物理治療師和職能治療師。目前已可以形成更進一步的評估問題了，接下來第一步是支持父母成為主要的資料提供者。

1. 喬許對哪一種環境中的聲音最有反應？
2. 喬許是否對某一特別的聲音較其他聲音更有反應呢？如果有，是什麼聲音？
3. 父母命名同時指出某一特別的玩具及熟悉的物品，相較於只是命名該物品，喬許的反應有何差異？
4. 喬許如何對熟悉的日常生活慣例（例如，洗澡和吃飯時間）做回應？
5. 喬許有企圖帶喜歡的玩具給家人，同時希望和其互動嗎？
6. 在睡前固定的說故事時間中，喬許有特別喜歡的圖片和故事書嗎？
7. 在何種姿勢及有哪些支持之下，喬許最可以指出及伸手拿到物品？
8. 喬許可以模仿到何種程度的精細動作？

上述這些問題需要更多關於喬許個別溝通行為的資訊，此時結構化的表格將可以幫助父母瞭解更獨特的手勢、聲音及口語溝通及語言所代表的意義。此時適用的評估工具是溝通和象徵行為量表（CSBS）（Wetherby & Prizant, 1993）和前語言和語言期行為評估（Assessing Prelinguistic and Linguistic Behaviors, APLB）（Olswang, Stoel-Gammon, Coggins, & Carpenter, 1987）。溝通和象徵行為量表依據遊戲活動與和物品的互動來測量溝通意義、相互作用，以及社會和情感表現；而前語言和語言期行為評估則透過觀察兒童和成人間的互動，來評估兒童的認知、溝通意圖、結果，及語言理解。選擇兩者中任何一個評估工具，都可以產生有用的資訊來確認喬許的溝通優勢及需要的介入。

## 溝通情境

喬許在何種情境下會出現溝通意圖呢？由Bruner（1983）和Snyder及其同事（1981）的研究我們知道，熟悉的日常生活慣例及遊戲是擴展早期溝通

形式的自然情境。我們同時也知道，在早期語言中逐漸去情境化是很重要的過程。在喬許的例子中，其口語尚未完全萌發，所以，我們可能會預期他的溝通行為會在面對其熟悉的照顧者及日常熟悉慣例中出現。用以確認溝通情境的建議策略，包括在遊戲時的評估（Kennedy et al., 1991）、直接觀察照顧者和嬰兒。

## 早期介入團隊

上述對於喬許的評估及早期介入程序中，有某些部分是必須和其他專業合作的。完整的評估團隊包括：聽力師、小兒科醫師、護理師、物理治療師、職能治療師、社工與其他專業人員。在對喬許及其家庭評估的過程中，轉介與專業間合作的方式可以參考近期對於早期療育實行模式的瞭解，最終，採用喬許的父母偏好的方式。

## 介入策略

雖然喬許的評估程序看起來像是一種線性的序列，但是其實此程序並非線性的。只要當一項問題被確定出來，且喬許的父母和治療人員都同意要去處理此問題時，介入可能隨時開始。在我們的討論中，這些包括喬許的母親報告說，她擔心喬許只使用少數幾種聲音、頻繁的耳朵感染，而且對家庭成員通常只有一般的反應，而不是主動起始遊戲。在更進一步發展家庭目標時，母親的這些擔心將提供治療師協助父母的機會，表 4.8 列出針對母親這些擔心的建議策略。協助喬許及其家庭的一般性原則，包括：加強日常生活慣例而非創造「教學」情境、擴展與喬許的遊戲互動、當喬許使用手勢、發音和一些萌發的字時，確認其功能性溝通，另外還有預防上呼吸道感染。

### 表 4.8 針對喬許的溝通介入策略計畫（十九個月大）

| 介入目標 | 介入策略 | 介入模式 |
|---|---|---|
| 監控健康及耳朵感染狀況。 | 定期至小兒科檢查。 | 接受純音聽力檢查。預防慢性耳炎（Northern, 1981）。 |
| 在日常生活慣例中及和家庭成員（特別是哥哥）遊戲時增加發音機會。 | 選擇最喜歡的日常活動，例如，在晚間讀故事書時常常故意中斷，讓喬許有機會出聲要求翻頁。模仿及擴展他的聲音（"aa...ba..." "aa...da..." "aa...ma..."）。 | 使用對話教學（MacDonald, 1985; Mahoney & Powell, 1984; MacDonald & Carroll, 1992）。鷹架結構教學介入（Norris & Hoffman, 1990）。 |
| 在遊戲與功能性溝通中增加發音與手勢的使用。 | 在每日例行活動（例如，吃飯、洗澡、上車等）之前，喬許的父母和（或）哥哥要暫停一下，等待喬許用手勢或聲音要求吃東西、轉開水龍頭，及要求被抱上車。 | 增加環境教學（Kaiser & Hester, 1995）與團體介入（Wilcox, Kouri, & Caswell, 1991）。 |
| 增加喬許和其他兒童及成人的社會溝通。 | 讓喬許參與遊戲團體。 | |

## 摘　要

　　本章目標在於提供修習語言病理學的學生一全面性的觀點，瞭解在嬰幼兒階段典型的溝通發展及溝通障礙的可能危險因子，生物和環境因子都可能是造成兒童溝通障礙的危險因素。在瞭解典型與高危險群的發展後，接下來說明早期溝通評估及介入的取向，其中特別強調運用動態評量，以決定兒童在有適當的環境支持及介入下最理想的溝通技能表現。作者發展出的嬰兒的溝通評量模式（CAMI）架構，主要是希望在早期療育評估及介入的過程中，此架構能協助語言治療師和兒童的家庭合作。我們相信在早期療育中使用動

態評量過程是最適當、完整的，因爲此程序包括：(1)家庭本位；(2)發展過程；(3)個別差異；(4)溝通情境；(5)合作團隊；和(6)確認、評估、介入年幼兒童時，互動式介入策略是適當的取向，因爲其提升了之後學校生活及社會參與時的溝通及語言發展表現。

## 研讀問題

1. 依據最近在發展神經生物學上的研究，說明早期鑑定及介入溝通障礙高危險群兒童的原理。

2. 解釋環境與生物危險因子間的差異，各舉一例說明。

3. 描述評估嬰幼兒時，傳統發展取向及自然取向的不同，在每一種取向中舉出三種評估工具。

4. 應用動態評量評估溝通障礙高危險群的年幼兒童。

5. 描述自然語言介入模式的主要成分，同時說明在此情境中使用引導的基本原理。

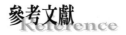

參考文獻

Abel, E., & Sokol, R. (1986). Fetal alcohol syndrome is now the leading cause of mental retardation. *Lancet, 2*, 1222–1224.

Adamson, L. B., & Bakeman, R. (1999). Viewing variations in language development: The communication play protocol. *Augmentative and Alternative Communication, 8*, 2–4.

American Academy of Pediatrics. (1987). Statement of childhood lead poisoning. *Pediatrics, 79*, 458–459.

American Academy of Pediatrics & American College of Obstetricians and Gynecologists. (1993). *Guidelines for perinatal care* (4th ed.). Elk Grove, IL: American Academy of Pediatrics.

American Dietetic Association. (1997). Nutrition management of the infant. Manual of clinical dietetics.

American Speech-Language-Hearing Association. (1989). Issues in determining eligibility for language intervention. *ASHA*, March, 113–118.

American Speech-Language-Hearing Association. (1991). Let's talk: Fetal alcohol syndrome. *ASHA*, August, 53–54.

Bailey, D. B. (1988) Considerations in developing family goals. In D. Bailey & R. Simeonsson (Eds.), *Family assessment in early intervention*. Columbus, OH: Merrill/Macmillan.

Bates, E. (1999). Language and the infant brain. *Journal of Communication Disorders, 32*, 195–205.

Bates, E., Benigni, L., Bretherton, I., Camaioni, L., & Volterra, V. (1979). *The emergence of symbols: Cognition and communication in infancy*. New York: Academic Press.

Bates, E., Bretherton, I., & Snyder, L. (1988). *From first words to grammar: Individual differences and dissociable mechanisms*. New York: Cambridge University Press.

Bates, E., Bretherton, I., Snyder, L., Shore, C., & Volterra, V. (1980). Vocal and gestural symbols at 13 months. *Merrill-Palmer Quarterly, 26*, 408–423.

Bates, E., Thal, D., Whitesall, K., Fenson, L., & Oakes, L. (1989). Integrating language and gesture in infancy. *Developmental Psychology, 25*, 197–206.

Bayley, N. (1993). *Bayley scales of infant development*. San Antonio, TX: The Psychological Corporation.

Billeaud, F. P. (1998). Communication disorders in infants and toddlers: Assessment and intervention (2d ed.). Boston: Butterworth-Heinemann.

Bliele, K. (1997). Where words come from: The origins of expressive language. In R. Paul (Ed.), *Exploring the speech-langauge connection* (pp. 119–139). Baltimore: Paul H. Brookes.

Bluestone, C. (1990). *Update on otitis media: 1990*. Unpublished manuscript, University of Pittsburgh School of Medicine, Pittsburgh.

Brainerd, C. (1978). The stage question in cognitive developmental theory. *Behavioral and Brain Sciences, 1*, 173–182.

Brazelton, T. (1984). Neonatal behavioral assessment scale (2d ed.). White Plains, NY: March of Dimes Materials and Supplies Division.

Brazelton, T. B., & Als, H. (1979). Four early states in the development of mother-infant interaction. *Psychoanalytic Study of the Child, 34*, 349–369.

Brazelton, T. B., Koslowski, B., & Main, M. (1974). The origins of reciprocity: The early mother–infant interaction. In M. Lewis & L. A. Rosenblum (Eds.), *The effect of an infant upon its caregiver* (pp. 49–76). New York: Wiley.

Bricker, D. (1993). Assessment, evaluation and programming system for infants and children, Volume I: AEPS measurement of birth to three years. Baltimore: Paul H. Brookes.

Briggs, M. H. (1993). Team talk: Communication skills for early intervention teams. *Journal of Childhood Communication Disorders, 15*, 33–40.

Briggs, M. H. (1997). A systems model for early intervention teams. *Infants and Young Children, 9*, 66–77.

Bruner, J. (1983). *Child's talk: Learning to use language*. New York: Norton.

Bryant, D., & Ramey, C. (1987). An analysis of the effectiveness of early intervention programs for environmentally at-risk children. In M. Guralnick & F. Bennett (Eds.), *The effectiveness of early intervention for at-risk and handicapped children*. New York: Academic Press.

Butler, K. (1997). Dynamic assessment at the millennium: A transient tutorial for today! *Journal of Children's Communication Development, 19*, 43–54.

Bzoch, K., & League, R. (1991). Receptive-expressive emergent-language test (REEL-2). Austin, TX: Pro-Ed.

Campbell, R. (1987). The integrated programming team: An approach for coordinating professionals of various disciplines in programs for students with severe handicaps. *Journal of the Association for Persons with Severe Handicaps, 12*, 107–116.

Capute, A., & Accardo, P. J. (1978) Clinical linguistic and auditory milestones scale. *Clinical Pediatrics, 17*, 847.

Catlett, C. (1991). ASHAs early intervention projects. *ASHA*, April, 50–51.

Centers for Disease Control and Prevention (2000). *HIV/AIDS surveillance report. Vol. 11*(2).

Chasnoff, I. (1987). Parental effects of cocaine. *Contemporary Ob/Gyn, 26*, 1–8.

Chiocca, E. M. (1998). Language development in bilingual children. *Pediatric Nursing, 24*, 43–47.

Chomsky, N. (1965). *Aspects of the theory of syntax*. Cambridge, MA: MIT Press.

Cochrane, C. G., Farley, B. G., & Wilhelm, L. J. (1990). Preparation of physical therapists to work with handicapped infants and their families: Current status. *Physical Therapy, 70*, 372–380.

Cohen, H. (1990). Case management and care coordination for children with HIV infection. In R. Kozlowski, D. Snider, R. Vietze, & H. Wisniewski (Eds.), *Brain in pediatric AIDS*. Basel, Switzerland: Karger.

Cole, J. G. (1996). Intervention strategies for infants with prenatal drug exposure. *Infants and Young Children, 8*, 35–39.

Comfort, M., & Farran, D. C. (1994). Parent–child interaction assessment in family-centered intervention. *Infants and Young Children, 6*, 33–45.

Coplan, J. (1993). *Early language milestone scale* (2d ed.). Austin, TX: Pro-Ed.

Coplan, J., Contello, K. A., Cunningham, C. K., Weiner, L. B., Dye, T. D., Roberge, L., Wojtowycz, M. A., & Kirkwook, K. (1998). Early langauge development in children exposed to or infected with human immunodeficiency virus. *Pediatrics, 102*, 8.

Coplan, J., & Gleason, J. (1990). Quantifying language development from birth to 3 years using the Early Language Milestone Scale. *Pediatrics, 86*, 963–971.

Crais, E. (1995). Expanding the repertoire of tools and techniques for assessing the communication skills of infants and toddlers. *American Journal of Speech-Language Pathology, 4*, 47–59.

Crawley, S., & Spiker, D. (1983). Mother–child interactions involving two-year-olds with Down syndrome: A look at individual differences. *Child Development, 54*, 1312–1323.

Crees, C. J. (1999) Transitions from spontaneous to intentional behaviors. *Augmentative and Alternative Communication, 8*, 4–7.

Dale, P. (1995). The value of good distinction. *Journal of Early Intervention, 19*, 102–103.

Dale, R. S. (1991). The validity of a parent report measures of vocabulary and syntax at 24 months. *Journal of Speech and Hearing Research, 34*, 565–571.

D'Apolito, K. (1998). Substance abuse: Infant and childhood outcomes. *Journal of Pediatric Nursing, 13*, 307–316.

Dattel, B. (1990). Substance abuse in pregnancy. *Summaries in Perinatology, 14*, 179–187.

DeWeerth, C., van Geert P., Hoijtink, H. (1999). Intraindividual variability in infant behavior. *Developmental Psychology, 35*, 1102–1112.

Donahue, M. L., & Pearl, R. (1995) Conversational interactions of mothers and their preschool children who have been preterm. *Journal of Speech and Hearing Research, 38*, 1117–1125.

Drash, R. W., & Tudor, R. M. (1990). Language and cognitive development: A systematic behavioral program and technology for increasing the language and cognitive skills of developmentally disabled and at-risk preschool children. *Programs in Behavior Modification, 26*, 173–220.

Dunst, C., & Rheingrover, R. (1982). Discontinuity and instability in early development: implications for assessment. In J. Neisworth (Ed.), *Assessment in special education*. Rockville, MD: Aspen.

Ensher, G. (1989). Newborns at risk. *Topics in Language Disorders, 10*, 80–90.

Fenson, L., Dale, R., Reznick, S., Thal, D., Bates, E., Hartung, J., Pethick, S., & Reilly, J. (1993). *MacArthur communicative development inventories*. San Diego: Singular.

Fergusson, D., Woodward, L., & Horwood, L. (1998). Maternal smoking during pregnancy and psychiatric adjustment in late adolescence. *Archives of General Psychiatry, 55*, 721–727.

Fried, R, & Watkinson, B. (1990). 36- and 48-Month neurobehavioral follow-up of children prenatally exposed to marijuana, cigarettes, and alcohol. *Developmental and Behavioral Pediatrics, 11*, 49–58.

Furuno, S., O'Reilly, K., Inatsuka, T., Hosaka, C., Allman, T., & Zeisloft-Falboy, B. (1987). *Hawaii early learning profile*. Palo Alto, CA: Vort.

Gerber, S. (1990). Prevention: *The etiology of communicative disorders in children*. Englewood Cliffs, NJ: Prentice Hall.

Girolametto, L. (1995). Reflections on the origins of directiveness: Implications for intervention. *Journal of Early Intervention, 19*, 104–106.

Glascoe, F. P., & Byrne, K. E. (1993). The usefulness of the Developmental Profile-II in developmental screening. *Clinical Pediatrics, 32*, 203–208.

Gonzalez-Cossio, T., Peterson K. E., Sanin, L., Fishbein S. E., Palazuelos, E., Aro, A., Hernandez-Avila, M., and Hu, H. (1997). Decrease in birth weight in relation to maternal bone lead burden. *Pediatrics, 100*, 856–862.

Gradel, K., Thompson, M. S., & Sheehan, R. (1981). Parental and professional agreement in early childhood assessment. *Topics in Early Childhood Special Education, 1*, 31–39.

Gravel, J., & Wallace, I. (2000). Effects of otitis media with effusion on hearing in the first 3 years of life. *Journal of Speech, Language, and Hearing Research, 43*, 631–644.

Halle, J. W., Baer, D., & Spradlin, J. E. (1981). Teacher's generalized use of delay as a stimulus control procedure to increase language use in handicapped children. *Journal of Applied Behavior Analysis, 14*, 389–411.

Hanson, M. J., & Krentz, M. S. (1986). *Supporting parent–child interactions: A guide for early intervention program personnel*. San Francisco: San Francisco State University, Integrated Special Infant Services Program, Department of Special Education.

Hanson, M. J., Lynch, E. W., & Wayman, K. (1990). Honoring the cultural diversity of the family when gathering data. *Topics in Early Childhood Special Education, 10*, 112–131.

Harding, C., & Golinkoff, R. (1979). *The origins of intentional vocalizations in prelinguistic infants. Precursors of early speech*. New York: Stockton.

Hart, B., & Risely, T. (1975). Incidental teaching of language in the preschool. *Journal of Applied Behavioral Analysis, 8*, 411–420.

Hart, B., & Risely, T. (1995). *Meaningful differences in the everyday experiences of young American children*. Baltimore: Paul H. Brookes.

Hatch, E., & Bracken, M. B. (1993). Caffeine use during pregnancy: How much is safe? *Journal of the American Medical Association, 270*, 46–47.

Hedrick, D., Prather, E., & Tobin, A. (1984). *Sequenced inventory of communication development (revised)*. Los Angeles: Western Psychological Services.

Holmgren, K., Lindblom, B., Aurelius, G., Jaling, B., & Zetterstrom, R. (1980). On the phonetics of infant vocalization. In B. Lindblom & R. Zetterstrom (Eds.), *Precursors of early speech*. New York: Stockton.

Hopkins, K., Grosz, J., & Lieberman, A. (1990). Working with families and caregivers of children with HIV infection and developmental disability. Technical report on developmental disabilities and HIV infection. American Association of University Affiliated Programs.

Howard, C., & Lawrence, R. (1998). Breastfeeding and drug exposure. *Obstetric & Gynecological Clinics of North America, 25*, 195–217.

Iacono, T. A. (1999). Language intervention in early childhood. *International Journal of Disability, Development and Education, 46*, 383–420.

Ireton, H., & Thwing, E. (1974). *Manual for the Minnesota Child Development Inventory*. Minneapolis: Behavior Science Systems.

Jones, K., & Smith, D. (1974). Outcomes in offspring of chronic alcoholic women. *Lancet, 3*, 1076–1078.

Jones, H., & Warren, S. (1991). Enhancing engagement in early language teaching. *Teaching Exceptional Children, 23*, 48–50.

Kaiser, A. B., & Hester, R. R. (1995). Generalized effects of enhanced milieu teaching. *Journal of Speech and Hearing Research, 37*, 1320–1340.

Kennedy, M. D., Sheridan, M. K., Radlinshi, S. H., & Beeghly, M. (1991). Play-language relationships in young children with developmental delays: Implications for assessment. *Journal of Speech and Hearing Research, 34*, 112–122.

Kent, R., & Hodge, M. (1991). The biogenesis of speech: Continuity and process in early speech and language development. In J. Miller (Ed.), *Research on child language disorders*. Austin, TX: Pro-Ed.

Klein, M. D., & Briggs, M. H. (1987). *Observation of communicative interaction*. Los Angeles: Mother-Child Communication Project, University of California, Los Angeles.

Kopp, C. (1990). Risk in infancy: Appraising the research. *Merrill-Palmer Quarterly 36*, 117–139.

Linder, T. (1993). *Transdisciplinary play-based assessment*. Baltimore: Paul H. Brookes.

Locke, J. (1994). Gradual emergence of developmental language disorders. *Journal of Speech and Hearing Research, 37*, 608–616.

Lyons-Ruth, K., Connell, D., & Grunebaum, H. (1990). Infants at social risk: Maternal depression and family support services as mediators of infant development and security of attachment. *Child Development, 61*, 85–98.

MacDonald, J. (1985) Language through conversation. In S. Warren and A. Rogers-Warren (Eds.), *Teaching functional language*. Austin, TX: Pro-Ed.

MacDonald, J., & Carroll, J. Y. (1992) A social partnership model for assessing early communication development: An intervention model for preconversational children. *Language, Speech and Hearing Services in Schools, 23*, 113–124.

MacDonald, J., & Gillette, Y. (1985). *Social play: A program for developing a social play habit for communication development*. Columbus, OH: O.S.U. Research Foundation.

Mahoney, G., & Powell, A. (1984). The transactional intervention program, preliminary teachers' guide. Unpublished manuscript. School of Education, University of Michigan, Ann Arbor.

Mays, R. M., & Gillon, J. E. (1993). Autism in young children: An update. *Journal of Pediatric Health Care, 7*, 17–23.

McCathren, R. B., Yoder, P. J., & Warren, S. F. (1995). The role of directives in early language intervention. *Journal of Early Intervention, 19*, 91–101.

McCathren, R. B., Yoder, P. J., & Warren, S. F. (1999). The relationship between prelinguistic vocalization and later expressive vocabulary in young children with developmental delay. *Journal of Speech, Language, and Hearing Research, 42, 4*, 915–924.

McCollum, J. A., & Yates, T. J. (1994). Dyad as focus triad as means: A family-centered approach to supporting parent–child interactions. *Infants and Young Children, 6*, 54–63.

McCormick, L., & Goldman, R. (1978). The transdisciplinary model: Implications for service delivery and personnel preparation for the severely and profoundly handicapped. *AAESPH Review, 4*, 152–161.

McCormick, L., Loeb, D., & Schiefelbusch, R. (1997). *Supporting children with communication difficulties in inclusive settings: School-based intervention*. Boston: Allyn & Bacon.

McElhatton, P., Bateman, D., Evans, C., Pughe, K., & Thomas, S. (1999). Congenital anomalies after prenatal ecstasy exposure. *Lancet, 354*, 1441–1442.

McGonigel, M., Kaufmann, R., & Johnson, B. (1991). Guidelines and recommended practices for the individualized family service plan. Bethesda: Association for the Care of Children's Health.

McKinney, E., Ashwill, J., Murray, S., James, S., Gorrie, T., & Droske, S. (2000). *Maternal–child nursing*. New York: Saunders.

Messick, C., Anketell, M., & Chapman, K. (1987). Language intervention with 0–5 population: An organization framework. Paper presented at the American Speech-Language-Hearing Association Convention.

Miller, J. P., Sedey, A. L., & Miolo, G. (1995). Validity of parent report measures of vocabulary development for children with Down syndrome. *Journal of Speech and Hearing Research, 38*, 1037–1044.

Mitchell, R., & Kent, R. (1990). Phonetic variation in multisyllabic babbling. *Journal of Child Language, 17*, 247–266.

Montgomery, J. K., Valdez, F., & Herer, G. R. (1997). Best practice in school speech language assessment: Using early intervention results. *Journal of Children's Communication Development, 19*, 3–11.

Moore, M. K., & Meltzhoff, A. N. (1978). Object permanence, imitation, and language development: Toward a neo-Piagetian perspective. In R. D. Minifie and L. L. Lloyd (Eds.), *Communicative and cognitive abilities—Early behavioral assessment*. Baltimore: University Park Press.

Narod, S., Sanjose, S., & Victora, C. (1991). Coffee during pregnancy: A reproductive hazard? *American Journal of Obstetrics and Gynecology, 164*, 1109–1114.

National Institute on Alcohol Abuse and Alcoholism. (1997). Ninth special report to the U.S. Congress on alcohol and health. NIAA/National Institutes of Health Pub. No. 97-4017.

National Institute on Drug Abuse. (1995). Biological mechanisms and perinatal exposure to drugs. NIDA Research Monograph Number 158.

Newborg, J., Stock, J., & Wnek, I. (1984). *Batelle developmental inventory*. Allen, TX: DLM/Teaching Resources.

Norris, J. A., & Hoffman, R. (1990). Language intervention within naturalistic environments. *Language, Speech, and Hearing Services in the Schools, 21*, 72–84.

Oller, D. K. (1980). The emergence of the sounds of speech in infancy. In G. Yeni-Komshian, J. Kavanagh, & C. Ferguson (Eds.), *Child phonology* (Vol. 1) (pp. 93–112). New York: Academic.

Oller, D. K., Eilers, R., Neal, A. R., & Schwartz, H. K. (1999). Precursors to speech in infancy: The prediction of speech and language disorders. *Journal of Communication Disorders, 32*, 223–245.

Olswang, L., Stoel-Gammon, C., Coggins, T., & Carpenter, R. (1987). *Assessing prelinguistic and linguistic behavior*. Seattle: University of Washington Press.

Owens, R. (1992). *Language development: An introduction* (3d ed.). Columbus, OH: Merrill/Macmillan.

Paradise, J., Rockette, H., Colborn, K., Bernard, B., Smith, C., Kurs-Lasky, M., & Janosky, J. (1997). Otitis media in 2253 Pittsburgh-area infants: Prevalence and risk factors during the first two years of life. *Pediatrics, 99*, 318–333.

Paul, R. (1999). Discussion: Early speech perception and production. *Journal of Communication Disorders, 32*, 247–250.

Pine (1992). Maternal style at the early one-word stage: Re-evaluating the stereotype of the directive mother. *First Language, 12*, 169–186.

Proctor. A. (1989). Stages of normal vocal development in infancy: A protocol for assessment. *Topics in Language Disorders, 10*, 26–42.

Public Law 205-17. *Amendments to the Individuals with Disabilities Education Act of 1997*.

Reinharten, D. B., Edmondson, R., & Crais, E. R. (1997). Developing assistive technology strategies for infants and toddlers with communication difficulties. *Seminars in Speech and Language, 18*, 283–301.

Rescorla, L. (1989). The Language Development Survey. *Journal of Speech and Hearing Disorders, 54*, 587–599.

Reynell, J. (1985). *Reynell Developmental Language Scales*. Los Angeles: Webster Psychological Corp.

Rice, M., Buhr, J., & Nemeth, M. (1990). Fast-mapping word-learning abilities of language-delayed preschoolers. *Journal of Speech and Hearing Research, 55*, 33–42.

Robinson, N., & Robb, M. (1997). Early communication assessment and intervention: An interactive process. In D. Bernstein & E. Tiegerman (Eds), *Language and Communication Disorders in Children* (4th ed.) (pp. 155–196). Boston: Allyn & Bacon.

Robb, M., Bauer, H., & Tyler, A. ( 1994). A quantitative analysis of the single-word stage. *First Language, 14*, 37–48.

Robb, M., Psak, J., & Pang-Ching, G. (1993). Chronic otitis media and early speech development: A case study. *International Journal of Pediatric Otorhinolaryngology 26*, 117–127.

Roberts, J., Wallace, I., & Henderson, F. (1997). Otitis media in young children: Medical, developmental, and educational considerations. Baltimore: Paul H. Brookes.

Robertson, S. B., & Weismer, S. E. (1999). Effects of treatment on linguistic and social skills in toddlers with delayed language development. *Journal of Speech, Language and Hearing Research, 42*, 1234–1248.

Romski, M. A., & Sevcik, R. A. (1999). Speech comprehension and early augmented language intervention: Concepts, measurement, and clinical considerations. *Augmentative and Alternative Communication, 8*, 7–10.

Rossetti, L. (1990). The Rossetti Infant–Toddler Language Scale. Moline, IL: Lingua Systems.

Rutter. M. (1979). Protective factors in children's response to stress and disadvantage. In M. Kent and T. Rolf (Eds.), *Social competence in children*. Hanover, NH: University Press of New England.

Sawyer, D., & Butler, K. (1991). Early language intervention: A deterrent to reading disability. *Annals of Dyslexia, 41*, 55–79.

Sevcik, R. A. (1999). Research with young children at risk of speech/language development disorders. *Augmentative and Alternative Communication, 8*, 1–2.

Shatz, M. (1983). On transition, continuity, and coupling: An alternative approach to communicative development. In R. Golinkoff (Ed.), *The transition from prelinguistic to linguistic communication*. Hillsdale, NJ: Erlbaum.

Shaw, D., & Bell, R. (1993). Developmental theories of parental contributors to antisocial behavior. *Journal of Abnormal Child Psychology, 21*, 25–49.

Shprintzen, R. (1997). *Genetics, syndromes, and communication disorders*. San Diego, CA: Singular.

Shriberg, L., Friel-Patti, S., Flapsen, P., & Brown, R. (2000). Otitis media, fluctuant hearing loss, and speech-language outcomes: A preliminary structural equation model. *Journal of Speech, Language, and Hearing Research, 43*, 100–120.

Smith, B., Brown-Sweeney. S., & Stoel-Gammon, C. (1989). A quantitative analysis of reduplicated and variegated babbling. *First Language, 9*, 175–190.

Snow, C. (1979). The role of social interaction and the development of communicative ability. In A. Collins (Ed.), *Children's language and communication*. Hillsdale, NJ: Erlbaum.

Snyder, L., Bates, E., & Bretherton, I. (1981). Content and context in early lexical development. *Journal of Child Language, 8*, 565–582.

Sparks, S. ( 1989). Assessment and intervention with at-risk infants and toddlers: Guidelines for the speech-language pathologist. *Topics in Language Disorders, 10*, 43–56.

Stark, R. (1980). Stages of speech development in the first year of life. In G. Komishan, J. Kavanagh, & C. Ferguson (Eds.), *Child phonology (Vol. 1)*. New York: Academic.

Stoel-Gammon, C., & Cooper, J. (1984). Patterns of early lexical and phonological development. *Journal of Child Language, 11*, 247–271.

Teele, D., Klein, J., Chase, C., Menyuk, R., & Rosner, B. (1990). Otitis media in infancy and intellectual ability, school achievement, speech and language at age 7 years. *Journal of Infectious Diseases, 162*, 685–694.

Tomblin, J. B., Shonrock, C. M., & Hardy, J. C. (1989). The concurrent validity of the Minnesota Child Development Inventory as a measure of young children's language development. *Journal of Speech and Hearing Disorders, 54*, 101–105.

Turnbull, A., & Turnbull, H. (1990). *Families, professionals, and exceptionality: A special partnership* (2d ed.). Columbus, OH: Merrill/Macmillan.

UNICEF (1998). *The state of the world's children*. Oxford, UK: Oxford University Press.

Vihman, M., & Greenlee, M. (1987). Individual differences in phonological development: Ages one and three years. *Journal of Speech and Hearing Research, 30*, 503–521.

Ward, S. (1999). An investigation into the effectiveness of an early intervention method for delayed language development in young children. *International Journal of Language and Communication Disorders, 34*, 243–264.

Warren, S. R., & Gazdag, G. (1990). Facilitating early language development with milieu intervention procedures. *Journal of Early Intervention, 14*, 62.

Warren, S., & Kaiser, A. (1986). Incidental language teaching: A critical review. *Journal of Speech and Hearing Disorders, 51*, 291–299.

Wetherby, A., & Prizant, B. (1992). Profiling young children's communicative competence. In S. Warren & J. Reichle (Eds.), Causes and effects in communication and language intervention (pp. 217–253). Baltimore: Brookes.

Wetherby, A., & Prizant, B. (1998). Communication and symbolic behavior scales. Chicago: Riverside.

Wetherby, A., Prizant, B., & Hutchinson, T. (1998). Communication, social/affective, and symbolic profiles of young children with autism and pervasive developmental disorders. *American Journal of Speech-Language Pathology, 7*, 79–91.

Wilcox, M. J., Kouri, T. A., & Caswell, S. B. (1991). Early language intervention: A comparison of classroom and individual treatment. *American Journal of Speech-Language Pathology, 1*, 49–61.

Wing, C. (1990). Defective infant formulas and expressive language delay: A case study. *Language, Speech and Hearing Services in Schools, 21*, 22–27.

Wyly, M., Allen, J., Pfalzer, S. M., & Wilson, J. R. (1996). Providing a seamless service system from hospital to home: The NICU Training Project. *Infants and Young Children, 8*, 77–84.

Yoder, P., & Warren, S. (1999). Prelinguistic communication intervention may be one way to help children with developmental delays learn to talk. *Augmentative and Alternative Communication, 8*, 11–12.

Yoder, P., Warren, S., Kyoungram, K., & Gazdag, G. E. (1994). Facilitating prelinguistic communication skills in young children with developmental delay II: Systematic replication and extension. *Journal of Speech and Hearing Research, 37*, 841–851.

Zimmerman, I., Steiner, V., & Pond, R. (1992). Preschool Language Scale—3. San Antonio, TX: Psychological Corporation.

Zuniga, J. (1999). Communication disorders and HIV disease. *Journal of the International Association of Physicians in AIDS Care, 2*(4).

# Chapter 5 評估語言學習障礙兒童

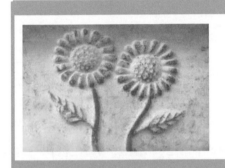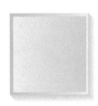

目標：當你讀完這一章，你將能夠

- 瞭解為了評估目的而選擇某種評估模式的影響。

- 清楚地表達尤其鑑於障礙者教育法案下最少限制環境的解釋，評估的目的與介入的關係。

- 提供一個決策的架構，提供評估時應考慮的問題，包括有教育水準、年級程度預期水準和個人中心計畫。

- 決定評估的焦點是基於目前關於說的知識與學習去讀、寫及拼字之間關係的科學證據。

- 選擇基準的文獻或適當的評估，它們必須符合評估的目的與焦點，且能反應出技術性的知識，如：信度、效度及診斷的正確性。

- 評估每個孩子的系統模式，及解釋他們在這些模式中的表現在教室及社區環境下的意義。

- 在持續進行的基礎下，把評估的過程當作起始點，提出新的問題及成果。

1997 年由美國議會再次修正的障礙者教育（IDEA）法案及 1999 年修正法案中的 B 部分，修改了駐校語言治療師的角色，新的條款多增加了教育計畫的程序，且是基於專業人員合作的前提下，為有特殊需求的孩子所設計，孩子必須要有機會參與普通教育課程，個別化教育計畫（IEP）必須結合以課程評估為基礎的功能性學習，及列出「可測量的年度目標，來支持孩子在一般教育課程中的進行，及非學業性課程或課外活動的計畫」（Whitmire, 2000a, p.194）。

　　身為一位語言治療師，我們必須能夠區別出有語言學習障礙的學齡兒童，且必須有能力能夠為孩子在各種不同的場合設計出有效的介入方案，但最重要的是在教室的環境（Bashir, Conte, & Heerde, 1998）。為了要符合障礙者教育法案的精神，必須瞭解要能成功地擁有識字學習能力與說的能力息息相關。舉例來說，我們必須：⑴有以語言為基礎的學習是孩子在學業上成功的主要條件的認知；⑵認為語言及識字能力的學習是評估時的主要條件；⑶把普通教育課程當作用來發展更可靠評估工具的指標；⑷在教育的過程中發展技能當作是合作的夥伴。如此一來，評估孩子的語言及溝通行為，及他們和語言相關的能力如何支持識字能力的學習，對語言治療師來說，是展現專業能力的很重要條件。

　　如果孩子的語言能力能像身高、體重般測量的話，那評估孩子語言的能力可以是相當簡單的工作，然而，語言並非只是單一的向度，如同身高或體重一樣，可簡單的用評量標準或刻度來測量。反之，語言是多向度的、複雜的及多元的系統；它包含很多互相有關係的過程和能力；且我們為何聊天、在什麼地方聊天、我們聊天的對象，及我們聊天的內容，都會因不同的場合而有不同。如 Miller（1981）在二十年前指出，因為語言的難以捉摸，所以很難測量及量化。尤其是對有語言障礙的孩子來說，這項工作更顯得複雜，因為他們的行為變化範圍很大，每一個孩子經過評估後，可以發現每個孩子瞭解及使用語言的形態都不同，有其獨特的語言能力及問題，事實上，每個孩子的不同將會是規則，而非特例。舉例來說，一個孩子可能會展現出適當的語言字彙及良好的社會溝通技能，但在教室環境下形成適合其年齡的語法會有顯著的問題。其他的孩子可能能夠發展出每天口語所需一連串的可接受、

合文法的口語，但可能會使用一些沒有特定意義的詞語，如：那個、它及那個東西，因為她在特殊社會情境中不容易快速提取適當的物品名稱、人的稱呼及事件名稱。還有，有的孩子在學前階段會習得預期的口語系統，但可能在精熟音素及字母間關係時經驗嚴重的問題，且這會影響閱讀理解能力。語言評估的困難之一，是展現及描述疑似有語言學習障礙孩子特定的語言行為。

　　另一個評估的複雜變項是，現在日益增加的學校人數反應出豐富的語言及文化的不同，然而，在語言模式中，要從語言形式中區辨社會文化裡語言使用的變化可能是由於受損的系統所導致，則需要對這兩個範疇有充分的知識。這些孩子的文化信念與價值及語言形式和溝通可能是文化的特色，這些文化及社會語言因素正面或負面地影響老師或其他人對孩子學業成就預期的表現（Silliman, Bahr, Turner, & Wilkinson, in press; Washington & Craig, 2001）。以英文為第二習得語言的孩子們，瞭解他們使用的母語及英文之間語言的不同，是在評估這兩種語言所必需的（Gutiérrez-Clellen, Restrepo, Bedore, Peña, & Anderson, 2000；也可以參考第 8 章）。差不多有 14% 的學齡兒童英文不流利，其中的 3/4 是來自以西班牙為母語的家庭，且「常是家境貧窮」（Hakuta & Beatty, 2000, p.12）。

　　如果把以下四項要點記在心裡，則評估工作遇到的挑戰則可迎刃而解：第一，保有開放及好奇的心態；第二，發展出敏銳的觀察能力；第三，對語言理論及研究保有最新的理論基礎；最後，瞭解語言及識字學習的概念架構及所產生的評估，和介入不同的問題及焦點（Apel, 1999; Hewitt, 2000）。

　　這一章預計向大家介紹學齡兒童語言的本質及領域，而非提供完成一項有深度的語言評估所需要的所有資訊。因為部分的討論，不同形式的評估都會被描述、比較，且有舉例。以下是五個主要的問題：

　　1. 評估的模式：何種語言學習的概念架構引導評估的方式？

　　2. 評估的目的：為何孩子的語言和溝通能力要被評估？

　　3. 評估的焦點：何種孩子的功能觀點要被評估？

　　4. 評估的方法：這些觀點要如何被評估？

　　5. 評估的結果：評估的結果要如何解釋？

雖然這一章節著重在孩子語言和溝通的行為，在評估孩子的時候，其他

發展的觀點也必須被考慮進去，要記得孩子的溝通功能包含語言知識及技能，還有認知和社會知識，及適當的身體動作狀況及動作能力，第 2 章是在討論早期的認知和社會溝通行為；此外，第 4 章則探討評估嬰兒或學步幼兒的標準。

　　有越來越多的證據顯示，我們必須關心孩子的社會情緒發展。一個有能力的溝通者要表現出自重；因此，孩子成為一位溝通者的能力會影響他們個人價值的發展，且相對地，會深深影響其他人如何看待他的能力（Brinton, Fujiki, & McKee, 1998; Brinton, Fujiki, Montague, & Hanton, 2000; Fujiki, Brinton, Hart, & Fitzgerald, 1999; Redmond & Rice, 1998）。如社會情緒發展的研究所建議的，我們必須關心孩子花很多時間的地方，如：教室、與同儕相處的地方不論是在學校內或學校外，及與家人在家的時候，雖然不太可能在以上所描述到的場合都蒐集到資料，但必須記得的是，在評估孩子的語言和溝通技能時，不能脫離文化語言的溝通範圍（McCauley, 2001）。還有，選擇某特定的評估方法需要依評估某特定的孩子而定，要問相關的醫療或教育問題。

## 壹、評估的模式和目的

### 一、評估的模式

　　評估是問題解決的過程。評估的模式可以被當作是語言學習的藍圖或一組建議，能引導：(1)和孩子語言系統功能有關的醫療問題；(2)這項功能如何被解釋；(3)解釋的內容如何能適當地滿足一組特定的問題。模式是由各種不同的概念架構而來，包括了語言學習是什麼及如何運作。不同的模式並不是總是和其他模式相容（Chapman, 1991）。

## 不足的模式及不一致的概念

　　Lund 和 Duchan（1993）闡明評估模式不一致的觀點，當我們問一個不足的問題，如：「語言的缺陷為何？還有嚴重程度為何？」我們問的問題典型和基準的或偏差的評估模式有關，這些模式傾向於依據統計上的平均值來定義正常與異常的形式（Peterson & Marquardt, 1994），這種統計上的定義是來自於大群體的平均表現，我們稱其為**常模**，且和一種常用的評估工具有關：語言表現的標準工具，另一種標準的測驗工具是**標準參照測驗**，所有的標準參照測驗有共同的標準比較，解釋個人的表現和同儕團體的平均表現有關，或「假設為其他著眼點的人有關」（Salvia & Ysseldyke, 2001, p.30）。

　　不足的模式通常在語言評估上以**抽象的觀點**（Damico, 1991; Shulman, Katz, & Sherman, 1995）。由此觀點來看，語言能力被認為是不會被其他系統所影響，如：認知、記憶或社會情緒因素。還有，如前所述，語言系統被認為本身包含：分別或整合，組成分子有聲音結構、語法或意思，每一個項目都可以獨立被評估（Damico, 1991）。因此，評估的目的是用來確認在語言系統中不見或不完整的一些特定組成因素，比如：孩子無法或不瞭解字彙或語法結構要如何產出，常常所取得的資訊對於介入的目的還不夠實用，因為那些資訊可能和孩子的特殊需求沒有關聯，不足模式包括有聽覺處理模式，在這樣的情況下，孩子無法快速地改換包含語言刺激的聽覺訊息（見 Tallal, Miller, Jenkins, & Merzenich, 1997），及特定的障礙模式。在特定的障礙模式，假定損壞是發生在某個特定過程，如：聽知覺、聽覺記憶或口語表達，會造成這些區域的缺損（Paul, 1995）〔Friel-Patti（1999a, 1999b）、Lahey（1988）和 Paul（1995）提供相似的特定障礙模式〕。

　　然而，缺損區域的資訊，由標準參照測量工具取得代表這些模式，最常用來鑑定是否在學校需要語言或口語支援服務（Casby, 1992; Whitmire, 2000b）。合法性表示要決定：(1)是否語言損失存在；(2)是否嚴重程度符合州教育部門及地方學校系統所規定的合法性。不應使用標準參照測驗工具做為需口語服務的判斷標準是不用爭辯的，因為其不符合差異原則。依障礙者教育法案的規定，學習障礙的資格判定，必須智力與成就表現有達顯著標準，

可以包括：口語表達、聽覺理解、基本的閱讀技巧及閱讀理解（Nelson, 1998, p.97）。因此，差異標準的組成有：認知能力，如智力商數和語言相關的能力，推測是用來協助學業成就能力，然而，在障礙者教育法案下，要判定語言學習障礙，法案中並沒有強調必須提供差異的概念（Whitmire, 2000b）。雖說聯邦法律中沒有提及這項需求，但在評估有語言學習障礙的孩子時，差異的概念持續成為共同的實施方法（Casby, 1992; Nelson, 2000; Whitmire, 2000b），孩子的智力和成就表現之間的差異很明顯時，才會達顯著差異，這可以被轉換成語言年齡。換句話說，語言能力的評估結果必須比預定符合其智力應有的表現差。因此，在評估學習或語言障礙時，智力商數成為「基準」，由此差異顯著可以被測量（Stanovich, 2000, p.348）。

舉例來說，瑪麗和強尼都是二年級的學生，也都曾經被轉介接受學校心理師及語言治療師的評估，瑪麗在課業上學習很吃力，且在理解教室規則有困難，但她能和同儕建立友伴關係。在評估結束後，瑪麗在語言能力和智商程度之間有十五點有差異，結果顯示她將有資格接受服務；然而，強尼的智力和語言年齡沒有達顯著差異，雖然他有相似的語言理解問題，如：不能閱讀、寫字或拼字，且在社交能力上是孤立的，但並不符合接受服務的標準。

目前至少有四個項目是批評以顯著差異的概念當作決定是否能接受語言服務的準則。

1.顯著差異的概念之理論假設是錯誤的。顯著差異理念存在的假定是認知發展會影響語言發展，或一些其他的版本提出，語言能力總是依賴認知能力（Casby, 1992），目前的科學證據無法支持這種單向的因果關係，雖然認知和語言在發展的很多點及方面有相關，但相關性與因果關係並非相同。

2.智力不能用來當作預測某位個案是否有語言學習障礙或會對介入有反應。非語言的認知測量工具通常都用來評估疑似有語言障礙的孩子，因為他們無法在口語的測驗上有好的表現是可以理解的。非語言智商的「普通智力」下限是 85。然而，以目前有限的證據，無法以非語言智商來得知個案是否能從語言介入方案中進步（Cole & Fey, 1996）。此外，還有其他研究結果顯示，非語言能力會被其他有語言學習障礙的孩子影響（Kamhi, 1996; Parnell, 1995）。比如，在一個團體中，口語不正常的孩子有所謂的非語言問題，如：

無法理解他人的象徵遊戲、處理視覺影像，還有他們問題解決的能力。這些發現讓 Johnston（1994）推斷：「這些障礙的某部分會反應在語言更高層的問題解決能力，另一部分和認知障礙有關的非語言能力，可以假定成也會造成個案在其他很多領域的學習不足，包括語言。」（p.114）

　　另一挑戰以智力商數概念的證據來自閱讀障礙。顯著差異通常被定義為智力與成就表現之間的差異（不論是基本的閱讀能力或閱讀理解），然而，目前仍缺乏科技證據來支持閱讀的鑑定，或預測個別孩子的學習結果（Stanovich, 1999, 2000）。

　　3.孩子的表現會依據評估的測量及切截點而有不同。特別選定的標準參照測驗工具來評估存在的顯著差異，會影響顯著差異（Lubker & Tomblin, 1998），這表示孩子的表現和評估測驗工具及為非正常孩子所設的切截點有關聯。切截點是評估者用來「決定的依據」（McCauley, 2001, p.243）。分數在切截點以上被認為是正常的，分數在切截點以下的則被認為有可能脫離正常的軌道。

　　因為每一個標準化測驗工具有不同的測驗內容及不同的切截點分數，顯著差異可以反應出各測驗工具的評估結果，而非只是反應出孩子認知和語言能力。另一嚴重的問題是，沒有語言學習障礙被錯誤評估為有語言障礙的人數不在少數。這樣由標準參照測驗工具錯誤的解釋，會在評估方法那一部分進一步討論。

　　4.個別孩子的語言需求被忽略。最後令人非議的一點是顯著差異的概念，這是來自不足的觀念，並沒有說明孩子所需要的語言介入服務。在 Nelson（2000）的分析中，比較適當的問題應是：「這個孩子需要的是什麼？」而非「這個孩子符合什麼需求？」（p.10）然而，長久以來實行的結果是妨礙了以需求為基礎的模式，教授們的建議並沒有在學校行政人員及評估模式和標準決定的教育官員身上發生效用，因為如果採用以需求為基礎的評估模式，會增加語言治療師的工作量，也會使用來協助評估的經費不夠（Ehren, 2000）。

## 分類模式

在另一方面，評估的問題，如：「是什麼原因造成語言問題？」等病源學或因果的問題。分類模式是常見以醫療爲基礎的評估方法，在此模式中會將一組症狀自其他症狀區別出來，因爲要符合**分類診斷**的目的。因爲診斷分類可以提供障礙的因果論，如某一些症狀較符合特定型語言障礙（或語言學習障礙），而非智能障礙或自閉症。分類模式會比較在乎的是造成某些嚴重問題的原因（Nation & Aram, 1991），舉例來說，在前一部分所舉的例子，有可能強尼尚未被確定診斷且間歇性發作的中耳炎導致一連串的失敗。

在障礙者教育法案中的障礙分類，是依據分類模式及用來當作孩子接受特殊教育及相關服務的依據，最常見的是決定孩子的不足部分（可以參考前一部分）；此外，聯邦政府、州政府及地方特殊教育層級的教育基金會都採分類方式（如，語言損傷、學習障礙、嚴重聽覺損失、智能障礙等）。Paul（1995）反應此種模式的一項優點是，障礙分類能夠對不同的聽眾傳達某一群組的孩子和另一群組的孩子的不同。另一項優點是，因果關係是一致的（Nation & Aram, 1991），這可以防止更進一步的嚴重程度，且能設計功能性的語言介入目標及程序。

然而，三個主要的問題，有一些已在第 1 章中討論過了，它們彼此之間是互相有關聯的，起因於分類模式是採用醫療中的「疾病」或「障礙」的概念，它們被簡明的檢視。

1. **已知的原因不見。**語言及溝通存在明顯的發展障礙，但卻缺乏神經生物學的病原學，這是最常發生的情形（Leonard, 1998），像一些相關的證據是依據家庭研究，存在某些形式的語言損失（Crago & Gopnik, 1994; Gilger, 1995; Lahey & Edwards, 1995; Rice, 1999; Rice & Wexler, 1996; Tomblin, 1989），由基因分析的觀點來看，經遺傳而使每個人的語言形式不同（Tomblin & Zhang, 1999），在神經生物及基因成因在使學習障礙上有更明確的分類，可以使神經科學有長足的進步，包括基因分析。此外，有更多長期性的研究對一有語言學習障礙的孩子做長期性的追蹤至成年，因爲要瞭解孩子隨著時間是否有何變化。

2.分類彼此重疊。第二個問題是病原母群的信度。因為分類方式的假定是每一個分類是符合該分類的行為特徵，實際上，就如Lahey（1988）指出，通常病因與誘發因素是彼此互相共存。比如，自閉症光譜的孩子有語言學習的問題。還有，目前的證據也指出，語言障礙和「學習障礙」不是兩個獨立的領域，而是在長期研究下來看是彼此互相有關的一群孩子（Catts, Fey, Zhang, & Tomblin, 1999）。還有，在教養孩子時的確發現孩子有各種不同的差異存在，所以，語言學習障礙的孩子也會產生不同的語言及社會文化發展，因此，依據社會經驗來將這些障礙做成因分類，其實是不可能的任務（Lahey, 1988）。

3.會將每個孩子的語言發展記錄下來。最後，則是語言發展遲緩與語言障礙之間的差異並不明顯（Kahmi, 1996），也許不明顯是因為在語言的發展里程碑分界並不明顯。一種記錄方式是探「趕上」這樣的形式，在學前階段有表達性語言問題的孩子表現出來的是，在剛入小學階段時，其表現是在正常範圍內。然而，這樣的發現是不實際的（Leonard, 1998），由於在學校系統中會有在認知及社會語言的要求，然後在這壓力下，會使他們在學業上有挫敗感。

Locke（1994）提出另一種模式和「趕上」記錄方式並不相同。一開始語言發展可能沒有遲緩，但有拖延，換句話說，緩慢的起步也許代表是正常的，因為孩子並不一定會被刺激去善用環境中現存的語言及溝通的資源，也就是機會的窗口——早期的語言介入。然而，最近國家科學研究學院（National Academy of Sciences）（Shonkoff & Phillips, 2000）對腦的研究，則建議在做潛力的發展分界點時，應該要避免做太過敏感及爭議性的分界；反而，以目前現存的證據反應出，在孩子的發展過程中關鍵物是例外，而非通則。實際上，「腦仍在發展路徑上留有很大的空間」（Shonkoff & Phillips, 2000, p. 216），這表示發展中的腦在孩童和成人時期似乎比原先預想的還具神經可塑性，且生理的運作和經驗會持續地影響腦的發展。

關於神經的可塑性在語言發展輸出的成效，研究指出孩子早期因為意外而使側腦（左半腦）損傷，這為生理證據提供了中立的觀點，也挑戰了Locke（1994）對關鍵期的假說（Bates, Vicari, & Trauner, 1999）。取決於腦傷時

的年齡與腦傷部位等因素，大部分兒童仍可獲得在一般差異範圍內的語言功能，這也顯示神經的可塑性的確存在於腦的不同部分，還有可塑性的程度在語言改變及發展過程的經驗中，佔有重要的一部分（Bates et al., 1999）。一個令人困惑的問題是，為何孩子有已知的病原——單邊的焦點損失，會發展得比沒有已知皮質病因的孩子好，可能是由兩個因素組成（Elman et al., 1996）。其中之一是傳播焦點不正常呈現在細胞結構上，但卻無法由診斷腦部結構的神經影像結構偵測出來；另一種推測則是不正常存在於附屬的外皮結構中，會阻止了健康的皮質在語言發展過程中所扮演的正常角色，語言學習障礙孩子的神經結構會和單邊焦點損傷孩子的神經結構不同。

## 系統模式

第三個和評估有關的問題，則是在說明評估和介入之間的關係（Lund & Duchan, 1993），在系統模式中最常見評估目的重要性的問題是：「我們應為這個孩子設計怎麼樣的語言介入計畫？」

因為這樣的顧慮，評估的系統模式傾向於在語言和溝通的觀念上有共同的多向度或協同作用的觀念（Damico, 1991），也就是，「語言是代表整合的整體，而溝通會被內容、認知能力、經驗及學習潛力深深地影響」（Shulman et al., 1995, pp.53-54）。由此來看，語言的成分被認為是成就整合系統的因素，這些組成成分彼此間互相影響，且和其他的認知、社會情緒系統，如：注意力、記憶力及指示參照有關。依據指示參照，關注的焦點包括社會的假設存在於合理的刺激及溝通互動的意圖，以及合理的解釋，包括句子及理解的特色。

因為多向度的觀點，系統模式和此發現相符合，且對個別孩子語言的規律表現描述也使用正常發展的觀點，要知道一個孩子不能做什麼（一種「缺陷」的觀點），必須平衡地瞭解孩子的潛力（一種「能力」的觀點），孩子在某些特定的情境能將某些事做得很好，包括在某些情境下能提升孩子的能力。系統模式的內容來自語言發展的社會互動理論，或資訊處理理論、語法處理〔要瞭解這些理論更進一步的資訊及語言障礙和語言介入方案，可參考Hewitt（2000）及Leonard（1998）〕。

　　系統模式並沒有拒絕使用適當的評估分類模式，雖然不足模式被認爲會比較適合，主要的關心點是於因果資訊指出的內容爲如何最能符合孩子的需求。舉例來說，即使知道某個孩子的語言學習障礙是和母親在懷孕過程服藥有關，但這樣的資訊在發展個別化教育計畫中語言介入方案時，仍只能提供很少的引導。

### 摘要

　　用來理解語言和溝通行爲及它們之間的分歧而挑選的模式，應該顯示有關語言發展過程的有效概念架構。這些相同的模式會影響醫療及教育方面的學習。這些依據抽象模式的方法，如：欠缺模式及其爲了資格確認的資格鑑定，及某個程度的分類模式，常強調包含了零碎天賦技能的語言系統。由零碎天賦技能而得的成果常被轉換成與功能性溝通無關的學習經驗。

　　相反地，多面及協同的觀念價值方法整合實際的溝通過程，包括課程聽、說、讀、寫教導「如何學習」的策略。還有，評估及介入模式方法的重要不同之處；在於語言治療師必須持續地對有語言學習障礙孩子的相關醫療知識重新評估，他們必須持續地對孩子的複雜需求再評估，以達到孩子在學業、非學業、社會及溝通方面的需要。

## 二、評估的目的

　　評估的目的會影響所取得資料的種類，用來取得資訊的方法，還有資訊如何被解釋。有四點目標和評估孩子的語言和溝通行爲有關：

1. **資格確認**——篩選疑似有語言學習障礙的孩子。
2. **鑑定**——經過可理解的評估過程來判定是否有語言學習障礙、孩子的優點及所需要的，還有其嚴重程度是否符合地方的資格要求。
3. **介入**——透過鑑定的過程來爲孩子的需求設計適當的語言介入方案。
4. **功能性表現**——介入的目標和程序來自於執行系統的文件步驟，包括每天新學習到的內容是和每天的語言、溝通、學業及社會目標有功能性相關的。

這部分是把重點放在前三個目標。然而,當讀者完成這四個目標,必須把兩個要點放在心中。第一,如第 1、4、6 章中所提及,評估和介入並不是兩種不同的活動,評估的可信度依賴孩子在真實的溝通情境中能做到的程度,所有好的介入方案要能持續地評鑑;第二,依據功能性表現的目的,在障礙者教育法案下的要求要持續追蹤,及每年評量孩子在普通教育課程中的表現,在這個過程中所得到的資訊,可以用來決定是否孩子在安置的環境比在其他普通教育教室中能有完整的設備(Maskel, 1999)。

## 資格確認

在障礙者教育法案下,聯邦法律沒有明確指出疑似語言學習障礙孩子的資格如何發生;還有,篩選目的並不用父母的同意(McCarthy, Cambron-McCabe, & Thomas, 1998)。一般來說,篩選的目的是用來確認孩子的口說語言,包括他(她)是否準備好能學習閱讀,也許需要再做進一步的評估,這些孩子表現出來的能力比其同年齡或同年紀的孩子還差時,建議要接受更進一步的評鑑。

在很多學區,語言治療師是負責該學區內所有幼稚園孩童口語能力的簡單評估,篩選的方式是有不同,可能是正式的標準化測驗、醫療發展測驗、家長或教師填的問卷(可參考 McCauley, 2001),在學前/幼稚園的階段,McCauley(2001)報告指出,在篩選後的轉介率可能會很高或很低,全賴所選擇的篩選過程及提供的切截點。另一點有相關的是,孩子在剛入幼稚園的階段時,其知識概念的深度及廣度仍有很多的變化,包括字彙、對英文字母和發音之間的關係,還有組織能力(Shonkoff & Phillips, 2000; Snow, Burns, & Griffin, 1998)。因此,在選擇的過程中,不論是使用正式的標準化測驗工具或非正式的測驗工具,使用的篩選工具對孩子來說都是很敏感的(McCauley, 2001; Paul, 1995)。

還有,父母和教師也有可能會轉介一些面臨學習問題的學齡兒童,尤其是三年級的兒童,因為語言在這個階段已是學習時主要的憑藉;還有,因為語言障礙會因為認知、語言、社會及學業參與的需求而有改變,有些學生一直要到進入中年級甚至是中學時,才會經驗嚴重的學業上問題(Bashir &

Strominger, 1996; Ehren, 1994; Singer & Bashir, 1999）。以下由十六歲的喬治描述，當學生進入中學時開始有組織及形成的問題顯現。

> 突然間一下子，在寫作及口說方面有太多的資訊湧現，我不知道要怎麼用清楚的方式呈現，當我無法組織所要表達的內容，不知道要說什麼，失去焦點時，我會感到特別痛苦，我常常對主題一知半解。（Singer & Bashir, 1999, p.265）

在這個階段，課程的學習需要更複雜的認知及語言策略，來計畫、組織及理解多變口說及閱讀的課程內容，想預期看見的是學生在口說及閱讀領域中，能有效地表達他們所想的及所知道的。

## 評鑑

不論孩子或成人在何時及怎麼會有語言的潛在問題，第二個目的是要決定是否有語言學習障礙存在。障礙者教育法案指出六個在評鑑過程中重要的條件（McCarthy et al., 1998; Osborne, in press）：

1. 州及地方學校區域，必須爲有障礙的學生，包括語言學習障礙的學生，建立一個適當的評鑑程序。
2. 這些評估測驗的程序不能有文化、種族或語言的偏見。
3. 訓練有素的人員必須執行及能解釋測驗工具。
4. 沒有單一的標準或程序能用來決定孩子的教育安置，這代表組成評鑑的過程中資訊的來源必須很多元。
5. 家長必須同意及參與和孩子評鑑及教育安置所有有關的事情。
6. 如果家長不同意學校的評鑑結果，障礙者教育法案允許家長能有申請再一次評鑑的權利。然而，除非家長能證明學校的評鑑不適當，學校不用爲評鑑付費。根據法律的規定，學校必須爲每一個獨立的評鑑仔細想出對結果的建議，但家長不一定要採納這些建議 （Osborne, in press）。

一份廣泛的評鑑應該要能整理出特定醫療上的問題，且能引導語言及溝通系統如何被評估，因爲不可能將孩子對語言所有組成成分，如：語音、語

意、語法及文本，還有在多元的情境下這些組成元素互動的理解樣本化，問特定及能回答的問題的重要性不能被評價過高。「孩子的語言理解能力為何？」「孩子的字彙能力為何？」這一類問題是無法回答的問題；另一方面，「孩子是用什麼熟悉的策略來理解他熟悉與不熟悉的故事？」「孩子在何種字彙的多樣性下能產生口語及書寫的描述？」這樣的問題是可以回答出來的，這類問題能回答得多深，要看語言治療師具備的知識來瞭解如何利用有效的知識，在特定的場合刺激出字彙的多元性，及如何解釋這樣的結果。

依據評估過程中一連串的證據，下一步是要滿足兩個問題。是否證據能支持這個孩子將能在基本的語言情境下學習，或使用語言去學習這樣的結論？還有證據能否做出結論，如：介入是為了使未來的語言及學業發展的機會擴大？如果介入的方法指出了，然後，在目前的聯邦法案及大部分各州的法律規定下，孩子必須能符合特殊教育的服務才能有經濟上補償的資格，如：語言治療的服務可以是相關的服務也可以不是，這要看該州的規定。舉例來說，在有些州不管一些相關的服務，如：某些典型自教室中選出的一群可被看見的小團體，有些州則將語言治療定義為屬於特殊教育的領域。由這個定義來看，語言治療師可以被認為是教室中的特殊教育老師，協助有語言學習障礙的孩子。有如 Osborne（付印中）所述，不管服務是如何提供的，他們的範圍、密集度還有長度，是用來決定是否一個孩子能自個別化教育計畫中接受到免費且適當教育的關鍵因素。還有，法庭也規定，如果評鑑的過程沒有符合聯邦政府或州的要求，那所設計的個別化教育計畫則無效（Osborne，付印中）。

如果孩子即使沒有已知的病因，仍被確認為有語言學習障礙，很重要的是，要協助教師、父母及其他人瞭解這樣的情況會長期持續下去（Elman et al., 1996; Leonard, 1998）。孩子的表現並沒有「達到」他那個年齡或年紀應有的水準。事實上，在學前階段相關的資訊還不會完全顯現，依據障礙者教育法案下二十年來的經驗及預測，1975 年的殘障者教育法案雖然日後常有修改，但仍算持續保有著語言及學習障礙這兩個類別（Bashir, Goldhammer, & Bigaj, 2000; Battle，付印中）。

然而，如前所述，個人的表現會隨著時間而有質的變化。這個過程的轉

變是由於神經生物與社會因素互動所有的結果，神經生物因素調整神經組織在發展上的演進，社會因素則和個人在家庭、學校和社區環境中互動下產生的經驗有關。這些個人內在環境的範圍會協助其存在及自我尊重的發展，然後，也會和個人面對新經驗時，其心智如何處理這些挑戰互相影響。舉例來說，如果孩子持續地和有能力的學習者及溝通者相處而有失敗的經驗，擁有這種自己能力不佳的感覺，會使他們學習去保持著「心情的低落」（也就是稱之為安靜或退縮的孩子）（Brinton et al., 2000; Donahue, Symanski, & Flores, 1999; Fujiki et al., 1999），其他孩子則會在和教師或同儕互動時，表現出主動積極的態度（Donahue, 1994）。在其他的案例中，則可能會產生馬修效應（Matthew effect）（Stanovich, 2000），也就是能力好的越來越好，能力差的越來越差，這些屬於負面馬修效應的孩子們，就是因為有「不適當的字彙能力，他們讀得很慢且無喜悅，閱讀得少所以發展也慢」（Stanovich, 2000, p.184）；也因缺乏動機去學習而使失敗循環發生，很多都是自四年級時開始，由於學習情緒不佳，在中學時常發生輟學的情形（National Research Council, 1999）。相反地，在所有的馬修效應中表現正向的孩子們，在他們求學生涯中很早就有好的成就表現，使他們的教育經驗擴大，因為成功使他們越有動機去學習。

## 介入

一旦孩子被確認為是語言學習障礙，語言評估的第三個目的是要先有：設計適當的語言介入方案。在 1997 年的障礙者教育法案的修正案及執行 1999 年 B 部分法案下，設計的介入教育計畫必須超越個案的口說語言需求，個別化教育計畫必須想出最適合的教育安置方式，這個決定要能符合最少限制的環境（LRE）。然而，自 1999 年起，另一組成分子必須被考慮進去：發展個別化教育計畫必須包括普通教育課程及整合主題課程內容。

因為強調普通教育課程，語言治療師現在則有兩個新的介入目的。一個是以內容領域學習的整合為介入方案的主要元素（Whitmire, 2000a），另一個則是關於和普通教育教師合作的關係要維持，因為合作才能使介入的目標與課程目標在教室內整合，且能為了符合孩子的獨特需求而做必要的調整。

**適當的安置及最少限制的環境**。1997 年對障礙者教育法案的修正沒有改變其重要的服務遞送基礎，適當的教育及相關但必要的服務是為了能滿足孩子的需求。不論障礙者教育法案或是 1999 年聯邦法律的規定，都有詳述執行「適當」服務的內容，因為方案必須是個別化的。適合某個孩子的個別化教育計畫方案不一定會適合另一個孩子，如 Osborne（付印中）所認為，很多法庭的決定已提供指標的規則，教育計畫方案必須提供孩子有意義的教育利益，這代表特別的安置必須合理地預期該安置的過程能符合孩子的個別化教育計畫目標。

障礙者教育法案持續要求為孩子做的努力應符合最少限制的環境（LRE），這通常被解釋為普通教育教室。事實上，所有的努力必須一開始就指點清楚，包括在普通教育教室中對所有孩子及教師的協助。很重要的是，要記得障礙者教育法案不允許依孩子的障礙分類來決定最少限制的環境（Bateman, 1995）；反而，所做決定必須以個案為基準，換句話說，由孩子的特殊需求來決定適當的安置。詳細說明，事實是有語言障礙的孩子不一定要被安置在語言障礙的教室內學習。因為一個專屬的語言障礙教室可能對孩子來說，反而比普通教育教室的限制還多，因為在那個環境下最終極的目標，也還是希望能支持孩子在普通教育教室內成功地學習。

**融合**。可接受的是，孩子的學習能由教師盡力的教導中獲益，在過去十五年，教育有障礙的孩子已成為特殊教育的爭議焦點（Kavale & Forness, 2000）。一開始，有障礙的孩子是被安置在自足式的班級，如果孩子被認為已能接受融合式的普通教育小學或中學，那他可以一半的時間在學校普通班，其他時間在有提供特殊教育服務的資源教室，**回歸主流**是用來描述進入普通教育班級的過程（Kavale & Forness, 2000; Westling & Fox, 2000），大部分是典型的體育課、美勞課或音樂課。常常回歸主流是「溺水或學游泳」的方式，因為這額外的協助或修正不一定是在協助接受回歸主流課程成功的方法。學理上，以回歸主流／融合的教育角度來看有障礙的孩子，認為他們應該要能融入現存的教學情境中，如果孩子能有適當的技巧，而使他們能跟上班上其他孩子的學習速度，那麼這樣的安置會被視為是適當的安置。換句話說，孩子在選修上游泳課前要先知道怎麼游泳。

　　最近，「融合」的哲學是特殊教育的中心舞台。不像整合或回歸主流，融合的焦點在於將學校的結構重整來接受及提供所有孩子的需求，融合的產生是由於特殊教育被認為是隔離於普通教育，在民主的社會，應為任何有協助需求的孩子提供專業的策略及支持。雖然融合的哲學理論反應出在這一章一開始便討論到的需求為基礎的模式，這也同樣與之前所討論的服務遞送部分時，已舉證出財政上的問題相呼應。此外，真正融合是需要將教育哲學及學校組織做重要的調整，但這兩者在過去都僅以緩慢的速度進行改造。值得注意的是，障礙者教育並未將融合視為一種安置，反而，障礙者教育指出持續提供的服務必須與孩子的需求相符合，融合是最少限制環境的選項之一。

## 摘要

　　目前，對於最少限制環境及連續的服務有很多不同的解釋。教育方案可以是從完全以自足式為中心的學校，到以融合所有有障礙的孩子在普通教育環境。然而，在障礙者教育法案下，在決定最少限制環境的安置時，是排除以障礙分類來做教育安置的依據，在使用以需求為基礎的模式時，為了資格確認、評鑑及介入目的的評估，必須直接回答兩個互相有關的問題：「用何種設備、調整及策略可以使教學對孩子產生效用？」和「何種情境最能發揮效用滿足孩子獨特的需求？」

　　總結來說，普通教育教室的經驗，如提供回歸主流，或透過融合而取得相等的經驗，仍無法使每一個孩子在語言、識字和社會情緒學習上的需求得到滿足。要使有語言障礙的孩子學習成功，要配合高品質的教室教導策略，且能提供適當的支援，包括有同儕協助結合達成預期目標的經驗（Allington & Baker, 1999）。合作的關係是高品質融合教育所必要的（Giangreco, 2000）。評估及介入的目的與高品質的教學方法合作，語言治療師必須對於合作服務遞送模式有經驗（Giangreco, 2000；也可參考第 9 章），他們必須發展出在普通教育教室中對全班及小組學習時有效教學的相關資訊（Silliman, Ford, Beasman, & Evans, 1999）。

# 貳、評估的焦點

　　一旦語言評估的目的已決定，另一個要解決的問題是：選擇出評估焦點的語言行為，對學齡孩童進行語言及溝通評估時，要注意到孩子對語言的知識，與發展及教育上預期的使用情形。因此，評估焦點的起始在於考量教育標準、里程碑及學業預期，用來取代特定的年級程度。圖 5.1 畫出了在選擇語言相關的識字行為來作為評估的目標。這個計畫和執行教育標準及美國很多學校系統所採用的里程碑相一致，在思考標準及里程碑時很重要的一點是：識字不只是學習閱讀及寫作。二十一世紀是數位化且知識爆炸的時代，因此，若把識字想成是只精熟字母那就錯了。反而，多元化的識字，如：資訊、電腦及科技、文化和媒體知識，是挑戰傳統大家所認為應該是知識的觀念（Tyner, 1998）。它們被認為是溝通知識的新解釋（Tyner, 1998），因為這些多元的知識是用來豐富我們理解的工具，它們本身並沒有終止的時候，當我們去瞭解的時候，它們的意義也就不斷擴大，在這個知識的時代保持思索（Gardner, 2000）。

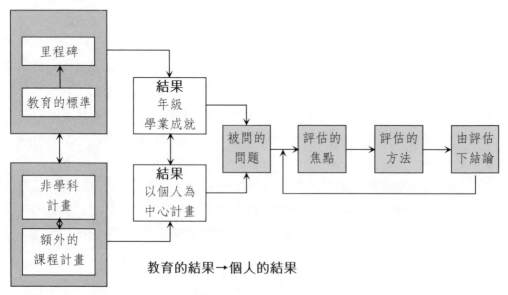

**圖 5.1**　一個用來決定評估焦點的決定性計畫

# 參、決定評估焦點的選擇計畫

## 一、教育的結果

### 標準、基準和學業成就的年級程度

對所有學生，包括障礙生而言，依據標準的教育（Standards-based education）是以特定結果為導向。1997 年障礙者教育修正案要求所有州要評量州內所有障礙兒童的教育結果表現；但是，如果學生無法被包含於這些評估中，不論有沒有適當的適應能力，他們都必須給予相關的評估（Thurlow, House, Scott, & Ysseldyke, 2000; Westling & Fox, 2000）。但是，什麼是可接受的適應，在各州之間存在有相當多的不一致（Thurlow et al., 2000）。

依據標準的教育之概念根植於一基本信念：「社會必須清楚示範，藉由設定標準，社會期望由學校中得到什麼。此標準描述什麼是學生應該知道且能夠做到的，同時，學校和學校系統應該要負責確定學生達到這些標準。」（Elmore, 1999-2000, p.6）1999 年時，四十九個州實施了全州的評估（Thurlow et al., 2000）。如圖 5.1 所示，州建立**教育標準**。接著，這些內容或成果標準變成發展基準的基礎。**基準**（benchmark）是在一特定年級時所被期望學會的關鍵技巧（Westling & Fox, 2000），之後又被轉變為預期的學業成就。標準和基準是評估的構成要素，此評估是州用來評量學校職員在不同的年級中達到期望教育表現結果的教學實施。

表 5.1 到 5.4 提供佛羅里達標準（Sunshine State Standard），此是由佛羅里達教育部門（1996）所發展出的。其顯示在閱讀歷程中，相同的語言技巧標準如何被轉變成更複雜的基準，即在每一年級（由幼稚園到高中）中的預期成就。其他語言技巧標準在書寫、口語理解及表達、語言的形式和功能、會話知識，由敘事到詩歌和戲劇亦可發現。除了語言技巧，同樣也有對

於數學、科學、社會學習、藝術、健康、生理教育的標準（Florida Department of Education, 1996）。語言藝術的基準及年級程度的預期水準通常和國家科學學會及州的國家調查局每年所做的全面調查一致（Burn, Griffen, & Snow, 1999; National Reading Panel, 2000; National Research Council, 1999; Snow et al., 1998）。這些團體的評估呈現了在語言及識字經驗與教育練習的一致性，因為練習可以反應在閱讀、寫作及拼字的成果上。

在表 5.1 到 5.4 所舉出的範例是一州的例子，很多其他州有類似的標準。因為語言治療師必須瞭解普通教育課程的內容，他們應該要熟習自己州內的標準、基準及年級程度預期。這些資訊可當作發展個別兒童特殊評量問題的架構，及協助選擇評估中關注的語言及讀寫能力行為。這些建議的基本原理為語言和溝通是所有學校學習的基礎，因為它們傳達了教學實施。如同 Bashir 及其同事（1998）所提，「……如果教育團隊要鑑別影響語言學習障礙（language learning disabilities）兒童學業成功的因素，他們需要瞭解語言和溝通在教育過程，特別是在教室情境中，所扮演的角色。」（p.5）

**表 5.1** 教育標準、基準和該年級程度預期水準在語言技巧的範例（幼稚園到二年級的範圍）（佛羅里達標準）

教育標準：學生能很有效率地閱讀

| 基準 | 幼稚園預期的表現 | 一年級預期的表現 | 二年級預期的表現 |
|---|---|---|---|
| 1. 能由文章的標題及實例來預測一篇文章的話題 | 使用標題及圖示來做口頭的預測 | 使用先備知識、圖示及文章來做預測 | 使用先備知識、圖示及文章來做預測的確認 |
| 2. 由文章、實例、圖像及圖表來定義字義及建立意思，使用音韻、字的結構及文章的教學策略 | 瞭解文章的結構（頁數、瞭解書的部分等）；能認字母（大小寫）、字母的發音、押韻字；能找到字的開頭及結尾的發音；瞭解文章所傳達的意義 | 提供基本音韻分析的元素（如：音段、音組、組成字的音）；使用音及符號的關係及結構來解字（如：字的順序、句子的結構）；使用文章來建立意義（如：圖示、故事及話題的知識） | 將聲音的組合融入字內；提供獨字的字首的知識及拼字的形式用來解碼；使用各種結構來解不熟悉的字（如：字的順序、字首、字尾及動詞結尾）；使用各種文章來建立意義（圖表、標題等等） |
| 3. 使用適合該年級、年紀及發展程度的閱讀字彙的知識 | 知道出現頻率高的字；知道用來表示人名、地方、東西及動作的字；能自基本分類中找出常見的字（如：顏色、形狀、食物）；使用不同資源來建立字彙（如：字彙牆、其他人、生活經驗）；透過討論故事人物來發展字彙 | 由基本的分類中確認及分類常用字；使用獨字的知識來猜複合字的意思；使用資源來建立字的意義（如：圖示、故事及話題的知識、字典、相關的科技） | 確認簡單、多義字；使用簡寫、基本字及複合字去決定字義；使用字首（如：un-、re-、pre-、mis-）及字尾（-er、-est、-ful）的知識來決定字義；透過獨立閱讀來發展字彙，討論熟悉及概念性的選擇 |

表 **5.2** 教育標準、基準和該年級程度預期水準在語言技巧的範例（三年級到五年級的範圍）（佛羅里達標準）

教育標準：學生能很有效率地閱讀

| 基準 | 三年級預期的表現 | 四年級預期的表現 | 五年級預期的表現 |
| --- | --- | --- | --- |
| 1. 使用內容、目錄、指引、頭條、標題、圖示，和主要的字來預期或是預測閱讀段落的內容及目的 | 使用文章的特徵來預測及監控理解（如：文章的內容、索引、標題、關鍵字、圖示、預習文章）；提供文章的形式、想法、背景及先前閱讀的經驗來對文章的內容提出問題，還有預測發展 | 使用文章的特徵來預測及監控理解（如：字彙、標題、副標、段落及印刷的變化，如：斜體、粗體或畫底線）；將先前的經驗與文章特徵整合來對文章提出問題及預測發展 | 擴大先前自四年級起所學過的閱讀前資訊及技巧，增加文章、作業及工作的複雜度 |
| 2. 由不同的簡單策略中選取，以辨認不同文本、圖示、圖表中的字和結構意義。策略包括音韻、字的架構、情境、自我提問、確認預言、重述及視覺線索策略 | 使用解碼的策略來闡明發音（如：少用的母音形式、同音異義字）；提供閱讀的提示技巧（如：已知的字、句子及結構）推論新／不熟悉字的意思，包括：同義字、反義字及同音異義字；使用各種字的結構來建立意義（如：字首、字根、同音異義、反義字、同義字及類似字）；建立閱讀的目的（如：娛樂、瞭解事實、回答特定的問題） | 將先前自三年級所學過的資訊及技巧擴大，以增加所選擇閱讀文章的複雜度、作業及工作（如：解碼、文章的提示、預測、字結構的變化、建立意義、閱讀目的） | 將先前自四年級起學過的資訊及技巧擴大，以增加所選擇閱讀文章、作業及工作的複雜度（如：解碼、文章的提示、預測、字結構的變化、建立意義、閱讀目的） |

表 **5.3** 教育標準、基準和該年級程度預期水準在語言技巧的範例（六年級到八年級的範圍）（佛羅里達標準）

教育標準：學生能很有效率地閱讀

| 基準 | 六年級預期的表現 | 七年級預期的表現 | 八年級預期的表現 |
|---|---|---|---|
| 1. 提供主題的背景知識及文章結構來做文章、目的，及所選擇的閱讀文章的複雜預測 | 預測在文章中可能會發生的想法或事件，為預測提供原因，在故事發展的同時確認及討論預測的情節，在閱讀前使用閱讀前策略（如：問我該知道什麼問題，瀏覽標題、粗體字及其他文章的特徵）；使用背景知識及文章結構的知識來預測目的及結構；由圖片來閱讀及預測（如：圖示、圖表及地圖） | 將自六年級起所學的閱讀前資訊及技巧經驗擴大，才能挑選複雜度高的閱讀文章、作業及工作 | 將自七年級起所學的閱讀前資訊及技巧經驗擴大，才能挑選複雜度高的閱讀文章、作業及工作 |
| 2. 在閱讀、寫作、聽寫時，個人能一致且有效的使用個人內在及學業上的字彙 | 指出字的結構，如：字首、字尾及字根還有字；使用字的起源當作瞭解歷史意義的策略；分析字的關係，如：相似字；區別指示字及功能字；用一致的方式來學習新字（如：透過閱讀及寫作的活動） | 擴大六年級所建立的字彙並使用七年級或更高年級的字彙 | 擴大七年級所建立的字彙並使用八年級或更高年級的字彙 |

**表 5.4** 教育標準及語言技巧的四個基準的範例——九至十二年級（佛羅里達標準）

| 教育標準：學生能流暢有效的閱讀 |
|---|
| **基準** |
| 1. 選擇及使用閱讀前的策略，如：討論、預測、腦力激盪、產生問題及複習，參與文章內容、目的及組織閱讀文章。 |
| 2. 選擇及使用策略以瞭解字彙、文意內容，及印證所讀的，包括解釋段落。 |
| 3. 為人與人之間、學業及工作場所定義字彙，包括意象的、技術上的意思。 |
| 4. 提供一連串回應的策略，包括再次閱讀、記筆記、做總結、記重點、寫一份正式的報告，及將所讀的與其經驗及感覺做連結。 |

● 註解：語言技巧的年級程度預期水準還沒發展到九到十二年級

## 以個人為中心的計畫

**以個人為中心的計畫。**圖 5.1 也將此計畫的重要性提出，包括了溝通及語言的內容，與其他以教室的產出計畫不同。有語言學習障礙的孩子通常無法適當地理解同儕的社交意圖，及在社會互動目的大範圍下有效地使用語言，包括：如何參與合作學習活動（例如，Brinton et al., 2000; Donahue, in press; Donahue et al., 1999），如果沒有學業及非學業上溝通的需求，有學習障礙的孩子在與其他同儕互動時，不論在學校或之後的工作場所，通常都會有挫折感。缺乏接受度常會被解讀為在社區環境中不太扮演正面的角色〔若想更進一步瞭解在社會情緒領域的評估步驟，請見 Prelock（付印中）〕。

以個人為中心的計畫將焦點放在有障礙者的家庭、社區，及朋友上，希望在這些場所他們都能有進步，雖然以個人為中心的計畫是為重度障礙的孩子所設計的，但計畫的程序放在有語言障礙的孩子身上，也同樣會有實質上的進展。有很多以個人為中心的計畫工具，如：個人未來計畫（Personal Futures Planning）（Mount & Zwernik, 1998）、麥基爾行動計畫（McGill Action Plans, MAPS）（Forest & Lusthaus, 1990）及讓明天充滿希望的計畫（Planning Alternative Tomorrows with Hope, PATH）（Pearpoint, O'Brien, & Forest, 1993）。以個人為中心的計畫在兒童青春期中期時變得特別重要。

1997 年障礙者教育法案要求當兒童十四歲時，個別化轉銜計畫（individual transition plan, ITP）要成為個別化教育計畫的一部分（Snell & Brown, 2000）。個別化轉銜計畫是為了要幫助學生由學校過渡到成人生活。語言治療師在此過程中，對於要達成學業及社區的成功是不可或缺的角色。

**案例研究**。布萊恩是一名十一年級的學生，最近剛加入當地高中語言學習障礙計畫內。在十六歲時，其閱讀和拼音基準達到五年級的程度，書寫基準為三年級，數學基準為七年級。學校預期布萊恩將不會接受一般的高中畢業文憑，但是可以接受一修業證明。考慮到他多重的語言和溝通需求及他的年紀，優先設定他的語言介入是重要的，個人未來計畫在此優先程序中變成重要的一部分。以下是個人未來計畫中主要的三步驟。

1. 發展個人的檔案，包括這個學生的能力，不用包括正式的評估，但要依據其背景（健康史、經驗、重要事件、目前狀況、家庭狀況，及與社區的互動狀況）、生活的品質（成功的經驗、生活形態、選擇），及喜歡、不喜歡的活動。有障礙的人是整個過程中的重心，且在進行的每一個步驟要主動的參與。

2. 依據所有的資訊，為對未來有希望的人設計一個行動計畫，包括將遇到的困難指出問題解決的方法，將成功的機會擴大。

3. 形成一個支持網絡去協助有信心將計畫達成的人（Westling & Fox, 2000）。

對布萊恩來說，此過程顯示出一位年輕人，根據他的父母所述，接受到不一致的閱讀指導教學。他們報告說，布萊恩的閱讀指導教學取向年年改變，且教師也常轉換；更有甚者，他們指出布萊恩常被教導之前似乎已經學習過的技巧。他的父母同時指出，交朋友及維持友誼對布萊恩來說是個挑戰，他們相信這是由於他的語言及溝通問題所致。舉例來說，布萊恩常打斷溝通夥伴的談話，很少開始或是維持眼神注視（這是一種傳遞對溝通夥伴的興趣及瞭解他們的理解的方式），且常常支配交談主題。另一方面，他們看見布萊恩是一位積極的學習者，他從不缺課，總是完成回家作業及家務，例如，後院中的工作。布萊恩說，他主要的興趣是足球、動物及農藝。當詢問他時，布萊恩提到他在校中沒有任何朋友，但是他想要有一個交心的朋友。最後布

萊恩及他的家人表達對他未來的期望，包括通過汽車駕照考試，交到至少一個親近的朋友，還有獲得一些工作相關的經驗。

語言治療師取得這些資訊，同時調整其評估計畫，以具體化兩項主要的焦點：(1)口說語言和討論技巧將幫助布萊恩結交朋友及工作面試；(2)書寫相關技巧將協助通過駕照考試及填寫工作申請。布萊恩的教師也同樣結合學業成就表現，來支持布萊恩及其家庭對他的未來計畫。未來的評估中，還會包括輔導諮商及駕駛教練一起參與這個計畫團隊。

### 摘要

診斷計畫不能只依據個人，語言治療師必須在做出正式的診斷前，將個案的整個教育基準、一般教育的資料及個人資料整合起來。如圖 5.1 所示，在一般教育環境，發音的診斷標準是每個孩子在環境中能否成功的要件。此外，理解的計畫必須包括溝通的內容及在教室外的能力，通常是這些社會溝通的挑戰，減少這些孩子由學校到社會時求職及社會機會的能力。評估的工作必須將教育及非教育的輸出都整合起來，這種形式的評估計畫將能夠使被問的評估問題、評估的焦點、語言評估的方法，與介入及策略使用時能一致，才能達到教育及社區的目標。

## 二、個人的結果

如圖 5.1 所述，一旦教育的環境確定了，包括在不同年級時的預期表現，然後可針對該階段應評估的口說語言做出決定。在做決定時，第一個面臨到的限制是，比較多研究上的資料是針對學齡兒童，由幼稚園到三年級，而較少資料是針對更高年級的小學生、中學生及高中生。

第二個限制是，對已研讀的相關資料無法做平衡的處理，舉例來說，在過去十五年中，更多的研究資源被分派到瞭解學習閱讀的歷程上，特別是兒童音韻覺識、熟悉字母規則，和影印文字辨識（譯碼）間的關係方面，而非其他語言向度。造成這樣不平衡現象的一個原因是，學習閱讀所需之特定的口說語言能力，較其他能力，例如，對閱讀理解所需之能力，更容易定義

（Kamhi & Catts, 1999a，付印中）。

前面略微提到的第三個原因，同樣會限定決定評估焦點。目前對於教室中不同的教學實施如何影響兒童呈現出的語言及學習剖面圖所知有限。舉例來說，提供給閱讀不佳者——例如上文提到的布萊恩——的閱讀指示可能不是最理想的，這創造出另一種馬修效應。較少技巧的學習者常收到較缺少意義及挑戰的指示，而結果就是學習閱讀更進一步被抑制了（National Reading Panel, 2000; Stanovich, 2000）。其他的因素則有，將進一步的語言學習做不適當的廢止，如果閱讀及寫作的技能不是可使用的技巧，則新語言的習得也會被禁止。

## 評估的焦點

口說語言的系統有三個元素是評估時的焦點，因為此三元素與學習讀、寫及拼字有關，包括：(1)音韻的敏感度（phonological sensitivity）；(2)語詞的變化（lexical diversity），這是和字形敏感度有關（morphological sensitivity）；(3)句法的變化（syntactic diversity），包括了字形句法的敏感度（morphosyntactic sensitivity）。此處使用「相關」這個詞，是指由不同的研究中預測可能的關係所得之統計相關，可能由高相關到低相關，但是這些關係不應該被當成因果來解釋。要特別小心解釋的三個原因是：第一，不同的研究使用不同的人數及不同的方法，有些是長期的，大部分對孩子的相關研究都是某個點而非長期，因此不同的研究並無法拿來做比較；第二，預測的能力改變，長期研究在不同階段會有一組與語言相關的不同變數在預測閱讀的輸出；第三，一旦孩子進入了學校，他們在閱讀、寫字及拼讀時使用的策略，也會影響他們與語言相關的知識，同時也會影響他們所知道的讀寫及識字過程。如果有語言學習障礙的兒童，沒有在有意義的識字活動中獲得有效的閱讀、書寫及拼音經驗及指示，他們將無法提升他們的語言技巧（Scott, in press）。因此，「因果關係」並不是語言障礙為因，引起讀寫能力學習的問題為果，這樣簡單的一單向現象。確實，正向及負向馬修效應的影響，關係是相互的，很難由果中找出因（Catts & Kamhi, 1999）。

## 音韻的敏感度

**概觀**。最基本的音韻系統是用來預測已存在的音韻碼,音韻碼使語音能發出,這最基本的系統是最先以最自然的方式產生,且形成及產生語言。音素是任何語言最小的音節單位,因為它們在不同的字中代表不同的意義,改變一個音素就會改變一個字的意思。舉例來說,bat、fat、cat、mat、sat 只有第一個字母不同,但是它們都代表不同的意義,因為/b/、/f/、/k/、/m/和/s/在英文中是不同的音素。大部分兒童在七歲時達到成人言語產出的程度(Hodson, 1994)。

然而,在使用音素結構產生語言時,與為了去分析字的音節的目的是不同的,因為音素是抽象的分類,必須與音韻結構及它們的字母結合時才產生意義。這需要讓一個孩子由全部導向至理解導向,針對音的部分,不是全面或全非的發展,是逐漸的,而且是起始自很早的孩童時期,這項工作所面臨的是孩子在學習有困難。因為在字母知識上全無,這代表的是在認讀字母形象有發出特定語音單位的困難(Blachman, 1994),因為音素是抽象的範疇(不像音節,音素在口說語言上,並沒有相對應的產出語音)。

音韻的敏感度指的是更正式的覺知或「後設語言」,對語音的後設覺知,因此,口說語言的音韻結構能被操弄(Lonigan, Burgess, & Anthony, 2000)。此敏感度是萌發識字學習的重要部分,因為「要開始字母閱讀主要依據於辨識書寫字母和拼字到呈現出言語單位中,若精熟字母辨認失敗的話,會妨礙文本理解」(Snow et al., 1998, p.6)。字母辨識、解碼,及字母區辨常是交換使用的術語。

**問與瑞安的音韻敏感度相關的一些問題**。當基本的字母讀及拼的技能還沒獲得的時候,推論可能會被推翻,圖 5.2 描述了瑞安描述敘事書寫(及拼讀)的範例:我最喜愛的嗜好。瑞安是一位十四歲男生,在一自足式特殊學習障礙的班級中六年了,他同時也接受語言治療資源服務六年了。在其寫作中呈現出的問題,我們可以相信,瑞安的語言和書寫技巧需要被適當地確認,以下有三項關於音韻敏感度的要素,可單獨或最好合併使用來評估瑞安。

```
My favoritehobb is a
bisigll it is red nad god nad ithos
a lit unrbu bisill it has rims it has
hibrolix I like my bisigll I
ribib  breba it is fun ribib my bisigll I klintt
    ureba
wen   I my  it hom. I go
to   the mobes I lak  my
bisigll  up I bo trix wit my bisix
```

**圖 5.2　瑞安，十四歲 ──「我最喜歡的嗜好」（"My Favorite Hobby"）**

● 註解：如果重複施測該測驗，則用測量標準誤在預測者的實得分數及真實分數會很相似。

1. **音韻覺識**。音韻覺識是一種概念，探討對於字的音段（音位）的音韻敏感（Gottardo, Stanovich, & Siegel, 1996）。有關的五項發現。

(1)這種形態的音韻敏感是口說語言技巧的開始，最終使人能自然地分析及操弄字的音素結構（Torgesen & Wagner, 1998）。舉例來說，藉由將字分段為音素或是結合音素以產生真正的字。瑞安從沒有被評估過其音素結構分段瞭解的能力，一項特定問題的詢問將可以知道，他是否有達到此基本的瞭解，同時也可以知道他字母辨識能力的程度。

(2)作為一項策略，音節的分段協助學生產生更多複雜的拼字，而結合則幫助我們解字（National Reading Panel, 2000）。瑞安無法輕易地解碼或是拼出常見的字，反而，當他被教導之後，他依據情境線索，考量到他對音素─字母一致的概念困難，這不是一項有用的策略。

(3)很多研究一致發現，在幼稚園階段的音韻覺識能力，可高度預測將來在三年級時誰會是優秀的閱讀者，而誰會是不佳的閱讀者（更詳細，請看 Catts & Kamhi, 1999; Kamhi & Catts, in press; Keogh, in press; Snow et al., 1998）。有關瑞安低年級時的能力資訊現已無法被利用，但是，在十四歲時他達到一年級的閱讀成就預期，比一般對中年級

的成就預期低很多（見表 5.1 和 5.3）。

(4)閱讀及拼字能力是最基本的語言能力（Kamhi & Catts, in press; Kamhi & Hinton, 2000）。解碼能力依據音韻和字彙知識，而拼字技巧則依據音韻、拼字正確及構詞知識。音韻覺識對字彙辨識的影響，也和兒童開始產生正確拼音的能力有高度相關（Ehri, 2000; Nunes, Bryant, & Bindman, 1997; Treiman & Bourassa, 2000）。好的閱讀者也是好的拼音者，雖然反過來說並不總是正確（Kamhi & Hinton, 2000）。

(5)有學習困難的孩子在寫作時會遇到拼寫的問題，可歸因於音韻覺識的能力不佳（Berninger, 2000）。一項推測指出，寫作歷程是非常複雜的，可能會讓兒童較不注意到拼寫（Windsor, Scott, & Street, 2000）。以瑞安來說，可以藉由評估其拼寫常用字，例如，and、when、do，而不要牽涉到書寫一段敘事來凸顯這一部分〔見 Scott（2000）有評估程序〕。

2. **音韻記憶。**在印刷字的向度中，音韻記憶是指轉換步驟；藉此步驟，拼字正確資訊（字母和字母模式）被記錄及暫時儲存於工作記憶中，以等待被轉換成音韻表徵（Tunmer & Chapman, 1998）。換句話說，字彙辨識歷程是音韻記憶轉換由印刷字（拼字表徵）到字彙（音韻表徵）以解碼的一部分，同時是以一相似的方式將字轉換為印刷體，例如，拼字（Ehri, 2000）。

(1)音韻記憶碼也是用來將語言訊息儲存於長期記憶中（Catts & Kamhi, 1999）。受損的音韻記憶或是無法快速轉換字母及字母形態到他們相關的音韻表徵中，讓其有完成音素結合的困難（Torgesen & Wagner, 1998）。評估並沒有詢問瑞安是否可以執行結合測驗。

(2)相反的，當孩子無法將音位順序轉換成拼字的字母順序時，他們的拼字記憶受到影響（Ehri, 2000）。圖 5.2 提出這可能是瑞安的情形，有可能他的許多（雖然不一致）字母顛倒，例如，nad 變成 and、在 do（"bo"）、riding（"ribib"）中，d 變成 b，產生字母書寫問題牽涉到正確記憶字母順序。精熟於聲音─符號關聯的兒童應該有較豐富的拼字記憶（Catts & Kamhi, 1999）。瑞安的字母顛倒可能是

其音韻覺識不足的一項指標。

3. **音韻提取**。音韻提取是自長期記憶中輕鬆的回憶音韻知識的能力（Catts & Kamhi, 1999）。

(1)這種能力常常以限時依序命名的工作來評估，以字母、數碼、顏色、物體或非字的方式進行。其原理為，「理論上來說，快速命名測驗與閱讀有關，因為它們被認為可以表明處理歷程的速度，此歷程本質上和牽涉到字彙辨認的認知活動有關。」（Torgesen & Wagner, 1998, p.223）瑞安快速提取的能力尚未被評估，因此，可能必須透過評估來形成他提取能力對其現階段能力的貢獻。

(2)像瑞安這類有閱讀及拼字問題的孩子，也可能牽涉到的問題並非缺乏快速取得音韻知識的能力。值得注意的是，支持此假設的證據少於現有支持音韻覺識及音韻記憶的影響的證據（Catts & Kamhi, 1999）。

**總結**。音韻敏感的三個組成要素反應出一種新形式，在此新形式中，如果孩子正要學習讀、寫及拼字，音韻表徵的功能必須是由每天的聽與說中，轉變字母訊息為意義。閱讀的最終目的是理解，在中學及高中階段，閱讀理解的問題可用來解釋大部分閱讀能力的變化（Swank & Catts, 1994）。如瑞安所顯示，對字彙辨認的困難，導致顯著的閱讀理解問題。因此，音韻表徵的整合可用來解釋為何像瑞安這樣的學生，無法發展出快速及有效地使用音韻解碼、覺知及提取所需的音韻敏感。因此，他也就會有一系列閱讀理解的問題。然而，主要的矛盾是，是否此「音韻核心缺失假設」（phonological core deficit hypothesis）足夠用來解釋像瑞安這樣有語言學習障礙學生們在閱讀及拼字上的困難，還是，其他和語言相關的能力也必須被考慮進去。

最後一點要留意的是有「言語問題」的孩子。雖然資料顯示呈現矛盾（Hodson, 1994），但是證據顯示，在團體中，那些唯一的問題只是某些音素有較不精確的產出、但其言語是清晰的兒童，其在學習閱讀、書寫及拼音時並不會遇到困難（Catts, 1991, 1993; Catts, Hu, Larrivee, & Swank, 1994）。然而，重度到極重度不清晰的問題，被歸類為**表達性音韻障礙**（expressive phonological disorder）（Hodson, 1994），可能會反映出在表徵及使用音韻

碼的潛在困難，同時會影響到精通解碼及拼字能力（Clark-Klein & Hodson, 1995; Larrivee & Catts, 1999）。這些孩子應該及早接受評估。在另一方面，很多在完整音韻敏感發展上有顯著問題的孩子，在言語產出所使用的基本音韻系統上，並沒有任何損失。

## 詞意多元變化及構詞的敏感

**概觀**。字是音韻的結構，由音素組成：「不論在說話或閱讀時，我們學習或產生一個字時，都是在進行音韻的建構。」（Liberman & Shankweiler, 1991, p.5）因此，我們的心理詞庫——字意儲存的地方，含有字彙及音韻知識。讀不熟悉的字及去使用有效的閱讀理解策略的能力，都與建構豐富的字彙意義有強烈的關係（Kamhi & Catts, 1999b; Nagy & Scott, 2000; National Reading Panel, 2000; Stanovich, 2000）。重點是有音韻敏感問題的孩子們很有可能在字彙上的豐富度也比較少，也因此，會是個貧乏的閱讀者、寫作者及拼字者。在音韻及詞彙構成要素間的互動，是反應出語言及溝通系統特質的範例。

教育倡導了讀寫詞彙（literate lexicon），字的使用在講授性語言及正式書寫中最常見（Nippold, 1998）。因為閱讀、寫作、拼字的影響，字彙成長的速率在學齡階段會戲劇性地增加，預估在一到三年級時，字彙的成長會到達約九千個字左右，在三到五年級約兩萬個字（Anglin, 1993）。雖然閱讀技巧和字彙的廣度是相關的，但這之間的關聯性，字彙如何直接影響閱讀理解還沒有證實（National Reading Panel, 2000）。此外，字彙廣度的預估依賴於「認識字」（knowing a word）。至少有三種知識類型會影響新字彙的學習（Nagy & Scott, 2000）。

1. 識字是一種程度的過程，由極為熟悉到「曾聽過該字，但還不確定其真正的意義」。

2. 字彙通常具有多重意義，它們的複雜性會隨比喻性語言要求的增加而增加（Nippold, 1998; Milosky, 1994）。在教室內，發表意見時常會用到比喻性的語言表達方式（如："Let's not put the cart before the horse"「倒果為因」）。

3. 單獨一個字的學習常會與其他字的意義有關，它不會單獨存在。舉例來說，熟悉「熱」（hot）、「冷」（cold）及「涼快的」（cool），表示對「溫暖」（warm）存在某些程度的瞭解，即使那個字之前沒有看過（Nagy & Scott, 2000）。

**問有關瑞安在他的構詞敏感度發展歷程相關的問題。**構詞一般是指語言歷程，經由此歷程字彙形成，且和其他字彙相關。對這些構詞關係的敏感度，一般相信是在字彙階段（word-level）閱讀及拼寫中更進一步的技巧，因為其支持兒童對新字彙意義的學習（Snow et al., 1998）。重新檢視表 5.2 中，三到五年級中所示的年級程度預期水準和基準，提供日後更進一步在構詞敏感度的發展有用的證據；三年級開始，孩子被期待開始運用在字形成過程中所取得的知識，當作是語言策略來辨別常用字或不常用字，到六年級（見表5.3），他們被期待是「字偵測者」，能使用字組成的概念，在閱讀及寫作時以一致的態度來學習新字。

有兩種構詞會對字的學習有助益：曲折構詞（inflectional morphology）及衍生構詞（derivational morphology）。**曲折構詞**擴大字的意思，例如，透過時態及複數的符號，但不會因此而改變了字的意思（Hoff, 2001）。舉例來說，曲折詞素（inflectional morphemes），如複數-s，可以被加到字的衍生詞素之後，但反之不行。因此，"zib"的人是"zibbers"而不是"zibser"（Hoff, 2001, p.192），字尾-er 後面是跟著複數-s。

然而，衍生構詞是三到五年級或是更多年級用來增進字彙的重要知識，雖然如前所述，有些關係還沒有被證實。**衍生構詞**牽涉到字首（un-、bi-、trans-、re-）、字尾（-ly、-er、-ful、-ment）、複合字（baseball、hotdog、blackberry），及組合的形式，如 micro-、photo-、-ology 及-itis（Moats, 2000, p.75）。在閱讀時，孩子如何使用他們的衍生構詞知識去解決不熟悉的字呢？想一想下列三組字是否來自同一字根（Anglin, 1993）：

- bash/bashful。在這一組中，這些字是語音相似（它們有相似的發音形式），但在語意上則不相關。
- cat/kitten。這組在語意上是相同的，但僅僅語音上相似。
- teach/teacher。這一組是語音、語意、字形上都相關的，因為-er是衍

生形式（字根）。

　　當我們從上下文脈絡猜測字的意思時，較年幼的國小孩子可能會使用語意相似策略（cat/kitten），這可能會產生正確的判斷。或是使用語音相似策略，比如，念出 bashful，這可能不會導致正確的結果。應用衍生策略來學習新字意義是在學齡階段逐漸習得的（Anglin, 1993; Windsor, 1994）。使用語言脈絡需要對構詞有某些程度的敏感（Nagy & Scott, 2000）。

　　運用衍生策略（derivational strategies）是成為一位好的拼讀者的必要條件（Bear, Invernizzi, Templeton, & Johnston, 2000; Snow et al., 1998; Templeton & Morris, 2000）。拼字技巧包括瞭解字意，那是語意上的理解（Nagy & Scott, 2000），或是字的字根，那是和拼字及語意上可預期的，但需要比較語音上的變化去形成一個新字，比如（Bear et al., 2000, p.252）：

- confide/confidence。母音轉化的形式，confide 的第二音節中的母音在 confidence 中弱化為非重音音節。
- critic/criticize。子音轉化的形式，critic 的發音由 /k/ 轉變為在 criticize 中變成 /s/。因此，學生將 confident 拼成 confadent 或 criticize 拼成 "critisiz"，是有能力思考拼字正確表徵如何保持固定，不管發音的改變（Templeton & Morris, 2000）。

　　回到圖 5.2，瑞安的寫作範例，讀者可以看出其應用在寫作上有關曲折詞素的基本知識。他展現出適當地使用相關的簡單主詞—動詞一致的形態，包括連繫動詞 is（ My favoritehobb[y]） is a bisigll[bicycle]）、其他助動詞（ithos[has]a lit[light], it has rims），及較少數的複數（I go to the mobes [movies], bo [do] trix [tricks] wit [with] my bisix [bicycle]）。在這個範例中沒有衍生策略，缺少在語意上的多元性。在瑞安十四歲時，問一個和語意知識相關的字形敏感度問題。比如，給他一個字根字，如：oppose，及語言脈絡，如 "The New York Yankees always beat their＿＿"，瑞安在此口說範例中，可以如同在拼字範例中快速地應用衍生策略嗎？在他使用語言衍生策略在表達性語言時，是否與他在拼字時有落差，問這樣的問題對於瞭解瑞安未來的長處和需要是重要的〔參考 Carlisle（1987）及 Moats（2000）瞭解字形評估工作的類型〕。

　　**總結**。音韻敏感度的多變元素主導孩子將字母順序轉換爲他們音素的配對物，及組成字母規則的概念發現（Snow et al., 1998）。這個新發現爲詞庫習得開啓了新的視野，這可以透過閱讀、寫作及拼字提供。在教育實施中，字形敏感度對於提升認字及拼字技巧，尤其是和衍生關係的關聯，其間的角色仍被認爲是一忽略的領域（Moats, 2000）。像瑞安這樣的學生，如果他們在習字的過程是透過精密且有系統的，他們能達到基準的進度，要在他們還在低年級時就接受字形敏感度的評估。

## 句法差異及句法形態敏感

　　依據特定的定義，「文法」（grammar）可能實際上包括語言形式的多重階段，有：音韻、句法及構詞，可以涉及前一部分，或是僅指句法的成分。處理語法關係的能力可以讓孩子跨越閱讀理解解碼的層次（Scarborough，付印中；Westby，付印中），比如，在表 5.2 及 5.3 中指出，三到八年級強調難度日益增加的語法策略對自文意中建構意思有幫助。然而，有一小部分的研究直接強調，語法理解或是產出問題是無法成爲一名優秀的讀者或書寫者的主要危險因子。原因之一，可能是自日常生活中使用的語法層次組織分出字形、字意有困難；原因之二，可能是不同的學科對不同的問題有興趣，比如，在溝通科學及障礙領域的研究者專注於界定口說語言損失的性質，而沒有考慮與閱讀或寫作能力的潛在關聯。相反的，研究閱讀障礙方面的學者，則專注於音韻覺識、音韻記憶及音韻提取失敗的原因，而沒有那麼關注其他口說語言能力，如：詞彙及句法的領域（Scarborough，付印中）。因爲句法的領域在評估說及寫中是重要的領域，同時也是在任何評估計畫中的中心部分。

　　**概觀──基礎及晚期發展的句法**。如第 2 章所述，大約在十八至二十四個月時開始，且在學前及學齡階段會繼續發展。說英語的孩子在句法方面要習得三項互有關聯的基本知識。

- 第一部分是子句結構。早期口說句法的基本是子句，所有的子句至少都包括了一個主詞及一個動詞片語，雖然在命令句中主詞可以省略（如："see the doggie"「看狗狗」）。換句話說，一個主要子句總是包括了一個動詞或動詞子句，而子句的類型要看動詞來決定。

- 第二項主要部分是有關於表示時態，與限定及非限定子句一致性的基礎文法表徵。在英文裡，限定子句是那些對於有曲折詞素的動詞所必需的子句，特別標示出過去式及第三人稱主詞的一致形式，比如，在 "The cow jump*ed* over the moon"（「牛躍過曠野」），-ed 可能會被發音為-t（"jumped"）或-d（"played"）。非限定子句，比較來說，對時態及一致性沒有必需的要求，如 "The cow is go*ing* home" 或 "The cow was go*ing* home."（「牛正在回家」），在後面的情況中，-ing 曲折標誌並沒有索引時態，但有表示活動是完成了或還在持續中。分詞，如：-ing，表示進行式，然而-n 這種形式，如在 "The cow has gone home"，表示完成式時態或該活動已完成了（Radford, Atkinson, Britain, Clahsen, & Spencer, 1999）。此部分的發展通常被認為是**句法構詞組成**（morphosyntactic component），因為是曲折構詞及句法間的界面（Rice, Wexler, Marquis, & Hershberger, 2000）。

- 第三部分是關於基本常見句法（意指合作及主從關係）的萌發及加強，此句法之後會形成子句間的結構。大約在二十四個月開始到青春期，孩子開始習得複雜的句法來產出子句間的結構，它能增進日後表達上的複雜度及流暢性。透過利用主從關係對等和結合，以及濃縮子句知識，這些子句間結構的多樣性擴大了名詞片語的資訊，如同表 5.5 所見，舉例來說，是透過包接名詞、副詞及關係子句。因此，在發展常用的子句間結構時，兒童可以使用句法達到在面對面溝通時所需的快速暫時處理需求（Scott, 1995）。然而，這些常見結構易於「被以一種意義及意圖範圍受限且結構彈性受限的方式所使用」（Scott, 1988a, p.50）。

　　相較於口說語言中的常見結構，書寫的句法結構，尤其是說明文，則是比較少使用的。不常用的句法結構是在寫作及口說中特有的讀寫溝通風格，這些後期出現的「低頻率」結構提供句法的多樣性，同時是在學齡階段時慢慢萌發出現的。基於以下四種原因，寫作對於增進句法的多元或許是一主要的催化劑。

**表 5.5　口說子句間結構：常用句法結構，對等和從屬**

| 子句形態 | 例子 | 顯現的複雜度 |
|---|---|---|
| **對等** | | |
| 1. 附加（同時）及暫時（序列）連結事件（Lahey, 1988） | | 到二歲半時已發展得很好，大部分兒童都會出現，特別是在敘事且主題重複（Scott, 1988a; Lahey, 1988） |
| (1)在兩個子句中有相同的動詞用和（and）連結 | He drinks milk *and* he drinks it with a straw（同時發生事件的順序） | |
| (2)在兩個子句中有不同的動詞時用和（and）連結 | He drinks milk *and then* he eats the cupcake（序列事件發生順序） | |
| (3)片語（共同指示）和（and）；第二個子句中的主詞省略 | He drinks milk *and then* eats the cupcake（序列事件發生順序） | |
| 2. 因果、反義、比較（也可參考副詞子句） | I'm gonna wet my hair *and* get it tangled up（因果）<br>My hair got tangled up *because* I wet it（因果）<br>I wanted to wet my hair so it would get tangled（因果），*but* I didn't do it（反義）<br>I wanted to get my hair wet *like* mommy（比較） | 因為、所以、但是、好像，在學齡前晚期之前不常出現（Lahey, 1988）；在青春期時於口頭敘事中比「和」少出現（Scott, 1988a） |
| **主從關係** | | |
| 1. 名詞子句（典型，不定詞當作受詞位置的補語） | He's trying to *make a sandwich.*<br>Mary didn't want to *cry.* | 最早的主從關係形式在二十七至三十個月時顯示（Tyack & Gottsleben, 1986; Wells, 1985）。受詞位置常到補語位置，因為它最容易注意到最後說的新資訊（Scott, 1988b） |

（續下頁）

| 子句形態 | 例子 | 顯現的複雜度 |
|---|---|---|
| 2. 副詞子句（時間及原因當作受詞位置的補語） | You can go *when* I do.（時間）<br>They went home *because* they were mad.（原因） | 因為（because）及何時（when）是學前兒童在日常生活及敘事時，在受詞位置最常用的副詞子句（Scott, 1988a） |
| 3. 關係子句（補語在受詞位置，包括 what、who、which 及 that 在 wh- 及 that 子句中關係代名詞） | Do you know *what* I know?<br>The boy didn't know *who* owned the dog.<br>Harry could always figure out *which* answer was correct. | Wh- 開頭的子句在四歲時開始萌發（Hoff, 2001; Wells, 1985），但 that 子句在學前階段不常出現（Tager-Flusberg, 2001; Tyack & Gottsleben, 1986）；wh- 及 that 子句更常會在八至十歲時在敘事中出現（Strong, 1998），但在六至十歲時 that 子句仍超過 wh- 子句。 |
| | And the end of the story is [*that*] My-My and Rosie went west（沒有註明，但是在結尾及主要子句是相互一致的）（Romaine, 1984, p. 85）<br>There's lot's of people *that* got hurt（意指某人，且強調與內屬子句的相關性）<br>Do you think *that* I can go?（強調） | |

- 第一，說話時最基本的文法單位是子句而非句子。在小學低年級時增加寫作經驗，可以幫助發展「句子」的文法概念，而這之後會影響句法多元化的發展（Scott, 1995, 1999）。換句話說，利用口說語言的經驗教導像瑞安及布萊恩這樣有語言學習障礙的孩子，有關句法單位觀念的幫助並不大，因為口說語言的主要單位是子句，彼此之間經由對等及簡單從屬關係而連結。

- 第二，當孩子開始精熟句子的概念後，經由評估名詞及動詞片語的程度可以知道句子長度，而經由評估句子長度可以發現他們的寫作豐富性增多了（Scott & Windsor, 2000）；比如，兒童形成(1)更複雜及精緻的名詞片語結構（"*The flaming red sun* sank into *the brilliantly illuminated horizon*"「火焰似的太陽沈沒到繽紛燦爛的地平線」）；(2)一連串的結構（"*The Internet offers many opportunities for shopping, such as computers, clothes, jewelry...*"「網路上提供各種採購的機會，像電腦、服飾、珠寶……」）；(3)動詞片語的擴大，包括助動詞及情態（助）動詞（如，"Benton High School *had received* many new books for their library; He wished that he *could have* been smarter."「本頓高中的圖書館購進許多新書；他希望能更優秀些」）（Scott, 1995）。

- 第三，發現句子的文法概念使兒童可以使用更複雜的對等關係去連結獨立子句（"He lost his wallet and, *therefore*, could not buy dinner."「他搞丟了錢包，因此不能買晚餐」），還有從屬對等關係去連結從屬子句（"*Although* he lost his wallet, he still managed to buy dinner."「雖然他搞丟了錢包，他仍然設法買了晚餐」）（Westby & Clauser, 1999）。

- 最後，大約十歲的時候已有足夠的經驗，寫作會開始變得與口語有很大的不同；且在同時，當用用來評量子句密度的 T-unit（terminable unit） 或 C-unit（communication unit）來評量，寫作漸漸變得比口語更從屬（Scott, 1988b, 1999）。舉例來說，兒童的句法技能會變成很多元，當他們能利用如下的方式增加子句的密度時：(1)情況的副詞子句（"*When the ghost knows about you*, he will haunt you."「當鬼知

道你，就會來找你」）；(2)內嵌式關係子句（ "The other frog *[that] he had* was older." 「他的另一隻青蛙比較老」）（Strong, 1998, p. 74）；(3)沒有不及物動詞的副詞子句（ "*Having seen the house*, she decided not to buy it." 「看過那房子後，她決定不買了」）；(4)由受詞轉變到主詞位置的名詞子句（ "*What bothered President Lincoln* was the long duration of the war." 「漫長的戰爭困擾著林肯總統」）（Scott, 1988b; Scott & Stokes, 1995）。

**問有關喬伊的基本句法能力的相關問題**。一年級的基準和預期表現（見表 5.1 到 5.4），流暢的閱讀需要字形的敏感度或是覺識。這牽涉到「能夠談論語言，將其單位分開及將它們組合，比較及對照單字，（及）重組句子及主題句」（Wallach & Butler, 1994, p.8）。為了達到預期的讀寫能力，兒童必能夠思考及談論文法上的單位，如：單字、子句及句子，且能很精準地使用。因此，兒童如果還不能精熟曲折構詞學，或許在學習讀、寫及拼字上就會有顯著的危險（Scarborough, 1998）。

看看以下對喬伊的描述，現在他已經五歲，且參與語言治療的長期研究（喬伊自三歲開始就接受語言介入方案）（Rice, 1999）：

> 第一次的測驗結果顯示，喬伊的（曲折）構詞發展呈現出和其他受影響（語言障礙）族群孩子有相同的特徵。有些文法規則很明顯，但有些則不明顯，未被影響的那一部分是支配複數的文法規則、動詞的曲折變化、-ing 及介詞。喬伊將這些句子清楚地說出：(1) "Those guys got sore leg" （那些人腿在痛）；(2) "That baby's taking a nap" （「小娃娃睡覺」）；還有(3) "The babies sleep in this bed." （「嬰兒們睡在床上」）⋯⋯在這些表達中，喬伊的文法很像是典型孩子未被影響的那部分。在另一方面，喬伊的文法和其同年齡的孩童比起來則很不一樣，這些表現在牽涉到文法時態的句子上，（比如），(4) "This thing drop" （「東西掉了」）；(5) "Dad sleep here" （「爹地睡這裡」）；(6) "Her fine" （「她的好」）；還有(7) "He going to fall" （「他要掉下去了」）⋯⋯他的閱讀準備技能是有限的，所以他在閱讀的過程中會遇到困難。（pp.331-332）

是否喬伊在使用文法上的這些變異，是因為他不瞭解時態所致？最近的研究證實並非如此。根據最近有關口說句法的發展方面的研究，語言治療師會有一些可回答的問題，如：喬伊的表現是否與其臨床表現出特殊的口說語言損傷一致？此診斷性註記包括動詞構詞學，尤其是，句法情境中的特定損傷，在此情境中，有限的動詞時態標記是必要的（mandatory）（Leonard, 1998; Rice, 1999）。這裡的必要（mandatory）是指為了要使發言能夠合於文法規則，在標準美式英語有限的子句中，包含時態及呼應關係的曲折是必要的。

一項關於喬伊產出曲折詞素有變異的解釋指出，時態（tense）及呼應關係（agreement）是構詞句法的（morphosyntactic）（Rice, 1999; Rice, Cleave, & Oetting, 2000）。有限的構詞句法子句內容包括：

- -s 第三人稱單數，主詞後面的動詞要加 s（"Michael walks"「麥克走」）。
- -ed 明確表示出過去式，不論主詞動詞的呼應關係為何（"Michael and Paul walked home"「麥可和保羅回家了」）。
- be 動詞的形式為助動詞（is, am, were, was, were），時態與主詞—動詞的呼應是必要的（"Michael is walking home"「麥可正在走回家」；"Michael and Paul were walking home"「麥可和保羅正在走回家」）。
- do 的形式（do, does, did），時態及呼應關係同樣也是必要的（"Michael does often walk home"「麥可真的常常走路回家」；"Michael and Paul did often walk home"「麥可和保羅真的常常走路回家」）。

長期的研究顯示（Rice et al., 2000），基本過去式時態的錯誤形態（規則限定動詞，如：brush、kick、pick、play），很多孩子到八歲時仍有這方面的問題。這也顯示了像喬伊這樣的孩子有潛在句法表徵不完整的問題。

對於喬伊的文法問題另一可供選擇的解釋，是有關構詞音韻（morpho-phonological）表徵的問題（Leonard, 1998）。構詞音韻是音韻學與構詞學間的介面。構詞音韻說明喬伊對於限定的動詞關係「較少詞幹標記」（零標

記），是因爲在口說語言歷程中，對於-ed/-s 詞綴，包括由-ed 變異的-t 和-d 同位音，有較低的語音突出（較少持續時間和重音）。這種表面音韻的解釋建議，這一類曲折詞素有較弱的表徵存在是由於「不完整的處理歷程」所致（Leonard, 1998, p.252），特別是當口說語言歷程的要求增加時。依據 Rice 及其同事（2000）的研究，大部分的研究已接受構詞音韻的觀點，例如，「孩子如何學習過去式的音韻特性？」（p.1130）。另一方面，構詞句法學的領域在爭論，不管在表面的音韻有何變化，限定動詞的標記（marking）都是必要的句法規則（Rice, 1999; Rice et al., 2000）。

不論構詞句法或構詞音韻的解釋最終有效與否，我們似乎有把握假定說，固定的構詞句法長期以來的問題會影響口說字的學習（Rice et al., 2000）。同樣的問題也會影響像喬伊這樣學生的詞庫學習，他們在構詞句法敏感度上的問題變得明顯，尤其是當他們必須依賴更進一步的衍生構詞策略來學習閱讀及拼字的時候。

**問與瑞安寫作的句法變化有關的問題。** 大部分的州評估時，都包括了要評估孩子寫作能力的測驗，比如到四年級時，大部分的孩子被期待可以寫作，「不論是爲了公開或私人的理由，採用不同的文學形式，包括：詩、故事、報告及個人敘事。他們透過寫作去說服、安排重要性及分類……優、缺點。他們根據目的及預期中的聽眾而寫作。」（Center for Research on Evaluation, Standards, and Student Testing, 1998, p.31）由圖 5.2 瑞安寫他最喜歡的嗜好一文來看，可以反應出很多十四歲學生的寫作能力仍未達四年級學生應有的程度，一個很重要的問題是，怎樣的困難可能會說明這樣的結果。

在評估時的重點，要注意到寫作是整合後設認知及後設語言學的領域。很多我們平日的口語是未經計畫的，從後設認知的觀點來看，寫作比每天的說話需要更多進一步的計畫及自我監控（Graham, Harris, & Troia, 2000; Westby & Clauser, 1999）。他們需要事先精確地計畫以使用寫作的策略，讓他們的寫作能更一致，有複雜的語言，有語法單位的呈現（Scott, 1995）。問題是，很多有語言學習障礙的孩子很像是在「寫他們說的話」，而非「像在寫書一樣」（Silliman & Wallach, 1991, in Wallach & Butler, 1994, p.9），即使到了青春期仍一樣，不論此種更口語的形式是否適合預期的溝通目的及

聽眾。舉例來說，瑞安在描述他嗜好的文章中，就有這種「寫他們說的話」的特質，這是因為他缺乏有效自我監控、計畫及組織策略的能力，而這些能力可以幫助他以一種更文學的方式寫作（Graham & Harris, 1999）。

　　第二個尚待解答的問題則是和後設語言有關。直到最近，才有少量的正式研究是有關學習障礙孩子的書寫方式的研究。有一個肯定的方法是，自同一個孩子去比較其產出的寫作類型（敘事對說明）及產出的形式（口說對書寫），假設他們已經發展出某個層次的寫作技巧。最近的研究開始去探討九到十二歲有語言學習障礙孩子在口說／寫作中敘事及說明的語法複雜度，有兩個一致的發現；這兩個發現都與瞭解寫作的難處有關，就如瑞安常常遇到的。第一，相較於生理年齡同儕及語言年齡同儕，語言學習障礙的孩子在動詞規則過去式有學習上的困難，尤其是動詞過去式加-ed，及不規則動詞過去式（Windsor et al., 2000）。這種情形過去在寫作發展中也發現過（Nunes, et al., 1997），同時，可能會反映出在發展支持書寫表達的拼字所要求的構詞句法覺識上持續的問題。重新檢視瑞安的敘事，發現雖然他在必要的文章內使用了限定動詞，但他選擇了較少詞幹的形式；換句話說，任何規則動詞形式（like、lock）、不規則形式（has、ride、go），或 be/do 的形式（is、do）的過去式是沒有註記的（拼字已經被轉譯為慣用的字；標點符號由原文保留）：

> My favorite hobby is a bicycle...it is red and gold and it has a light... under bicycle it has rims...it has hydraulics...I like my bicycle...I riding [unknown word]...it is fun riding my bicycle...I can't [unknown word] when I my it home. I go to the movies...I lock my bicycle up...I do tricks with my bicycle

　　很明顯的，要獲得有意義的結論需要蒐集更長的寫作樣本，然而，獲得瑞安口語的敘事及說明的語言樣本是一樣重要的，可用來比較及對照在這兩種使用情況下用限定動詞子句的情況。

　　第二種由研究口說─寫作對照中顯現的模式關心句法產出及複雜度，不管會話的類型（敘事或說明的），通常有語言學習障礙的兒童在寫作的產出

方面是比較少量的（寫作的總字數是比較少的）（Scott & Windsor, 2000）。他們在敘事中每一句子單位（T-unit）也產出較平均少的字，此暗示在形成名詞及動詞片語時，顯現的複雜度有程度上的差異。在瑞安描述的敘事中，包含有極微的「非子句」複雜度。相對而言，在提供訊息時，名詞及動詞片語都較簡短且累贅。這樣的產出形式也與最少量的產出或「默寫」一致（Graham & Harris, 1999, p.256），此態度表示出缺乏事前計畫及自我監控的寫作過程（如：在樣本中缺少某些單字），也無法注意到讀者的需求。最後一點是有關瑞安對於斷字及標點的簡單概念，這可能是因為他對於句子的概念瞭解還不夠。Scott（1999）指出，標點可以讓孩子對文法及文章理論，提供精確的理解；比如說，知道標點受到片語或子句的影響。

## 一些和評估焦點有關的結論

評估焦點的決定應被兩個因素所誘發，其中第一項是包括對下列幾項的一般知識：(1)教育標準、基準碑及年級的預期表現；(2)這些標準和預期如何在學校系統中，以兒童有興趣的方式執行。第二項因素來自專業知識。有潛力的評估應該反應出在口說語言組成上以證據為基礎的發現，那就是，發展與預測不同年齡的閱讀、寫作及拼字成功有關。一個功能性的評估計畫應該能夠結合教育標準及在語言組成上臨床的預期表現，一功能性評估必須包括對孩子能做的仔細描述、他們所遭遇到的困難，還有促進或阻礙有效溝通的教育及同儕情況。

就如在這部分所討論到的，有語言學習障礙的兒童及青少年，如瑞安及喬伊，可能會表現出不同形態的問題，有時這些問題並不是獨一的，這同時也意味著，他們在口說及寫作上每天所必須面對的挑戰。此外，因為面對新的及不同的挑戰而導致的問題，在溝通及教育的期待增加時，也會隨著時間而改變。他們可能會對與有效的解碼能力相關的音韻敏感度有困難，構詞敏感度與獲得豐富的文意字彙意義有關，而構詞句法敏感度對於增進他們文法複雜度的理解與使用扮演著很重要的角色，在文章的這個層次他們也有困難，無法輕易或是有效地去計畫及組織訊息，這在他們試著去寫作時最顯而易見。在後設認知的層次，他們在管理自我的學習上可能會顯示出問題，這也可能

會嚴重地影響閱讀理解策略（National Reading Panel, 2000）。因為語言／會話系統是一個互相交織的系統，且是持續的互相影響，在任一個構成要素產生損壞，比如，在分別不及物動詞時產生問題，會影響其他要素的功能整合，如口說及書寫敘事的產出及複雜度。在評估時，在最大可能的範圍內，應經由所選擇的評估方式去檢驗這些動態系統間的互動（Silliman, Jimerson, & Wilkinson, 2000）。

# 肆、評估的方式及結果

如圖 5.1 所示，在決定評估的焦點及目的後，下一步是要知道「如何」取得想問問題的答案，評估要有兩個面向：選擇評估的方法，分析及解釋所獲得的資訊。因此，所選擇的評估方式是很重要的決定，因為它們和問的問題及結論有關。

評估的步驟必須被選擇，它必須提供相關的資訊，如教育標準、發展階段及年級預期有的表現。評估程序應該對孩子目前的知識和能力是適當的，在計畫的過程須有彈性，因為特定的評估程序其結果可能是不適合的；因此，替代的程序也應該是計畫的一部分。另一個重要的事情是，評估的程序要能有提供清楚的介入計畫，而且和普通教育課程有關，如此的一項計畫就稱之為結果（outcome）。

這個部分強調傳統及替代的評估，包括了提供方法去解釋結果，詳細的資訊最好要包括孩子的生理及醫療狀況，及其語言、溝通、社會情緒和學業能力，過去及目前這些功能的分數應該包括父母（或是主要照顧者）、其他家庭成員、醫師、心理師、教師，和對該兒童有興趣的人，他們在任何評估中應該是主要的參與者。舉例來說，經由使用為特殊目的所設計的晤談表面談兒童，可以幫助證實該兒童如何理解教室討論（如：Morine-Dershimer, 1985）。因為，空間的考量在傳統及其他替代取向的評估中，只強調診斷的工具。

# 一、傳統的評估方式

　　傳統的評估方式通常是指常模參照測驗或標準化及標準參照測驗，有常模參照的步驟，個別孩子的表現解釋是依據與團體標準表現相比。在此情況下，比較的標準是孩子和較大群體常模間的相對標準，例如，百分等級或是和平均分數的標準差。在標準參照中，兒童的表現是依據先已決定的標準來解釋，例如，「當給予十個拼字時，瑪麗有多少能拼正確？」或是「在口語敘事中，瑪麗說出有限的子句，100%正確嗎？」比較的標準是絕對標準，因為表現評斷標準已預先決定了（Salvia & Ysseldyke, 2001）。

　　通常，為了實際上的原因，要診斷語言學習障礙時通常會採用標準解釋。標準化測驗比描述性測驗實施起來花費較少時間，且描述性測驗常常和計畫、分析還有解釋有關（McCauley, 2001）。描述性的測驗至少包括：(1)由多元的溝通活動所取得的語言或會話樣本；(2)直接觀察孩子在教室中的互動；(3)使用誘發程序來獲得孩子理解或表達語言／文意系統中不同部分的能力方面的資訊；(4)設計用來探索孩子學習潛能的特殊工作，學習潛能的測量又稱為動態評量，因為評量和介入整合在一起，以研究兒童在特定作業中達到成功需要多少的支持。當評估目的是要計畫或是評估指導或介入的結果時，要採用標準參照解釋（criterion-referenced interpretations）（McCauley, 1996; Salvia & Ysseldyke, 2001）。因為標準參照測驗常在替代性測驗中發現，當替代評估被描述時就會被解釋。

# 二、常模參照測驗

　　表 5.6 列出了二十四項測驗，可用來評估學齡及青少年的口說語言的理解或表達能力，即使只是快速地檢視一下這個表，就可發現大部分的測驗偏重詞彙／語意及句法的領域。此外，這些測驗中沒有一項是包括讀寫能力相關的成分。表 5.7 則列出十四個與讀寫能力有關的測驗，評估項目包括音韻敏感度、閱讀理解、口頭閱讀正確度和流利度、拼字及書寫。在這兩個表中的常

模參照測驗並沒有詳盡的列舉，而只是呈現出比較新及常用的測驗工具。

表 5.6 依分數的形態、評估的成分，及年齡的範圍選擇語言測驗

| 測驗（作者） | 記分方式 | | | 理解 | | | | 表達 | | | | 年齡 |
|---|---|---|---|---|---|---|---|---|---|---|---|---|
| | SS | AE | % | SYN | SEM | PRG | DIS | SYN | SEM | PRG | DIS | |
| ASSET：由日常語言評估語意技巧（Barret, Bowers,& Huisingh, 1988, Linguisystems） | X | X | X | | X | | | | X | | | 3-9:11 |
| CASL：口說語言的理解性評估（Carrow-Woolfolk, 1999, American Guidance Service） | X | X | X | X | X | X | | X | X | X | | 3-21 |
| CELF-3：語言的診斷性評估（Semel, Wiig, & Secord, 1995, Psychological Corp.） | X | X | X | X | X | | | X | X | | | 6-21 |
| CREVT：理解接收性及表達性字彙測驗（Wallace & Hammill, 1994, Pro-Ed） | X | X | X | | X | | | | X | | | 4-17:11 |
| EOWVT：表達性單字字彙測驗(2000 年版)（Gardner, 2000, Linguisystems） | X | X | X | | | | | | X | | | 2-18:11 |
| OWLS：聽理解及口語表達層次表（Carrow Woolfolk, 1995, American Guidance Service） | X | X | X | X | X | | | X | X | | | 3-21 |
| PPVT-3：Peabody 圖片字彙測驗（Dunn & Dunn, 1997, American Guidance Service） | X | X | X | | X | | | | | | | 2:6-90:11 |

（續下頁）

| 測驗（作者） | 記分方式 | | | 理解 | | | | 表達 | | | | 年齡 |
|---|---|---|---|---|---|---|---|---|---|---|---|---|
| | SS | AE | % | SYN | SEM | PRG | DIS | SYN | SEM | PRG | DIS | |
| PLS-3：學前語言層次表（Zimmerman, Steiner, & Pond, 1992, Psychological Corp.） | X | X | X | X | X | | | X | X | | | 出生到6歲 |
| ROWVT：2000 年版接收性單字字彙測驗（Gardner, 2000, Linguisystems） | X | X | X | | X | | | | | | | 2-18:11 |
| TACL-3：語言聽力理解測驗（Carrow-Woolfolk, 1999, Psychological Corp.） | X | X | X | X | X | | | | | | | 3-9:11 |
| 青少年與成人字彙測驗（German, 1989, American Guidance Service） | X | | X | | | | | X | | | | 12-80 |
| TOAL-3：青少年及成人語言測驗（Hammill et al., 1994, American Guidance Service） | X | | X | X | X | | | X | X | | | 12-24:11 |
| TELD-3：早期語言發展測驗（Hresko, Reid, & Hammill, 1999, American Guidance Service） | X | X | X | X | X | | | X | X | | | 2-7:11 |
| 擴大版語言成就測驗（Wiig & Secord, 1989, Psychological Corp.） | X | X | X | X | X | | | X | X | | | 5-18 |
| TLD-3：初級/中級語言發展測驗（Hammill & Newcomer, 1997, Psychological Corp.） | X | X | X | X | X | | | X | X | | | P 4：8 - 8 I 8 - 1 2：11 |

（續下頁）

| 測驗（作者） | 記分方式 | | | 理解 | | | | 表達 | | | | 年齡 |
|---|---|---|---|---|---|---|---|---|---|---|---|---|
| | SS | AE | % | SYN | SEM | PRG | DIS | SYN | SEM | PRG | DIS | |
| TOPL：語用測驗（Phelps-Terasaki & Phelps-Gunn, 1992, Pro-Ed） | | X | X | | | | | | X | | | 3-15:6 |
| TWF-2：字彙測驗（German, 2000, Pro-Ed） | X | | X | | | | | | X | | | 6:6-12:11 |
| TWFD：文意字彙測驗（German, 1991, DLM） | X | | X | | X | | | | X | | | 6:6-12:11 |
| TOWK：字意測驗（Wiig & Secord, 1992, Psychological Corp.） | X | X | X | | X | | | X | X | | | 5-18 |
| UTLD-3：猶他語言發展測驗（Mecham, 1989, Pro-Ed） | X | X | X | X | X | | | X | X | | | 3-9:11 |
| WCRIL：語言相關範疇標準（Wiig, 1990, Psychological Corp.） | | | | | | | | X | X | X | | 4-13 |
| WLPB：語言能力系列（Woodcock, 1991, Psychological Corp.） | X | X | X | X | X | | | X | X | | | 2-90+ |
| 初級字彙測驗(修正版)（Huisingh et al., 1989, Linguisystems） | X | X | X | | | | | | X | | | 7-11 |
| 青少年版字彙測驗（Zackman et al., 1989, Linguisystems） | X | X | X | | | | | | X | | | 12-17 |

● 註解：SS＝標準分數；AE＝等同年齡；%＝百分比；SYN＝造句焦點；SEM＝語彙／語法焦點；PRG＝語用焦點；DIS＝演說焦點。

　　對語言治療師而言，比較重要的是去檢視設計者或測驗工具。因為語言治療師是測驗消費者，同時測驗是商業出售的，聰明而專業的消費者應該表現出一種「表現給我看」的態度（Salvia & Ysseldyke, 2001, p.664）。在測驗架構中，對心理測驗學適切性及標準化的基本瞭解是必需的，此在決定要選用何種測驗時是很重要的。

## 為語言及讀寫評估選擇常模參照測驗

標準化的語言及讀寫測驗,包括篩選測驗,都是依據心理測量中統計機率的概念〔可以參考之前對欠缺模式(deficit models)與差異標準(discrepancy criteria)的討論〕。這些常模參照的測驗提供了一致的說明與內容去引出特別的行為,且採用特定的方法去計分與詮釋這些行為。

表 5.7  藉由分數類型、評估項目,及年齡範圍選擇讀寫相關測驗

| 測驗(作者) | 記分方式 | | | 一般內容範圍 | | | | | 年齡 |
|---|---|---|---|---|---|---|---|---|---|
| | SS | AE/GE | % | 音韻 | 閱讀 | 口頭 | 拼字 | 寫作 | |
| CTTOP:音韻處理理解測驗(Wagner, Torgesen, & Rashotte, 1999, Pro-Ed) | X | X | X | X | | | | | 5-24:11 |
| GORT-3:Gary 語言閱讀測驗(Wiederholt & Bryant, 1992, Pro-Ed) | X | X | X | | X | X | | | 7-18:11 |
| OWLS:書寫表達測驗(Carrow-Woolfolk, 1996, American Guidance Service) | X | X | X | | | | X | X | 5-21 |
| PAT:音韻覺識測驗(Robertson & Salter,1997, Linguisystems) | | | X | X | | | | | 5-7 |
| TERA-2:早期閱讀能力測驗(Reid, Hresko, & Hammill, 1989, American Guidance Service) | X | | X | X | | | | | 3-9:11 |
| TOPA:音韻覺識測驗(Torgesen & Bryant, 1994, Psychological Corp.) | X | | X | X | | | | | 5-8 |

(續下頁)

| 測驗（作者） | 記分方式 | | | 一般內容範圍 | | | | | 年齡 |
|---|---|---|---|---|---|---|---|---|---|
| | SS | AE/GE | % | 音韻 | 閱讀 | 口頭 | 拼字 | 寫作 | |
| TEWL：早期書寫測驗（Hresko, Herron, & Peak, 1996, Psychological Corp.） | X | X | X | | | | | X | 4-10:11 |
| TORC：閱讀理解測驗（Brown, Hammill, & Wiederhot, 1995, American Guidance Service） | X | | X | | X | | | | 7-17 |
| TOWL-3：書寫語言測驗（Hammill & Larsen, 1996, Pro-Ed） | X | X | X | | | | X | X | 7:6-17:11 |
| TOWRE：閱讀字彙流暢度測驗（Torgesen, Wagner, & Rashotte, 1999, Pro-Ed） | X | X | X | | | X | | | 6-24:11 |
| TOWE：書寫表達測驗（McGee, Bryant, Larsen, & Rivera, 1995, Pro-Ed） | X | | X | | | | | X | 6:6-14:11 |
| TWS：拼字測驗（Larsen, Hammill, & Moats, 1999, Pro-Ed） | X | X | X | | | | X | | 6-17:6 |
| WLPB：語言能力系列（Woodcock, 1991, Psychological Corp.） | X | X | X | | X | X | X | X | 2-90+ |
| Woodcock 閱讀掌握測驗（Woodcock, 1998, American Guidance Service） | X | X | X | | X | X | | | 5-75+ |

● 註解：SS＝標準分數；AE/GE＝等同年齡/等同年級；音韻（Phono. Sensit）＝音韻敏感焦點；閱讀（Read Comp.）＝閱讀理解焦點；口頭（Oral Read.）＝口語閱讀焦點。

它們也包含人為的作業（task），它們與真實生活的溝通相似，即使其所被定義出的聽、說、讀或寫通常是有爭議的。在所有常模參照測驗架構之下的主要前提假設為兒童表現的同質性；這表示，不管個別差異，我們可以預期所有的兒童有相似的表現模式。

如表 5.8 所列，常模參照測驗隨著八個面向變化。沒有所謂完美的測驗，正如不管選擇採用何種評估取向，也沒有所謂最完美的評估方法。審視測驗者或技術手冊的目的，就在於瞭解在每一面向中某一特殊測驗，其偏離合理的心理計量標準的程度有多少。不論在此八個面向之內或跨越此八個面向的變異程度，都會顯著影響測驗的信效度。

**信度**。信度是效度的附屬，關心的是測驗的一致性。如果一個測驗沒有信度，那它絕不會符合效度標準；然而，有信度不保證有效度（見表 5.8）。總觀來看，任何測驗的信度和其原始資料誤差的可能性有關（Hutchinson, 1996; McCauley, 2001; Salvia & Ysseldyke, 2001）。這些原始資料包含了：(1)標準化樣本的大小與特性；(2)測驗項目或細分項目所測得同樣行為的程度（項目或內在信度）；(3)測驗評分的變異性（評分者間信度）；(4)測驗重測的時間間距太短或太長（再測信度）；及(5)測驗情境中的環境變異性（施測的房間太吵、小朋友開始覺得無聊，或不能瞭解施測說明，甚至不瞭解來參加測驗的目的等等）。通常診斷的測驗至少應該要有.90 的信度係數，而篩選測驗至少要有.80 的信度係數（Salvia & Ysseldyke, 2001）。

**表 5.8** 常模參照測驗八個向度的變化，及以診斷為目的的心理適應影響

| 向度 | 主要的特徵 | 結果 |
|---|---|---|
| 1.概念模式及目的 | • 概念模式反應出測驗的發展<br>• 評估的模式常描述相似的語言學習問題是不同的<br>• 測驗的目的要清楚地自概念架構中導出（Lund & Duchan, 1993） | • 影響建構效度——內部效度或測驗理論精密與其目的的適當 |

（續下頁）

| 向度 | 主要的特徵 | 結果 |
|---|---|---|
| 2.著重的焦點 | • 整體的測驗標題常誤導事實的焦點<br>• 真實的焦點只能自行為的仔細分析中決定 | • 影響內部效度——<br>(a)決定測驗項目的清楚百分比<br>(b)測驗的項目反應出已測驗出的特定行為<br>(c)測驗項目與被使用來建構測驗行為要一致 |
| 3.困難的範圍 | • 必須證明所選擇項目的範圍及相關的目標及焦點 | • 影響內部效度 |
| 4.評估的深度 | • 涵蓋越多且廣的年齡範圍則越少機會深入 | • 影響建構及內部效度 |
| 5.量化表現的方式 | • 不同的分數是依據不同測驗的刻度<br>• 大部分的計分方式<br>(a)適齡／適年級的分數<br>(b)百分等級<br>(c)標準分數<br>• 論計分的方式，每一個測驗都有測驗誤差<br><br>• 決定用來診斷的切截分數，在測驗間會有所不同 | <br><br><br><br><br><br>• 影響效度——一致性或在相似測驗情況的測驗類化<br>• 影響整體的效度 |
| 6.取得常模所使用的標準化樣本種類 | • 足夠的標準要依賴<br>(a)取樣的適切性<br>(b)為評估目的的樣本代表性<br>(c)包括的總數及在年齡或診斷分類的副測驗<br>(d)年齡標準<br>(e)評估目的的相關標準 | • 影響信度（標準的穩定）及整體的效度 |

（續下頁）

| 向度 | 主要的特徵 | 結果 |
|------|-----------|------|
| 7.信度資料的種類 | • 分數的一致性及穩定性總是被某個程度隨機的測驗誤差所影響<br>(a)測驗／分測驗項目所測量相同的行為的程度（內部一致性）<br>(b)跨不同施測者的一致性（施測者的信度）<br>(c)時間的分數穩定性（測驗—重測的信度）<br>(d)如果測驗重複被施測，在預測個人所獲得的分數及真實分數應該是相似的 | • 影響整體評估的效度<br><br>• 效度越高，則測驗的標準誤差則越小 |
| 8.效度資料的種類 | • 測驗過程會引導至特定的人在特定的場合及特定目的的正確推論（Salvia & Ysseldyke, 2001, p. 145）<br>•內部證據的來源<br>(a)內部確認<br>　(1)相關項目的適切性<br>　(2)項目的完整及範圍<br>　(3)項目內容如何評估，如：回應形式 | • 效度證據會有團體表現的合法的推論，但不會產生個人表現的有效推論<br><br>• 測驗的建構效度是依據外部效度證據如何支持已有的模式或由模式推論出的預測方式 |

（續下頁）

| 向度 | 主要的特徵 | 結果 |
|---|---|---|
| | (b)相關標準的效度<br>　(1)效度一致性——測驗<br>　　目標及相關的測驗<br>　(2)預測效度——測驗目<br>　　標預測出相同的未來<br>　　表現或相關的領域內<br>　　容<br>(c)診斷效度——有效的切<br>　截點，能有效地將障礙<br>　「成員」自正常發展<br>　「成員」中區別出來 | |

● 資料來源：Hutchinson（1996）；McCauley（2001）；Salvia & Ysseldyke（2001）。

　　測驗誤差也會影響施測者對於個別兒童所獲得的測驗分數的精確性與信賴度的高低與多寡。因此，測驗誤差也是一個顯著的影響因素。這種類型的測量誤差稱之為「誤差幅度」（margin of error）或區間信度（confidence interval），每一測驗分數的估計標準誤（Hutchinson, 1996）。同樣的，在兒童測驗表現的臨床或教育報告中須包含信度區間。所獲得分數的誤差幅度在下決定的過程中應該被考量進去。

　　**效度**。在概略的觀念上，測驗的效度不存在於測驗本身。不像信度，它和原始訊息誤差息息相關，效度是一種特性，顯示經過蒐集證據後，發現由這些證據上所得到的推論，可以表示測驗的結果和測驗的目的是一致的（Hutchinson, 1996; Salvia & Ysseldyke, 2001）（見表5.8）。為了上述理由，在測驗伴隨的使用手冊中明白提及測驗的目的是很重要的，因為說明測驗目的可以「幫助製作測驗的人定義**建構**測驗之範圍」（Hutchinson, 1996, p.110）。基本的建構可以是一個概念化的架構或模型，或一群推測相關特定成就的技巧。舉例來說，許多常用的字彙測驗是「非理論的」（atheoretical），它們不是基於兒童如何隨著時間獲得語彙的發展典型；取而代之的是，它們蒐集每一單字的意義，而孩子對這些意義之理解與表達的技巧被預期隨著時間而

增加。此潛在的架構屆時就作為內容選擇的基礎（字彙項目）之用，內容選擇的過程也應該被陳述得很清楚（Hutchinson, 1996; McCauley, 2001）。

如表5.8所顯示的，確認常模參照測驗基本根據的過程是很複雜的。效度被認為是證明測驗內容（語言向度被評量）與測驗本身希望去測的目的間相關程度的最好外在證據。因此，技術手冊中須呈現不僅是關於內容、標準相關、診斷效度等的外在或「表面」效度的表面證據（McCauley, 2001）。對於以診斷為目的的測驗這個標準是很重要的。任何企圖以確認或篩選為目的的測驗應該提供更強而有力的證據，這證據同時包含了測驗的**敏感度**和**特別性**。換句話說，測驗的內容是有鑑別力的，它能區別出高標準精確的真正陽性結果（陽性結果能敏感的發現有語言學習障礙的兒童），同時排除真正陰性的結果（陰性結果敏感於沒有語言學習障礙的兒童）。一個具有鑑別力且以此高診斷精確度作為分類工具的測驗，不應該產生不可接受的偽陽性或偽陰性比率。Plante與Vance（1994）建議診斷的正確性達90%可以被視為是好的，正確性介於80%至89%是普通，而低於80%是被視為不可接受的。

然而，診斷的精確度總是為標準差或百分等級作為裁決分類界線的產物。較低的邊界為**切截點**（cutoff point）的參考。當兒童的表現低於切截點，例如，在語言測驗中低於平均數兩個標準差或低於第十個百分點時，也許兒童就可能是語言障礙者，此依據個別學校（或臨床）採用不同標準而不同。但是，不同的切截點在診斷精確度的元素——測驗敏感性和測驗特異性間，產生不同的一半一半的機會。

**測驗的效度與診斷精確度**。技術手冊仍然未例行性地將有關診斷精確度的資料放入其中，也許歸咎於測驗製作者擔心較低可接受性的精確程度會影響到測驗的銷售。基於這樣的結果，語言治療師與其他關心鑑別結果的人必須透過瀏覽期刊中獨立的研究，以獲得必要的資訊。

用來說明臨床所需的，語言或讀寫能力常模參照測驗之診斷精確度的例證，多來自於Gray、Plante、Vance和Henrichsen（1999）這群人的努力。這些作者研究四種單詞詞彙測驗，語言病理學家常用這些測驗做診斷性決策。其詢問的問題為，這些詞彙測驗是否「具有可接受的敏感度和特異性，可以區別正常兒童與語言障礙兒童」（Gray et al., 1999, p.198）。這個問題是很

關鍵的，因為語言評估關心個別差異而非團體差異。結果發現，不論在敏感度或特異性上，沒有任何一份測驗顯示具有鑑別力。診斷的精確度範圍由最低的68%到高僅達於77%。同時也發現，如果截節點選擇加大分類的精確度，大多數具有語言學習障礙的兒童所獲得的測驗分數，將會落在離平均數一個標準差之間或正常變異的範圍之內。因此，如果將切截分數訂在 1.5 個標準差，很多具有語言學習障礙的兒童將無法用這四項測驗中任何一個鑑別出來。

Gray 及其同事認為，雖然這些特定的字彙測驗有基本的建構效度（他們的確評估了字彙技巧），建構效度本身不足以支持診斷的目的。這些字彙測驗並沒有在可以接受的程度內，確認出兒童具有或不具有語言學習障礙。大概有23%在上述兩個團體中的兒童不是被過度診斷（錯誤地被診斷為陽性），就是診斷不足（錯誤地被診斷為沒有問題）。在以下所呈現的傑克的個案研討當中，反應出常模參照測驗診斷精確度的議題。

## 傑克在常模參照評估的檔案

傑克目前八歲，就讀二年級，他自幼稚園開始便對學業上的學習排斥，但還沒被確認需要接受額外的教育服務。雖然他沒有被留級過，但他還未達一年級預期的閱讀程度；舉例來說，傑克在字母與聲音的配對上仍有困難，他的老師認為，潛在的語言問題是影響傑克學業表現的原因，所以轉介他接受學校團隊的語言評估，此團隊中包括一位語言治療師。在評估中蒐集訊息的階段，語言治療師自傑克的父母親那得到的資訊是，傑克自學齡前階段開始，便不喜歡別人讀故事給他聽，對於他人問他與故事有關的問題也很排斥。所以傑克的媽媽說，因為他這麼不喜歡聽故事，在傑克四歲時，她就停止唸故事給他聽。當傑克入學後，他的父母再次開始唸故事，且發現傑克只對有圖片的短故事會做出回應。他的父母對於傑克的語言發展狀況並未表示任何擔心，但認為傑克與其他另兩個年齡較大的孩子相比，是個不愛說太多話的孩子。

選擇傑克來凸顯常模參照測驗的目的、方法與結果的理由有三：第一，他很典型是那種語言問題非顯而易見的，一直到上學後才顯露出來的兒童。

第二，他也顯示在更高階的語言學習上所出現的隱微問題如何阻礙其學習閱讀。最後，傑克代表那些在語言及閱讀測驗分數和非語言智力測驗分數間沒有差異存在，但是仍於溝通與學業中掙扎的兒童。

**測驗的選擇**。在這樣的情形中，主要有關傑克的問題是一診斷性問題：他有語言學習上的障礙嗎？把問題縮小來看，一個相關的問題，且因此更直接可以回答的問題所關心的是，傑克的音韻敏感度足以應付目前學習解碼所需的指導要求嗎？語言治療師決定採用兩個測驗工具，第一個是語言基礎臨床評估（Clinical Evaluation of Language Fundamentals, CELF-3）（Semel, Wiig, & Secord, 1995），此為一常模參照的口說語言測驗工具，主要的焦點是在評估理解及表達方面語意和語法的向度。CELF-3 在使用者手冊中有說明清楚的診斷目的，同時，也略述由 Lahey（1988）所改寫的基本語言功能的概念模式，此模式強調語意（內容）及句法（形式）之間的互動。

語言治療師選擇的第二個測驗是音韻處理理解測驗（Comprehensive Test of Phonological Processing, CTOPP）（Wagner, Torgesen, & Rashotte, 1999）。音韻處理理解測驗也是常模參照測驗，但在許多研究背後有一項假設，檢測音韻處理的能力是預測閱讀學習的一項指標。在它四個目的之中有兩個診斷目標：「確認在重要音韻能力上顯著地低於其同儕的個體（和）在發展出的音韻處理能力中決定優勢與弱勢之處。」（Wagner et al., 1999, p. 13）音韻處理能力（或音韻敏感度）在三個領域中被評估，研究發現這三個領域是相關的：音韻知覺、音韻記憶和數碼，以及字母的快速命名。

**解釋及結果**。傑克在語言的臨床評估及音韻處理理解測驗上的表現呈現在表 5.9。

表 **5.9** 傑克在語言基礎臨床評估及音韻處理理解測驗上的得分

| CELF-3 分測驗 | 標準分數（SS） | 信賴區間（68%） | 百分等級 | 信賴區間（68%） |
|---|---|---|---|---|
| 1.句子的結構 | 12 | 10-14 | 63 | 50-91 |
| 2.概念及指示 | 8 | 7-9 | 25 | 16-37 |
| 3.字的分類 | 6 | 5-7 | 9 | 5-16 |
| 　接收性語言分數 | *90* | *85-95* | *30* | *16-37* |
| 4.字的結構 | 12 | 11-13 | 75 | 63-84 |
| 5.句子的形成 | 10 | 9-11 | 50 | 16-84 |
| 6.句子的記憶 | 6 | 5-7 | 9 | 5-16 |
| 　表達性語言分數 | *96* | *92-100* | *39* | *30-50* |

| CTOPP 分測驗 | 標準分數（SS） | 描述 | 信賴區間（90%） | 描述 |
|---|---|---|---|---|
| 1.省略音節 | 6 | 低於平均 | | |
| 2.混合字 | 9 | 平均 | | |
| 3.混合非字 | 9 | 平均 | | |
| 　音韻覺識組合 | *87* | *低於平均* | *77-97* | *尚可* |
| 4.數碼記憶 | 6 | 低於平均 | | |
| 5.非字重複 | 6 | 低於平均 | | |
| 　音韻記憶組合 | *76* | *不佳* | *66-86* | *很差* |
| 6.快速數碼命名 | 8 | 平均 | | |
| 7.快速字母命名 | 7 | 低於平均 | | |
| 　快速命名組成 | *85* | *低於平均* | *75-95* | *尚可* |

● 註解：CELF-3 分測驗標準分數的平均數＝ 10，標準差＝ 3；CELF-3 接收性／表達性標準分數的平均數＝ 100，標準差＝ 15；CTOPP 分測驗標準分數的平均數＝ 10，標準差＝ 3；CTOPP 混合分數的標準分數＝ 100，標準差＝ 15。

　　1.**解釋標準分數**。語言基礎臨床評估和音韻處理理解測驗用標準分數（Standard Scores, SS）做量化呈現，這是個轉換的分數。這意味著，原始分數被用等距量尺量表做轉換，因此，在不同的分測驗（甚至不同的測驗中）間兩者可做比較。此標準分配是有特別的意義，且在每一標準差與標準差之

間的距離是相同的〔為更進一步討論有關標準分數的好處，及為什麼不使用年紀／年級─當量分數，請參閱 McCauley, 2001; Salvia & Ysseldyke, 2001；也可以參閱音韻處理理解測驗施測者手冊（Wagner et al., 1999, p.43）〕。

　　注意表 5.9 中語言基礎臨床評估的兩項分測驗：字的分類及句子的記憶。傑克兩者的得分皆低於一個標準差（平均數=10±3，或 7 到 13），得到的標準分數為 6。然而，儘管傑克在這兩個分測驗的得分低，但兩者混合的分數都在平均數一個標準差之內（100±15，或 85 到 115）。在音韻處理理解測驗的表現與語言的臨床評估的表現就不同。他在三個分測驗上得分低於一個標準差（平均數=10±3，或 7 到 13）；這三個分測驗為：省略音節（「說出 mat 而不說出/m/」）、數碼記憶（聽到一列數字之後，以相同的順序重複說出此列數字）、非字重複（重複非字，如："meb"、"zid" 和 "wudoip"）。測驗的製作者提出，相較於個別分測驗的標準分數（SS），混合分數的標準分數（SS）更可信賴。因此，就如表 5.9 所示，傑克在三個音韻處理的混合分數中，有兩個是在一個標準差之內（平均數=100；標準差= 15，或 85 到 115），分別是音韻覺識與快速命名，但是第三個混合分數：音韻記憶則低於一個標準差。

　　2. **解釋百分等級**。另外一種有關標準化轉換呈現的分數是百分等級。在語言的臨床評估的兩個混合測驗中，傑克得到的百分等級分別為第 30 與 39（在音韻處理理解測驗中沒有包含百分等級，但在施測者手冊中可得到）。通常百分等級並非標準分數（雖然它們可能是），因為它們基於不同測驗的量尺，次序量尺彼此之間的間距不相同。然而，它們是導出的分數，因為它們從原始分數轉換而來，用以指出個別的分數百分比，表示這些個案的分數是落在或低於某一特定原始分數（參閱 Salvia & Ysseldyke, 2001，以得到更多瞭解）。不像標準分數，百分等級不可以平均或運算而成新的混合分數（McCauley, 2001）。百分等級的一個最大好處，是利用一種方法來描述個體在團體中相關的位置，讓家長或專業人員可以很容易的瞭解。以常態分配曲線的觀點來看，傑克在兩個語言測驗的百分等級，如同由標準分數所期待的，符合正常變異的範圍（一個標準差之內）。

　　3. **解釋信賴區間**。信賴區間代表傑克所獲之標準分數與百分等級的誤差

範圍。換句話說，如果傑克多次重複接受語言的臨床評估或音韻處理理解測驗的測驗，他真正的分數會是多少？

讓我們先來檢視語言的臨床評估。從施測者手冊（Semel et al., 1995）中，我們可以看到兩項語言混合測驗分數的信賴區間，計算出獲得分數附近的測量標準誤。這些信賴區間指出，如果傑克重複接受這些分測驗多次，我們有68%的信心水準，說他可以獲得：(1)在接受性語言分測驗中，可能得到分數最低為85、最高為95；(2)在表達性分測驗中，可能得到的最低分為92、最高為100。就接受性與表達性兩者內容而言，可能一百次中會有六十八次，傑克的真實分數會落在這些信賴區間，這兩者都會在正常變異的範圍內。但是，仍然有可能在一百次中有三十二次，他的真實分數可能會低於85和92，或是高於95與100，這樣的機會仍然存在（在語言的臨床評估誤差範圍可以增加到90%信心水準）。百分等級中信賴區間的解釋也很類似。

轉到音韻處理理解測驗標準分數的信賴區間來看（之前提到混合分數的標準分數要比個別分測驗的標準分數更能夠相信）。此時圍繞在所得分數的誤差範圍將會被提升到90%信心水準，這是一個較令人信服的估計。在這樣的情形當中，如果傑克重複參加測驗，一百次當中會有九十次，他的混合分數，例如，在音韻覺識組合的混合測驗當中，最低會是77分到最高為97分。然而，一百次中會有十次的可能性，此混合分數的「真實」分數會低於77或高於97。用比較令人信服的區間估計來看傑克的真實分數，會注意到三個混合分數比較接近低的邊界。舉例來說，音韻記憶較低的標準分數低邊界66將會低於平均數100兩個標準差。

4. **影響解釋的信度及效度的因素**。兩份測驗都有長處和短處，皆攸關影響心理測驗適切性的八個向度。藉由細心地閱讀兩份測驗的施測手冊，語言病理學家將會獲取一些知識，這些知識是瞭解哪些向度會影響到信度與效度，而且因這樣的後果而影響到結果的詮釋。在文獻期刊或是教科書中，應該也有對測驗或測量的獨立評鑑。

以診斷為目的來思考任何測驗的整體效度，是一個很重要的決定。語言的臨床評估是一個用來診斷語言學習障礙的工具，然而在施測手冊的報告中說，診斷的精確度僅有71%（Semel et al., 1995, p.64），Plante 和 Vance

（1994）認為這樣的精確度是不可以接受的。由於缺乏診斷效度，將危及像這樣一個工具的診斷目的。

雖然音韻處理理解測驗被認為是具有與概念架構相關的建構效度（Salvia & Ysseldyke, 2001），但是在分類的精確性上並無提供資料，這也許不利於診斷的使用。取而代之的是，測驗製作者提供了差異的分析；差異分析是一種決定兩個測驗分數的差異在臨床上是否有足夠意義的方法。差異分析特別關心測驗的信度，是否兩項測驗分數的差異量大到足夠有臨床上顯著的差異。就如同 Salvia 與 Ysseldyke（2001）所指出的，真的有差異不代表其是「好的」（p.140）。舉例來說，傑克在音韻覺識混合分數（SS=87）與音韻記憶混合分數（SS=76）兩個分數間有 11 分「真的」差異。在表面上，這樣的差距是很重要的。關鍵是，對於個別孩童而言，是否差異的大小發生得很少，以至於可以在醫學上或教育上具有含義。依據指導手冊（Wagner et al., 1999, p.52），此兩項混合測驗分數間差距必須至少達 15 分，在臨床運用上才會有意義，傑克的差距並沒有達到臨界值。在語言或學習障礙的分類上，臨界值及臨床上具意義的差異這樣的概念，是具有同等的貼切性。因為在兩分數間不常見的差異與它們的意義，通常在測驗本身是具有可靠的功能。舉例來說，音韻處理理解測驗的信度係數在決定年紀六歲以上的兒童時，並沒有一致地達到最小.90 這樣的標準。這樣的限制歸因於樣本代表性的問題（Salvia & Ysseldyke, 2001）。因此若孩子年紀超過七歲，此測驗內在的穩定性是令人懷疑的。

**回答評估的問題**。從這兩份測驗當中提出有關信度與效度的議題，在這兩份測驗當中，應該如何去詮釋傑克總體表現？是否有證據支持以下對傑克的假設：(1)呈現語言學習障礙（合格性的問題）和(2)請求療育將支持他的語言及學業發展（需求的問題）？用適當的方法回答這些問題，需要語言病理學家超越測驗分數和運用他們的專業判斷去詮釋表現模式。

對於傑克合格性的答案還沒釐清，雖然他在語言的臨床評估中字的分類與記憶句子兩項分測驗（主要口說語言的測量）當中遭遇到困難，但他在其他表現中是在正常變異範圍內。在這些分測驗中，差異的意義對照其他的分測驗分數也許沒有特別重要，因為語言的臨床評估沒有提供臨界信度評價大

小多少的差異是顯著的。字的分類分測驗是語意記憶的作業，這需要與傑克同年紀的小孩聆聽一系列三個字，例如，button、shirt與chair，同時決定哪兩個字是代表一個較大的上級分類。句子的記憶分測驗是逐字重複的作業，孩子必須正確地重複之前所呈現的句子（句法元素），呈現的句子長度會延長且包含文詞的意義；例如：「兔子沒有被放進籠子裡」或是「貨車是否優先於救護車？」成功的表現需要，當從字義中區分該句子結構進行多層次的後設語言分析時，利用與協調後設認知的策略來維持在短期記憶中激發的訊息（Ricciardelli, 1993; Semel et al., 1995）。在此時，運用多樣策略的要求可能會使傑克對語言處理的注意力資源的負擔加重。最重要的是，這些處理需求反應在傑克真實生活中解碼問題的程度尚不清楚，也許它們可間接解釋他理解口說和書寫語言時預期中的掙扎。但是，當牽涉到需要整合基準和年級預期學業表現的語言療育計畫時，本質的連結還是不清楚。因此，從常模參照測驗所獲得的訊息來回答傑克是否有語言學習障礙的問題，在臨床上仍然是含糊的。

換句話說，傑克很清楚在真實生活中有教育需求，就如同之前所說他有學習閱讀的困擾。將90%的信賴區間列入考慮，從他所獲得的分數，他的困擾反應在音韻處理理解測驗的三個音韻處理成分之中的兩個呈現邊緣的表現，與音韻記憶成分的低於期待。他表現模式的診斷含義對照於在語言的臨床評估的表現模式更可以被滿足。傑克的音韻敏感度與發展期望不符，他似乎仍困擾於字的音素特性（音韻覺識），例如，要將生字翻譯出意義有困難（音韻記憶）；此外，從長期記憶回想與語音訊息相關的問題也有困難（音韻提取）。這些證據顯示傑克經驗到問題，至少在和字母閱讀發展高度有關的語言相關處理歷程上，及在三年級時預期成功閱讀有困難（Catts et al., 1999; Snow et al., 1998）。現在，藉由強調和他的班導師及其他教育成員合作，在字母閱讀時給予指示或介入來幫助傑克的潛能發揮。這項作業以替代評量為最佳方式。

# 三、替代評量

相較於傳統評量重學習的「結果」，替代評量主要以學習的「過程」爲重點。換句話說，傳統評量（如常模參照評量）是在一個標準團體的孩童相對等級中，去檢測學到或未學到的部分。因爲這個焦點，傳統的方法缺乏在真實生活的活動或情境中提供有意義的彈性介入，也無法有效追縱特定介入程序後的效率。這樣非彈性無法衡量個別兒童學習歷程中四個重要的因素，這些因素分別爲：(1)學習內容（Villa & Thousand, 1995）；(2)與兒童理解及解決問題的思考品質有關的訊息（McMillan, 2001）；(3)動機、人格、社會、交互文化因素對學習的影響（Meltzer & Reid, 1994）；(4)課程與發展間複雜交互影響。基於上述的原因，這真實性的概念已成爲評量時一個重要要素（McMillan, 2001）。

**真實**被定義爲，當選擇評量內容時，評量的內容和在課程及社區中的真實溝通情境有多少相關。真實可以從三個向度來檢視（Elliot, 1994）：(1)回應形式；(2)作業本質；和(3)教導的關聯。回應形式是一種期待學生部分的交互作用，低交互作用可能期待學生圈出一項目或指出某張圖片，高交互作用則可能期待學生寫出一份書籍報告或參與辯論。作業的本質則是關於是否診斷性作業包含有更不自然的作業，例如，重複沒有意義的字；或是更基於功能性的活動，例如，讀一封朋友寄來的信。教導的關聯強調替代評量要和學校課程與預期的學業結果結合（Witt, Elliott, Daly, Gresham, & Kramer, 1998）。替代評量的方法有很多不同的形式可供選擇。

爲了概略敘述可能可由小學生或是較年長學生身上所獲得的不同訊息，在此簡短地討論兩種更真實的、適合用來評量語言和讀寫能力的方式。這些可能的方法都是以課程爲本位的評量與檔案評量。如同使用常模參照的方法，它們都有各自的優勢與限制。例如，建立這些方法的信效度是相當重要的。然而必須注意到的是，這些傳統評量方式的替代選擇並非是非正式或非結構式觀察的同義詞。它們是描述性、以概念架構和語言溝通發展及障礙的相關研究爲基礎，同時需要適當的計畫以及組織去執行和詮釋。

## 課程本位評量

　　課程本位評量所使用的作業通常是老師所建構出來的內容，它們的內容直接檢視在特定年級階段中應獲得的技巧（Salvia & Ysseldyke, 2001）。使用以課程為本位的評量方法有多種目的，例如，評定孩童現況能力、瞭解他們由教導中受益的能力、教導目標，以及追蹤連續的課程目標中個別的進步（Westling & Fox, 2000）。考量符合以課程為本位的評量有幾個相關的要點。

　　**什麼是課程本位語言評量？** 首先，必須先釐清就Nelson（1998）對課程本位評量及課程本位的語言評量之間的區別。針對後者，語言病理學家的主要角色，不再是去建構課程中哪些部分已經學會的測驗；相反的，目標是「使用真實課程的樣本來分析學生在課程本位語言歷程的能力」（Nelson, 1998, p. 402），藉以回答一些特定的問題（見第9章）。能夠回答的問題可能包括音韻敏感度教導的效能，或是否要提出教導的修正，如果是，那這些修正應該是什麼（Jones, Southern, & Brigham, 1998; Kratcoski, 1998）。

　　評鑑學生在指導協助下所得到的能力之過程中，應該納入一個清楚的焦點，選擇特定語言和讀寫行為評估的焦點，這通常為目標行為。評量的焦點應該引導有關的適當方法去蒐集資料的決定，例如，透過有系統的觀察，在以老師為中心v.s.同儕為中心的學習活動中，兒童所使用的目標行為（Silliman & Wilkinson, 1991）。其他方法可能以分析兒童各種寫作的作品為中心，來評估他們目標行為的運用，例如，計畫及文章組織的策略、衍生構詞策略的使用，或句法複雜性創造的形式及等級（Silliman et al., 2000）。這種課程本位語言評量就符合評量及教導的整合，亦即在教室中語言的學習提供正式診斷決策。

　　**如何區別課程本位評量和成就本位評量？** 第二個思考點為課程本位語言評量不同於成就本位評量，是因不限定特別表現或作品，例如，準備、書寫、口語表達一份爬蟲類報告。這個活動可以展現一位孩童曾經學習如何面對一項挑戰的內容和策略（如，問題的組織、書寫以及口頭報告呈現）。成就本位評量著重於直接觀察個體呈現的技巧或能力，例如，報告的品質與展現，然後以一套評分的規準（scoring rubric）檢測結果（Coutinho & Malouf,

1992; McMillan, 2001）。**評分的規準**是利用特定標準來區別學生能力等級，通常用評分量表（McMillan, 2001）（一般的州之學生成就的衡鑑通常基於評分的規準）。成就本位評量為課程本位語言評量的一部分。

**標準參照測量在課程本位評量的角色。**第三個採用課程本位評量及其語言評量的修正時的相關考量為，不像成就本位評量裡質的評分規準，結果的評估常與標準參照測量連結。就如同先前所提到的，標準參照測量詮釋和事先決定行為標準有關的個別表現（McCauley, 1996）。今日商業測驗製作者發展更多符合州或區的標準參照測驗（McMillan, 2001）。

對照廣義的常模參照評量，標準參照是以更全面的檢測方法去評量限定領域及內容，像對個案技巧獲得的特定介入去看進展結果（McCauley, 2001）。比起常模參照評量更能鑑別出課程表現及順序，這是因內容和所學緊密結合，標準參照方法像評分的規準一樣是區別特別表現層級，不像轉換自常模參照評量的原始分數之推薦水準分數，標準參照測驗上的表現通用原始分數來簡要說明（問題回答率、特定故事回憶的時間、較不熟悉字的90%確認率等等）（McCauley, 2001）。相似問題提供項目建構及標準參照評量的解釋，一樣影響了常模參照評量。設計必須標準化，內容樣本的選取必須具代表性、必須適當選擇回應計畫，和必須建立心理測量的截取點（McCauley, 2001; Salvia & Ysseldyke, 2001）。

**對傑克的課程本位語言評量。**在評量傑克如何解碼及閱讀嘗試中獲得什麼，語言病理學家首先必須熟悉教室內特別的閱讀計畫。孩童閱讀計畫不會脫離字母閱讀及意義建構的指導。從科學性的評鑑閱讀計畫得來的主要重點是（National Reading Panel, 2000），沒有「正確的」方法或計畫，即使包含指導練習的成分。再者，閱讀學習的成效及音韻覺識活動之間的連結在教導時必須明確。

在教導兒童獲得音韻覺識中，有證據支持四種特性必須整合於有意義的閱讀活動中（National Reading Panel, 2000; Torgesen et al., 2001）。這些特性是：(1)投入和啟發孩童動機；(2)著重一或兩項音素操作技巧，例如，結合或拆解音素；(3)透過材料及活動包含字母音素操作；(4)提供密集教導，但每一節課不超過三十至五十分鐘。一位孩童需要花多少時間去學習對字的認知

的技巧，是依據教導者或臨床工作者的資格、教學目標、多少技巧已經教過了，和天生障礙而有所不同，這些指導需要再進一步修改（National Reading Panel, 2000; Torgesen et al., 2001）。

教師及語言病理學家為了傑克和其他兩位有解碼困難的孩童，共同執行一項計畫（以教室為基礎的合作策略，參閱 DiMeo, Merritt, & Culatta, 1998; Silliman et al., 1999）。此計畫是由 Gillon（2000）為了口說語言障礙兒童所發展的音韻覺識計畫修正而來。傑克和兩位同儕上了一系列精準的音韻覺識課程，為時三個月，一星期五次，一天半小時。這個計畫有系統地強調結合／拆解去連結單音的拼寫模式變為音素形式（如，-at、-ake、-ing）。教師和助教協調傑克持續運用新的閱讀方法、製作小書及拼音使用的閱讀經驗（Bear et al., 2000）。藉由寫作，包括電腦協助，傑克已能製作自己已學過之拼音—音素形式的小書。一旦傑克在解碼特定拼音—音素形式上能達到 100%正確率，就可以再介紹一套新的形式。

一開始介入時，傑克在閱讀團體中大聲閱讀時，只能解碼出 35%的基本字形。在為期三個月以課程為基礎的語言評估後，傑克的覺察進步少於相似音韻拼音模式，進步被圖像化（進步並非總是一致，但傑克確實一致地顯示出他對這介入取向有反應）。為期三個月的課程最後，他獲得大量實質的視覺字彙，讓他可以運用在更有挑戰性的閱讀素材上。現在他可以翻譯出二十種字形，且在寫作迷你故事中的拼音正確度已達90%至100%的水準。因此，就課程本位語言評量上，雖然傑克仍舊低於同年紀的預期標準，藉由明確及系統化的說明音韻敏感度，傑克對教導有反應且能從中獲益，從分解取向到字母閱讀的進步。對傑克的計畫是有動機性的，因為傑克在教室介入的持續評估相當有挑戰，雖然不是壓倒性勝利且允許任何有需要的修正。同時，此介入計畫幫助降低負面馬修效應（Stanovish, 2000），因為傑克認為自己可以成功的學習。

## 檔案評量

檔案評量是將學生作品做有系統的歸納，藉此可看出在某些特定課程中，學生所投注的努力、進步和成效（Kratcoski, 1998; Mabry, 1999）。此檔案

並非毫無缺漏地蒐集孩童的作品，而是小心選取可以代表孩子學習過程的成果。也許檔案不全是可靠的，依據所收錄成果的內容而定，也可能包含許多形式的評量。學生參與檔案內容的蒐集、自我評估和蒐集特定成果的清楚解說，都是很重要的（Salvia & Ysseldyke, 2001）。

當評估、計畫兒童的檔案時，語言病理學家應該回答下列問題（Kratcoski, 1998; Mabry, 1999; Taylor, 2000）：

- 檔案內容的引導包含外在因素嗎？
- 檔案應包含何種作品形式？
- 評估準則的分數為何？
- 提供孩童現在發展的訊息是什麼？
- 明確的表現形式為何？
- 下一個指導方向在哪？
- 下一步需要的支持為何？

檔案所提供的訊息是其他種類的衡鑑不容易獲得的。依據評量焦點，檔案作品包含語言樣本、觀察、工作樣本（例如，傑克的小書）、孩童創作、老師、同儕、學生面談、清單、標準參照資料。蒐集多元作品可呈現整體學習歷程，檔案評量也可看出學習者更完整的學習觀點。此外，檔案評量也受父母青睞，因為透過直接應用兒童現今的作業，對特定形式和過程的確認及溝通將更容易被瞭解（Kratcoski, 1998; Westling & Fox, 2000）。舉例來說，傑克解碼能力的改變，可以透過其可以閱讀及創作的小書的困難度增加了，而輕易地反映出來。透過和他父母分享檔案可看出他持續的進步。

## 替代評量的信效度

如同常模參照評量，替代評量方法也有相似的信效度問題。有一個傾向是不以傳統評量方式的標準與替代評量做比較，因為當專業評斷是評估的重要基礎時，信度是不易評估的（McMillan, 2001）。但不管困難為何，這些替代評量的信度和效度應受重視，且確保技術上的品質是絕對必要的。表 5.10 可概述技巧的標準。

| 表 5.10　替代評量中影響信度、效度的問題及降低風險的策略 |||

| 種類 | 問題 | 降低風險的策略 |
|------|------|----------------|
| 信度 | • 測量錯誤<br>• 評判偏見 | • 多層次評量<br>• 謹慎創造標準分數<br>• 建構精準具體的標準分數<br>• 使用技術的評比<br>• 使用多元的評比 |
| 建構效度 | • 理論架構難以定義<br>　建構；教導過程難<br>　以定義 | • 清楚瞭解評量的個人哲學<br>• 清楚定義目標技巧 |
| 內容效度<br>（知識效度——連結<br>真實評量的等級） | • 要評量的內容領域<br>　不明確 | • 計畫課程本位評量及有系統的檔案<br>　項目做出代表樣本評量<br>• 選擇與課程和社區有高度相關的評<br>　量<br>• 有系統觀察多項內容 |
| 效標關聯效度 | • 技巧和跨時間的一<br>　致性證據需要被預<br>　期 | • 要獲得同一技巧的多樣樣本<br>• 在跨時間內獲得技巧的多樣樣本 |

● 資料來源：McMillan（2001）；Salvia & Ysseldyke（2001）。

　　**信度**。替代評量的信度或一致性，在評量裡相當依賴團隊成員的訓練和技巧，因為語言病理學家要和教育團隊成員（如，班導或閱讀教師）共同合作，可對表現的品質做決策，和常模參照測驗一樣，尚有餘地可以容納測量錯誤。每位「測驗者」會有不同的偏見及不同的技巧反應在分數評斷上，受過良好訓練的專業人員對於評斷的一致性，會比正在受訓的學生更令人信服，後者的評斷因為缺乏經驗而通常較難令人信服（Mabry, 1999）。

　　個別學生成就的變異性也必須把測量錯誤的影響考量進去，尤其是透過成就本位評量。舉例說明，學校老師和語言病理學家同意一位中年級有語障的學生：林恩，必須藉由寫作中句子表達及語意相關性的瞭解增加詞彙的多樣性。五種類型（透過句子相關語意形態的結合）的結合確認包含在教育活動中，此牽涉自我概念及人際關係的最小單位。該團隊制定的評量目標，在林恩的句子結構中確認自發性的使用結合策略是否改善。書面報告則針對最

小單位成效，設計來檢驗這些結合策略的使用種類、頻率和語意的適當使用。但是，這份報告有可能是在林恩得重感冒而影響表現的那禮拜所完成的。相對於單一時間的評估，多階段的評量將可強化判斷的可靠性。多階段評量提供有關一位學生的優勢和需求更全面性的綜覽，同時提供了更適當的教學方法，如此一來，教學變得較容易。藉由適當的觀察技巧及方式也可減少測量誤差的來源，及根植於對個別學生應該達到的標準有不切實際或過度彈性信念所導致的判斷偏見（McMillan, 2001）。

　　無論在參照標準就個別學生表現對預定標準或對其他學生的比較，也必須在替代評量中被考量（Herman & Winters, 1994; McMillan, 2001; Shapley & Bush, 1999; Westling & Fox, 2000）。全國性的檔案評量因不明確評分的規準而顯現出低信度及效度（Calfee & Perfumo, 1993）。當學生之間互相比較時，信度會因一致的檔案內容，及有經驗、受過良好訓練且瞭解表現標準的評量人員而提高（Herman & Winters, 1994; Shapley & Bush, 1999）。但是，檔案內容的標準化需求也需要因反映地方性課程及教學練習而做出彈性調整。

　　**效度**。如表 5.10 所示，建構效度大都要參照這個欄框，此架構的信念是在整體過程中，以教與學的所有成員反應出的明確目標。同意度相當重要，因為缺乏一致同意，對替代評量的信度與效度會產生重大的影響。

　　證據顯示，以公平和平衡的態度去評量代表學生能力的技能，是支持內容效度必要性的先決條件。在這例子中，內容效度指的是選擇出可代表成就的技能樣本，同時也是內容的選擇。在信度中引用林恩的例子，所有與教學目標的結合技巧都被注意到。然而，如果只有一個結合技巧被選擇用來代表他的能力，那麼可能危急內容效度。在此範例中，另一考量是，評量中的檢定若只有一種類型、一份書籍報告，此可能無法代表林恩在其他寫作類型中使用結合技巧的能力。例如，特定幾種結合可能更常發生在她的日記寫作或敘述性的功課中。檢驗林恩在各種寫作類型中對於結合技巧的使用，將對導致技巧獲得的教學練習建立較強的內容效度。

　　替代評量中的建構效度是內容效度的一構成要素，是直接與其確實性相關的，這是大部分替代評量的一項優點（Salvia & Ysseldyke, 2000）。與課

程無關的評量作業若沒有共同應用，則只有不佳的建構效度，而與課程直接相關的作業就會有較好的建構效度。以林恩這個案例，評量與課程是直接有關聯，同時具有強而有力的建構效度。在這些例子中，效度不是存在或不存在的問題，而是作業表現代表教學目標和結果的程度（Mabry, 1999）。

效標關聯效度是指推論學生在相似技巧的表現或預測未來在這個技巧上的表現，它可以透過個人在適當情況、目的下，使用相關技巧的能力來衡量。效標關聯效度的維持依賴於選擇多樣樣本的能力，這些樣本要能顯示在不同情境下的技巧及經年累月的學習進展（McMillan, 2001）。既然沒有統計分析可用來判定是否有一個關係存在於表現和標準之間，證據必須由另外一些方式來提供。當使用以表現為基礎的衡量方法，如一份書籍報告時，效標效度是重要的。只依據一項產品所得出的判斷，通常不允許多種表現形態的出現，在林恩的例子中，這份書籍報告的形式可能就會鼓勵林恩更頻繁地使用某一種形式的結合，如此一來，就無法推論林恩在其他寫作形式上類似結合技巧的使用能力。

# 伍、結論

此章節中，我們已經呈現一個可對學齡兒童做深入語言評估的架構，它包含三個互相關聯的部分：第一部分，評量背後的觀點是，視語言為人類溝通的一套多面及動態的系統，不容易被分割成各自獨立的段落。語言的整體觀點將影響為了要回答個別兒童和青少年語言及讀寫能力的發展而選用的評估模式，他們的需要和這些需求如何透過相關教學和練習介入來達到最佳滿足。

第二個部分，強調評量模式及方法與兩項重要要素的連結：障礙者教育法案的法律規定和一項功能性需求，要求在評估模式與教育標準及年級預期的學業成就間，要有清楚的銜接。橫跨年級等級，這些標準及預期經由熟練使用閱讀、書寫及拼寫等語言文字工具，來分擔重要讀寫能力的成就。在二十一世紀的數位世界中，這些字母讀寫工具就像是個能不能讓你跨足到其他

領域的知識守門人一樣，比如電腦及資訊的閱讀能力。今日多樣的知識對足以勝任為全球共同體的一員是不可或缺的，那也是現在人類溝通的特徵。

第三個情況，認為個人在評量模式的結果需要透過語言相關行為的透視，此透視的研究依據與字母讀寫能力技巧的獲得有相當大的關聯。這三個向度被認定為評估的焦點，包括音韻敏感度、詞彙多樣性、構詞敏感度與造句多樣性相關，都根據於構詞句法敏感度。這些範圍不是彼此互相排他或其他的語言向度，因為在不同語言系統領域彼此互相配合。評量的關鍵性挑戰是，透過口語及寫的方式檢測其系統的交互作用。另一個評量的挑戰是孩童在學校生涯中，不同時期會呈現不同的疑難雜症，因為發展的改變與社會互動的經驗包括教學經驗。因此選擇評量的方法，用以描述這些系統模式，無論是常模參照或替代評量，應能正確的指導兒童學習成功及面對挑戰。

語言是一種極度繁複的人類行為，而語言評量亦是如此，這是理所當然的。應該將解開有關個別兒童複雜性當作是很有意思的解決問題的機會。而有效的決策，有賴準備充分的語言病理學家具備更進階的語言發展與讀寫能力相互關係的專業知識。準備好的語言病理學家應該也要有關於任何方法的優勢與限制之重要技術知識，這方法可以被選用來揭露這些複雜的行為模式。

## 研讀問題

1. 不同的評量模式如何對評量孩童的語言造成影響呢？評量之四大目標又如何在決定評量的重點與方法時發生影響力呢？

2. 細讀以下敘述：「讀寫能力不僅是讀和寫而已」。確認一下引導你認識個別的字和瞭解整句話的意義的語言內在互動元素。你到底使用了哪種內容與策略知識去詮釋陳述的意義？

3. 從音韻敏感度、詞彙多樣性、構詞學敏感度及造句多樣性等角度，在哪些方面與讀寫及拼字產生關聯？並討論你在幼稚園兒童重要的讀寫能力所必須的技巧，而發展的綜合語言評量中加入哪些領域？

4. 音韻敏感度、詞彙多樣性、構詞音韻敏感度及句法多樣性的哪些方面似乎和閱讀及書寫作為學習工具的靈活運用有關？並討論當你要評估三年級兒童在課堂上處理重要的讀寫能力時，在一全面性的語言評量中要包含哪些特定領域？

5. 比較常模參照測驗與標準參照測驗，包括替代評量方法，兩者所得資訊之差異。然後討論兩者之信度及效度。接著焦點注重於，常模參照取向對照於替代評量取向，評量適切性的標準是相似或有差異的。最後，判斷在何種情況下要使用標準化或非標準化測量？

6. 你負責評量一位八年級十四歲的女孩，她被懷疑有「語意與句法發展」上的問題，而其閱讀能力僅及二年級，在應用決策計畫中，包含教育性與非教育性的結果，試條列出一個用以描述該孩童現在能力程度的評量計畫。你的目標是決定該孩童是否確實有語言障礙，在你的計畫中應有：(1)你想強調的兩個可回答的問題；(2)待評量的語言及溝通功能的特定領域；(3)選擇評量的方法與情境；(4)使用的步驟。注意你所選定的方法，包括任何標準測驗，必須符合其年齡並合乎你評量的目的，且依據以上各點為基礎判斷程序是否妥當。

7. 假設在問題 6 中，所測試的八年級孩童無論在口語及文字表達上，在構詞音韻敏感度及句法多樣性方面很明顯低於同年紀／年級孩子的預期

表現。經由一標準化測驗評估，她的字彙辨認能力在正常年齡範圍內，但她的老師報告說，在課堂上，她的作文字彙很貧乏。你的目標是讓這個兒童留在普通班級裡，因此，你必須思考這個小孩需要如何的幫助，才能發揮她的最大潛能。並列舉出你需要的一些額外資訊，以便設計一個能夠符合這孩童需求，並且能配合課堂中的學業及社會殷殷期待的整體療育計畫。你會使用何種替代的評量步驟來決定經過三個月的時間，此療育介入計畫是否有效？

# 參考文獻
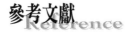

Allington, R. L., & Baker, K. (1999). Best practices in literacy instruction for children with special needs. In L. B. Gambell, L. M. Morrow, S. B. Neuman, & M. Pressley (Eds.), *Best practices in literacy instruction* (pp. 292–310). New York: Guilford Press.

Anglin, J. M. (1993). Vocabulary development: A morphological analysis. *Monographs of the Society for Research in Child Development, 58* (10, Serial No. 238).

Apel, K. (1999). Checks and balances: Keeping the science in our profession. *Language, Speech, and Hearing Services in Schools, 30,* 98–107.

Bashir, A. S., Conte, B. M., & Heerde, S. M. (1998). Language and school success: Collaborative challenges and choices. In D. M. Meritt & B. Culatta (Eds.), *Language intervention in the classroom* (pp. 1–36). San Diego, CA: Singular.

Bashir, A. S., Goldhammer, R. F., & Bigaj, S. J. (2000). Facilitating self-determination abilities in adults with LLD: Case study of a postsecondary student. *Topics in Language Disorders, 21*(1), 52–67.

Bashir, A. S., & Strominger, A. Z. (1996). Children with developmental language disorders: Outcomes, persistence, and change. In M. D. Smith & J. S. Damico (Eds.), *Childhood language disorders* (pp. 119–140). New York: Thieme.

Bateman, B. D. (1995). Who, how, and where: Special education issues in perpetuity. In J. M. Kaufman & D. P. Hallahan (Eds.), *The illusion of full inclusion: A comprehensive critique of a special education bandwagon* (pp. 75–90). Austin, TX: Pro-Ed.

Bates, E., Vicari, S., & Trauner, D. (1999). Neural mediation of language development: Perspectives from lesion studies of infants and children. In H. Tager-Flusberg (Ed.), *Neurodevelopmental disorders* (pp. 533–581). Cambridge, MA: MIT Press.

Battle, D. E. (in press). Legal issues in serving postsecondary students with disabilities. In K. G. Butler & E. R. Silliman (Eds.), *Speaking, reading, and writing in children with language learning disabilities: New paradigms for research and practice.* Mahwah, NJ: Lawrence Erlbaum.

Bear, D. R., Invernizzi, M., Templeton, S., & Johnston, F. (2000). *Words their way: Word study for phonics, vocabulary, and spelling instruction.* Upper Saddle River, NJ: Merrill.

Berninger, V. W. (2000). Development of language by hand and its connections with language by ear, mouth, and eye. *Topics in Language Disorders, 20*(4), 65–84.

Blachman, B. A. (1994). Early literacy acquisition: The role of phonological awareness. In G. P. Wallach & K. G. Butler (Eds.), *Language learning disabilities in school-age children and adolescents: Some principles and applications* (pp. 253–274). Boston: Allyn & Bacon.

Brinton, B., Fujiki, M., & McKee, L. (1998). The negotiation skills of children with specific language impairment. *Journal of Speech, Language, and Hearing Research, 41,* 927–940.

Brinton, B., Fujiki, M., Montague, E. C., & Hanton, J. L. (2000). Children with language impairment in cooperative work groups: A pilot study. *Language, Speech, and Hearing Services in Schools, 31,* 252–264.

Burns, M., Griffin, P., & Snow, C. E. (1999). *Starting out right: A guide to promoting children's reading success.* Washington, DC: National Academy Press.

Calfee, R. C., & Perfumo, P. (1993). Student portfolios: Opportunities for a revolution in assessment. *Journal of Reading, 36,* 532–537.

Carlisle, J. F. (1987). The use of morphological knowledge in spelling derived forms by learning-disabled and normal students. *Annals of Dyslexia, 9,* 247–266.

Casby, M. W. (1992). The cognitive hypothesis and its influence on speech-language services in schools. *Language, Speech, and Hearing Services in Schools, 23,* 198–202.

Catts, H. W. (1991) Early identification of reading disabilities. *Topics in Language Disorders, 12*(1), 1–16.

Catts, H. W. (1993). The relationship between speech-language impairments and reading disabilities. *Journal of Speech and Hearing Research, 36,* 948–958.

Catts, H. W., Fey, M. E., Zhang, X. & Tomblin, J. B. (1999). Language basis of reading and reading disabilities: Evidence from a longitudinal investigation. *Scientific Studies of Reading, 3,* 331–361.

Catts, H. W., Hu, C.-F., Larrivee, L., & Swank, L. (1994). Early identification of reading disabilities in children with speech-language impairments. In R. V. Watkins & M. L. Rice (Eds.), *Specific language impairments in children* (pp. 145–160). Baltimore: Paul H. Brookes.

Catts, H. W., & Kamhi, A. G. (1999). Causes of reading disabilities. In H. W. Catts and A. G. Kamhi (Eds.), *Language and reading disabilities* (pp. 95–127). Boston: Allyn & Bacon.

Center for Research on Evaluation, Standards, and Student Testing (CRESST) (1998). *Writing framework and specifications for the 1998 National Assessment of Educational Progress.* Washington, DC: National Assessment Governing Board.

Chapman, R. S. (1991). Models of language disorders. In J. Miller (Ed.), *Research on child language disorders: A decade of progress* (pp. 287–297). Austin, TX: Pro-Ed.

Clark-Klein, S., & Hodson, B. W. (1995). A phonologically based analysis of misspellings by third graders with disordered-phonology histories. *Journal of Speech and Hearing Research, 38,* 839–849.

Cole, K. N., & Fey, M. E. (1996). Cognitive referencing in language assessment. In K. N. Cole, P. S. Dale, & D. J. Thal (Eds.), *Assessment of communication and language* (pp. 143–160). Baltimore: Paul H. Brookes.

Coutinho, M., & Malouf, D. (1992). Performance assessment and children with disabilities: Issues and possibilities. *Teaching Exceptional Children, 25*(4), 62–67.

Crago, M. B., & Gopnik, M. (1994). From families to phentotypes: Theoretical and clinical implications of research into the genetic basis of specific language impairment. In R. V. Watkins & M. L. Rice (Eds.), *Specific language impairment in children* (pp. 35–51). Baltimore: Paul H. Brookes.

Damico, J. S. (1991). Descriptive assessment of communicative ability in limited English proficient students. In E. V. Hamayan & J. S. Damico (Eds.), *Limiting bias in the assessment of bilingual students* (pp. 157–217). Austin, TX: Pro-Ed.

DiMeo, J. H., Merritt, D. D., & Culatta, B. (1998). Collaborative partnerships and decision making. In D. D. Merritt & B. Culatta (Eds.), *Language intervention in the classroom* (pp. 37–97). San Diego, CA: Singular.

Donahue, M. L. (1994). Differences in classroom discourse styles of students with learning disabilities. In D. N. Ripich & N. A. Creaghead (Eds.), *School discourse problems* (2d ed.) (pp. 229–261). San Diego, CA: Singular.

Donahue, M. L. (in press). "Hanging with friends": Making sense of research on peer discourse in children with language and learning disabilities. In K. G. Butler & E. R. Silliman (Eds.), *Speaking, reading, and writing in children with language learning disabilities: New paradigms for research and practice.* Mahwah, NJ: Lawrence Erlbaum.

Donahue, M. L., Szymanski, C. M., & Flores, C. W. (1999). When "Emily Dickinson" met "Steven Spielberg": Assessing social information processing in literacy contexts. *Language, Speech, and Hearing Services in Schools, 30,* 274–284.

Ehren, B. (1994). New directions for meeting the academic needs of adolescents with learning disabilities. In G. P. Wallach & K. G. Butler (Eds.), *Language learning disabilities in school-age children and adolescents: Some principles and applications* (pp. 393–417). Boston: Allyn & Bacon.

Ehren, B. J. (2000). Views of cognitive referencing from the pragmatist's lens. *Newsletter of the Special Interest Division 1, Language Learning and Education, American Speech-Language-Hearing Association, 7*(1), 3–8.

Ehri, L. C. (2000). Learning to read and learning to spell: Two sides of a coin. *Topics in Language Disorders, 20*(3), 19–36.

Elliott, S. N. (1994). *Creating meaningful performance assessments: Fundamental concepts.* Reston, VA: Council for Exceptional Children.

Elman, J. L., Bates, E. A., Johnson, M. H., Karmiloff-Smith, A., Parisi, D., & Plunkett, K. (1996). *Rethinking innateness: A connectionist perspective on development.* Cambridge, MA: MIT Press.

Elmore, R. F. (1999–2000, Winter). Building a new structure for school leadership. *American Educator, 23*(4), 6–13, 42–44.

Florida Department of Education (1996). *Sunshine State Standards.* http://www.firn.edu/doe/curric/prek12/frame2.htm

Forest, M., & Lusthaus, E. (1990). Everyone belongs with the MAPS Action Planning System. *Teaching Exceptional Children, 22*(2), 32–35.

Friel-Patti, S. (1999a). Specific language impairment: Continuing clinical concerns. *Topics in Language Disorders, 20*(1), 1–13.

Friel-Patti, S. (1999b). Clinical decision making in the assessment and intervention of central auditory processing disorders. *Language, Speech, and Hearing Services in Schools, 30,* 345–352.

Fujiki, M., Brinton, B., Hart, C., & Fitzgerald, A. (1999). Peer acceptance and friendship in children with specific language impairment. *Topics in Language Disorders, 19*(2), 34–48.

Gardner, H. (2000). *The disciplined mind: Beyond facts and standardized tests, the K–12 education that every child deserves.* New York: Penguin Books.

Giangreco, M. F. (2000). Related services research for students with low-incidence disabilities: Implications for speech-language pathologists in the classroom. *Language, Speech, and Hearing Services in Schools, 31,* 230–239.

Gilger, J. W. (1995). Behavioral genetics: Concepts for research and practice in language development and disorders. *Journal of Speech and Hearing Research, 38,* 1126–1142.

Gillon, G. T. (2000). The efficacy of phonological awareness intervention for children with spoken language impairment. *Language, Speech, and Hearing Services in Schools, 31,* 126–141.

Gottardo, A., Stanovich, K. E., & Siegel, L. S. (1996). The relationships between phonological sensitivity, syntactic processing, and verbal working memory in the reading performance of third-grade children. *Journal of Experimental Psychology, 63,* 563–582.

Graham, G., & Harris, K. R. (1999). Assessment and intervention in overcoming writing difficulties: An illustration from the self-regulated strategy development model. *Language, Speech, and Hearing Services in Schools, 30,* 255–264.

Graham, S., Harris, K. R., & Troia, G. A'. (2000). Self-regulated strategy development revisited: Teaching writing strategies to struggling writers. *Topics in Language Disorders, 20*(4), 1–14.

Gray, S., Plante, E., Vance, R., & Henrichsen, M. (1999). The diagnostic accuracy of four vocabulary tests administered to preschool-age children. *Language, Speech, and Hearing Services in Schools, 30,* 196–206.

Gutiérrez-Clellen, V. F., Restrepo, M. A., Bedore, L., Peña, E. & Anderson, A. (2000). Language sample analysis in Spanish-speaking children: Methodological considerations. *Language, Speech, and Hearing Services in Schools, 31,* 88–98.

Hakuta, K., & Beatty, A. (Eds.) (2000). *Testing English-language learners in U.S. schools: Report and workshop summary.* Washington, DC: National Academy Press.

Herman, J., & Winters, L. (1994). Portfolio research: A slim collection. *Educational Leadership, 52*(2), 48–55.

Hewitt, L. E. (2000). Does it matter what your client thinks? The role of theory in intervention: Response to Kamhi. *Language, Speech, and Hearing Services in Schools, 31,* 186–193.

Hodson, B. W. (1994). Helping individuals become intelligible, literate, and articulate: The role of phonology. *Topics in Language Disorders, 14*(2), 1–16.

Hoff, E. (2001). *Language development* (2d ed.). Belmont, CA: Wadsworth/Thomson Learning.

Hutchinson, T. A. (1996). What to look for in the technical manual: Twenty questions for users. *Language, Speech, and Hearing Services in Schools, 27,* 109–121.

Johnston, J. R. (1994). Cognitive abilities of children with language impairment. In R. V. Watkins & M. L. Rice (Eds.), *Specific language impairments in children* (pp. 107–121). Baltimore: Paul H. Brookes.

Jones, E., Southern, W., & Brigham, F. (1998). Curriculum-based assessment: Testing what is taught and teaching what is tested. *Intervention in School and Clinic, 33,* 239–249.

Kamhi, A. G. (1996). Linguistic and cognitive aspects of specific language impairment. In M. D. Smith & J. S. Damico (Eds.), *Childhood language disorders* (pp. 97–116). New York: Thieme.

Kamhi, A. G., & Catts, H. W. (1999a). Language and reading: Convergence and divergence. In H. W. Catts and A. G. Kamhi (Eds.), *Language and reading disabilities* (pp. 1–24). Boston: Allyn & Bacon.

Kamhi, A. G., & Catts, H. W. (1999b). Reading development. In H. W. Catts and A. G. Kamhi (Eds.), *Language and reading disabilities* (pp. 25–49). Boston: Allyn & Bacon.

Kamhi, A. G., & Catts, H. W. (in press). The language basis of reading: Implications for classification and treatment of children with reading disabilities. In K. G. Butler & E. R. Silliman (Eds.), *Speaking, reading, and writing in children with language learning disabilities: New paradigms for research and practice.* Mahwah, NJ: Lawrence Erlbaum.

Kamhi, A. G., & Hinton, L. N. (2000). Explaining individual differences in spelling ability. *Topics in Language Disorders, 20*(3), 37–49.

Kavale, K. A., & Forness, S. R. (2000). History, rhetoric, and reality: Analysis of the inclusion debate. *Remedial and Special Education, 21,* 279–296.

Keogh, B. (in press). Research on reading and reading problems: Findings, limitations, and future directions. In K. G. Butler & E. R. Silliman (Eds.), *Speaking, reading, and writing in children with language learning disabilities: New paradigms for research and practice.* Mahwah, NJ: Lawrence Erlbaum.

Kratcoski, A. (1998). Guidelines for using portfolios in assessment and evaluation. *Language, Speech, and Hearing Services in Schools, 29,* 3–10.

Lahey, M. (1988). *Language development and language disorders.* New York: Macmillan.

Lahey, M., & Edwards, J. (1995). Specific language impairment: Preliminary investigation of factors associated with family history and with patterns of language performance. *Journal of Speech and Hearing Research, 38,* 643–657.

Larrivee, L. S., & Catts, H. W. (1999). Early reading achievement in children with expressive phonological disorders. *American Journal of Speech-Language Pathology, 8*(2), 118–128.

Leonard, L. B. (1998). *Children with specific language impairment.* Cambridge, MA: MIT Press.

Liberman, I. Y., & Shankweiler, D. (1991). Phonology and beginning reading: A tutorial. In L. Rieben & C. A. Perfetti (Eds.), *Learning to read: Basic research and its implications* (pp. 3–17). Hillsdale, NJ: Lawrence Erlbaum.

Locke, J. L. (1994). Gradual emergence of development language disorder. *Journal of Speech and Hearing Research, 37,* 608–616.

Lonigan, C. J., Burgess, S. R., & Anthony, J. L. (2000). Development of emergent literacy and early reading skills in preschool children: Evidence from a latent-variable longitudinal study. *Developmental Psychology, 36,* 596–613.

Lubker, B. B., & Tomblin, J. B. (1998). Epidemiology: Informing clinical practice and research on language disorders of children. *Topics in Language Disorders, 19*(1), 1–26.

Lund, N. J., & Duchan, J. F. (1993). *Assessing children's language in naturalistic contexts* (3d ed.). Englewood Cliffs, NJ: Prentice-Hall.

Mabry, L. (1999). *Portfolios plus: A critical guide to alternative assessment.* Thousand Oaks, CA: Corwin.

Maskel, S. (1999). Transition to the general classroom and content areas. In J. R. Birsh (Ed.), *Multisensory teaching of basic language skills* (pp. 399–419). Baltimore: Paul H. Brookes.

McCarthy, M. M., Cambron-McCabe, N. H., & Thomas, S. B. (1998). *Public school law: Teachers' and students' rights* (4th ed.). Boston: Allyn & Bacon.

McCauley, R. J. (1996). Familiar strangers: Criterion-referenced measures in communication disorders. *Language, Speech, and Hearing Services in Schools, 27,* 122–131.

McCauley, R. J. (2001). *Assessment of language disorders in children.* Mahwah, NJ: Lawrence Erlbaum.

McMillan, J. (2001). *Classroom assessment: Principles and practice for effective instruction.* Boston: Allyn & Bacon.

Meltzer, L., & Reid, D. K. (1994). New directions in the assessment of students with special needs: The shift towards a constructivist perspective. *Journal of Special Education, 28,* 338–355.

Miller, J. (1981). *Assessing language production in children: Experimental procedures.* Austin, TX: Pro-Ed.

Milosky, L. M. (1994). Nonliteral language abilities: Seeing the forest for the trees. In G. P. Wallach & K. G. Butler (Eds.), *Language learning disabilities in school-age children and adolescents: Some principles and applications* (pp. 275–303). Boston: Allyn & Bacon.

Moats, L. C. (2000). *Speech to print: Language essentials for teachers.* Baltimore: Paul H. Brookes.

Morine-Dershimer, G. (1985). *Talking, listening, and learning in elementary classrooms.* New York: Longman.

Mount, B., & Zwernik, K. (1989). *It's never too early, it's never too late: A booklet about personal futures planning.* St. Paul, MN: Metropolitan Council.

Nagy, W. E., & Scott, J. A. (2000). Vocabulary processes. In M. L. Kamil, P. B. Mosenthal, P. D. Pearson, & R. Barr (Eds.), *Handbook of reading research* (Vol. III) (pp. 269–284). Mahwah, NJ: Lawrence Erlbaum.

Nation, N. E., & Aram, D. M. (1991). *Diagnosis of speech and language disorders* (2d ed.). San Diego, CA: Singular.

National Reading Panel (2000). *Teaching children to read: An evidence-based assessment of the scientific research literature on reading and the implications for reading instruction.* Bethesda, MD: NICHD Clearinghouse.

National Research Council (1999). *Improving student learning: A strategic plan for education research and its utilization.* Washington, DC: National Academy Press.

Nelson, N. W. (1998). *Childhood language disorders in context: Infancy through adolescence* (2d ed.). New York: Merrill-Macmillan.

Nelson, N. W. (2000). Basing eligibility on discrepancy criteria: A bad idea whose time has passed. *Newsletter of the Special Interest Division 1, Language Learning and Education, American Speech-Language-Hearing Association, 7*(1), 8–12.

Nippold, M. A. (1998). *Later language development: The school-age years and adolescent years* (2d ed.). Austin, TX: Pro-Ed.

Nunes, T., Bryant, P., & Bindman, M. (1997). Spelling and grammar—The necsed move. In C. A. Perfetti, L. Rieben, & M. Fayol (Eds.), *Learning to spell: Research, theory, and practice across languages* (pp. 151–170). Mahwah, NJ: Lawrence Erlbaum.

Osborne, A. G., Jr. (in press). Legal, administrative, and policy issues in special education. In K. G. Butler & E. R. Silliman (Eds.), *Speaking, reading, and writing in children with language learning disabilities: New paradigms for research and practice.* Mahwah, NJ: Lawrence Erlbaum.

Parnell, M. M. (1995). Characteristics of language disordered children. In H. Winitz (Ed.), *Human communication and its disorders: A review* (Vol. IV) (pp. 171–275). Timonium, MD: York Press.

Paul, R. (1995). *Language disorders from infancy through adolescence.* St. Louis: Mosby.

Pearpoint, J., O'Brien, J., & Forest, M. (1993). *PATH: Planning alternative tomorrows with hope.* Toronto, Canada: Inclusion Press.

Peterson, H. A., & Marquardt, T. P. (1994). *Appraisal and diagnosis of speech and language disorders* (3d ed.). Englewood Cliffs, NJ: Prentice-Hall.

Plante, E., & Vance, R. (1994). Selection of preschool speech and language tests: A database approach. *Language, Speech, and Hearing Services in Schools, 25,* 15–24.

Prelock, P. (in press). Communicating with peers in the classroom context: The next steps. In K. G. Butler & E. R. Silliman (Eds.), *Speaking, reading, and writing in children with language learning disabilities: New paradigms for research and practice.* Mahwah, NJ: Lawrence Erlbaum.

Radford, A., Atkinson, M., Britain, D., Clahsen, H., & Spencer, A. (1999). *Linguistics: An introduction.* Cambridge, UK: Cambridge University Press.

Redmond, S. M., & Rice, M. L. (1998). The socioemotional behaviors of children with SLI: Social adaptation or social deviance? *Journal of Speech, Language, and Hearing Research, 41,* 688–700.

Ricciardelli, L. A. (1993). Two components of metalinguistic awareness: Control of linguistic processing and analysis of linguistic knowledge. *Applied Psycholinguistics, 14,* 349–367.

Rice, M. L. (1999). Specific grammatical limitations in children with specific language impairment. In H. Tager-Flusberg (Ed.), *Neurodevelopmental disorders* (pp. 331–359). Cambridge, MA: MIT Press.

Rice, M. L., Cleave, P. L., & Oetting, J. B. (2000). The use of syntactic cues in lexical acquisition by children with SLI. *Journal of Speech, Language, and Hearing Research, 43,* 582–594.

Rice, M.

Rice, M. L., & Wexler, K. (1996). A phenotype of specific language impairment: Extended optional infinitives. In M. L. Rice (Ed.), *Toward a genetics of language* (pp. 215–237). Mahwah, NJ: Lawrence Erlbaum.

Rice, M. L., Wexler, K., Marquis, J., & Hershberger, S. (2000). Acquisition of irregular past tense by children with specific language impairment. *Journal of Speech, Language, and Hearing Research, 43*, 1126–1145.

Salvia, J., & Ysseldyke, J. E. (2001). *Assessment* (8th ed.). Boston: Houghton Mifflin.

Scarborough, H. S. (1998). Early identification of children at risk for reading disabilities: Phonological awareness and some other promising predictors. In B. K. Shapiro, P. J. Accardo, & A. J. Capute (Eds.), *Specific reading disability: A view of the spectrum* (pp. 75–107). Timonium, MD: York Press.

Scarborough, H. S. (in press). Connecting early language and literacy to later reading (dis)abilities: Evidence, theory, and practice. In S. Neuman & D. Dickinson (Eds.), *Handbook for research in early literacy*. New York: Guilford.

Scott, C. M. (1988a). Producing complex sentences. *Topics in Language Disorders, 8*(2), 42–62.

Scott, C. M. (1988b). Spoken and written syntax. In M. Nippold (Ed.), *Later language development: Ages nine through nineteen* (pp. 49–95). Boston: College-Hill.

Scott, C. M. (1995). Syntax for school-age children: A discourse perspective. In M. E. Fey, J. Windsor, & S. F. Warren (Eds.), *Language intervention: Preschool through the elementary years* (pp. 107–143). Baltimore, MD: Paul H. Brookes.

Scott, C. M. (1999). Learning to write. In H. W. Catts & A. G. Kamhi (Eds.), *Language and reading disabilities* (pp. 224–258). Boston: Allyn & Bacon.

Scott, C. M. (2000). Principles and methods of spelling instruction: Applications for poor spellers. *Topics in Language Disorders, 20*(3), 66–82.

Scott, C. M. (in press). A fork in the road less traveled: Writing intervention based on language profile. In K. G. Butler & E. R. Silliman (Eds.), *Speaking, reading, and writing in children with language learning disabilities: New paradigms for research and practice*. Mahwah, NJ: Lawrence Erlbaum.

Scott, C. M., & Stokes, S. L. (1995). Measures of syntax in school-age children and adolescents. *Language, Speech, and Hearing Services in Schools, 26*, 309–319.

Scott, C. M., & Windsor, J. (2000). General language performance measures in spoken and written narrative and expository discourse of school-age children with language learning disabilities. *Journal of Speech, Language, and Hearing Research, 43*, 324–339.

Semel, E., Wiig, E. H., & Secord, W. A. (1995). *Clinical Evaluation of Language Fundamentals—3*. San Antonio, TX: Psychological Corporation.

Shapley, K., & Bush, M. (1999). Developing a valid and reliable portfolio assessment in the primary grades: Building on practical experience. *Applied Measurement in Education, 12*(2), 11–32.

Shonkoff, J. P., & Phillips, D. A. (2000). *From neurons to neighborhoods: The science of early child development*. Washington, DC: National Academy Press.

Shulman, B. B., Katz, K. B., & Sherman, T. (1995). Language and assessment: Current issues and anticipated trends. *Diagnostique, 20*(1–4), 53–69.

Silliman, E. R., Bahr, R. H., Turner, C. R., & Wilkinson, L. C. (in press). Language variation and struggling readers. In K. G. Butler & E. R. Silliman (Eds.), *Speaking, reading, and writing in children with language learning disabilities: New paradigms for research and practice*. Mahwah, NJ: Lawrence Erlbaum.

Silliman, E. R., Ford, C. S., Beasman, J., & Evans, D. (1999). An inclusion model for children with language learning disabilities: Building classroom partnerships. *Topics in Language Disorders, 19*(3), 1–18.

Silliman, E. R., Jimerson, T. L., & Wilkinson, L. C. (2000). A dynamic systems approach to writing assessment in students with language learning problems. *Topics in Language Disorders 20*(4), 45–64.

Silliman, E. R., & Wilkinson, L. C. (1991). *Communicating for learning: Classroom observation and collaboration*. Gaithersburg, MD: Aspen.

Singer, B. D., & Bashir, A. S. (1999). What are executive functions and self-regulation and what do they have to do with language-learning disorders? *Language, Speech, and Hearing Services in Schools, 30*, 265–273.

Snell, F., & Brown, M. (2000). *Instruction of students with severe disabilities*. Englewood Cliffs, NJ: Prentice-Hall.

Snow, C. E., Burns, M. S., & Griffin, P. (1998). *Preventing reading difficulties in young children*. Washington, DC: National Academy Press.

Stanovich, K. E. (1999). The sociopsychometrics of learning disabilities. *Journal of Learning Disabilities, 32*, 350–361.

Stanovich, K. E. (2000). *Progress in understanding reading: Scientific foundations and new frontiers*. New York: Guilford.

Strong, C. J. (1998). *The Strong Narrative Assessment Procedure (SNAP)*. Eau Claire, WI: Thinking Publications.

Swank, L. K., & Catts, H. W. (1994). Phonological awareness and written word decoding. *Language, Speech, & Hearing Services in Schools, 25*, 9–14.

Tallal, P., Miller, S. L., Jenkins, W. M., & Merzenich, M. M. (1997). The role of temporal processing in developmental language-based learning disorders: Research and clinical implications. In B. Blachman (Ed.), *Foundations of reading acquisition and dyslexia: Implications for early intervention* (pp. 49–66). Mahwah, NJ: Lawrence Erlbaum.

Tager-Flusberg, H. (2001). Putting words together: Morphology and syntax in the preschool years. In J. Berko Gleason (Ed.), *The development of language* (5th ed.). Boston: Allyn & Bacon.

Taylor, R. L. (2000). *Assessment of exceptional students: Educational and psychological procedures* (5th ed.). Boston: Allyn & Bacon.

Templeton, S., & Morris, D. (2000). Spelling. In M. L. Kamil, P. B. Mosenthal, P. D. Pearson, & R. Barr (Eds.), *Handbook of reading research* (Vol. III) (pp. 525–543). Mahwah, NJ: Lawrence Erlbaum.

Thurlow, M. L., House A. L., Scott, D. L., & Ysseldyke, J. E. (2000). Students with disabilities in large-scale assessments: State participation and accommodation polices. *Journal of Special Education, 34*, 154–163.

Tomblin, J. B. (1989). Familial concentration of developmental language impairment. *Journal of Speech and Hearing Disorders, 54*, 287–295.

Tomblin, J. B., & Zhang, X. (1999). Language patterns and etiology in children with specific language impairment. In H. Tager-Flusberg (Ed.), *Neurodevelopmental disorders* (pp. 361–382). Cambridge, MA: MIT Press.

Torgesen, J. K., Alexander, A. W., Wagner, R. K., Rashotte, C. A., Voeller, K. K. S., & Conway, T. (2001). Intensive remedial instruction for children with severe reading disabilities: Immediate and long-term outcomes from two instructional approaches. *Journal of Learning Disabilities, 34*, 33–58, 78.

Torgesen, J. K., & Wagner, R. K. (1998). Alternative diagnostic approaches for specific developmental reading disabilities. *Learning Disabilities Research & Practice, 13*, 220–232.

Treiman, R. (1993). *Beginning to spell*. New York: Oxford University Press.

Treiman, R., & Bourassa, D. C. (2000). The development of spelling skill. *Topics in Language Disorders, 20*(3), 1–18.

Tunmer, W. E., & Chapman, J. W. (1998). Language prediction skill, phonological recoding ability, and beginning reading. In C. Hulme & R. M. Joshi (Eds.), *Reading and spelling: Development and disorders* (pp. 33–67). Mahwah, NJ: Lawrence Erlbaum.

Tyner, K. (1998). *Literacy in a digital world: Teaching and learning in the age of information*. Mahwah, NJ: Lawrence Erlbaum.

Villa, R., & Thousand, J. (1995). *Creating an inclusive school*. Alexandria, VA: Association for Supervision and Curriculum Development.

Wagner, R. K., Torgesen, J. K., & Rashotte, C. A. (1999). *Comprehensive Test of Phonological Processing*. Austin, TX: Pro-Ed.

Wallach, G. P. & Butler, K. G. (1994). Creating communication, literacy, and academic success. In G. P. Wallach & K. G. Butler (Eds.), *Language learning disabilities in school-age children and adolescents: Some principles and applications* (pp. 2–26). Boston: Allyn & Bacon.

Washington, J. A., & Craig, H. K. (2001). Language variation and literacy acquisition in African American students. In J. L. Harris, A. G. Kamhi, & K. E. Pollock (Eds.), *Literacy in African American communities* (pp. 147–168). Mahwah, NJ: Lawrence Erlbaum.

Westby, C. (in press). Beyond decoding: Critical and dynamic literacy for students with dyslexia, LLD, or ADHD. In K. G. Butler & E. R. Silliman (Eds.), *Speaking, reading, and writing in children with language learning disabilities: New paradigms for research and practice*. Mahwah, NJ: Lawrence Erlbaum.

Westby, C. E., & Clauser, P. S. (1999). The right stuff for writing: Assessing and facilitating written language. In H. W. Catts & A. G. Kamhi (Eds.), *Language and reading disabilities* (pp. 259–324). Boston: Allyn & Bacon.

Westling, D. L., & Fox, L. (2000). *Teaching students with severe disabilities* (2d ed.). Upper Saddle River, NJ: Merrill.

Whitmire, K. (2000a). Action: School services. *Language, Speech, and Hearing Services in Schools, 31*, 194–199.

Whitmire, K. (2000b). Cognitive referencing and discrepancy formulae: Comments from ASHA resources. *Newsletter of the Special Interest Division 1, Language Learning and Education, American Speech-Language-Hearing Association, 7*(1), 13–16.

Windsor, J. (1994). Children's comprehension and production of derivational suffixes. *Journal of Speech and Hearing Research, 37*, 408–417.

Windsor, J., Scott, C. M., & Street, C. K. (2000). Verb and noun morphology in the spoken and written language of children with language learning disabilities. *Journal of Speech, Language, and Hearing Research, 43*, 1322–1336.

Witt, J., Elliott, S., Daly, E., Gresham, F., & Kramer, J. (1998). *Assessment of at-risk and special needs children*. Boston: McGraw-Hill.

# 6 為幼童設計的語言介入策略

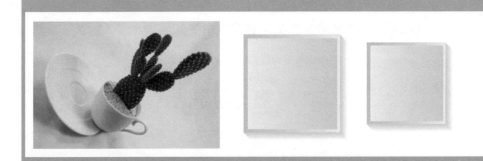

目標：當你讀完這一章，你將能夠

- 討論語言治療師如何為學前幼童發展語言療育方案。

- 瞭解在提供障礙兒童服務方面，有關聯邦立法頒布條款上的轉變，以及語言治療師在對學前兒童發展語言療育方案上的影響與職責。

- 為學前兒童選擇具有階段性及適切目標的介入方案。

- 為年幼的學前兒童建立一系列可以教導他們新的語言形式及功能的介入技巧。

- 把語言的目標，從治療內容簡化為非治療情境中的實例。

- 闡述最近的調查研究中，針對學前兒童的介入效果所建議的最佳療育方式有何改變。

在這一章裡，讀者需要接受挑戰的去思考，關於因應年幼個案能力變化與需要、臨床上的技巧與語言治療師的經驗、相關支持人員，以及對語言發展與使用上具衝擊的環境因素考量；例如，照護者的動力、兒童與同儕社交互動的機會等等。基於這些因素，應該機動性地調整介入策略與執行方式。此外，也要進一步去探究介入策略的選擇性及其相關的建議。我們必須依據整合性計畫的重要性，為個案設計介入方案，文中也將介紹在提供語言介入策略時的有效方法。面對一些在能力的維持與可能的相關推論上可行的有效方法。應用於語言障礙幼童身上的一般性原則，實際上與應用在溝通異常的一般性原則是相通的，在文中也會有清楚的呈現。

## 壹、何謂語言治療

### 一、早期語言障礙的人口統計學

根據美國聽力語言協會（ASHA, 2000b）的研究調查發現（往後的敘述中將以「美國聽語協會」呈現），在學前幼童人口中，語言障礙者約有 8%到12%。估計特定型語言障礙（specific language impairment, SLI）的發生率，平均約佔幼稚園兒童的 7.4%左右，而其他發展性的系統（如，認知、社會情緒、身體）的比例似乎仍在正常範圍內（Tomblin, Records, Buckwalter, Zhang, Smith, & O'Brien, 1997）。這百分比與殘障者教育法案中 B 部分的學前方案，在 1997 至 1998 學年（Office of Special Education Programs, 1999）所援助的接受特教服務的學前三至五歲障礙幼童 571,000 人是相關聯的。近來，另有一些對說話及語言發展進行研究的報告也指出，大部分兒童在兩歲前就被診斷出表達及接受性語言的遲緩，並延續到三歲（Thal, 1999），導致他們在往後被認定為具有學習障礙的風險（Stothard, Snowling, Bishop, Chipchase, & Kaplan, 1998）。這個發現特別重要，因為它支持了這項說法，那就是對於積極而廣泛的溝通問題的及早認定與介入是必要的。

　　除了必須面對上述的人口提供服務，語言治療師在這二十年來也逐漸意識到，因為文化的差異而造成國內在服務量上的性質改變（Cole, 1989; Battle, 1998）。十多年前，Cole（1989）即指出，語言治療師應意識到在執業上會面臨多元文化的議題，包括：(1)個案數量，少數族群的個案較多了；(2)更多少數族群的兒童，生來就面臨溝通障礙的風險；(3)非歐裔美國人呈現出不同的病因及盛行率；(4)非主要族群方面的可用相關資料較少；(5)不同文化之下，對健康及異常的定義，在觀點上是不同的；(6)以不同文化而建構的介入內容，可能導致衝突或不相容的機會也較多；(7)在服務提供上的差異是，較偏向於以主流人口為考量；(8)非主流人口，較常出現語言上的差異。美國聽語協會會員在人口統計上呈現的穩定性，使得上述事實具有相當的挑戰性。根據1999年，美國聽語協會成員及相關人員的資料顯示，只有7.6%的成員認為自己是屬於少數民族，與美國少數族群（17.7%）的人口比例相比，這數目字還是偏低的。在過去幾年中，美國聽語協會在成員的組織比例上也沒有明顯的改變（Janota, 1999），除了確認自己為主要文化族群，多數美國聽語協會成員還是單一語言者（Screen & Anderson, 1994）。這也增加了對所有語言障礙兒童提供適切服務的困難度（ASHA, 1985），本文稍後將予以討論。對所有的語言治療個案來說，在發展適切的兒童介入計畫上，文化差異的議題始終是具有爭議性的。

　　對不同文化與語言的兒童提供適性的服務，所遇到的難題是全國性的（Goldstein, 2000）。Roseberry-McKibben和Eicholtz（1994）對於被診斷為有限的英語能力者（limited English proficient, LEP）在學校如何接受教育，做了全國性的調查研究。他們發現，接受調查訪問的一千一百位語言治療師，雖然介入的焦點為語言，其實，他們當中超過90%所用的語言與接受治療者使用的語言相對之下，並無法滿足在提供介入時的語言需求。此外，研究者也發現，超過3/4受訪的語言治療師指出，他們並沒有完成任何關於如何著手去協助那些英語能力受限制（LEP）學生的相關課程。顯而易見的，我們這個行業需要不斷強調在課程或研究所課程中注入多元文化的資訊，並提供足夠的後續教育機會，如此，執業者在面對多樣性的個案時，才能遊刃有餘。

# 二、為何早期的語言介入是必要的

一些研究兒童語言障礙的調查者在經過一段時間研究後認為，童年被確認為語言障礙者，通常問題會跟著成為其社交與溝通生活的一部分，而且不容易消除（Aram, Ekelman, & Nation, 1984; Hall & Tomblin, 1978; Stothard et al., 1998; Records, Tomblin, & Freese, 1992）。所以，語言障礙在兒童時期不僅存在，而且長期潛在成為兒童本身、家庭及學校人員的問題，語言治療師即擔起了教導他們，甚至是教導整個社會的職責。

此外，因為充足的語言能力的需要性是充斥在日常生活中的，如果一個人的語言能力的缺陷是屬於功能性的，就會導致他在生活的某些方面受損。藉著語言的角色扮演以建立及維持朋友、同事及關心者的關係，或把它視為個人在人生事業、公眾、社交生活上具生產力的一種機能。

Ramey 和 Ramey（1998, pp.115-117）敘述了六項原則，來自他們對於被診斷為發展異常兒童提供早期療育上提升能力的有效方法。語言治療師應該把這些原則視為他們提供發展性語言障礙兒童之家庭服務時的理論依據。調查者重視這些得來的資料，並清晰地建議如下：

1. 「發展時機的原則」。建議介入應及早開始並持續，這樣的效益會比較晚開始的短期療育更好。
2. 「課程密集的原則」。從介入的量及家庭的參與度來看，建議課程設計得較密集是較易成功的。
3. 「直接與間接學習經驗相對的原則」。建議課程重心放在兒童的直接教導，會比對父母、照護者提供訓練的方式效果更好。
4. 「廣度與彈性課程的原則」。建議廣度的課程，內容應強調符合兒童和家庭在多向度的需求，其所獲得的正向效果優於設限的療育內容。
5. 「效果有個別差異的原則」。並非所有兒童都能從介入當中得到相當的效果。但是，從兒童在介入開端所被設定的地位，可以有效預測介入的成效。
6. 「生態領域與發展環境的維持之原則」。在介入過程中，除非協助兒

童學習技能的環境支持系統已經就緒，否則兒童習得的技巧就難以持久。

總之，這些原則提供語言治療師在對語言障礙或判定為發展性語言障礙的兒童進行療育規畫時，一些可遵循的方向。

## 三、語言介入與介入者的定義

根據 1999 年由美國聽語協會主導的「Omnibus 研究」（Janota, 1999）樣本中，語言治療師主要是在學校或非住宿型的健康照護中心，對語言障礙的兒童提供服務。另外，還有自閉症、注意力缺陷過動症、學習障礙及其他（包括在分類上符合特定型語言障礙的定義者），再加上醫院及住宿型的健康照護機構，他們70%的個案來自語言障礙。若單就學校而言，則高達95%，因此，語言治療師在工作上與在兒童期語言障礙者的相處算是頻繁的。

近年來，治療師的角色至少有三次轉變。我們意識到自己的角色，並把它融入語言障礙的年幼人口當中。首先，隨著合作形態的來臨，提升語言的職責通常也會由教師一起來分擔（更多相關資訊，詳見本書第 3 章）。

再者，比起傳統的多元專業個別運作或專業間整合團隊導向，結合跨專業整合團隊的模式已成為較常見的組織形態，各領域的專業人員一起參與幼童介入計畫的擬定與服務。角色釋放的概念注入這多元領域團隊的模式中，允許團隊或成員跨出本身所訓練的界限，視需要來提供個案更豐富的服務內容。例如，語言治療師在語言介入活動開始前，得為腦性麻痺兒童調整關節輔助器材，以降低孩子本身高張力的問題，而這部分通常是應該留給物理治療師的，情況與職責的互相結合，語言治療師在服務的模式中，為了迎合擺位上的需求而轉換了角色。

第三個有關語言治療師在對兒童進行療育時，角色的轉變是依據著力點的改變——由殘障者教育法案而決定的。提供以家庭為核心的療育，兒童家庭本身的功能被視為與介入適當的療育內容是無法分離的（Pletcher, 1995）。家庭系統導向認為，家庭的張力和需要都必須被重視，並且併入介入計畫中。聯邦法律即要求要把家庭納入兒童的介入計畫，協助專業人員做計畫及療育，

這些都應被視爲優先的目標。藉由他們的參與評估來界定介入計畫所需的資料（有關聯邦法律及其對學前人口提供服務選項的影響，詳見第 3 章）。

　　本章的目的是在談論語言介入必須審慎計畫與操作，並依所設計的教學內容來執行語言的學習。根據個案與其家庭的需求、能力，語言介入計畫會因參與者、實施的場所、所訂定的特定目的，及加諸個案療育內容中的架構程度而有所差異。

　　語言治療師必須認清的是，語言療育或任何其他形態的療育目標，便是讓療育及治療師本身都成爲過去式。也就是說，任何語言療育計畫的最終目的，是要藉由展現個案已經可以結案的存在事實，來證明療育計畫可以撤離了。這可由兩種途徑來做，第一是協助個案透過正確自我監控技巧的發展，成爲自己的治療師。因此，個案必須學習新策略以利新的學習方式，而非只是在治療情境下接受特定的教導，這就是類化的表現。一旦個案能正確表現出區辨可接受與不可接受的語言（或是有效與無效的溝通），並可以表現出未經訓練的文理脈絡時，他便具備了類化新事物的基礎能力之一。一旦建立了自我監控的能力，個案便能在無需治療師的教導下，進一步擴展學習。

　　另一個有關「計畫性的退化」（planned obsolescence）的遠景，包括讓個案表現出一般在同齡、相同教育及文化正常發展個體上，所能擁有的語文能力。也就是說，相較於讓個案在任何情境下都能用語言以成爲一位成功的溝通者，未來語言技巧的學習就顯得沒那麼重要。我們的部分個案，特別是那些被認爲是文化及語言學上的相異者，就應包含密碼轉換，或要求把語言或方言轉換成另一種語言系統的教學內容。

　　適當的結案標準應當是個案透過療程可以在對所習得的沒有造成損失，及其他附屬的介入對未來似乎也沒有必要性的情況下，移除療育服務（Fey, 1988; Olswang & Bain, 1985）。所以，即使表現類化是很重要的，兒童在療程所獲得的能力是否可以在療程結束後經得起時間的考驗，也是同樣重要的。然而，療程結束並非不可改變的決定（Fey, 1988）。個案在結案之後，無法表現出在療程中習得的新能力時，恢復療程也是可行的。1997 年殘障者教育法案修正版即定義，語言療育的結束標準是必須符合下列條件（ASHA, 2000a）：

- 兒童的父母提出兒童不再接受服務的要求。
- 為兒童設定的目標都已達成，而且並無進一步的錯誤需要介入。
- 雖然企圖改變策略，但無法證明會再為治療帶來效益。
- 兒童本身的語言障礙不會再影響兒童在教育上的表現。
- 兒童在介入的參與缺乏動機。
- 本質上出現永久或暫時性的狀況，使得兒童無法由療程中獲益。
- 特殊教育或其他相關服務對兒童在接受主流教育的環境中不是必要的。

本章介紹一些我們對年幼兒童在語言治療上所瞭解的，以及當很多語言治療師在對語言障礙的年幼兒童架構計畫時的一些想法。

## 貳、語言治療師在早期語言療育的角色

### 一、早期語言療育的功效

就如前面提過（Ramey & Ramey, 1998），不論問題的起因是基因遺傳或是環境事件，溝通及語言障礙的診斷是越早越好，這是普遍被認同的（Warren & Kaiser, 1988）。Bricker（1986）指出，兒童早年的學習對往後複雜的學習是有必要的，早期的介入可使語言治療師和其他專家有機會去建立「家庭與兒童間接的或相關障礙發展的適當支持系統」（p.30）。因為語言障礙早已經顯示出，其對兒童成長與發展是兼具滲透與累積性的影響，等待介入也意味著問題會隨時間而顯著地擴展。雖然有時是不可避免的，既不是缺乏有效的服務，也不是需要說服家長接受介入的好處，很多兒童仍然在長時間語言學習遲緩的狀況下坐失良機。

調查研究者在早期療育的效力上也發現，前語言期的發展對語言能力的獲得具有決定性的影響（Leonard, 1991）。此外，先進的研究技術也讓研究者發現，嬰兒在屆滿週歲時，對他們周遭事物的認識竟然比原先認定的還要多（Rovee-Collier, Lipsitt, & Hayne, 1998）。因此，早期療育的延遲，對語

言障礙幼童落後於正常同儕發展的潛在影響，比原先認定的還要嚴重。

持續讓人感興趣「晚說話者」（late talker）的議題（Kelly, 1998）——在字彙及拼音發展遲緩的兒童，可在十八個月大時被確定，但更多是在兩歲後才被診斷出來（Rescorla, 1989）。雖然有一部分兒童想追上同儕的程度，仍然顯現出他們語言發展上的遲緩。根據 Leonard（1998）的說法，在研究的數據上，這類的小孩約有 25%至 50%之多。當我們仔細看這些研究報告時會發現，有些明顯因素讓這些孩子被歸類為「晚說話者」的高危險群，他們的共同特質表現就是接收和表達語言技巧的發展遲緩（Olswang, Rodriguez, & Timler, 1998）。Leonard（1998）警告說，就算是提出所有語言學習早期的所有變化本質，或許也無法對在兩歲前的童年期語言障礙做出一套高信度的診斷標準。然而，他持續提出，這種情況對三歲前具語言障礙風險的兒童做介入評估時，依然是不妥的；相反的，他建議，早期介入確實對那些持續落後同儕的孩子在潛能上的提升，是有助益的。

針對年幼人口，有些語言療育把重心放在教導家長如何與具風險或語言障礙的嬰幼兒進行溝通，以強化他們的能力（Klein & Briggs, 1987; MacDonald & Carroll, 1992a; Sparks, 1989）。語言治療師謹慎地進行評估，以便對這些幼兒擬定合宜的計畫，他們也會把訓練的主要重心放在父母，教導他們如何成功地把幼兒在教室的學習帶入家庭環境，讓他們成為主要的治療成員。

## 三、語言困難的延續

另一個早期語言介入發展的理由是來自於，在學齡前被診斷為語言障礙者，通常與後來在學齡時被診斷為語言學習障礙者是同一群人（Aram et al., 1984; King, Jones, & Lasky, 1982），儘管後來已提供語言服務給許多兒童，但問題仍然持續存在。一些對於語言障礙幼童的持續研究發現，在首次被診斷為語言障礙的多年之後，大多數兒童仍出現語言障礙的現象，或其他學習上的問題。正如 Maxwell 和 Wallach（1984）所指出：「早期語言障礙的兒童會隨著成長而逐漸正常的迷思，已被破除了。」（p.20）對語言遲緩幼兒的研究（Rescorla & Schwartz, 1990; Scarborough & Dobrich, 1990）即指出，要

追趕上同齡者所需的時間比我們原先預期的更長。

　　如果語言學習困難在長時間都無法改變的情況下，那麼，對這些個案的生活會有什麼影響嗎？Records 等人（1992）即針對終生語言學習障礙者的生活品質進行研究，有趣的是，這些研究者發現，當受訪者被問及自己的生活品質，包括個人幸福、生活滿意度及教育、職業、家庭成員的相關地位時，主觀的反應表現與沒有語言學習障礙的對照組並無明顯不同，但是，當我們從客觀的條件來比較這兩組時，包括收入水平及教育成就，他們是有明顯不同的。語言障礙組明顯地處於較低層級。研究者指出，這個結果讓他們下了一個結論：「語言缺陷似乎與客觀的生活層面較相關，而非主觀層面。」（p. 49）

　　語言學習困難會導致長期影響的原因之一，毫無疑問是與兒童口語能力和讀寫技巧的獲得二者之間的連結相關。這二者系統之間的連結性不但複雜，而且在發展程序上也不盡相同（Wallach & Butler, 1994），所以在某些時間點上，說話能力對讀寫的學習產生影響，而且在某些時間點上，讀寫能力的發展影響口語品質。有一個例子是，有一位兒童透過學校的書本閱讀方式來熟悉說故事式的讀寫形態，並把學校活動的方式延伸到家庭生活中。即便我們常把兒童語言介入聚焦在口語表達的表現上，我們或許也該記住，在這同時，我們也應該有計畫性地為讀寫設定階段的學習（Catts & Kamhi, 1998）。

　　Snyder（1980）即對長期以來語言障礙的介入服務性質提出她的看法。她指出，針對被診斷為語言障礙之學齡兒童所提供的語言治療，對兒童「閱讀自動化」的效果並不大。她特別提到語法的預知與推論這兩種在閱讀成功上必備的技巧，在幼童的介入療育計畫中常不被重視；她也意識到，在學習讀與寫所必須具備的一些特定能力，常被語言治療師在對學齡前兒童進行治療時給忽略了。最近 Fey、Catts 及 Larrivee（1995）對兒童在學校中，學業與社交上的需求進行討論，並對語言缺陷的學前兒童在面臨上述的需求問題時，提出一些建議。

## 三、語言療育在場所與方法上的決定

　　如先前提及，語言治療師的自我定位及提供服務的態度與形式，會隨時間而改變（Miller, 1989）。相似的，語言治療師普遍提供的治療場所也會有變化。事實上，在過去幾年，臨床上所用的典型場所有著戲劇性的轉變，大部分得歸因於聯邦所訂定的法令的改變。這並不令人意外，這樣的改變是為因應語言治療師角色知覺上的調整，以及對他們所提供的服務在要求上的提升。表 6.1 列出在三個不同語言介入場景中所具備的優點與缺點：(1)抽離模式；(2)教室模式；(3)合作諮詢模式。專家在語言領域的治療上，凸顯出每一種模式的缺點，並藉以發展出另一新模式，或予以修正（見圖 6.1）。

表 6.1　各種療育模式的優點與缺失

| 模式 | 優點 | 缺點 |
|---|---|---|
| 抽離 | 1. 兒童較不會因教室活動而分心<br>2. 兒童有機會在較不具威脅與競爭的氣氛下進行學習／練習 | 1. 學習語言的背景缺少文理脈絡相關性<br>2. 可能因標籤化而導致孩子缺課<br>3. 孩子錯過重要的教室時間 |
| 教室 | 1. 治療師熟知孩子語言困難的問題所在<br>2. 實地演練 | 1. 可能對其他學生或教師產生困擾<br>2. 使孩子被察覺他正在接受某項特殊的協助 |
| 諮詢（一般） | 1. 介入策略由治療師傳授給教師<br>2. 教師是首要的療育成員 | 1. 教師可能認為治療師才是提供療育服務的專家<br>2.教師可能會覺得自己太忙了 |
| 合作諮詢 | 教師與治療師分享兒童療程中的互敬與共同責任。 | 同上列 |

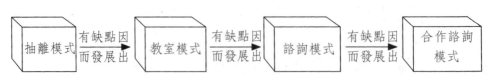

圖 6.1　療育服務模式之間的關聯

## 抽離模式

傳統上，語言治療師對學校計畫中的兒童採取「抽離」的服務方式。而這種教室計畫對學前障礙兒童已成為一個普遍形態，這樣的方式也套用在更年幼的孩子上。在抽離模式下，兒童從教室中抽離，語言治療師並以個別或小組方式教導，而小組中個案的問題是相似的。抽離模式典型地把孩子從同儕中抽離至一個小空間，可用於個別或小組的治療課程。這種模式的理論根據應是源於這樣的信念——把孩子從群體中隔離出來，可以提供一個以特定目標來加強訓練的安靜環境。這不僅減少孩子分心的機會，同時也避免介入進行時，可能對教室中正常孩子課程上的干擾。

這種方式的一項潛在負面情形是，把有問題的孩子獨立出來，可能使得孩子又從落後的同儕群體中再被貼上標籤（Brush, 1987）；更甚者，孩子被抽離出來的環境，正是他所學習的語言要使用的地方。透過抽離模式，語言的教導內容缺乏文理脈絡的關聯，是相當不自然也不切實際的。類化中非常重要的內容效度被消去殆盡。還有必須注意的是，孩子的治療是在社區診所或個別練習的方式進行，其語言療育上所遭遇的問題是學習內容及情境都缺乏關聯性，這與抽離模式是相似的。除非語言治療師能採取漸進的方式，讓孩子認識治療情境和其他日常遇到的情境在溝通上的相似性，否則就無法期待孩子能把療程中學習得到的架構與策略應用到其他情境中。

抽離模式所採取的分隔方式促成了法令規定，應該讓孩子在最少限制的環境中獲得適性的服務。聯邦法令亦明確地訓示：早期療育應該盡可能在有正常孩子的自然情境中進行。為了療育而把孩子從他（她）的群體中隔離出來，可能呈現的是更受限的環境，這情況只有出現在孩子的個別療程中被認為是基本要件時，才算是合理的。

## 教室中的療育

基於在語言發展上，對社交基礎的認識及語言學習背景支持的需要，被引用來矯正隔離模式的問題，其解決途徑之一便是在教室內提供語言的療育。無論是學前教育場所、幼稚園或學校，這些都是語言問題的起源處，問題若

存在則會清楚地浮現，這也是對兒童來說，教育與社交必須伴隨語言而並存。教室是一個提供教師與學生，及學生與同儕產生更多自然情境會話的地方。語言治療師在教室中進行介入的話，可以有更多機會去發現問題並提供即時協助，而且可以在溝通時即予以矯正。

教室基礎形態的困難點是，教室的作息可能因為教師與另一個為其他目標而合作的人的介入而受影響。也就是說，教師是為所有學生傳授訊息，而語言治療師的介入只是為了一個或少部分學生。語言治療師的介入可能使得學生的注意力從教師那裡轉移到語言治療師身上，而注意教師的指導並受益才應該是課堂的目標。更甚者，語言障礙兒童是這額外協助的接收者，但孩子本身或其同儕可能對這樣的與眾不同產生負面的看法（Jenkins & Heinen, 1989）。所以，即使教室模式可以避免抽離形式出現的問題，卻可能在治療中衍生其他問題。

### 合作諮詢

第三種提供服務的選項是合作諮詢模式（Frasinelli, Superior, & Meyers, 1983）。實際上，當我們使用諮詢這一詞時，我們也把一個介於語言治療師與學校成員之間的家庭，視為一個可能的模式（Marvin, 1987）。藉著對教師提供諮詢，語言治療師可以消除一些抽離模式及教室模式的缺失。此外，雙邊的專業人員都可學得更多另一個領域的專門知識；教師可以學得更多促進溝通的方法，語言治療師則能對教室課程及常規有所認識（Prelock, Miller, & Reed, 1955）（詳見第 3 章，有關合作諮詢模式服務細節）。

合作諮詢模式在執行上有許多可能的變化方式，Prelock 等人（1995）形容教室語言（Language in the Classroom, LIC）教學計畫包含了語言治療師與教師之間的合作夥伴關係。這種特別的策略，合作的努力方向還包括評量、「目標設定、計畫、對溝通異常及語言學習問題高風險的學生介入之執行」（p.286）。另一種被 Farber、Denenberg、Klyman 及 Lachman（1992）稱作語言資源教室層級的服務方式，其結合的面向有「教室、團隊合作模式，巡迴的支持及諮詢服務」（p.293）。Farber 等人（1992）建議，把語言治療師假想為是助理教師、諮詢者或直接服務的提供者，端視計畫的需要而定，

許多療育的選項也都是可行的（p.293）。

對普通教育優先權（regular education initiative, REI）遠景的認同，絕對少不了必須先為教室提供語言服務做好齊全的準備，較常被稱為融合或完全融合（Wolery & Wilbers,1994）。後續的聯邦立法也都訓示，對所有兒童在「最少限制的環境下」，提供適性的教育（P.L.94-142, 1975; P.L.99-457, 1986; P.L.101-576, 1990; and P.L.105-17, 1997）。許多州政府教育部門及部分學校或多或少順應了普通教育優先權的理念來解讀這些法源。因此，特殊教育與普通教育也就順勢的融合為一體了（Stainback & Stainback, 1990）。

在定義上，完全融合的支持者相信，「最少限制的環境」是一個適合所有兒童的主流教室，沒有能力程度的區分。也就是說，Stainback、Stainback和 Forest（1989）這些提倡者對完全融合的立足點，是視「融合」這個觀念是提供所有兒童在最少限制的教育環境下合理的結果，理當是沒有區別，除非是隔離與特教班才是。然而，我們相信，融合是凌駕於主流之上的，他們也提到：「融合的教育環境是歸大家所有的、被接受與支持的，而且是被學校中相關教育的成員所支持的。在融合的教室形態下，重點便是如何經營支持性的教室和學校，及迎合每個人的教育需求。」（p.4）對融合理念領域的探討與執行，在第 3 章有更詳盡的討論。

## 參、語言治療師在語言介入中的職責

### 一、評量療育成效的一系列方法

以一個精準的角度來看，語言能力的提升和修正的責任，應是落在與每個診斷為語言障礙兒童有所接觸的人身上。這一段落的大綱將呈現出家長、教師和語言治療師普遍上對語言介入計畫所期待的內容。很明確的，語言治療師被訓練以提供治療服務，因此，擁有健全的語言發展背景，並能掌握語言障礙兒童評量上的程序，對他們而言都是很重要的（Weiss, Tomblin, &

Robin, 1999）。語言發展代表的僅是兒童發展當中的一個面向，對這個事實的認同，與瞭解社會情緒和生理發展形態是同等重要的。對學習理論的理解和汲取更多關於語言介入計畫的特殊常識、技巧及其理論根據，都是必要的。正因為介入成效的研究是一個仍在萌芽的領域，語言治療師應依照介入功效，持續去充實被認為對任何形式個案都有效的語言提升策略。

　　然而，想在語言療育的領域上成功，必須具備更豐富的背景知識，以臨床的藝術調和臨床的科學。Goldberg（1993）指出，合乎要求的臨床特質要件中，通常的敘述是「一個零拒絕、自信、接納型的人」（p.40）。

　　此外，因國內人口統計會依實際情形而有所不同，隨著文化背景的分配而改變。認識這種形態，Hanson（1998）建議「對族群或個體都一樣，對文化多樣性的認同與尊敬，這對介入是具關鍵性的」（p.5）。Lynch（1998）亦補充，當他們聚焦在其他文化上，並將它視為一個潛在學習經驗，而且對不同的觀點保持開放、分享合作的美德，共同發展出一個有效的介入計畫，以這樣的態度，從多元文化的角度與家庭共同進行療育，對溝通效率是有助益的。

　　具有語言發展異常的基本知識，語言治療師應該知道如何利用這些資訊來決定孩子是否語言發展正常。一旦確定問題存在，就必須決定需要語言療育的介入。Olswang 及 Bain（1991）提出了三個方法：剖析，對孩子在某一時間點上所認識的靜態測定；動態評量，環境中有利於孩子的線索與支持程度的分析；檢視，經過系統性的進步評量，預測未來可能的發展空間。這些可併入介入規畫程序中，以便對療育做出更適當的建議（p.255）。作者認為介入計畫的就緒存在著兩個顯著差異的決定性要素：一個是不同語言成分的差異，或語言能力與認知能力間的差異；另一個是孩子準備好在語言表現上做改變的跡象。很明顯的，剖析和動態評量，對療育介入的時間點提供了有效的線索，檢視可用在瞭解介入的決定是否正確做回顧性的評量。有關動態評量對於兒童何時該接觸特定表達性語言目標的其他資訊，詳述於 Bain 和 Olswang（1995）、Long 和 Olswang（1996），以及 Olswang 和 Bain（1996）。

　　假使語言治療師確信介入是合於需要的，那麼，就必須針對行動擬定特定的計畫，並對發展計畫的許多變數都必須考量。當然，這就包括孩子是如

表 6.2　發展介入計畫的必要資訊

1. 兒童合作並能配合結構性的功課？
2. 兒童願意與父母或照護者分離，與治療師一同合作？
3. 圖片對兒童有意義？或者應該使用立體影像來呈現？
4. 兒童同時兼具接收性與表達性的語言障礙？
5. 兒童目前的家庭成員也有語言障礙者？
6. 父母是否表達參與語言療育計畫的興趣？
   (1)如果是的話，他們適合投入這項特定活動的時間有多少？
   (2)如果是的話，父母對於語言發展進程的瞭解有多少？
   (3)如果是的話，他們通常與孩子的互動是直接的？平等的？
7. 兒童對語言障礙有所覺察嗎？
8. 兒童有談論任何關於他（她）在溝通上受挫的事？
9. 療育活動能提供兒童多久的注意力呢？五分鐘？十分鐘？十五分鐘？
10.兒童對教育計畫是否投入呢？
   (1)如果是的話，教室的焦點是什麼（例如，學業、學業外的、日間照護？）
   (2)如果是的話，兒童的語言障礙連累到他與同學的互動嗎？
   (3)如果是的話，兒童是否喜歡教室經驗呢？
   (4)如果是的話，教室中是否還有其他語言困難的孩子？或是發展上的問題者？
   (5)如果是的話，孩子的教師是否對孩子的語言能力表示關心呢？願意參與介入嗎？

何溝通的、他的語言能力如何、平常又運用了多少等，都必須顧慮到。臨床治療師也要顧及什麼是孩子最需要學習的，父母和孩子的主要接觸者，以及能把療育計畫中所習得的帶進家庭環境的程度如何。擬定目標時，如何界定有用資訊的相關問題，列於表 6.2。

## 二、臨床的判斷

　　單靠著表 6.2 由結果推論而來的問題，是無法發展出適切的介入計畫的。專業的語言治療師知道，好的決策及介入計畫源自客觀資訊與治療情境中良好的臨床「感覺」二者的結合，臨床上的藝術難以具體描述，但是，它類似於臨床經驗與臨床科學事證相融合的產物（Records & Weiss, 1990），提供

臨床判斷的主要部分,臨床人員在做決策時,必須慎防掉進未經證實的偏見當中。即使致力於效能的研究,但對於到底哪一種介入計畫最適合兒童,我們所知道的仍屬有限。因此,對於某個介入計畫對一個孩子有效,就認定它適用於所有孩子,這樣的假設是有危險性的。

克服在選擇介入策略時可能產生偏差的方法,便是聚焦在我們選擇臨床方法的基本原則,並保持著正向的懷疑論,直到支持性的資訊都成為可行的為止(Newhoff, 1995)。持續整合客觀資訊來證實個案的進步或缺乏進步,藉以防止治療師對所使用的技巧太過於自滿。愛荷華州立學校編制的語言治療師與「國家成效評量系統」(National Outcomes Measurement System, NOMS),二者共同由美國聽語協會所贊助,致力於發展一套待處理案件選擇及介入結案的標準,以及關於不同兒童在特別服務系統上的安排及課程評量。整個愛荷華州治療師對客觀資訊的統整正是全國所需要的,其結果得以協助在面對存在著不同類型溝通需要的個案時,做出有效的臨床決策。

## 三、流程圖和決策樹促進計畫的擬定

有些臨床師利用流程圖(flow charts)或決策樹(decision trees),例如,「若X……則Y」的觀點來協助計畫決策的運作。多年前,Yoder和Kent(1988)合輯了一本決策程序的工具書,包含了大量臨床個案類型(例如,幼兒語言障礙及成人神經性異常)。許多語言治療師發現,這對專家在逐步檢視每個個案的思考過程特別有幫助。

這種方式可降低治療師個人認知的負荷量,並可讓他們間接受益,免於語言治療師和其他專業人士在某些特定的診療領域的經驗不同而以專家自稱。例如,在一個為語言治療師設計的流程圖中,他們為語言困難但卻沒有聽力、動作認知或社會情緒發展方面明顯問題的個案做介入計畫時,我們就想去一覽由 Ellis Weismer(1988)所設計的計畫樹狀圖,以及由 Paul(1995)和 Nelson(1998)提出的計畫相關資訊。

在做介入計畫時,有哪些思考步驟是重要的呢?語言治療師必須從主要照護者那裡蒐集個案成長史,以及從聽力專家、心理學家、發展專家擁有的

相關資料，包括「廣泛的溝通檔案」（Ellis Weismer, 1988, p.42），以進一步決定何種語言或溝通上的需求可以加在孩子的日常活動中，及孩子的能力可以要求的程度在哪裡。這種檔案在功能性溝通評量下，可勾勒出孩子在語言需求上的相關優先性考量。此外，我們需要家庭來協助我們理出孩子在溝通表現上相關的優劣勢，他們可以提供與介入內容相關的溝通性質方面的資訊。在家庭環境中，溝通技巧的缺陷也會被發覺嗎？

　　值得注意的是，當孩子被懷疑有語言障礙時，對孩子在聽力上的評估是不可或缺的前置作業。另外，進行心理測驗也有助於認定孩子是否有「特定型語言障礙」。這項診斷很重要，因為它牽涉到不同的介入方法，至少這會對往後傳輸給家庭在需求的相關支持性服務上有所差異。

　　藉著汲取到的資訊，語言治療師可在測驗類別的選擇上做出最合適的抉擇，並決定孩子是否為語言障礙。語言治療師也應同時考量標準化與非標準化的測驗版本，包括對孩子的觀察也應盡可能在自然情境下進行，如此，孩子的溝通能力才得以勾勒出較完整的輪廓。

　　接著，從語言治療師所選出的測驗工具去做結果分析，再來決定是用標準的常模或參考兒童語言在年齡等值上的要求做比較？我們的期望值是否為孩子能力所能勝任的？若無疑慮，相信測驗的結果是孩子能力的正常表現，即可診斷為語言障礙了。這時又面臨重要的決定，所呈現的問題是兼具語言理解和表達，或只是其中一項，或另有其他，這項訊息關係著診斷和策略的選擇。

　　在選擇目標和目標進行的步驟之後，蒐集新資訊，或利用對孩子在改變行為的教學環境中所回應的程度的瞭解，這些可視為診斷治療或動態評量。而這些應該在我們考慮怎樣是最有效的「最好假設」之前就先進行。流程圖的步驟包括我們如何在介入期間，協助孩子對輸入的語言做充分運用的各種方法。例如，假如孩子出現語言問題而無法學得預設語言架構的規則，那麼，有可能是輸入的語言並沒有針對目標做有效的架構。提供有關於語言學輸入上的特定建議，或許有助於達成目標。任何輸入訊號（如，時機、表現的遲緩程度）、強調重要語言形式或架構，以及其他韻律的線索（Bedore & Leonard, 1995），這些對於介入期間或往後孩子對語言的瞭解與否，都會有所差

異。

　　治療師對介入的情境選擇也是很重要的。當然，情境的選擇和提供介入的方式一樣，會因兒童的特殊狀況而有所不同。幸運的話，語言治療師或許有很多選項，但也可能被限制到只有唯一的選擇。明顯的，在孩子最後介入方式的選擇上，照護者是一個關鍵的因素。要提醒語言治療師的是，在家庭中心的服務模式中，朝向與照護者的共識方向進行，是個不錯的辦法。

　　一旦決定了語言輸入的開始方式和介入內容，治療師必須選擇特定的訓練技巧加以使用。Ellis Weismer（1988）提出，臨床應根據介入所設定的語言領域，謹慎地選用技巧。有關增強的使用、回饋的提供和類化、維持的提升程度應該如何？這些決定應在早期計畫重點中就被考慮到，雖然不是專斷性的決定，語言治療師所呈現的是，透過他們對特定個案觀察後的最佳假設，是語言治療師的臨床經驗以及從照護者得來的資訊，這些也都會因應新資訊的蒐集而做即時的調整。

　　語言治療師這個決策者的角色並不會因介入計畫的施行而結束，語言治療師需要系統性地蒐集有關介入成效被支持或駁斥的各方意見，以瞭解先前的決策是否恰當，這是非常重要的。若訊息顯示出進步，介入計畫應該是有效且應該持續；若沒有展現出可察覺的進步，那麼，治療師就需要返回選擇目標及發展程序的計畫開端，去解決困難或修正錯誤。為了讓個案的學習能上軌道，有時是計畫中的要項要被更改，有時可能是一些次要項目的修正。Fey（1988）討論到決策樹，對決策有特定的貢獻，也系統化地指出，要以謹慎列出的效標來為介入計畫解決難題，而沒有任何的結案決定是不可更改的。

# 肆、參與語言介入計畫的其他人

　　前面已提及，在某個層面上，任何在語言介入的需要上與孩子有接觸的人，都可以共同承擔介入計畫的責任。大部分的人提供孩子語言利用與學習的隨機互動模式，因為所有的互動都可以潛在地提供正向的語言學習經驗。對新上任的治療師的挑戰便是，從特殊語言提升的可能性來檢視個案的任何

互動，以及提供具滲透性的語言學習情境，個案的父母、其他照護者、班級教師、兄弟姊妹及同儕等，都應可以依據個案的特定需要、能力、狀況，而對介入給予不同程度的延伸，語言治療師的角色便是教導這些潛在的語言夥伴如何發揮最好的功能。

這些「其他人」與介入運作密切相關，並且呈現兩個面向：第一，是類化的提升，包括刺激或對未訓練的內容反應出類化（Hughes, 1985）；第二，是促進語言學習。良好的語言使用者認為，這有助於孩子去創造較低風險的語言經驗（van Kleeck & Richardson, 1988），有時稱作**鷹架式**（Bruner, 1985），這與**動態評量**的概念有密切相關，也被認為是判定介入準備是否就緒的技巧之一（Olswang & Bain, 1991）。

## 一、家長的角色：決策和提供服務

殘障者教育法案修正案在 1986 年規定（99-457 公法）中，家長被視為是個別化家庭服務計畫（IFSP）中，計畫與執行兩方面都不可或缺的成員，由專業人員去賦予實際協助的角色，並進行各項訓練。這一項立法的用意是，身為團隊的一員，即使他們並未擁有許多提升語言介入成效的資訊，但他們被認為是介入計畫中負有高度職責者。以適當的方式將家長列入提供服務的圈子中，並在介入期間互信、有共識，這對達成目標具有相當重要的實質意義（Crais, 1991; Pletcher, 1995）。Crais（1991）指出，有關家長的參與介入，在術語的使用上也有了明顯的改變，其參與的性質已轉為家庭焦點或家庭中心也都是很平常的事了。她進一步建議，這些導向都有一套共通的基本前提，那就是「家庭在評量與介入中，都是地位平等的夥伴，應該鼓勵並允許他們在評量與介入時，得以選擇決策與執行的參與層面，以他們認為有效的方式提供支持，是介入服務的主要目標」（Crais, 1991, p.2）。

語言治療師應該有的認識是，在執行介入時賦權予家庭成員，並體認他們在服務過程中所扮演的角色的重要性，藉著這種與家長合力去運作計畫的擬定，可以有效經營文化上的敏感現象。也就是說，當一個主流文化的執掌者服務來自非主流文化的對象時，例如，亞洲、西班牙，他（她）可能被視

為孩子溝通目標去決定課程活動的專家。一旦家長被要求參加決策，並享有優先權時，這可能意味著所謂的專家並不是有能力的，這也降低了「專家」的可信度。一般的觀感是，當治療師的文化背景不同於家庭時，他必須去認識在不同信仰系統下，所潛藏的誤解，包括健康照顧、兒童養育習慣、健康管理等等。Hanson（1998）把這些可能的誤解歸作「文化的衝擊」（pp. 4-5）。

Lynch（1998）提及，文化差異會影響人們對訊息傳遞形式的偏好。有些文化顯現出偏向由口語方式直率的表達，有些則習慣於藉由情境中的文理脈絡含蓄的傳遞。這種關係是由參與者和非語言學的線索之間維持的（p. 42）。這種形式上的差異，我們把它轉化成兩種文化形態：「高度背景」文化被認為是較正式的，而「低度背景」形態較不正式且表現出平等的互動趨勢（Lynch, 1998）。例如，語言治療師假定家庭在孩子的撫養上是附屬於某個特定形態的，但事實上，這與家庭在信仰與習慣上並不吻合，就可能導致缺乏反應而漫無目的之溝通，而且妨礙了參與者之間的合作關係。因此，值得語言治療師盡早在介入時，決定到底哪一個層面的溝通背景基礎是適合討論中的家庭所需。Lynch 的論文中，主流教育的語言治療師提及在介入過程中，應如何依照我們所建議的方式去凸顯自己的相關假設。van Kleeck（1994）亦提醒我們，家庭習慣在質和量上具有跨文化的多樣性，包括關於誰是幼兒合適的會話對象，像這樣的觀點在看法上也會有差異。語言治療師通常會建議家庭每天利用晚餐時，花十五分鐘讓孩子談談他的白天活動情形，但是或許會遇到阻力，並非家庭沒有協助的意願，而是規律的晚餐以及把焦點放在孩子身上，這兩樣對他們來說，都是外來的觀念。

父母與孩子相處時間量，會因家庭不同而有差異，但他們比語言治療師花更多時間的說法，似乎是很合宜的。也就是說，除了法定的決策者角色之外，因為他們是孩子語言輸入及接觸頻繁的互動者，如此的優勢與重要性，使得他們對孩子的語言介入具有相當大的影響力。語言治療師應該想辦法利用父母的特質及興趣，來協助他們語言障礙的孩子。父母的角色也會因人而異，端視父母的本質、學習介入技巧的意願與使用頻率，以及把診療上有關偶發狀況的處理能力應用到家庭環境的能力而定。Hughes（1985）及其他學

者建議，把家庭環境及介入情境營造得相似，有助於治療情境之外的類化能力，父母即是執行這項建議的最佳顧問。

語言治療師也要記住，在相較之下，有些人認為語言潛能發展的重要性是次於父母的。家庭裡有生計的顧慮、醫療健康問題的出現，後來的語言介入可能只能列為次要的了。重要的是，別因訂立不可能的目標而導致孩子的失敗；還有，當與父母進行介入計畫合作時，千萬別做合理之外的要求，要求家長每晚進行半小時的語言介入工作通常是太多的。大部分家長會盡力幫忙，但對多數人來說，這要求可能會連累到其他的家庭活動而終致無法執行了。

有一種方法或許可以解決這個問題，增進父母與孩子在自然情境中發生語言「事件」的參與，可以在只有父母和孩子共處的安靜時刻，也可以是有一些家庭成員聚集的活動。家庭有固定的用餐時間，利用它來提升用餐時的會話，建議父母也可以常常談論工作。每一位家庭成員都可以增強孩子溝通的意圖。還有，父母最好也別把自己定位為應給予獎賞或處罰發放者。

有些人致力於把父母親視為介入計畫中的運作者的研究。其中，Fey、Cleave、Long 及 Hughes（1993）針對語言缺陷兒童如何提升合於文法的產物之兩項技巧做比較，其中之一是利用父母作為服務傳送者。這些學者指出，家長管理技巧和較傳統的治療師管理技巧顯現出正向的結果，治療師的管理方式提供了比較持續的正向介入效果，但他們也提醒讀者，家長管理計畫可能需要治療師長時間密集的監控變化情形，以便在孩子的進步情形比預期的落後時，如何因應改變來修正計畫。Fey和其同事們（1993）的結論，提供了一些補充的注意事項，就是，即使家長在某些語言介入計畫中通常是有高度利用價值的資源，他們還是無法取代受過訓練的語言治療師的。類似的說法是 Girolametto、Tannock 和 Siegel（1993）的結果報告，它顯示在同一個個案的表現上，父母對介入後的進步情形的主觀判斷與客觀資料相比，似乎相關性是很小的。再次提醒，家長對孩子的成就是很有興趣的，但因為急於看到小孩的進步，卻又缺乏語言病理學上的專業素養，以至於他們無法取代語言治療師的眼耳及專業知識。Cleave 和 Fey（1997）曾將接受治療師直接介入的兒童進步的情況，與家長執行介入的情形做比較，他們的結論是，或許

最好的介入方式是上述二者的結合，也就是，當家長的計畫執行時，臨床的介入也應同時提供。

另外一些研究建議，應該從提供兒童語言學習經驗的考量，賦予家長一些特定的目標。Pierce 和 McWilliams（1993）指出，當重度語言與肢體缺陷兒童的父母表明有意願參與時，應該提供他們一些特定的建議，以增進兒童讀寫與讀寫先備知識的經驗。最近由 van Kleeck、Gillam、Hamilton 及 McGrath（1997）所做的研究指出，中層階級父母在閱讀與討論書本的方法上的差異，與他們學齡前兒童在往後抽象語言形式上的表現有直接的關聯。

## 二、班級教師在促進語言學習上所扮演的角色

在年幼兒童的語言介入計畫中，班級教師可以扮演很重要的角色。透過對兒童語言弱點的瞭解，再加上經常有來自語言治療師的經驗協助，教師便可以在教室提供頻繁的語言學習經驗，並且讓這些經驗與教室的情境互相關聯（Fujiki & Brinton, 1984）。

教師是教室環境中的專家，他可以對在教室中介入的治療師提供有效的資源，或當作教室顧問。教師可以協助在教室作息中精準地找出語言需求所在，並且可以監視孩子在語言介入的目標上，是否能成功地類化。教師具有增進教室成功學習的知識與專業技能，例如，藉由規定定期座位變換的安排，來提升同學間的互動（部分學生可能願意與語言障礙的孩子互動，勝過於正常孩子），這可能讓孩子有更多機會去練習完整的新溝通技巧。班級教師應該對學生之間的社交動態有專業的認識，這樣的資訊有利於語言介入計畫的擬定。

## 三、同學在促進語言學習上所扮演的角色

在比較之下，正常發展的年幼兒童比溝通困難兒童學得快，這可由他們本身的能力及可以為能力較低的同學而調整自己的語言形式的意願上看出來（Guralnick & Paul-Brown, 1977）。另外，很明顯的是，當孩子想與人接觸

而邀同伴加入遊戲，這種行為對正常發展的孩子是比較容易產生（Craig & Washington, 1993; Rice, 1993; Rice, Sell, & Hadley, 1991）。然而，當語言困難兒童想要溝通時，他們傾向於去找成人，這或許是因為一些相關事件讓他們發覺，這樣的互動方式是能被接受的。

Rice、Hadley 和 Alexander（1993）的研究指出，不同能力的學齡前兒童在教室情境中的互動，對語言缺陷或語言受限兒童來說，顯示出一種社交因果關係的形態。也就是說，如果孩子表現出有限的語言能力，那麼，他（她）在增進同儕互動能力，或是在發展友誼所必備的語言能力練習方面的經驗，就不容易獲得；更甚者，當這些孩子不是同學發展友誼的對象時，這可能導致孩子缺乏動機去學習並發展所需的語言技巧。將有缺陷的孩子安置在具有如此影響的班級一段時間後，因為正常孩子喜歡與同為正常發展的孩子互動，而忽視了語言缺陷的孩子，這也就不足為奇了（Snyder, Apolloni & Cooke, 1977）。對年幼的孩子來說，上述的部分行為是源自於不成熟的社會化技巧，但對較大的孩子而言，是因為他們拙劣的語言技巧而造成被同儕所忽視。正如 Craig（1993）根據文獻指出：這些特定型語言障礙的孩子，「他們與同儕互動的量受到了限制，一旦如此，相較於正常發展的兒童，他們在質的方面可能又更低了」（p.214）。

來自非主流文化孩子的語言及社會化問題，對治療師來說是兩大挑戰（Damico & Damico, 1993）。基於許多重要的語言學習都與孩子的社交技巧有著密切的相關性，對語言治療師和班級導師來說，學習如何去對來自不同文化的學生提供社交機會及學習內容上的增強，是非常重要的事。這些發現讓我們相信，語言治療師和班級教師不能去預設，有效的語言學習互動能發生在教室內的每一個學生身上，取而代之的應該是，想辦法增進教室內外學生的互動機會。Rice（1993）建議，教師及相關人員不僅要把語言困難兒童原先在溝通上對成人的互動轉移到班上的其他同學身上，還應該教導孩子正確的特定策略。這些技巧讓語言能力受限的孩子比較不會把教室中的成人視為是「預設」的互動者。Schuele、Rice 及 Wilcox（1995）曾提出一個變更方向訓練法，可以提升正常兒童與診斷為語言學習障礙兒童之間互動成功的機會與類化的程度。Hadley 和 Schuele（1998）也提出一些方法，他們認為，

語言治療師應利用教室中的社交架構來設定介入的目標，以鼓勵不同語言能力的兒童彼此間的同儕互動。

另一個利用同儕互動優勢的策略，是由 Goldstein、English、Shafer 和 Kaczmarek（1997）發展出來的，他們稱作「同儕媒介」（peer-mediated）的治療計畫，其目標的焦點是加強正常發展兒童的能力，讓他們在面對語言缺陷兒童企圖溝通時，能協助他們成功達成溝通的目的。研究者發現，這項計畫的結果是：正常兒童與障礙兒童之間社交融合的量增加了，甚至也在這些障礙的孩子當中發現了類化的技巧。

雖然在教室情境中使用「模範者」的理由，是因為他們語言正常，而且就在教室當中，但這也無法保證他們能對障礙孩子提供足夠的語言示範。Weiss 和 Nakamura（1992）把教室中的正常兒童設定為教室中的「模範者」，進而調查他們與語言障礙兒童進行互動的效果如何。他們發現，三位模範者當中有兩位與語言障礙兒童的互動極少。可惜的是，像這種教室內倒轉主流的計畫，原先的立意及基本目的是要提升模範者與語言障礙者之間的互動，讓語言障礙者得以因模範者語言能力的輸入而受惠。這些學者建議，教師應該引導孩子與不同的群組熟悉，減少他們依語言能力去組織自己的互動小群體。

把這種想法進一步延伸，Venn、Wolery、Fleming、DeCesare、Morris 和 Cuffs（1993）提出教導模式的程序，用以教導正常兒童如何與語言障礙兒童進行互動。如此，不僅正常兒童能輕易地以這種模式運作，連同與他們配對的障礙兒童在自發性的同儕互動頻率也跟著增加了。

# 伍、增進語言交流

## 一、理論與治療的連結

語言治療師需要用關鍵性的評量方法，從眾多的語言介入策略中，選擇可行的辦法。Johnston（1983）提出，發展有用的介入程序，語言治療師必

須決定自己的語言發展理論並設計治療策略，或是從現成可用的策略中挑選與自然信念相符合者。依介入策略所結合的理論發展，來解釋孩子在語言上可能的進展。即使治療策略所帶來的變化比相關理論中應有的改變來得落後些，語言介入的相關資料仍顯示，理論與治療二者之間有著強烈的相關性（McLean, 1983）。

　　例如，語言治療師根據社交互動的觀點，通常建議，在孩子的第一個字彙出現前，就要開始學習語言拼圖的各個重要片段，同時也強調早期介入與安置服務的必要性。有時候，藥物或社交問題有可能對照護者與小孩之間的自然互動造成干擾，而早產的長期住院或其他出生時的複雜問題也可能產生影響。語言治療師可能被要求去分析嬰兒的行為與能力，以發展出一套計畫，並教導家庭成員如何在早期的溝通上，補強嬰兒受限的能力（Ensher, 1989; Sparks, 1989）。同樣的，為發展遲緩的兒童進行幼年期特殊計畫的重要性，也由社交互動策略的普遍化得到支持。99-457 公法中，第一條即訓示，對三至五歲的兒童提供服務，可能隨之帶來的是在學前階段對語言學習產生興趣；更進一步，在兒童社交情境中出現了以語言為基礎的活動，這為語言的學習與練習帶來更多的機會。

　　此外，提供服務的模式由傳統的抽離模式轉換為合作諮詢模式，其實也是溯源於社交互動策略。教室中的語言隨機與家庭環境是截然不同的，想成為成功的校園會話者，兩個背景的規則系統，孩子都得學習，並試著找出其中的異同點。例如，規定孩子得用輪流的方式，這在家庭的談話環境中，可能就派不上用場。與其在治療室中談論教室中的各項議題，教室本身就提供了治療中所使用的語言新架構及實際演練的機會。

## 二、開始行動

　　語言治療師在增進幼童語言學習的一系列決策中，其過程必須符合邏輯與科學的進展原則，而這些程序對溝通異常兒童的個別運作是不同的。首先，最主要的決策包含治療場所的「最佳推測」，這個答案應該來自兒童的診斷評量，也就是應該包括標準化與非標準化的測驗與評估；其中還要加入父母

及其他照護者的觀察，他們提供的資料可以顯示出孩子的優勢如何，以及在孩子生活中，在相關的語言需求上，誰可以提供合適的輸入。至於問題何在，治療師也應該同時去界定問題的領域，及對孩子最有利的語言學習方式。通常有關的這兩個特點（即問題的領域及有利的學習方式），需要在一段時間的診斷治療或是經過動態評量的程序之後才能決定（Goldberg, 1993; Olswang & Bain, 1991; Weiss et al., 1999）。

在診斷治療期間，可以應用一些資料及不同輸入刺激的結合，詳細地監控孩子產生的變化。問題的領域及對孩子最有效的治療方式，這兩點都很重要，治療師都應予以解答。而相關解答的敏銳洞察力對治療計畫有利，成功的勝算也就更大了。治療計畫的執行該如何做，有關這個問題，我們提供了下列四例：

1.什麼樣的表現方式可以讓孩子展現出新的語言目標？這也就是說，目標應該被嵌入改編的故事內容中？或直接加進句子的上下文情境中呢？如果提供孩子機會，讓他們在自然會話交流中去使用目標架構，他們能從這種方式中獲益嗎？

2.孩子的成功需要多少的刺激呢？例如，單靠聽覺線索就足以獲得目標語言架構的產物，或者是應該聽覺線索與視覺線索相結合呢？正確拼寫的線索或文字符號對孩子是有益的，抑或是會造成他們的困擾呢？對部分孩子來說，正確拼寫的線索可能是不具意義的，而且可能會出現障礙多於協助的狀況。

3.孩子是否願意去冒犯錯誤的風險？孩子會拒絕將新的目標架構與形式相結合，除非能提供他們類似的提示，使他們在構想新語言時，只須稍加揣測即可，或是小孩願意嘗試將新語言與自發性語言相結合呢？如果是後者的話，在什麼樣的情況下，自發性語言的使用較容易發生呢？

4.什麼可以讓孩子有改善語言表現的動機呢？小孩是否對於自己被誤解或是誤解他人的情況有所察覺？當他被安置在一個溝通失效的情境下，他瞭解到底是怎麼一回事嗎？有哪些策略可供孩子用來補救溝通失效呢？

顯然，這如同「如何做」一樣，「做什麼」在治療計畫中也需要加以控制與界定。從正式測驗中所顯現的目標是較合適的，但也應該在最後做選擇

之前，藉由測驗的基線來確定其是否為合適的目標。亦即，包括潛能的架構或形式的檢視，都應在被設定為目標前就加以確定，根據這樣的基礎，治療師才得以確定測驗結果是否真實或是矯作的，它是否正確地呈現出孩子特定的缺失。「基線期檢驗」有時是到一個環節的時候執行，有時可能為期數天。重點是，孩子能力的穩定基線期是必須建立的，如此一來，治療師方能在治療開始之前，得知孩子能力的層級。若是無法取得相關的資訊，可能不是讓時間浪費在早已經建立的目標上，就是讓真正合適的目標模糊了，或是錯以為孩子在治療計畫中有了驚人的進步。有關基線期檢驗的施行細項，請參考 Hegde（1993）。

## 三、目標鎖定策略的選擇

如果目標是合適的，語言治療師的下一步，便是選定目標決定策略（Fey, 1986）為介入計畫建立架構。**目標鎖定策略**（a goal attack strategy），是當一個以上的目標被設定時，目標接連的被強調並使用於治療計畫的形態。Fey（1986）指出，選擇目標鎖定策略是一個值得仔細考量的重要決定，因為不同形態的個案、不同形態的目標與不同的觀點，使得目標鎖定策略運用起來更形合適。在做選擇時，語言治療師必須先根據目標鎖定策略的可行性，去回答一些相關的問題。

1. 什麼樣的語言學習者的特質，可能使策略成功的機會更高／更低？
2. 為孩子做特定目標的選擇，會對目標策略產生什麼特別的衝擊嗎？
3. 治療師的相關語言學習理論是什麼？

Fey（1986）提出三種不同的目標鎖定策略，分別是垂直的、水平的及循環的。**垂直的目標鎖定策略**，是一個目標一直運作到個案的表現達到預設的標準水平為止。治療師可以把標準設定為正確率達 80%、90% 或 100%。百分比的標準因人而異，但是，通常設定的標準是治療師相信孩子在目標的類化上，能力可以達到的水平，而該技能不需要進一步的介入即可維持，或者是可以成功地達到下一個更高的層級，當表現達到標準時，下一個目標便是介入的焦點。在進行的一整段時間，介入的焦點都一直定在這個目標上。因為

垂直策略密集的特性，某些孩子比較不會在目標改變時產生混淆或分心的情況。這種策略被認爲對認知上的要求較少，並且確保針對一個目標做集中式的練習，讓孩子在轉移到下一個目標前，可以有比較好的學習。但是有一個潛在的負面特性就是，狹隘的學習焦點有可能讓孩子在這段期間感到無聊。另外一點是，孩子較難透過不同的語言行爲而表現出類化，孩子可能無法認清目標 1 與 2 之間的共同特色，只因爲 1 與 2 是分開學習的。因爲類化受到阻礙，一些治療師便建議，對許多正處於治療狀態的兒童，這種垂直策略是三種策略形態中最具時間效益的。

水平的目標鎖定策略規定，在同一段時間內，同時運作一個以上的目標。這些目標可能彼此密切相關（如會話表現形態），也可能是互不相干的（例如，複數加 "s"、問句語法，以及對不同類別要求的回應）。基本原則是，這種策略對正常的語言學習有較佳的效果，因爲很多不同的語言形式與架構是同時被經驗與學習的。水平策略是需要較多時間才能看出效益的，因爲在語言學習上，領悟及技巧的獲得可能是從第一個目標就開始努力，卻在第三個目標時才顯示出進步，像學習自我監控便是如此。容易分心的孩子被認爲並不適用這種策略，因爲在不同標準的期望下，他們可能還分不清目標已經變換了。這種策略需要在單一目標上花費較多的時間去習得，並將之變成習慣，但是，因爲每個目標分配到的時間較少，針對特殊語言學習困難的孩子，爲了達成目標，過度學習是必要的，對他們來說，垂直目標鎖定策略應該是不錯的選擇。

循環目標鎖定策略，在介入中有數個不同目標在一個時間點（例如，月份、學期或學年）同時被運作，但與水平的目標鎖定策略不同的是，每一個目標是獨立並且個別呈現。每一個目標在合宜的時間架構下連續運作，目標在週期內被重新評量及修正（目標可能或增或減），或依需要而重複。這個策略指出，孩子大部分的學習是治療師不在場時才出現的。孩子將治療中所學習的，經過思考之後，在治療外的情境中表現出來。因此，在治療師成功的教導必要的語言學習工具後，接下來便對個案進行密集接觸，這可能是事倍功半的，因爲成效可能在孩子獨處時就輕易達成了。根據循環目標鎖定策略提倡者的說法，只有當孩子在經過一段時間後，領悟出如何組織新的語言

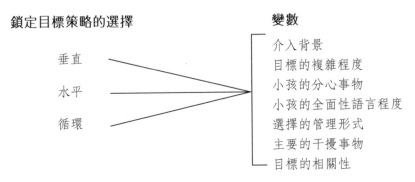

圖 **6.2** 目標鎖定策略在選擇上的變數

目標，語言能力的改變才會真正奏效。

　　圖 6.2 列出治療師在選擇鎖定目標策略時，必須考慮到的一些變數。另外，可參考 Weiss（2001）針對這三種策略可以如何應用在語言缺陷的幼童身上所做的相關比較。

## 四、選擇介入背景

　　新手語言治療師對於計畫中一些決策，在剛開始的階段是處於試驗性的決定，並無法很清楚地判定。也就是說，治療師必須先瞭解在使用語言上的異常情形，再進一步擬定治療計畫，以便讓孩子可以習得新的語言能力，並與逐漸擴展的日常情境相結合。簡單的說，治療師對治療計畫應從何處著手、參與的人員有哪些，以及運用哪些架構等，都已經有了決定的狀況下，再開始進行介入。此外，也應該針對孩子的進步準備部分普遍性的計畫，以便運用在「提高困難度」上。Fey（1986）就提出了訂定這類決策的概念，例如，「自然狀態延續」（naturalness continuum）（圖 6.3）。

　　一般的認知指出，被認為是成功的語言介入所設定的目標，必須近似於兒童天生的語言本領。所以，在介入過程中的某一個時間點上，語言治療師必須確定治療的環境與小孩的自然環境是很類似的（Hughes, 1985）。如果沒有這麼做的話，要小孩在日常活動中能夠類化新的語言能力就不容易了。

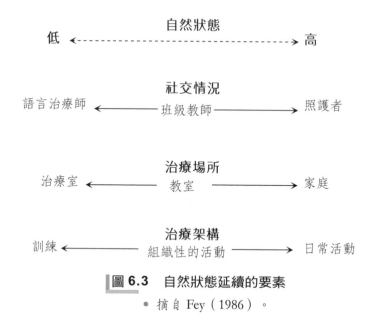

**圖 6.3　自然狀態延續的要素**

● 摘自 Fey（1986）。

有些語言治療師一直到介入將要結束的階段，才引進隨機的類化活動，有些則在治療一開始時，就在介入計畫中將類化加入語言目標了。在語言治療領域所提升的觀感，對往後目標的發展是有幫助的。

　　如圖 6.3 所示，Fey（1986）為他所提出的自然狀態的延續列出了三項特點：治療師的活動、介入期的活動內容，以及介入期當中產生的社交背景。自然狀態的領域由大而小，整體來看，治療中的相關性是可以推測的，在治療計畫中，結合孩子與父母在家中的日常活動，這被視為是極高層級的語言類化。這意味著治療背景與非治療背景極為相似，當小孩可以在治療情境形態中成功時，治療師就可以感到較為輕鬆，因為不需要太費事就可以達成類化的形式。如果孩子能將兩種情境視為相似的，那麼，他應該也會將語言上的機會與要求視為相去不遠的了。

　　藉著高度自然化的治療背景，對目標的類化是很有利的，但也不表示所有介入計畫都可以這種方式進行。在為特定的孩子選定適當的策略時，個案的特質可能會因自然狀態延續，而在介入的某些時候操控著治療師。在治療情境中，執行上較偏向於架構式而較少依據自然狀態，這可能也有利於他們

對新架構的學習。無論如何，在治療計畫中，類化畢竟是必須重視的，而其實在某種程度上，也應該適時地把自然狀態納入療程中。

## 五、選擇管理模式：範例

介入計畫中，語言治療師能成功地達到架構的目的，主要是靠著詳細瞭解治療中的基本因素之成分，並且根據孩子的需求及治療師個人的管理哲學，以合乎邏輯及生動的方式將它們巧妙地加以結合。大部分的語言治療師會告訴你，「訓練」比「遊戲」具有組織性，但這兩種介入方法到底在特性上有何差異，以及它們在哪些方面又是相似的，我們卻很少做進一步的瞭解。若能對其中的特性有所瞭解，我們就比較有機會為孩子找到合適的治療方式，並能進一步察覺介入初期的改變是否意味著哪一個部分是需要修正的。

在他們相關的文章中，討論到治療期間，對音韻異常孩子有效的管理方法。 Shriberg 和 Kwiatkowski（1982）描述下列四項治療的組成要素：

1. **目標反應**：包含了治療師企圖得到的目標反應是什麼，以及個案的實際反應。

2. **訓練刺激**：刺激是用以引發出個案的反應，可能以單獨或成組的方式呈現，而其終極目標便在於提升介入計畫中較高層級的困難度。

3. **教導事件**：經由治療師的教學而產生的表現，稱作「**前置的教導事件**」；而針對個案的反應來提供回饋，稱作「**後續的教導事件**」。

4. **動機事件**：這被解釋為「藉由提升孩子對所有教導事件的接納能力，以加速學習」 （Shriberg & Kwiatkowski, 1982, p.245），這可以結合成對個案反應意圖有重要價值的前置動機事件，或是成為一種**增強的**後續動機事件。

研究者把上述這些元素整理成四個不同的管理模式，稱作**訓練**（drill）、**訓練式遊戲**（drill play）、**結構式遊戲**（structured play）及**遊戲**（play）。這些模式是依序由「最高結構性」（訓練）到「最低結構性」（遊戲）。這同時應注意到的是，當一個管理模式由最高結構性的尾端延續到另一個較低結構性的模式時，介入的焦點也由治療師中心變成了個案中心（以案例中的

小孩爲中心）。也就是說，在較低結構性的延續模式中，是由治療師掌控介入的焦點與步調。

Shriberg和Kwiatkowski（1982）結合這些元素，並把它們列爲四個模式的選項。我們可以發現，這四個管理模式之間是彼此相關的，圖6.4列出其間的差異。結構式的遊戲和遊戲是很相似的，就如同訓練式遊戲和訓練一樣。例如，訓練和訓練式遊戲在本質上是相同的，但只有一點例外，訓練式遊戲中的前置動機事件在訓練中是不會出現的。也就是說，訓練式遊戲中被加入了某些東西，以增加孩子遵從目標的可能性。前置動機事件顯現出與延續體的高度結構化些許不同。在訓練和訓練式遊戲這兩個模式中，有一個後續的動機事件（增強物），但這只有在小孩的實際表現與定義中的描述相符合時，才會提供。換言之，對孩子的主動參與並不予以增強，增強物是與適當的回應直接關聯的。

當管理模式的結構性降低時，就較不著重前置的教導事件。這也意味著，目標的形式化教學已經退居爲介入中較不重要的部分了。例如，在遊戲管理模式的定義中，對於結束介入所須達到的標準，可能都不會引起孩子的注意，這與訓練治療提倡者的觀點是截然不同的。但這種模式卻被認爲相當可行，而且比訓練更適合某些特定治療情況的孩子。和遊戲比起來，結構式遊戲管理模式更接近治療師中心的範圍，在結構式遊戲中更重要的是，治療師必須花時間著重治療活動的趣味性。

對這種模式的後續研究，Shriberg 和 Kwiatkowski（1982）在對二十二位音韻異常兒童進行分類治療後，提出了他們的研究結果。他們指出，訓練式遊戲模式比結構式遊戲和遊戲模式更有效率。參與研究的治療師也表示，他們相信訓練式遊戲是最有效及最有效率的管理模式。他們認爲，個案都偏好訓練式遊戲、結構式遊戲和遊戲，勝於訓練模式，而治療師偏好的還是訓練式遊戲策略。小型研究的重點是去瞭解特定個案的特質較適於運用哪一種管理模式，但可惜的是，這並未獲得最後的結論。

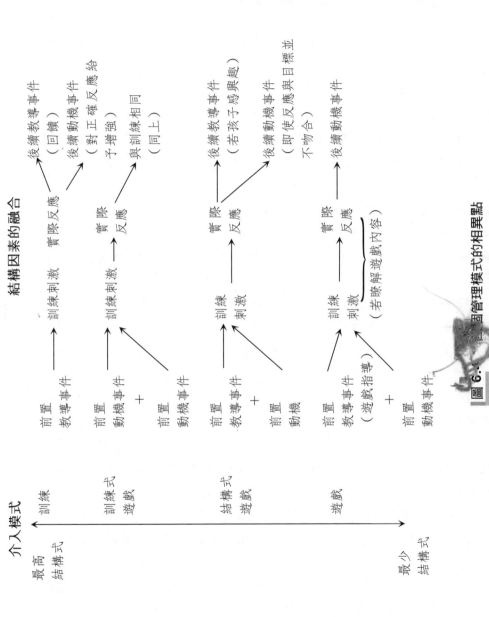

圖 6.1 各管理模式的相異點

• 摘自 Shriberg, L., & Kwiatkowski, J.(1982). Phonological disorders II. A conceptual framework for management. *Journal of Speech and Hearing Disorders, 47,* 242-256。

## 六、將照護者與孩子互動的相關資訊運用於治療中

　　一旦根據目標鎖定策略選擇了治療的目標，並發展管理模式，治療師必須決定如何與即將進行教學的孩子互動。針對照護者與兒童之間如何互動的研究，提供了特定語言治療技巧的基礎，而這些技巧有時被稱為**經驗的語言介入技巧**。研究者指出，語言使用的反覆形態，通常來自對*母親*—孩子的研究，且被認為這對於提升嬰兒的發展語言能力上，扮演著重要的角色。有建議指出，這些形態對於無法正常學習語言者來說，應該有類似的效果。因此，像擴展、詳述、示範及鷹架式的形態等，和語言介入一樣，都被用於語言發展文獻的討論（Connell, 1982; Leonard, 1981; Ratner & Bruner, 1987;Snow, 1986; Weiss, 1981）。在管理模式方面，多數自然的照護者—小孩技巧和較低結構模式——結構式遊戲和遊戲——是相符的。因為這些通常被嵌入會話情境中。

　　在照護者—孩子的研究中，有一個合宜的重點必須予以提醒的便是，把二者之間的內在文化視為語言介入的主要基礎。多數照護者—孩子介入的研究都是以主流文化家庭進行的，這結果非常可能（其實我們知道這是事實）。以孩子養育中的練習、孩子與大人交談的觀察等等文化之間的差異性是非常重要的，但以我們專業的角度來看，多數的技巧描述並未考量到大部分特定的個案。

　　van Kleeck（1994）的報告指出，當我們這些語言治療師試圖與小孩「適宜的」互動時，很多文化的差異會導致誤解。例如，某些文化並不鼓勵小孩主動先開口和大人交談，以至於教導父母的策略是用於回應小孩的主動對話時，可能不會是特別有效的。即便假設父親或母親是孩子的主要照顧者，主要的對話對象也可能不同，大家庭就不像核心家庭，其主要照顧者的角色可能是祖母、伯母或年長的手足。

　　在治療期間，採用照護者—孩子互動的技巧，對部分語言治療師來說是一種挑戰，他們的看法是，因為多數照護者會以相似形態去鼓勵小孩的語言互動，而語言障礙兒童早就受到這些技巧的影響支配，假使照護者—孩子的

互動形態對孩子語言發展可以產生有效影響的話，那早就見效了。在使用自然的照護者—孩子的互動技巧上，對立者建議，以適合架構下的自然對話情境來取代可能產生的直接衝擊是必要的。他們相信，在定義上，被診斷爲語言障礙的孩子可能存在著某些使他們無法從自然互動形態中受益的缺失。因此，光是仰賴這些自然的互動技巧，是沒有機會可以成功的。儘管存在著爭論，經驗的語言介入技巧已被廣泛地使用，並且是值得考慮的。

對主流人口而言，經驗的語言介入技巧（experiential language intervention）是根源於自然的照護者—孩子互動，將其運用在介入中，應該不至於嚴重影響到介入的真實狀態。雖然方法是由治療師所訂定的，但在執行上，它們似乎較不像設計過的劇本，而比較像自然的對話事件。接下來介紹的技巧，一般是運用在表達性語言能力嚴重受限孩子的會話發展上（MacDonald & Gillette, 1984; Weiss, 1981）。

## 模仿

治療師使用模仿的技巧來達成某些目的。首先，它假設這可以證實孩子對自己產物的接受，同時也提供孩子可以藉由模仿來加強治療師所教導的內容；也就是說，孩子可能會認爲，當治療師重複了自己先前所說的話，那就表示這是沒問題的了。當孩子被期許去模仿治療師時，表示嘗試去會話並不會有什麼錯誤的風險。語言障礙的孩子知道，語言不是他們的強項，所以當語言不是以典型的方式被使用時，對他們來說就是冒險了。雖然模仿已被廣泛地當成操作性行爲的主要方法，以便引起個案具有文理脈絡的回應，我們通常仍把它視爲較低結構性的方法。模仿的資料蒐集自正常發展兒童及其照護者，並且是語言範例中經常會使用的（Cross, 1978）。

對於模仿的定義的差異上，模仿可能被認爲是一字不差地重複全部或部分（部分模仿），治療師也可能要求即時模仿或是延宕模仿，亦會運用暫停或插入對話的方式。在模仿上，治療師就好比是主題的維持者，讓孩子知道這主題必須由他們一起來建立。

## 擴展法

擴展法被認為是治療師對於孩子不成熟產物的一種裝飾，所以，它反應出成人對於孩子所期望發展的形式。有趣的是，有時候因為對孩子的意圖並不是很清楚，治療師並無意擴展孩子原始產物的範圍，所以，當孩子說出像「貓走」這個詞的時候，適當的擴展便是「貓跑掉了」，然後再去擴展動詞以外的部分（例如，貓跑到車上了），這就構成了擴展法的運用，稍微用到了一點經驗的語言技巧。

治療師對擴展法的假設是，這就如同模仿一般，可以對小孩提供一些有用的回饋。孩子的表現並不一定是令人滿意的，但它在會話架構上的價值是被肯定的；也就是說，治療師把小孩的表現當成一種轉動的機制，可以用來開啟、維持，或把它轉移到一個已經建立好的主題當中。更進一步說，治療師為小孩的產物示範一個更可行的版本，它具有同樣的溝通效能，但卻是不一樣的表面架構。

再談到擴展法的「技巧部分」，除非治療師謹慎使用來自會話內容中，包括語言與非語言的可用資訊，例如，孩子敘述時所進行的事，孩子說話前，治療師先前措辭的架構是什麼，否則的話，治療師就可能會錯誤解讀了孩子要表達的意思，而孩子可能也沒有能力或意願去予以糾正。

## 詳述法

詳述法與擴展法是密切相關的，治療師利用它們來對孩子所試圖表達的，製造一套合於成人標準的版本。然而，治療師通常對於孩子口頭表達的擴展所做的版本，明顯是超出孩子能力範疇的。治療師必須仔細思考小孩口頭表達的內容，再藉以設計能反應出孩子目標的產物。假使表達性語言發展的主要目標，是要讓小孩有能力去解讀生活周遭各種事物之間的關係，那麼，內容就必須與小孩本身的領悟力密切吻合。這是不容易的，特別是當語言治療師進行治療的場所對會話的文理脈絡是受限的，像治療室就是一個例子。

## 重塑

　　重塑這項技巧是藉由產生一個「新的語言架構，其中嵌入孩子本身優勢的口語表達部分重複」（Camarata, 1995, p.72），來提供孩子新的語言相關資訊。類似於擴展和詳述所提供的技巧，角色變換需要在小孩表達的內容不正確（或不完整）時，立即呈現出來，還必須提供讓小孩可以正確使用語言架構的資訊。舉個例子，假使小孩說「多一點餅乾」，大人重塑這個表達並說「你想要多一點餅乾」。根據 Nelson 和他的同事們（Nelson, Camarata, Welsh, Butkowski, & Camarata, 1996）指出，重塑表現出孩子與照護者之間的「罕見事件」，但是當它出現頻繁時，就有助於孩子在新語言架構領域上的提升。

## 示範

　　示範技巧的定義很多，以我們的目的來說，是採用廣義的定義。示範可以被解讀為，在該情境中試圖表現出一種合於該情境的語言表達方式。與模仿、擴展及詳述不同的是，其所示範的語詞來源並不需要一定是小孩所說的。

　　有時臨床上對示範的期望是，小孩去模仿治療師的產物。在其他臨床應用上，示範的方式提供小孩一個合於目標架構的範例，而不論是在結構化的情境或類似的自然對話中，期待的不是小孩的回應，而是小孩能仔細聆聽，並發現治療師的語詞在這個情境中的作用為何，且對示範者合宜的語詞予以增強。說話者有時可能是第三者（Leonard, 1975），要求個案對呈現的範例進行判斷，然後決定哪些是合適的、哪些是不妥的，以這種方式引導小孩循著規則去歸納與學習。

　　在某些語言介入計畫中，自我對話與平行對話被認為是單獨的技巧，這裡的定義把它們視為特定的示範形式。**自我對話**指的是治療師對於正在進行的事所做的獨白；**平行對話**指的是治療師對於小孩正在進行的事所做的註解或評語。小孩說的話並不一定要與情境相關，而是假設以非治療方式提供個案對正在進行的活動有適當的語言解讀的機會。

## 鷹架式

Bruner（1985）及其他人曾使用「鷹架式」這一詞來形容母親—小孩成對的互動形態。在 Vygotsky 的建議中提及，孩子是透過充足的聯合協助來進行學習的（Bruner, 1985）。照護者不論是對孩子的語言或動作技巧都非常瞭解，所以當他們對孩子有所要求時，可以預知小孩是否能順利達成。通常會發現，父母都樂於見到小孩的成功。瞭解孩子的能力是有用的，不只是因為照護者喜歡小孩子表現，還因為他們希望能在要求小孩的任務上，適當地增加他們的困難度。如此一來，他們便可以維持互動的挑戰性（及小孩的注意力），並同時提升成功的機會，這兩個語言目標有助於確保小孩的持續參與及學習（Kirchner, 1991）。

這種鷹架式的互動被應用在孩子與照護者的故事閱讀中。通常小孩都會一再要求閱讀同一本故事書，當閱讀的樣本透過控制研究的分析，Snow 和 Goldfield （1983）發現，小孩與照護者對於故事間的對話越來越熟悉。特別的是，在研究中，要求母親當她確定小孩有能力可以正確回答時，她就得再問新的而且是具挑戰性的問題。

鷹架式在語言介入上，被視為是一種有效的語言表達手法，也就是說，治療目標一直維持在超出小孩能輕易達到的水準之上。如果目標太簡單或是無法達到，那麼，這個目標就不是合適的。達成的目標太簡單，就無法有所進展；而不適當的難度，只會讓小孩感到挫折。要達成選定的目標，就必須考慮到先決條件，才能以有效的教學與練習來達成。稱職的語言治療師會透過不斷監控個案的表現，來確定所選擇的教材與目標都是恰當的。

## 沉默、觀察、瞭解、聆聽（S.O.U.L.）

S.O.U.L.（Silence, Observation, Understanding, Listening）是一種由室內活動語言治療（Inclass Reactive Language Therapy, INREAL）所發展出來的策略（Weiss, 1981），用以建立起孩子的移情作用關係。S.O.U.L.這四點是室內活動語言治療的提倡者通常會採用的反應策略中的一部分，教導如何「跟隨著小孩的引導」，而不是對小孩強行架構教學。至少在你與小孩交

**┃表 6.3　語言介入技巧的對話摘錄示範**

---

**背景**：學前班的點心時間，語言治療師與一位語言障礙兒童比鄰而坐。他們喝著葡
　　　　萄汁，吃著塗抹花生奶油的芹菜棒，並一面聊天。

**S.O.U.L.**：在進入小孩的點心時間並在與小孩對話之前，治療師花數分鐘時間，安
　　　　　　靜地觀察小孩並仔細聆聽。治療師瞭解到小孩對於點心有點擔憂。小孩
　　　　　　從未吃過芹菜，但老師告訴他，他至少得嘗一點看看。而這小孩似乎對
　　　　　　治療師的出現感到不安。

| | |
|---|---|
| **模仿** | **示範（或平行對話）** |
| 小孩：不要果汁了。 | 治療師：你把芹菜棒外層的奶油花生吃完 |
| 治療師：不要果汁了？ | 　　　　了，現在你正仔細地咀嚼芹菜棒 |
| | 　　　　喔！你真的吃了！ |
| **擴展** | **鷹架式** |
| 小孩：鬆脆的那一個。 | 治療師：那個花生奶油是鬆脆的。 |
| 　　　（指著芹菜棒） | 　　　　那個芹菜棒是鬆脆的。 |
| 治療師：你說對了，那個很脆。 | 　　　　那個花生奶油是＿＿＿＿。 |
| | 小　孩：鬆脆的。 |
| **詳述** | |
| 小孩：多給我一些哦那個。 | 治療師：對，確實是。 |
| | 　　　　告訴我芹菜棒是怎樣的。 |
| 治療師：多給我一些芹菜棒，因為它很好 小　孩：芹菜棒是鬆脆的。 |
| 吃。 | |

---

流的開端時保持沉默，觀察小孩的能力及喜好，並將自己觀察到的做合理解
釋，再聽聽小孩說些什麼，無論你是否捲入對話中，你都應該與小孩進行會
話並彼此認識。根據室內活動語言治療策略，這是讓成人進入小孩介入關係
中的方法（Weiss, 1981）。表 6.3 列出了六項相關的技巧。

## ⟫ 陸、目前的介入導向

　　這一段分為四個部分，每一部分都呈現當前介入的相關文獻。第一部分，
Fey（1986）的果斷—反應基模（assertiveness-responsiveness scheme）將會

有詳細的說明，它呈現了一個介入中更重要的焦點，那便是功能性。換句話說，它的定位是更重實效的，因此，它的方法是流動性的。第二，照護者—孩子互動的有效介入方法，也將被討論（MacDonald & Carrol, 1992a, 1992b）。第三部分的主題是探討並比較介入方式之間的效能，並陳述在幼兒語言介入的領域中的發展部分，還將論及一些最近在這個重要領域的發現。最後一部分將提出一些策略，其中一個是新的，另兩個則是已經被討論多年了。

# 一、Fey 的果斷—反應基模

在Fey的著作《幼童的語言介入》（*Language Intervention with Young Children*, 1986）中，陳述了四種不同類型的語言缺陷兒童，針對每一類型的兒童提供描述的方法，並對如何擬定合適的介入提出建議。典型的策略必須先藉語法和語形的表現分析，以得知小孩語言產物的形式來當作分類的依據。Fey 也建議，小孩運用他構詞領域語言之能力，是描述其障礙類型的關鍵所在，這很明顯是臨床介入上的一個功能導向；事實也證明，作者強烈鼓勵把這方法用在診斷決策上，相關資料也被用在小孩與不同的會話者互動的自然語言情境裡。小孩的家中和教室環境都應仔細觀察，語言缺陷孩子所表現的語言會話能力應用在缺陷形態診斷時，才不至於有所偏差。

Fey（1986）利用兩個會話參與上的顯著特徵，來當作他主要的診斷變數——會話的果斷性，這是小孩在會話時輪流的特性或能力之參考，即便共同會話者並沒有對他特別要求。另一個是會話的反應，小孩對會話者的要求能夠適當反應的特性或能力。如果孩子存在著這些特徵，便屬於正向的評價，若孩子並沒有這些特徵，便屬於負向的評價。包含這兩項特徵的四種組合以及個別評價，每一種都代表著不同語言缺陷的形態：

| 會話的特質 | 對小孩的描述 |
| --- | --- |
| ＋果斷， ＋反應迅速 | 主動的會話者 |
| －果斷， ＋反應迅速 | 被動的會話者 |
| ＋果斷， －反應迅速 | 口語溝通無效者 |
| －果斷， －反應迅速 | 被動的溝通者 |

　　作者是使用譯碼系統（coding system）的設計，來分析孩子的語言樣本中的果斷性與反應性，並用以進一步分析口語程度的表現及主題管理，再謹慎地對四種語言缺陷形態加以描述。這四個形態中的每一個都真實地描寫其原形，以至於有些孩子並無法剛好適合哪一型，但卻是介於二者之間。

　　一旦孩子被描述為其中的一種缺陷／語言形態時，奠基於孩子會話特性的介入計畫目標就可以執行了（Fey, 1986, p.99）。為這四個組別單獨設計介入計畫的前提是，每種缺陷的普遍性目標都與小孩在會話中如何使用語言，有著密切的關係。例如，藉由證實孩子在會話上是過於果斷及反應迅速的表現來判斷，小孩是個主動的會話者。這意味著，小孩將自己置身於會話情境並參與其中，即使以孩子的年齡來說，使用的語言形式或內容，可能不如預期中的精緻。儘管如此，還是要對小孩示範合乎會話夥伴所期待的果斷性與反應性。這似乎顯示著，小孩可以分辨出學習新的會話形式的效用。實際上，這個小孩對於使用新學習的會話形式已經產生了內在的類化，因為基本的會話語言過程已經呈現並開始練習了。

　　表 6.4 包含了 Fey（1986）對四類語言缺陷兒童的基本介入目標的敘述，如表所示，主動型會話者表現出可以運用多樣不同的會話（對資訊、評論的要求，對情形予以回應，諸如此類），但是這需要新的架構來充實他們的會話能力。根據 Fey（p.99）的說法，這些孩子也需要有機會去分辨他們已具備的語言能力的形式，這能滿足他們在更多樣性的會話回應上的需求（目標2）。與主動型會話者不同，被動型的溝通者凸顯出在會話果斷性和反應性二者的不足。這些孩子在設定特定會話形式之前，就需要先學習如何做好會話者的角色，他們無法像主動型的會話者一般，都能被假定為已具有會話運作上的基礎判斷能力。

　　把 Fey 所列的基本目標視為一把普遍通用的傘，在它之下可以列出更多個案特定的目標。只要把孩子的分類建立起來，介入便可以開始，因為治療師已經對小孩在會話中所扮演的角色有了更進一步的瞭解了。要注意的是，對所有被提供這種導向的孩子來說，會話能力是他們的目標。

### 表 6.4　Fey 對語言形態缺陷所建議的目標

| 缺陷形態 | 目　標 |
|---|---|
| 主動的會話者<br>（＋果斷，＋反應迅連） | 1. 使用已經習得的會話運作，進行使用新形式的互動的訓練<br>2. 孩子會使用舊的形式來表現不同的會話運作 |
| 被動的會話者<br>（－果斷，＋反應迅速） | 1. 孩子能更常將習得的果斷會話運用在社交內容上<br>2. 孩子能多使用有目的的多樣性會話<br>3. 學習新的語言形式並應用在果斷性的會話上 |
| 口語無法溝通者<br>（＋果斷，－反應迅速） | 1. 經由共同會話者，孩子的會話表現能更果斷<br>2. 能更常出現與主題相關的表達<br>3. 能將所指的事物敘述得更清楚 |
| 不主動的溝通者<br>（－果斷，－反應迅速） | 1. 口語與非口語的社交指令可以更頻繁地出現在社交活動中<br>2. 加入被動會話者的目標 |

● 資料來源：摘自 Fey（1986）。

## 二、治療的會話架構用法

　　本章的前面提過，幼童語言進行介入的新焦點，不認為把家長併入治療計畫中是必要的，照護者理所當然會花大部分的時間涉入日常的例行活動中，這可以當成語言學習機會的前景。MacDonald 及 Carroll（1992a, 1992b）撰寫了一系列教導父母的方法，以及任何與孩子互動者，如何和會話能力嚴重受限的幼童增進會話交流。對整個計畫而言，最重要的是，當一位語言障礙兒童可以成功地與成人溝通時，整個發展的領域都將受益，而不單只是溝通技巧的發展（p.47）。

　　MacDonald 及 Carroll（1992a）把他們的策略稱作回應（ECO）模式，很重要的是，當參與語言缺陷兒童的會話時，就同時參與了他們的社交生態，包括彼此的關係與遊戲內容。並記住，在鷹架式技巧所產生的架構下，對於知識性的交互作用及協助程度提升時，必須注意到能力較弱的參與者成功的機會。這樣一來，所有適合的會話對象，對語言障礙孩子來說，都是具有支

持性及提升力的參與者。必須注意的是，介入的核心，也是最重要的社交焦點——就是會話。

作者建議教導孩子既要當會話互動的開啟者，也要當合適的回應者。Rice 和同事們（1993）的討論報告指出，語言缺陷的孩子很少會去當會話開啟者，只有在很少見的機會中，他們會從同儕那裡接收到這種社交／會話的指示。對於這些發現，Rice 等人建議班級教師直接介入，再指導學生將成人的標準轉移給其他同學。MacDonald 和 Carroll（1992a, 1992b）認為，這個計畫的先決條件是，將焦點直接設定在成人—孩子之間的溝通上，在介入中，為語言能力受限的孩子提供更多的成功機會。在這樣的努力下，最先提升的應該是孩子與大人溝通的意願。

MacDonald 與 Carroll（1992a）建議下列五個溝通的互動形態，可以有效增進幼童的溝通能力。談到平等分擔會話的責任時，成人應當以「平衡」為目標。也就是說，參與者不應該扛起會話的重任，也沒有任何參與者可以主導會話。成人的任務應該是去促進反應，參與會話者都應盡力去做好會話的運作。成人除了扮演好會話參與的角色外，還應該擴展孩子所能參與的最大領域。孩子在會話的運作上是比較愛冒險，而不喜歡被控制的感覺。另外一個形態是非定向的，這表示孩子的線索是根據成人先前明確的主題或焦點而來的；另外，也與成人所表示出的意願或允許有關。最後，當大人因應活動而與小孩產生情境的會話時，與會話階段相關的情緒性產物，寧可是由小孩因活動的意義而產生，也不要是對於這個特定的會話結束所做的安排。

Hanen 計畫是由多倫多的 Manolson 和同事所發展出來的，這就和 Weiss 及同事們所發展出的室內活動語言治療（INREAL）計畫一樣，使用了很多相同的策略；也就是說，語言障礙兒童也經常被視為溝通組合的成員，並需要將其功能修正到理想的狀態。通常他們都有一位主要照護者，把會話當作基礎，孩子與成人這兩位參與者都要接受指導，讓他們知道如何在小孩的缺損能力下，進行有效的溝通，照護者也被訓練去對孩子的語言嘗試做更有效的引導。

# 三、介入研究的最新結果

在幼童語言介入的相關研究上，至少出現兩項主要的焦點：其中一個分支是研究文獻，研究者試著判定在服務運作的模式中，其所能產生的效果各是如何（Wilcox, Kouri, & Caswell, 1991）；另一分支是對介入的研究，研究者比較兩種甚至更多的治療方法，並判定哪個有用、哪一個更好、介入當中有任何不同的影響，或哪一組的孩子受益較多（Ellis Weismer, Murray-Branch, & Miller, 1994）。第二個焦點的相關研究試圖去找出兩種治療法在音韻學或文法缺陷上，其間的關係是如何（Tyler & Sandoval, 1994）。

## 教室介入與個別介入的比較

Wilcox等人（1991）對二十位正開始學習字彙的兒童進行一年、半年及四年的研究。所有兒童都是被診斷為語言遲緩者，半數在教室情境中治療，半數則接受個別治療。在對字彙進步情形進行的治療評量指出，並沒有產生較好的成效，直到研究者檢視了孩子在家庭環境的類化評量才有所發現。特別的是，相較於個別（抽離）教導的學生，在教室情境中學習的兒童，很明顯的更容易在家庭中產生類化。因此，研究者的結論是：針對早期字彙訓練的目標，教室不但是可行的場所，而且是成效較好的。

另一個最近的研究，是比較在教室內與教室外的情境中，所提供的服務之間的差異。Roberts、Prizant 和 McWilliam（1995）就針對這兩個情境，把焦點放在治療師—兒童組型的溝通動力上。雖然他們很仔細地檢視很多會話行為上可能的潛在差異，卻只有兩個是達到重要性的。他們的發現顯示出，孩子對治療師的互動反應，在教室內的情境中是比較少的，而在教室外的時間則表現出明顯程度的順從。另一方面，他們的語言治療師傾向於在教室外的時間製造更多於室內時間的會話主導。基於這兩項差異的發現，作者建議在做室內或室外提供服務的抉擇時，所建立的基礎應該多於上述溝通動力的差異上。他們指出，這些發現並不允許他們對「是否較高程度的治療效能必定與特殊的服務模式相關」這樣的說法下結論。

## 治療效能：在治療選項中做選擇

Ellis Weismer 和同事們（1994）試圖要判定兩個程序之間的效用，那就是，選擇示範並藉此引導出產物。對三位被診斷為語言遲緩者進行新字彙的教學，三位對象中的兩位顯示了學習技巧與治療程序是相關的，但有趣的是，兩個孩子各有一人對不同的主題表現出成效。不巧的是，原本想利用動態評量的方法來判定是否可能在事先就預測哪一位對象適合搭配哪一種治療技巧，但是並無法得到有用的結論。第三個對象不論使用哪一種治療方式，似乎都沒有什麼收穫。

在 Camarata、Nelson 和 Camarata（1994）的研究中提出兩種方法，一種是應用模仿，另一種是用會話的重塑法，用來對診斷為特定語言障礙的孩子教導不同的文法架構。雖然兩種技巧都顯示對主要目標架構有所提升，而若是以訓練目標和類化的自然產物來看，會話的重塑是比較有提升效能的。研究結果建議，較低結構化和較自然的架構，比較能培養出類化的能力，會話的情境更是如此。

在一個利用口語技巧和擴展法的研究中，Yoder、Spruytenburg、Edwards 和 Davies（1995）發現，在他們的四個研究對象中，年紀為二到四歲及一歲半者，在介入期間以平均語句長度加以評量，結果顯示是有收穫的。然而，回顧這個結果，作者指出，兒童在早期的語言發展與往後的幾個階段相比，其進步的空間是比較大的。這或許與平均語句長度的評量有關，或者是平均語句長度在 3.0 以後，對語言發展的敏感度就不是那麼高了。

我們前面已經討論過 Fey 及他的同事們，對提供介入的家長及治療師進行相關表現的比較（Cleave & Fey, 1997），以及語言障礙兒童的家長和正常兒童的家長，二者在重塑產物上的相對差異（Fey, Krulik, Loeb, & Proctor-Williams, 1999），兩項研究都產生了臨床上有用的推論。第一個研究，在介入中，訓練家長與治療師使用焦點刺激和循環目標鎖定策略，兩組兒童都有進步，作者的結論指出，在臨床基礎的服務及家長方面亦都得到正面的成效。較近的研究，Fey 等人（1999）發現，對正常兒童與異常兒童的家長所進行的重塑，在質與量方面都沒有明顯的不同，這使得研究者認為，重點除了重塑

之外，更應該聚焦在他們的個別語言需要上。

## 音韻的差別影響與語言治療

Fey、Cleave、Ravida、Long、Dejmal 與 Easton（1994）測試兩個文法核心治療計畫對他們的目標對象在音韻能力上的影響，對象是被診斷為文法及音韻發展上都有缺損的兒童。語音代表的是語言的真正能力，用以發展語法與語音之間的潛在連結合理化，但是這能呈現給治療師的資訊並不多。除了這個事實之外，治療的運作對個案在文法上的表現有正向的提升效果，但對兒童的音韻技巧並無明顯的效果。作者們的結論是，研究結果並無法支持語言治療在焦點的文法及語音的成果之間的共同影響；另外就是，語音系統的困難應該在學齡前就予以處理。

在一個類似的研究中，Tyler 和 Sandoval（1994）報告了他們對學前兒童治療研究的發現，對象是診斷為語言和音韻都有缺失的孩子，他們接受三種治療方法，而且產生了重要的不同結果。特別是，接受音韻目標直接介入的對象，在介入結束時，孩子在語音和語言目標兩項都表現出中等的成果，而那些接受語言治療者只展現了小部分的語言成果，但在語音目標上的改善卻是極少的。同時接受語言與音韻的結合計畫者，則在語言及語音兩個領域都表現出明顯的正向成果。作者們建議，在大多數案例中，假使你只能把焦點放在其中一個領域，相較於其他方法，音韻領域較可能對語言產生持續性的影響。然而，當發現孩子在這兩個部分都有缺失時，最有效的方法可能就是，同時進行與語言與音韻兩部分的治療。Tyler 和 Sandoval（1994）指出，程度最輕的個案從說話及語言結合的治療中，受益最多。

## 四、聚焦於時間性運作的語言介入：快速的語詞

對於被診斷為特定型語言障礙的兒童，其語言問題的病因之一是聽覺／知覺缺失問題的存在，例如，能引起說話時聲音傳送的聽覺要素。這方面的缺失，使孩子在快速處理聽覺訊息的交換時，處於不利的地位（Watkins, 1994）。快速語詞（Fast ForWord）訓練計畫（Scientific Learning Corporation,

1998）由 Tallal、Merzenich 和其他同事所發展出來。作者們試圖經由再次予以兒童腦部訓練，讓解碼語言輸入時，所需要的快速處理機制得以正常地達成任務。這個電腦化基礎的計畫是由一系列的遊戲所組成，其中包含了改變聽覺刺激、讓語言訊號時間加長，以及聲音轉調的擴大。當孩子可以較快速地接受聽覺訊息時，再逐步減少這些刺激的變化。

　　這一套訓練方法，由於出版者的宣傳以及作者對兒童使用這個策略的成功經驗，而獲得了很大的回響。Gillam（1999）卻指出，語言治療師在採用這種策略時要非常謹慎，他表示，儘管作者提出一些小型研究的成功個案（分別是二十二位及七位）及一個較大型的研究（由五十位專業人員運用此種策略對五百位兒童進行訓練），這個策略在效能上仍存在著許多問題。首先也是最重要的，Gillam 質疑這種策略的基本假設「語言缺陷是由於短暫的運作缺失」，並聲稱這種策略可以確實改變腦部結構與功能。他還指出，雖然報告指出，有些兒童經由計畫者進行前測及後測的比較後，有了明顯的收穫，但他懷疑這些孩子的表現是由於活動及日常生活對語言的使用而導致的差別與溝通改善。Veale（1999）也對讀者提出她自己對這種策略的批評性評估，她把重點放在，當判斷這種策略對特定的個案是否合適時，其對象的選擇標準是否妥當呢？這兩位作者都以這種策略的基本主張缺乏科學證據的支持之論點，對於為這種策略背書表示遲疑不決。

# 柒、多元文化族群的兒童語言介入

　　對非主流族群的孩子提供語言介入，這對語言治療師而言是一種挑戰，因為他們與個案的文化背景及第一語言並不相同。Wyatt（1997）指出，語言治療師應該仔細思考有關的介入計畫架構在潛能重點的偏差，或是對於確保個案的服務品質時，適當的選用評量工具，即使是治療師與他們有共同文化背景與語言，也是如此。

　　Terrell 和 Hale（1992）提過，文化差異可能顯現在學習形態上的不同。對語言治療師來說，重要的是去判定學習形態上的差別，以及如何將它放進

語言學習目標中，做最好的利用。當然，事實上，瞭解如何能讓個案有最佳的學習，向來就是語言治療師最關心的事。在學習形態中，值得語言治療師注意的不同點，是低對立與高度相關題材的形態（Paul, 1995）。在主流文化中成長的兒童，傾向於採用**低度題材學習形態**，意思就是說，他們仰賴的是大量清晰的陳述及口語訊息來學習新事物，而且教學本身就是有文理脈絡可循的。而另一方面，使用**高度題材學習形態**的兒童，大部分是來自非主流族群，他們需要憑藉更多對老師的觀察學習及其他非語言的資訊，而不只是單純的文字資訊。

與自己不同文化的孩子互動時，重要的是，語言治療師必須「對孩子本身所屬的文化表示尊重與欣賞」（Roseberry-McKibben, 1994, p.84）。對幼童的治療管理採取家庭系統的策略，父母與孩子所擴展出的家庭範圍很可能都包含進治療計畫中。因此，瞭解家庭成員對於由不同文化背景的人來提供介入所持的態度是如何，是非常重要的。因為在統計上，這種案例是時常出現的。由美國聽力語言協會（ASHA）會員的統計看來，家庭本身對於溝通異常的理解，對介入的進行是相當有助益的。對家庭文化信仰、教養孩子的方式、家庭成員的角色與責任、疾病等相關問題進行瞭解，對提升治療師與家庭之間的溝通是有幫助的。

我們假設本章的讀者相當熟悉語言的差異及語言障礙的議題，即使他們的英語能力不是很精通，我們也不需要提供與正常發展兒童相關的語言介入（ASHA, 1983）。有些讀者可能想要的是一些更好的資訊，特別是對非主流族群的介入方面，我們將部分實用的資訊放在本章結尾「建議閱讀」的地方。

兒童的語言障礙若是出現在他們的第一語言，那麼，語言介入就應該以第一語言來運作。不巧的是，大部分語言治療師並不具備雙語能力（ASHA, 1985），這也就表示，團隊中提供治療服務的語言治療師是單一語言的，並不具備有個案第一語言的能力。這時候，適當的人選可能是個案治療團隊的其他成員（例如，資源教室專家）或是專門人員的助手，他們因為具備雙語能力而受雇。當語言介入必須「透過」另一個人來運作時，這樣發展出來的關係，類似是一種指導式的合作諮詢模式，專門人員的助手便是一例。

# 捌、增進類化

　　類化是討論語言介入時，一個相當重要的議題，它的特色確實很值得注意。類化是一個成功介入策略的指標，並且被視為一種最好的方法，它也為語言治療師驗證他們所執行的計畫所帶來的幫助。前面提過，經驗豐富的治療師會以類化的思考方向來發展出語言介入計畫，而非只是一味地「訓練和希望」（Hughes, 1985, p.1），然後類化就會出現。如果沒有產生類化，語言治療計畫就會永無休止，因為治療師必須對每一個可能的目標都進行訓練。

　　**類化**一般被解釋為在非訓練的情境中，能把已訓練過的反應運用得當。它證實孩子確實在介入中學到了某些東西，而且可以移轉到治療情境之外。但是，「某些東西」並不會一直是治療師想要的！許多與類化相關的計畫，最後都成了學習理論的典型，而其歷史根源便是行為理論。因此，不論對象是父母、老師、同儕、手足或語言治療師，孩子在語言交流中的參與，常被視為是對大範圍的世界所呈現的刺激產生的反應。

## 一、類化形態

　　類化有兩種基本形態：刺激類化與反應類化，也有兩種都出現的可能性。**刺激類化**是指將已經訓練過的反應使用於：(1)新情境（例如，將家庭情境中所介入的內容表現於學校情境，或在遊戲場表現出教室情境的介入內容）；(2)新對象（例如，老師，但介入提供者是語言治療師；同學，而介入者為老師，或新學期出現的新老師）；(3)新題材（例如，孩子對治療師所使用的圖片產生反應，但先前的介入只使用實物的刺激；或是先前的介入是以連環圖片來教導敘述的技巧，而現在這些技巧也能在觀看錄影帶時出現）。在案例中，孩子能將不同情境中習得的，呈現在語言目標的運作上。

　　**反應類化**是指，學習已經可以跨越語言複雜性的層級，或者說已經擴展到未經訓練，但複雜性是同一等級的例子。例如，假使語言的設定目標是句

┃ **表 6.5　刺激類化與反應類化之間的差異之案例**

**情節：**五歲孩童，在學校接受兩週一次的語言介入課程，治療師使用圖片與動作的
註解，來幫助孩子學習動詞的過去式。孩子一進家門，大聲說：「媽，我和
喬治走路（walk*ed*）回家。」

| 刺激類化 | 反應類化 |
|---|---|
| 使用於： | 使用在不同的語言複雜層級 |
| 新對象（媽媽） | （句子，而非單一字或詞） |
| 或 | 或 |
| 新情境（家中） | 將未經訓練的例子用在相同的 |
| 或 | 語言複雜層級（未曾教過 "walked"） |
| 新題材（自然產生） | |

子的層級，而孩子所呈現的產物（或理解）卻是目標當中的正文（例如，敘
述或是註解的段落），如此，反應類化便達成了。同樣的，先前的治療中曾
提供要求形式的訓練，但孩子卻在與治療師的自然互動中，運用了目前治療
中未特別設定的要求形式，反應類化也就產生了。如果這個要求形式也在教
室中與老師進行會話時產生，那也就是反應類化和刺激類化都產生了，亦即，
新的反應形態產生了（反應類化），而且應用於新的對象（刺激類化）。表
6.5 列出了刺激類化與反應類化之間的差異。

## 二、為什麼類化的教學會失敗

　　當類化並沒有產生時，有幾個可能的解釋。治療師透過教學來提升類化
能力的經歷過程，並不意味著這個過程可以落實地轉移到孩子的身上。以一
位有能力的成年語言使用者所立下的完美的連結、合邏輯、有規則的過程，
當接受的對象是一位語言異常的幼童時，可能就不再是那麼合乎邏輯了。

　　在反應類化的案例中，我們真正希望能傳達給孩子的是，把我們所教導
的一般規則應用到複合的情境中。我們利用一些有可能性的範例來教他們，
但願這些都是良好且具有代表性的範例。有時候，我們利用一些例子來教導
目標的規則，這被稱為「深度訓練」（Elbert & Gierut, 1985）。對部分孩子

來說，他們並無法瞭解有些例子之間存在的共通性，所以，有些個案的類化無法產生，深度訓練也就有困難了。

有時候，我們可能使用太多的範例，使得孩子失去了規則。使用大量的範例就是Elbert和Gierut（1985）所稱的「廣度訓練」。以類化的角度來看，廣度訓練對於正處在某種語言情境中的孩子來說，可能會是個問題。語言治療師必須努力找出「剛好」的混合體，這樣才不至於因為太多的範例而造成孩子的負擔，或是因為太少的範例而削弱他們找出適用規則的能力。有時候，範例太過拙劣或不具代表性，也可能是類化失敗的另一個原因。

有些經過驗證的資料顯示，治療師在進行上列範例的選擇上是需要一些協助的。Elbert、Powell和Swartzlander（1991）指出，產生類化所需的範例，對於他們十九個語言缺陷的個案，各具有不同的重要意義。其中大部分59%需要三個範例，但 14%的孩子則需要十個範例，方能達到研究者所設定的類化標準。原因可能是，語言缺陷的孩子對語言符號的操作有困難，而對一般形態的詞及句子就更加困難了。這樣一來，就必須以標準（普通）的方式來教導他們，而不是使用大量的範例。

## 三、反應組合

另一個解釋類化失敗的可能性，是對於所教的範圍是否為合適的「反應組合」並無所知。語言規則的擴展才是期待中理想的**反應組合**。

例如，少數的語言治療師會藉著-ing 現在進行式的教學，期待個案能類化到正確地唸出主詞與受詞，像 "he" 與 "him"。但這兩個目標看來根本是毫不相關的，二者之間的類化顯然也是不可能的。另外，教導關於字首/s/的發音，卻測驗是否能類化到字尾/s/，這看來似乎是合理而且也是可期待的，假如後來竟然也類化了字尾的/s/，這對個案來說，字首/s/與字尾/s/便是相同的反應組合了；若不是，那我們至少可以結論說，小孩無法從這裡看出二者之間的連結或類化的相關性。

討論反應組合是相當重要的，因為它可能變成對類化的要求過了頭，並且根本是在類化不可能之處要求類化。語言治療師必須先瞭解孩子的想法，

並且在合理的範圍內要求類化。語言障礙孩子已經經歷過太多的失敗，通常他們的失敗有時可以追溯到治療師本身的計畫錯誤；更特別的是，孩子類化的失敗，也可能是對類化不合理的期待所導致的。舉例，在介入中所使用的範例，可能對規則、原理、指導的架構並不具代表性；使用過多或過少的範例；在介入的第一場所給予類化的學習時間並不足夠。

## 四、類化的計畫

如同本章所陳述的，語言治療師在介入的一開始就應該計畫類化的階段。某種程度的類化及合適背景的治療可以引進以教室為基礎的介入行動中，在合適的情境中，頻繁地使用語言潛能上的新能力，更容易讓它類化到教室情境中，而無需治療師的呈現。不論治療師是否在場，都應該提供孩子運用新語言能力的機會。語言治療師若要鼓勵類化，就會巧妙地利用重點時間，針對當時的相關特質，給予孩子合適的指導。

在 Hughes（1985）的著作《語言治療與類化》（*Language Treatment and Generalization*）中，包含了許多針對類化計畫的省思與啟發思考的建議。作者提出兩組建議：一是把介入營造得更像自然環境（p.157），另一則是把自然環境營造得更像是介入（p.158）。在每一個案例中，治療師給個案一個更寬廣的空間去運用他的新語言技巧。例如，Hughes建議語言治療師應該在介入中，嘗試著把精心設計的因果關係轉移到更自然的活動、日常生活或隨機的因果關係中；他並且建議個案的照護者也可以把這些治療師在介入情境當中所使用的提示，運用到孩子的家庭生活中。

相關的最後一點建議是，若聽到年幼又不順從的孩子對忙碌的父母說：「我不想和你這麼做，我只和治療師（名字）這樣做。」如果這樣的話，這顯示出孩子能依背景，將語言功能歸類，認為特定的語言只應在特定的背景中出現。假如孩子知道「這樣」的話，那麼我們就應該去培養它，並且花時間呈現和先前不同的例子。

語言治療師也應該認清，有些目標因內在及功能性質的不同，是比較容易類化的，這些比較簡單的類化目標應該在介入時被優先考慮，因為它們可

以幫助孩子瞭解到類化的要素。試比較，呈現出所要求的架構產物目標（例如，我可以拿嗎？）相對於更高程度的形容詞形式〔例如，fluffiest（最鬆軟的）〕。製造不同的要求形式，可以讓孩子具體地依照意願提出要求（例如，你說什麼？你知道馬克在哪裡嗎？）。要求形式常會出現在進行的會話中或是當下的情境裡。而另一方面，瞭解如何形成更高級的形容詞卻是較不具功能性的，以要求形式來看，它們既不普遍，對溝通而言，也是不重要的。

最後，當孩子領會到介入架構中的特定語言目標時，如果治療師能系統性地調整教學情境，這對類化是有幫助的。Hughes（1985）把這稱為「鬆散式教學」（teaching loosely）（p.160）。這種介入方式就是治療師在運作中加進了一些變化。這或許也意味著有另一個人，或許是父母，開始參與介入了。當孩子在教學中開始有了回饋，會使得介入更接近治療室之外的生活，這時候相當需要給予架構完整的句子輕推一把。不管治療師如何放鬆介入的腳步，結果應該是一致的：介入更貼近介入之外的情境了。

## 五、類化的結語

對於提升類化的基本建議，不管類化的執行場所是教室內或外，是教師與治療師合作諮詢或治療師直接提供服務，都是適用的。提升類化的變數（例如，類化的情境、提供者、目標）會因介入的原始設計，而對不同的個案產生不同的效果。不管介入的大綱為何，都必須在介入的最早階段便開始增進類化。

## 玖、對未來提出一些激發思考的問題

當我們考慮為孩子提供介入時，接著就會有至少兩個重要的待答問題：第一，我們專業人員預估語言學習效果的能力；第二，治療效能的議題。這也就是說，我們必須能夠預估那些經驗了語言問題的孩子，有關他們早期的行為基礎、將會遇到什麼困難，以及對這些問題影響最大的又是什麼。這些

與我們後續對每一個個案進行最有效能的計畫時是有關係的。

上述的兩個議題可以幫助我們提升預測的能力，以及協助我們對介入所能帶來的效能做基本的假設。在可預測的問題方面，例如，可預料可用的信度及效度的測驗工具，以評量孩子早期的語言、社交、動作、行為，以及這些表現與正常發展期望值之間的相關訊息。至於效能的問題也有一些基本的假設。為了選擇有效的介入計畫，初步的研究都先確定每個選項都是有效的，另外的研究就必須去判斷，根據孩子語言學習的優弱勢資料分析，哪些介入計畫最適合孩子。

回答了這些問題，可以讓我們成為可信的預測者，而且能對個案提供最有效的介入。但是事實上，這可能得花上幾年的時間才能一一給予合理的答覆。然而，這並不是奢求，相反的，如果我們仍想對我們的個案提供最好的服務，這就是必須做的了。

## 摘　要

本章主要在描述語言介入策略的發展中，語言治療師所扮演的角色，重要的是去瞭解治療師做決策時所面臨的挑戰、可供選擇的選項，以及選擇的合理性。在提供治療師個案人口統計時，我們也瞭解到另一個重要性，那就是文化的差異性對治療選擇所帶來的影響。

更進一步，瞭解不同理論所帶來的語言學習效果，讓治療師更重視自己在語言進展過程中所扮演的角色。特別是，許多語言治療師把自己的視野從語言的「訓練者」轉變為語言的「提升者」。這種轉變可以從孩子成為語言發展過程中的主動參與者，並且被包含在具有成長力的語言學習系統中，直接得到證實。

語言介入可以在許多不同的背景中達成。語言治療師應該從每個個案的進展中，瞭解不同服務模式所能帶來的效益及劣勢為何。此外，也要思考班級教師與父母在成功的語言介入中所扮演的角色。把語言介入視為只是語言治療師自己的職責，這種想法已是相當罕見的了。

　　最後，類化的概念是發展適當語言介入進程的重要基礎。因為語言是可以類化的，我們可以假設，從眾多可能的目標範例中謹慎選出的子集合，可以被有效地用以教導出更適用而全面性的規則。要使語言介入有效的運作，從介入的開端，語言治療師就必須密切注意孩子在學習中的類化情況。在一開始就針對類化的課題對症下藥，可以讓語言治療師在提升語言障礙兒童能力上，有更大的勝算。

## 研讀問題

1. 在為兒童及其家庭發展成功的語言介入計畫，家長及班級教師如何發揮必要的功能。

2. 假設語言治療師有權決定他們手中的個案，何者適用何種服務模式。請描述抽離、教室基礎或合作諮詢服務模式的優缺點。

3. 如果類化是任何一種語言介入計畫成功的必備條件，語言治療師應該在一開始便把它納為計畫的一部分。請列出觀測語言障礙兒童提升類化的五個普遍策略，包含孩子的年齡、特定的目標，及接受語言介入的服務模式。

4. 你正在為一位文化背景與你相異的孩子擬定一個語言介入計畫，在發展出一個合適的計畫前，你希望獲得什麼樣有幫助的資訊呢？從診斷的治療敘述中，你可以得到哪些有助於你調整介入計畫的訊息？

5. 從一位有語言需要的孩子的服務評估中，你可以蒐集到什麼性質的資訊，來幫助你為這孩子發展一個適當的首次介入計畫呢？

# 建議閱讀
## Suggested Reading

　　很幸運的，對我們這些從事語言治療的工作者而言，幼童的語言治療相關文獻如雨後春筍般的出現，具有非常高價值的參考資料持續湧現。以下所列是本人認為非常有價值的參考資料。

Fortunately for those of us who practice in the area of speech-language pathology, the literature pertinent to the planning of language intervention with young children is a burgeoning one, with excellent new sources of information available almost continually. What follows is a listing of what I believe to be some of the best sources of information currently available.

Fey, M. (1986). *Language intervention with young children.* Boston: Allyn & Bacon.

Fey, M., Windsor, J., & Warren, S. (Eds.), (1995). *Language intervention: Preschool through the elementary years.* Baltimore: Paul H. Brookes.

Leonard, L. (1998). *Children with specific language impairment.* Cambridge, MA: MIT Press.

Lynch, E., & Hanson, M. (1998). (Eds.), *Developing cross-cultural competence: A guide for working with young children and their families.* Baltimore: Paul H. Brookes.

MacDonald, J., & Carroll, J. (1992). Communicating with young children: An ecological model for clinicians, parents, and collaborative professionals. *American Journal of Speech-Language Pathology, 1*(4), 39–48.

van Kleeck, A. (1994). Potential cultural bias in training parents as conversational partners with their children who have delays in language development. *American Journal of Speech-Language Pathology, 3,* 67–78.

# 參考文獻 Reference

American Speech and Hearing Association (1983). Social dialects: A position paper. *ASHA, 25*(1), 23–24.

American Speech and Hearing Association (1985). Clinical management of communicatively handicapped minority language populations. *ASHA, 27*, 29–32.

American Speech-Language-Hearing Association (2000a). *IDEA and your caseload: A template for eligibility and dismissal criteria for students ages 3 to 21.* Rockville, MD: ASHA Action Center.

American Speech-Language-Hearing Association (2000b). *Prevalence of communication disorders in the United States.* Rockville, MD: ASHA Science and Research Department.

Aram, D., Ekelman, B., & Nation, J. (1984). Preschoolers with language disorders: 10 years later. *Journal of Speech and Hearing Research, 27*, 232–244.

Bain, B., & Olswang, L. (1995). Examining readiness for learning two-word utterances by children with specific expressive language impairment: Dynamic assessment validation. *American Journal of Speech-Language Pathology, 4*(1), 81–91.

Battle, D. (1998). Communication disorders in a multicultural society. In D. Battle (Ed.), *Communication disorders in multicultural populations* (2d ed.) (pp. 3–29). Boston: Butterworth-Heinemann.

Bedore, L., & Leonard, L. (1995). Prosodic and syntactic bootstrapping and their clinical applications: A tutorial. *American Journal of Speech-Language Pathology, 4*(1), 66–72.

Bricker, D. (1986). An analysis of early intervention programs: Attendant issues and future directions. In R. Morris and B. Blatt (Eds.), *Special education: Research and trends* (pp. 28–65). New York: Pergamon.

Bruner, J. (1985). Vygotsky: A historical and conceptual perspective. In J. Wertsch (Ed.), *Culture, communication, and cognition: Vygotskian perspectives.* Cambridge, UK: Cambridge University Press.

Brush, E. (1987, November). Public school language, speech and hearing services in the 1990's. Paper presented to the annual convention of the American Speech-Language-Hearing Association, New Orleans.

Camarata, S. (1995). A rationale for naturalistic speech intelligibility intervention. In M. Fey, J. Windsor, & S. Warren (Eds.), *Language intervention: Preschool through the elementary years* (pp. 63–84). Baltimore: Paul H. Brookes.

Camarata, S., Nelson, K., & Camarata, M. (1994). Comparison of conversational-recasting and imitative procedures for training grammatical structures in children with specific language impairment. *Journal of Speech and Hearing Research, 37*, 1414–1423.

Catts, H., & Kamhi, A. (Eds.). (1998). *Language and reading disabilities.* Boston: Allyn & Bacon.

Cleave, P., & Fey, M. (1997). Two approaches to the facilitation of grammar in children with language impairment: Rationale and description. *American Journal of Speech-Language Pathology, 6*(1), 22–32.

Cole, L. (1989). E pluribus pluribus: Multicultural imperatives and the 1990s and beyond. *ASHA, 31*, 65–70.

Connell, P. (1982). On training language rules. *Language, Speech and Hearing Services in Schools, 13*, 231–248.

Craig, H. (1993). Clinical forum: Language and social skills in the school-age population, social skills of children with specific language impairment: Peer relationships. *Language, Speech, and Hearing Services in Schools, 24*, 206–215.

Craig, H., & Washington, J. (1993). Access behaviors of children with specific language impairment. *Journal of Speech and Hearing Research, 36*, 311–321.

Crais, E. (1991). *A practical guide to embedding family-centered content into existing speech language pathology course work.* Chapel Hill, NC: Carolina Institute for Research in Infant Personnel Preparation.

Cross, T. (1978). Mothers' speech adjustments: The contribution of selected child listener variables. In C. Snow & C. Ferguson (Eds.), *Talking to children: Language input and acquisition.* Cambridge, UK: Cambridge University Press.

Damico, J., & Damico, S. (1993). Language and social skills from a diversity perspective: Considerations for the speech-language pathologist. *Language, Speech, and Hearing Services in Schools, 24*, 236–243.

Elbert, M., & Gierut, J. (1985). *Handbook of clinical phonology.* San Diego, CA: College-Hill.

Elbert, M., Powell, T., & Swartzlander, P. (1991). Toward a technology of generalization. How many exemplars are sufficient? *Journal of Speech and Hearing Research, 34*(1), 81–87.

Ellis Weismer, S. (1988). Specific language learning problems. In D. Yoder & R. Kent (Eds.), *Decision making in speech-language pathology.* Toronto: B. C. Decker.

Ellis Weismer, S., Murray-Branch, J., & Miller, J. (1994). A prospective longitudinal study of language development in late talkers. *Journal of Speech and Hearing Research, 37*, 852–867.

Ensher, G. (1989). The first three years: Special education perspectives on assessment and intervention. *Topics in Language Disorders, 10*(1), 80–90.

Farber, J., Denenberg, M., Klyman, S., & Lachman, P. (1992). Language resource room level of service: An urban school district approach to integrative treatment. *Language, Speech, & Hearing Services in Schools, 23*, 293–299.

Fey, M. (1986). *Language intervention with young children.* Boston: Allyn & Bacon.

Fey, M. (1988). Dismissal criteria for the language-impaired child. In D. Yoder & R. Kent (Eds.), *Decision making in speech-language pathology.* Toronto: B. C. Decker.

Fey, M., Catts, H., & Larrivee, L. (1995). Preparing preschoolers for the academic and social challenges of school. In M. Fey, J. Windsor, & S. Warren (Eds.), *Language intervention: Preschool through the elementary years* (pp. 3–34). Baltimore: Paul H. Brookes.

Fey, M., Cleave, P., Long, S., & Hughes, D. (1993). Two approaches to the facilitation of grammar in children with language impairment: An experimental evaluation. *Journal of Speech and Hearing Research, 57*, 594–607.

Fey, M., Cleave, P., Ravida, A., Long, S., Dejmal, A., & Easton, D. (1994). Effects of grammar facilitation on the phonological performance of children with speech and language impairments. *Journal of Speech and Hearing Research, 30*(4), 363–370.

Fey, M. Krulik, T., Loeb, D., & Proctor-Williams, K. (1999). Sentence recast use by parents of children with typical language and children with specific language impairment. *American Journal of Speech-Language Pathology, 8*(3), 273–286.

Frasinelli, L., Superior, K., & Meyers, J. (1983). A consultation model for speech and language intervention. *ASHA, 25*(11), 25–30.

Fujiki, M., & Brinton, B. (1984). Supplementing language therapy: Working with the classroom teacher. *Language, Speech and Hearing Services in Schools, 15*, 98–109.

Gillam, R. (1999). Computer-assisted language intervention using Fast ForWord: Theoretical and empirical considerations for clinical decision making. *Language, Speech, and Hearing Services in Schools, 30*(4), 363–370.

Girolametto, L. Tannock, R., & Siegel, L. (1993). Consumer-merited evaluation of interactive language intervention. *American Journal of Speech-Language Pathology, 2*, 41–51.

Goldberg, S. (1993). *Clinical intervention: A philosophy and methodology for clinical practice.* New York: Macmillan.

Goldstein, B. (2000). *Cultural and linguistic diversity resource guide for speech-language pathologists.* San Diego, CA: Singular/Thomson Learning.

Goldstein, H., English, K., Shafer, K., & Kaczmarek, L. (1997). Interaction among preschoolers without disabilities: Effects of across-the-day peer intervention. *Journal of Speech, Language, and Hearing Research, 40*(1), 33–48.

Guralnick, M. & Paul-Brown, D. (1977). The nature of verbal interactions among handicapped and non-handicapped preschool children. *Child Development, 48*, 254–260.

Hadley, P., & Schuele, M. (1998). Facilitating peer interaction: Socially relevant objectives for preschool language intervention. *American Journal of Speech-Language Pathology, 7*(4), 25–36.

Hall, P., & Tomblin, J. (1978). A follow-up study of children with articulation and language disorders. *Journal of Speech and Hearing Disorders, 43*, 227–241.

Hanson, M. (1998). Ethnic, cultural, and language diversity in intervention settings. In E. Lynch & M. Hanson (Eds.), *Developing cross cultural competence: A guide for working with young children and their families* (2d ed.) (pp. 3–22). Baltimore: Paul H. Brookes.

Hegde, M. (1993). *Treatment procedures in communicative disorders* (2d ed.). San Diego, CA: College-Hill.

Hughes, D. (1985). *Language treatment and generalization: A clinician's handbook.* San Diego, CA: College-Hill.

Janota, J. (1999). *ASHA omnibus survey.* Rockville, MD: American Speech-Language-Hearing Association.

Jenkins, J., & Heinen, A. (1989). Students' preferences for service delivery: Pull-out, in-class, or integrated models. *Exceptional Children, 55*(6), 516–523.

Johnston, J. (1983). What is language intervention? The role of theory. In J. Miller, D. Yoder, & R. Schiefelbusch (Eds.), *Contemporary issues in language intervention* (ASHA Reports No. 12). Rockville, MD: American Speech-Language-Hearing Association.

Kelly, D. (1998). A clinical synthesis of the "late talker" literature: Implications for service delivery. *Language, Speech, and Hearing Services in Schools, 29*(2), 76–84.

King, R., Jones, C., & Lasky, E. (1982). In retrospect: A fifteen-year follow-up report of speech-language disorders in children. *Language, Speech and Hearing Services in Schools, 13*, 24–32.

Kirchner, D. (1991). Using verbal scaffolding to facilitate conversational participation and language acquisition in children with developmental disorders. *Journal of Childhood Communicative Disorders, 14*, 81–98.

Klein, M., & Briggs, M. (1987). Facilitating mother–infant communicative interaction in mothers of high-risk infants. *Journal of Childhood Communicative Disorders, 14*, 81–98.

Leonard, L. (1975). Modeling as a clinical procedure in language training. *Language, Speech, and Hearing Services in Schools, 6*, 72–85.

Leonard, L. (1981). Facilitating linguistic skills in children with specific language impairment: A review. *Applied Psycholinguistics, 2*, 89–118.

Leonard, L. (1983). Discussion: Part II: Defining the boundaries of language disorders in children. In J. Miller, D. Yoder, & R. Schiefelbusch (Eds.), *Contemporary issues in language intervention* (ASHA Reports No. 12). Rockville, MD: American Speech-Language-Hearing Association.

Leonard, L. (1991). New trends in the study of early language acquisition. *American Speech-Language-Hearing Association*.

Leonard, L. (1998). *Children with specific language impairment*. Cambridge, MA: MIT Press.

Long, S., & Olswang, L. (1996). Readiness and patterns of growth in children with SELI. *American Journal of Speech-Language Pathology, 5*(1), 79–85.

Lowenthal, B. (1987) Public Law 99-457: An ounce of prevention (ERIC Document 293 300).

Lynch, E. (1998). Developing cross-cultural competence. In E. Lynch & M. Hanson (Eds.), *Developing cross-cultural competence* (2d ed.) (pp. 47–89). Baltimore: Paul H. Brookes.

Lyngaas, K., Nyberg, B., Hockenga, R., & Gruenewald, L. (1983). Language intervention in the multiple contexts of the public school setting. In J. Miller, D. Yoder, & R. Schiefelbusch (Eds.), *Contemporary issues in language intervention* (ASHA Reports No. 12). Rockville, MD: American Speech-Language-Hearing Association.

MacDonald, J., & Carroll, J. (1992a).Communicating with young children: An ecological model for clinicians, parents and collaborative professionals. *American Journal of Speech-Language Pathology, 1*(4), 39–48.

MacDonald, J., & Carroll, J. (1992b). A social partnership model for assessing early communication development: An intervention model for preconversational children. *Language, Speech, & Hearing Services in Schools, 23*, 113–124.

MacDonald, J., & Gillette, Y. (1984). Conversation engineering: A pragmatic approach to early social competence. *Seminars in Speech and Language, 5*, 171–183.

Marvin, C. (1987). Consultation services: Changing roles for SLPs. *Journal of Childhood Communication Disorders, 11*, 1–15.

Maxwell, S., & Wallach, G. (1984). The language learning disabilities connection: Symptoms of early language disability change over time. In G. Wallach & K. Butler (Eds.), *Language learning disabilities in school-age children*. Baltimore: Williams & Wilkins.

McLean, J. (1983). Historical perspectives on the content of child language programs. In J. Miller, D. Yoder, & R. Schiefelbusch (Eds.), *Contemporary issues in language intervention* (ASHA Reports No. 12). Rockville, MD: American Speech-Language-Hearing Association.

Miller, L. (1989). Classroom-based language intervention. *Language, Speech and Hearing Services in Schools, 20*, 153–169.

Nelson, C., & Blakeley, R. (1989). Clinicianship: What is it? *Seminars in Speech and Language, 10*(1), 102–112.

Nelson, K., Camarata, S., Welsh, J., Butkovsky, L., & Camarata, M. (1996). Effects of imitative and conversational recasting treatment on the acquisition of grammar in children with specific language impairment and younger language-normal children. *Journal of Speech and Hearing Research, 39*, 850–859.

Nelson, N. (1998). *Childhood language disorders in context: Infancy through adolescence* (2d ed.). Boston: Allyn & Bacon.

Newhoff, M. (1995). So many fads, so little data. *Clinical Connection, 8*(3), 1–5.

Odom, S., & McEvoy, M. (1988). Integration of young children with handicaps and normally developing children. In S. Odom & M. Karnes (Eds.), *Early intervention for infants and children with handicaps*. Baltimore: Paul H. Brookes.

Olswang, L., & Bain, B. (1985). Monitoring phoneme acquisition for making treatment withdrawal decisions. *Applied Psycholinguistics, 6*, 17–37.

Olswang, L., & Bain, B. (1991). Clinical Forum: Treatment efficacy: When to recommend intervention. *Language, Speech, and Hearing Services in Schools, 22*, 255–263.

Olswang, L., & Bain, B. (1996). Assessment information for predicting upcoming changes in language production. *Journal of Speech and Hearing Research, 39*(2), 414–423.

Olswang, L., Rodriguez, B., & Timler, G. (1998). Recommending intervention for toddlers with specific language learning difficulties: We may not have all the answers, but we know a lot. *American Journal of Speech-Language Pathology, 7*(1), 23–32.

Office of Special Education Programs (1999). *21st annual report to Congress on the implementation of the Individuals with Disabilities Education Act*. Washington, DC: U.S. Department of Education.

Paul, R. (1995). *Language disorders from infancy through adolescence: Assessment and intervention*. St. Louis: Mosby-Year Book.

Pierce, R., & McWilliams, P. (1993). Emerging literacy and children with severe speech and physical impairments (SSPI): Issues and possible intervention strategies. *Topics in Language Disorders, 1*(2), 47–57.

Pletcher, L. (1995). *Family-centered practices: A training guide*. Raleigh, NC: ARCH National Resource Center.

Prelock, P., Miller, B., & Reed, N. (1995). Collaborative partnerships in a language in the classroom program. *Language, Speech, and Hearing Services in Schools, 26*, 286–292.

Ramey, C., & Ramey, S. (1998). Early intervention and early experience. *American Psychologist, 53*, 109–120.

Ratner, N., & Bruner, J. (1978). Games, social exchange and the acquisition of language. *Journal of Child Language, 5*, 392–401.

Records, N., Tomblin, J., & Freese, P. (1992). The quality of life among young adults with histories of Specific Language Impairment. *American Journal of Speech-Language Pathology, 1*(2), 44–53.

Records, N., & Weiss, A. (1990). Clinical judgment: An overview. *Journal of Childhood Communication Disorders, 13*(2), 153–165.

Rescorla, L., & Schwartz, E. (1990). Outcome of toddlers with specific expressive language delay. *Applied Psycholinguistics, 11*, 393–407.

Rice, M. (1993). Social consequences of specific language impairment. In H. Grimm & H. Skowranek (Eds.), *Language acquisition problems and reading disorders: Aspects of diagnosis and intervention* (pp. 111–128). New York: de Gruyter.

Rice, M., Hadley, P., & Alexander, A. (1993). Social biases toward children with speech and language impairments: A correlative causal model of language limitation. *Applied Psycholinguistics, 14*, 445–471.

Rice, M., Sell, M., & Hadley, P. (1991). Social interactions of speech and language impaired children. *Journal of Speech and Hearing Research, 34*, 1299–1307.

Roberts, J., Prizant, B., & McWilliam, R. (1995). Redirects: A strategy to increase peer initiations in language intervention: Effects on communication interaction with young children. *American Journal of Speech-Language Pathology, 4*(2), 87–94.

Roseberry-McKibben, C. (1994). Assessment and intervention for children with limited English proficiency and language disorders. *American Journal of Speech-Language Pathology, 3*(3), 77–88.

Roseberry-McKibben, C., & Eicholtz, G. (1994). Serving children with limited English proficiency in the schools: A national survey. *Language, Speech, & Hearing Services in Schools, 25*, 156–164.

Rovee-Collier, C., Lipsitt, L., & Hayne, H. (Eds.). (1998). *Advances in infancy research 12*. Stamford, CT: Ablex.

Scarborough, H., & Dorbrich, W. (1990). Development of children with early language delay. *Journal of Speech and Hearing Research, 33*, 70–83.

Schuele, M., Rice, M., & Wilcox, K. (1995). Redirects: A strategy to increase peer initiations. *Journal of Speech and Hearing Research, 38*(6), 1319–1333.

Screen, R., & Anderson, N. (1994). *Multicultural perspectives in communication disorders*. San Diego, CA: Singular.

Shriberg, L., & Kwiatkowski, J. (1982). Phonological disorders II: A conceptual framework for management. *Journal of Speech and Hearing Disorders, 47*, 242–256.

Snow, C. (1986). Conversations with children. In P. Fletcher & M. Garman (Eds.), *Language acquisition* (2d ed.). New York: Cambridge University Press.

Snow, C., & Goldfield, B. (1983). Turn the page please: Situation-specific language acquisition. *Journal of Child Language, 10*, 551–569.

Snyder, L. (1980). Have we prepared the language disordered child for school? *Topics in Language Disorders, 1*(1), 29–45.

Snyder, L., Apolloni, T., & Cooke, T. (1977). Integrated settings at the early childhood level: The role of non-retarded peers. *Exceptional Children, 43*, 262–266.

Sparks, S. (1989). Assessment and intervention with at risk infants and toddlers: Guidelines for the speech-language pathologist. *Topics in Language Disorders, 10*(1), 43–56.

Stainback, S., Stainback, W., & Forest, M. (Eds.). (1989). *Educating all students in the mainstream of regular education*. Baltimore: Paul H. Brookes.

Stainback, W., & Stainback, S. (1990). *Support networks for inclusive schooling: Independent integrated education*. Baltimore: Paul H. Brookes.

Stothard, S., Snowling, M., Bishop, D., Chipchase, B., & Kaplan, C. (1998). Language impaired preschoolers: A follow-up into adolescence. *Journal of Speech, Language, and Hearing Research, 41*(2), 407–418.

Terrell, B., & Hale, J. (1992). Serving a multicultural population: Different learning styles. *American Journal of Speech-Language Pathology, 1*(2), 5–8.

Thal, D. (November, 1999). Early identification of risk for language impairment: Challenges for the profession. A seminar presented at the annual convention of the American Speech-Language-Hearing Association, San Francisco.

Tomblin, J. B., Records, N., Buckwalter, P., Zhang, X., Smith, E., & O'Brien, M. (1997). Prevalence of specific language impairment in kindergarten children. *Journal of Speech, Language, and Hearing Research, 40*, 1245–1260.

Tyler, A., & Sandoval, K. (1994). Preschoolers with phonological and language disorders: Treating different linguistic domains. *Language, Speech, and Hearing Services in Schools, 25*, 215–234.

van Kleeck, A. (1994). Potential cultural bias in training parents as conversational partners with their children who have delays in language development. *American Journal of Speech-Language Pathology, 3*, 67–78.

van Kleeck, A., Gillam, R., Hamilton, L., & McGrath, C. (1997). The relationship between middle class parents' book-sharing discussion and their preschoolers' abstract language development. *Journal of Speech, Language, and Hearing Research, 40*(6), 1261–1271.

van Kleeck, A., & Richardson, A. (1988). Language delay in the child. In N. Lass, L. McReynolds, J. Northern, & D. Yoder (Eds.), *Handbook of speech-language pathology and audiology*. Toronto: B. C. Decker.

Veale, T. (1999). Targeting temporal processing deficits through Fast ForWord©: Language therapy with a new twist. *Language, Speech, and Hearing Services in Schools, 30*(4), 353–362.

Venn, M., Wolery, M., Fleming, L., DeCesare, L., Morris, A., & Cuffs, M. (1993). Effects of teaching preschool peers to use the mand-model procedure during snack activities.

*American Journal of Speech-Language Pathology*, 2(1), 38–46.

Wallach, G., & Butler, K. (1994). Creating communication, literacy, and academic success. In G. Wallach and K. Butler (Eds.), *Language learning disabilities in school age children and adolescents: Some principles and application* (pp. 2–26). New York: Macmillan.

Warren, S., & Kaiser, A. (1988). Research in early language intervention. In S. Odom & M. Karnes (Eds.), *Early intervention for infants and children with handicaps*. Baltimore: Paul H. Brookes.

Watkins, R. (1994). Specific language impairments in children: An introduction. In R. Watkins & M. Rice (Eds.), *Specific language impairments in children* (pp. 1–15). Baltimore: Paul H. Brookes.

Weiss, A. (2001). *Preschool language disorders resource guide: Specific language impairment*. San Diego, CA: Singular/Thomson Learning.

Weiss, A., & Nakamura, M. (1992). Language-normal children in preschool classrooms for children with language impairments. *Language, Speech and Hearing Services in Schools*, 23, 64–70.

Weiss, A., Tomblin, J., & Robin, D. (1999). Language disorders. In J. Tomblin, H. Morris, & D. Spriesterbach (Eds.), *Diagnosis in speech-language pathology* (2d ed.) (pp. 129–173). San Diego, CA: Singular.

Weiss, R. (1981). INREAL intervention for language handicapped and bilingual children. *Journal of the Division of Early Childhood*, 4, 40–51.

Wilcox, M., Kouri, T., & Caswell, S. (1991). Early language intervention: A comparison of classroom and individual treatment. *American Journal of Speech-Language Pathology*, 1(1), 49–62.

Wolery, M., & Wilbers, J. (Eds.). (1994). Including children with special needs in early childhood programs. *Research Monograph of the National Association for the Education of Young Children*, 6, Washington, DC: NAEYC.

Wyatt, T. (1997). Assessment issues with multicultural populations. In D. Battle (Ed.), *Communication disorders in multicultural populations* (2d ed.) (pp. 379–425). Boston: Butterworth-Heinemann.

Yoder, D., & Kent, R. (1988). *Decision making in speech-language pathology*. Philadelphia: B. C. Decker.

Yoder, P., Spruytenburg, H., Edwards, A., & Davies, B. (1995). Effect of verbal routine contexts and expansions on gains in the mean length of utterance in children with developmental delays. *Language, Speech, and Hearing Services in Schools*, 26, 21–32.

Zigler, E., & Hall, N. (1995). Mainstreaming and the philosophy of normalization. In J. Kauffman and D. Hallahan (Eds.), *The illusion of full inclusion*. Austin, TX: Pro-Ed.

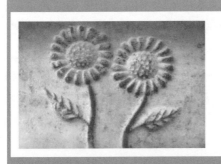
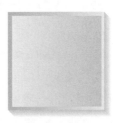
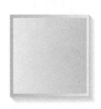

目標：當你讀完這一章，你將能夠

- 列舉並描述提供給學校人員的服務和服務遞送模式及其優點。

- 列舉並描述影響學校服務遞送的關鍵法律（障礙者教育法案和 504 條款）

- 比較並對照個別化教育計畫（IEPs）和個別化家庭服務計畫（IFSPs）。

- 瞭解並促進能完成政策的指導方針和策略。

- 描述三種適用在大策略脈絡和能由完成合作獲取利益的團隊歷程模式。

- 當與學生、父母和老師合作之後，能使用四個步驟來完成課程本位語言評量，和設定與介入等有關課程的目標。

- 描述溝通技巧對參與的重要性，及參與溝通技巧的發展對所有兒童的重要性。

# 壹、在學校環境運作的角色及優點

學校不只是這些具有溝通和語文障礙兒童的治療場所,而且還是很重要的地方,因為它們可以幫助有特殊需求的兒童發展出成為社會一分子的語言、學習和溝通技巧。

學校環境之所以有如此特殊的機會,是因為其教學及便於實施普通教育課程的特性。在學校中,語言治療師與老師才能共同合作為有障礙的兒童進行治療,並且可以集中目標在能夠使他們瞭解課程,以及表達自己意見的高階語言技巧上;語言治療師在學校系統中工作,可以擁有很多機會幫助他們建立社會互動交談的鷹架,以便於學生在現實的學術及社會脈絡中與同儕互動,而不是單純在封閉的治療室中進行模擬。這些都增加了有語言及溝通需求的兒童尋求生活改變的機會。

本章內容著重於描述這些改變的機會,以及評論溝通專家在聯邦法律和以學校為本位之下,在從嬰兒期到青少年不同年紀的學童所使用的程序。討論的問題中會有組織地配合實例加以解釋。

本章會從討論語言治療師在學校環境中所扮演的不同角色開始,如表 7.1 所示。表中使用了美國聽力語言協會(ASHA, 1999a)的分類架構,並加入了某些支持及領導的角色在其中,這些角色將在本章中有詳盡的描述與闡釋。

**表 7.1　學校本位語言治療師的角色及責任**

| |
|---|
| **介入服務團隊／兒童研究團隊成員** |
| 預防:提供在職訓練、傳播資訊;與父母和老師共同商討任何有助於兒童正常發展和避免障礙的實際作為 |
| 辨別:尋求適當的醫療安排、篩選;提供適合的介入、醫療後的追蹤,以及評估 |
| **跨領域評量／評估團隊成員** |
| 評量:完成評估計畫、使用訪談及觀察方法蒐集資料,並能從病人觀點瞭解問題:能使用有效的標準化和非標準化測驗程序來瞭解有關問題的不同面向 |

(續下頁)

評估：解釋有關兒童的體力、需求、潛力的評量資料；調用資料做出兒童是否有障礙以及障礙是否會影響其教育表現的診斷決定、對於所關心領域的回應做出初步的建議

## 個別化教育計畫團隊成員

合格性決定：與團隊成員決定是否兒童擁有足以影響教育表現的障礙，並決定適合的特殊教育方式，並在地方、州和聯邦政策的相關服務下，考慮到與障礙兒童有關的服務需求（ASHA, 1989b）

IEP ／ IFSP 發展：與團隊合作設計個別化教育計畫（IEP），或為嬰幼兒、青少年的個案以及某些州的學齡前兒童，設計符合地方、州和聯邦政府需求的個別化家庭服務計畫（IFSP）（Polmanteer & Turbiville, 2000）

待處理案件數量管理：整合兒童 IEP ／ IFSP 待處理案件數量；將服務有條理地排程，以符合 IEP ／ IFSP 的需求，並將時間留給評量、評估和其他責任使用；待處理案件過多時要支持上級；保留再評估、移轉、解除需求的解決方法

## 教育團隊成員

溝通障礙的介入：提供介入服務給 IEP ／ IFSP 計畫成員，以減少兒童的破壞性和功能性限制，或是在語言治療師其他工作領域中的障礙個案——溝通、語言（口語或寫作）、口語（構音／音韻、流暢性、嗓音／共鳴）、吞嚥（餵食）；與其他人商討、合作提供相關教育服務；計畫、管理、傳遞及評估介入服務（ASHA, 1990, 1996, in press）

溝通差異的介入：與學校老師以及其他學校成員共同合作商討，發展文化與語言不利的兒童能在課程上真正被尊重的學校環境，同時在教學方式、素材和教學活動都能適合於不同文化與語言差異的兒童；對於英語不利的學生修正教室和課程，以及幫助需要介入服務的學生主要結構、意義以及英語的用途的學習（ASHA, 1985, 1990, 1993, 1998a）

針對需要技術支援學生的介入：建議追根究柢和選擇性的溝通，以及其他的輔助性科技、電腦支援，和能幫助有溝通、口語和語言障礙的學生有更多的溝通和參與機會的教室經營；協助獲得系統、教導其他對計畫有興趣的人以及更新需要的系統（ASHA, 1998b; Crandell & Smaldino, 2000; Nelson & Soli, 2000）

諮商／商討不適合介入學生的直接服務：與學生和家長共同商討如何滿足溝通需求和提高參與；提供資訊、從他人獲取資訊、支持家庭和學生努力完成目標、提供適當的治療安排

（續下頁）

---

**IEP 團隊**

再評估：最少每三年決定在待處理案件中是否有重新評估的需求；獲得雙親的通知同意；完成再評估

轉介：幫助學生在不同點能成功的轉介——從特殊教育到普通教育；從早期治療到學齡前、小學、中學；或是從高中到大學，包括工作雇用、職業訓練、軍事、社區大學或四年制學院

解除：在決定合格性團隊會議中討論解除的標準；解釋學生可能會在教育過程某個點中被解除服務，但可能在之後需要時再度接受服務；當學生不再需要由地方、州及聯邦政策所提供的特殊教育或相關服務時決定解除

**語言治療師其他任務**

監督：監督同儕完成獎助項目、語言治療師助理（ASHA, 1996）；大學實驗課程學生和由學校同意的社區志工工作

文件與責任：提供需要且適當的文件給為學生和家庭、聯邦、州和地方機構所形成的臨床循環，以及第三機構保險人，如醫療輔助計畫

擁護和領導：與在地方、州、聯邦層級同一領域的同儕工作，設計與修正能影響溝通、口語和語言障礙兒童在學校環境服務的政策；與跨領域同儕合作完成學校改革工作，對全部學生擴大教育和參與溝通機會，並達到最大化的程度

---

● 資料來源：ASHA（1999a），經過修訂的資料。

## 貳、立法對學校服務傳送的影響

在地方、州政府以及聯邦層級實施的公共政策會影響學校之類的機構提供服務。在美國，主要影響學校服務的法律是障礙者教育法案（IDEA97; Public Law 105-17, 1997）。此法案是首先由九十四屆國會在 1975 年通過立法成為殘障者教育法案（Public Law 94-142），但並非是第一個對於在公共學校有特殊需求兒童提供服務法案。94-142 公法是根據由九十三屆國會所通過的復健法案第 504 款中的公民權利立法而來。表 7.2 表示了這些與聯邦政策相關的立法歷史。

表 **7.2** 近年與學校本位實務相關的聯邦法律

| 國會 | 年代 | 法案 | 簡要說明 |
|---|---|---|---|
| 93 屆 | 1973-1974 | Sec.504 | 1973 年復健法案認定在接受聯邦補助的單位對於障礙者不得有所歧視。 |
| 94 屆 | 1975-1977 | P.L.94-142 | 身心障礙者教育法案是第一個為個別化教育計畫建立自由且適當的公共教育需求的立法。 |
| 99 屆 | 1985-1986 | P.L.99-457 | 殘障教育法案在 1986 年的修正案加入了必須服務嬰孩與幼童的部分。 |
| 100 屆 | 1987-1988 | P.L.100-407 | 美國殘障法案提供的相關技術協助定義了輔助性科技必須包含服務和設備。 |
| 101 屆 | 1989-1990 | P.L.101-336 | 美國殘障法案（ADA）擴大了復健法案 504 條款規範的範圍，要求機構必須做適當的調整來雇用合格的人或是保留位置給擁有障礙的人，更新學校結構來符合特殊障礙人士的需求。 |
| | | P.L.101-476 | 變更了殘障教育法案的名稱成為障礙者教育法案（IDEA）；加入自閉症和創傷性腦傷分類以及轉介服務。 |
| 102 屆 | 1991-1992 | P.L.102-119 | 加入輔助性裝備到障礙者教育法案、提出三到五歲兒童可以加入個別化家庭服務計畫和個別化教育計畫。 |
| 105 屆 | 1996-1997 | P.L.105-17 | 針對障礙者教育法案提出主要修正案並重新啟動新規範；嬰兒和幼兒服務（分類 H）變成分類 C。 |

　　立法第三部分是 1988 年障礙者技術服務法案（P.L.100-407，1994 年修正），也會影響在學校環境中服務的遞送，但其影響較前二者小。大家所熟悉的科技法案所定義的輔助性科技為：「任何用來提升、維持或提高障礙者功能性能力的設備或產品系統，不管它是從書架上獲得、修正或是個人化。」〔第 33 章第 1401 款（25 項）〕這項法案及其修正案提供州政府有利的誘因，發展能提供科技輔助服務給所有年紀障礙者的顧客反應計畫。它的規範提供了想要申請和花費在此計畫下的聯邦經費補助，將重點放在提供兒童和年輕人服務的計畫上。

雖然常常被認為是法律影響成人行為，1990 年通過的美國殘障法案
（Americans with Disabilities Act, ADA; P.L.101-336）也會影響學校服務的
傳送。美國殘障法案擴大了 504 條款的範圍，使機構透過合理的改變來維持
便利性，特別是新的或更新後的結構（包括學校）需要符合障礙者的特殊需
求。這不只包括確保輪椅者生理上便利的責任，也包括在教室中確保適當的
聽力品質，以便於擁有聽力、語言和學習障礙的兒童能夠獲得適當的教學語
言（Sieben, Gold, Sieben, & Ermann, 2000; Sorkin, 2000; Smaldino &
Crandell, 2000）。

## 一、1973 年復健法案的 504 條款

504 條款是這系列重要立法中第一個規定那些接受聯邦政府補助機構（包
括公立小學、中學及大學院校）不得區隔或拒絕障礙方面的補助。也因此，
公立學校無法再以兒童是殘障的理由拒絕其入學的要求。其後 1975 年 94-142
公法的內容則建立了服務提供的規範與期待，並在 1979 年成為遍及美國的命
令。這些法律和規範從 1997 年障礙者教育法案之後會定期修訂，而 504 條款
則繼續影響學校服務提供的部分。但 504 條款不同於障礙者教育法案，是沒
有任何經費可以補助這些學校服務的。

不符合障礙者教育法案規範下特殊教育服務的兒童，可能會有影響其主
要生活的生理或心理的缺陷，比如說，注意力缺陷過動障礙，這些都符合 504
條款計畫的規定。這些計畫是透過合理地修正教學方式以符合個體需求的設
計進行。因此，504 條款的評估必須依照以下的程序確實完成：(1)確認其使用
的目的；(2)由受過訓練的專業人員進行；(3)適度修正以符合特殊的教育需求；
(4)當測驗使用不好的感覺、手寫或口語技巧施測時，必須選擇性地確保測驗
結果是準確反應學生的性向或成就，而不是反應學生的缺陷。這些與障礙者
教育法案下的個體評估需求是類似的。

## 二、障礙者教育法案

　　類似程序的應得權利也在障礙者教育法案下獲得保障。從其最原始的條文 94-142 公法來看，障礙者教育法案的主要目的，都是在確保所有障礙的兒童能夠在最少限制的環境（LRE）下，獲得**免費且適當的公立教育**（free appropriate public education, FAPE）。

　　障礙者教育法案有四個主要部分：A **部分**包括定義和一般規定；B **部分**說明了給學齡前和學齡兒童的服務如何進行；C **部分**說明了提供給嬰兒、幼兒及其家庭的服務；D **部分**包括了提供給有助於障礙兒童教育品質的支持性研究、個人訓練、技術支援和資訊傳播等服務。本章節擬將學校服務傳送的角色和責任（摘要說明如表 7.1）放到障礙者教育法案的規則和規範內容中，大部分則會落在 B 和 C 部分。

### 定義

　　在 A 部分〔Sec.602 (8)〕中，障礙者教育法案將「免費且適當的公立教育」定義為「特殊教育及其相關服務」，內容如下：

　　⑷曾經在政府監督下由公共經費所支出但未被要求收費；
　　⒝符合州教育機關的標準；
　　⒞在州內接受適當的小學、中學及大學教育；和
　　⒟依照個別化教育計畫提供服務。

　　雖然大多數其他的服務屬於兩者皆有，語言治療師的服務究竟會是特殊教育或是相關的服務，則取決於州政府和面臨的情境而定。舉例來說，聽力服務常被認為是「相關服務」。特殊教育則被定義為：「特殊設計的教學，不需父母負擔經費和能夠符合障礙兒童的特殊需求，包含在教室、家庭、醫院和機構，以及其他環境所進行的教學。」〔Sec.602 ㉖〕**相關服務**「意味著交通和具發展性、矯正性和支持性的服務（包括語言治療、聽力服務、心理服務、職能治療）」〔Sec.602 ㉒〕。在某些個案中，語言治療究竟是教學或

是相關服務的差異，則是依兒童是否有在言語—語言損壞之外進行診斷而定。在這些個案中，雖然不同州有不同的法律規定，語言治療服務則常被認為是「相關服務」。

## 障礙者教育法案下的嬰幼兒服務

C 部分描述了政府為符合**障礙嬰幼兒**需求所提供的服務。很多州長都有指定專門的教育機構（除了健康機構外），來完成對於障礙者教育法案下的嬰幼兒和家庭所提供的 C 部分服務計畫。因此，被學校聘請的語言治療師則必須負責幫助這些有發展需求的嬰幼兒家庭，因為這些需求幾乎都包含溝通的部分（Polmanteer & Turbiville, 2000）。主導的機構也有責任主動尋求這些需要幫助的嬰幼兒家庭。任何關心兒童發展的父母都會洽詢地方學校系統，學校的語言治療師則常和醫院的語言治療師，以及提供新生兒聽力篩檢計畫的聽力師一起工作。這樣的團隊可以幫助家庭獲得適當且為兒童所提供的幫助，並且協助父母提供更多的溝通機會給需要的兒童。

**C 部分下的區別、評量和評估。** 1997 障礙者教育法案中，C 部分列出州政府必須提供低於三歲且需要早期療育的兒童相關服務，因為：

(i)兒童正在經歷發展遲緩的狀態，這些障礙是經由適當的診斷工具和程序，在認知發展、生理發展、溝通發展、社會或情緒發展，以及適應的發展等不同領域測量出來的；或

(ii)這些兒童都擁有相當機會變成發展遲緩的相關生理與心理狀態。〔Sec. 632 (5)(A)〕

決定兒童是否真的有「發展障礙」或是「既有風險」的程序和量化標準的最高層級為州政府，除了提供這些必要服務外，州政府對於是否提供服務給「正處於風險上」的嬰幼兒則擁有選擇權。在沒有提供任何早期療育的服務下，這些在C部分定義保護下「三歲以下的嬰幼兒會在具有風險的情況下，經歷發展危機」〔Sec.632(1)〕。

國家早期兒童科技服務系統（National Early Children Technical Assistance System, NECTAS）調查了美國五十個州和其他美國司法管轄權所及之地，對

於完成障礙者教育法案中 C 部分工作負有責任的人。Shackelford（2000）報告指出：

> 決定合格人口的工作對於州政府而言，都是具高度挑戰性的工作。合格的標準會直接影響到需要和接受服務的兒童、提供的服務類型，以及早期療育系統的經費。過去幾年來，許多州政府改變了它們的定義：有些州政府窄化了合格性標準，有些則擴張了標準。在障礙者教育法案保障下的早期療育方案產出後，很快的，許多州政府對於提供面臨風險的兒童服務顯得相當有興趣，但卻也擔心快速增加的合格兒童所帶來的高額經費支出，和會減少即將面臨風險兒童列入符合資格標準。部分州政府對於未符合其提供服務標準的面臨風險兒童，則會監視這些兒童的發展，當發展遲緩變得顯著時，則會提供他們早期療育服務。（p.1）

語言治療師的角色是診斷溝通發展的層級，這是必須列入考慮的五個領域之一，其他分別為認知發展、生理發展、社會或情緒發展，以及適應的發展。此年紀的兒童如果「在超過一個領域中」留有紀錄，就會被認定為發展遲緩狀態，提及這些領域並非用來否定年長兒童的認知發展，反而能夠減低年齡因素所造成的影響。部分州政府提出了量化的標準，比如與年齡常模相差 30%或是六個月的遲緩期；其他州政府則是根據低於平均數的標準差數字來決定，當在單一領域中時低於平均數 1.5（或 2）標準差；當超過兩個或以上的領域時，則採用低於 1（或 1.5）的標準差。

第 4 章曾提及對嬰幼兒評估和評量是由包含父母在內的團隊來完成的概念，因此團隊會在不同發展領域中，選擇適當的工具來實施標準化和非標準化測驗。這樣的要求是為了達成對於擁有獨特經歷和需求的嬰幼兒實施多向度測驗，以便選擇符合需求的服務〔Sec.636 (a)(1)〕。此外，團隊也必須產出以家庭為導向的資源、優先順序，和家庭關懷的評估計畫，也要選擇對於家庭提供符合嬰幼兒發展需求能力的支持和服務〔Sec.636 (a)(2)〕。團隊接著會評估這些結果，並且做出合格性判定的決定；如果不合格的話，團隊會與雙親商談如何滿足他們立即的關心，和在未來監控兒童的發展。

如果以上的過程中包含對於兒童所在的家庭環境訪問的話，計畫效果會

最卓著（Prelock, Beatson, Contompasis, & Bishop, 1999），服務提供者會在將這些家庭視爲「案主」之前，因爲訪問而將其視爲「家庭」。他們可以用如同「爲何你會帶＿＿＿到兒童尋找中心？」這類的問題，來瞭解家庭關心的程度。服務提供者應該做好準備聆聽家庭更明確的關心重點，比如說，無法在速食餐廳用餐，因爲他們的小孩會有破壞性的聲響和其他的行爲；或者需要新的保母，讓他們的小孩能有與他同年齡兒童玩樂的機會（Polmanteer & Turbiville, 2000）。這些關切的重點應該用家庭式的語言呈現，而非服務提供者所用的術語。

**使用個別化家庭服務計畫（IFSPs）來指導介入。**對於符合州政府標準的嬰幼兒而言，C 部分說明了個別化家庭服務計畫的發展，個別化家庭服務計畫將家庭定義爲服務單位而非兒童，其發展需要決定家庭服務需求類型，和在做決定過程中改變家庭的代表性。個別化家庭服務計畫內容包含以下的陳述：(1)嬰幼兒目前的發展層級；(2)家庭資源、優先順序和關切重點；(3)主要預期結果：包括「用來決定成功程度的標準、程序和時間界線，不論結果或服務的修正和改變是否爲必要」；(4)「必須用來滿足嬰幼兒及家庭獨特需求的介入服務，包含頻率、強度以及遞送服務的方法等」；(5)「能夠適當傳遞服務的自然環境，包含對於沒有提供服務自然環境的內容辯證」；(6)開始提供服務的日期以及預期持續時間；(7)家庭服務協調者的認證；(8)用來支持轉介到學齡前學校或其他教育層級的步驟，個別化家庭服務計畫必須至少每六個月修正一次（與個別化教育計畫需十二個月做修正來比較）。圖 7.1 則是個別化家庭服務計畫的範例。

於「自然環境」中提供家庭中心式服務，與使用文化敏感素材來培養嬰兒、兒童或青少年的溝通發展的家庭有關。家庭中心實務工作開始於發現和著重於一般關注的焦點，以及由家庭所發現的溝通需求，因此設定適當且有意義的目標，且運用每位與兒童有關的人來增加這些目標的進步，是很重要的，進而可以瞭解在不同脈絡中溝通功能的變遷。

當提供服務給嬰幼兒時，這樣的服務應該在「自然的環境中」提供，這些環境包括家庭、日間照顧中心，或是其他此年紀兒童能自然發展的地方。語言治療師會與家庭和其他早期療育團隊成員合作，來加強符合服務需求兒

## 個別化家庭服務計畫（IFSP）

提報日期：2-11-01　　　　　　　　　　　資料時間：2-12-01
提報者：D. Smith　　　　　　　　　　　　建立單位：公立學校

| 個案資料 | | | 社會安全號碼：#111-11-1111 | |
|---|---|---|---|---|
| 姓名：Janna Johnson | | 暱名：Janna | 出生日期：11-1-99 | 性別：女 |
| 住址：123 Main Street Any town, USA | | | 住宅電話：555-5555 | 電話(日間)：555-5554 |
| 學區：Any town Schools | 縣市：Any town | | 種族：非裔美國人 | 母語：英語 |

| 姓名 | 個案親屬 | 出生日期 | 住址 | 住宅電話 | 公司電話 |
|---|---|---|---|---|---|
| Mike Johnson | 父親 | 3-15-71 | 如上 | 如上 | 555-1212 |
| Sharika Johnson | 母親 | 8-29-71 | 如上 | 如上 | 555-1234 |
| Issac Johnson | 哥哥 | 7-13-97 | 如上 | 如上 | 無 |

若父母或照護者需要翻譯者，其語言為：

| 家庭服務單位 | | | | | |
|---|---|---|---|---|---|
| 起始日期 | 單位 | 服務人員 | 電話 | 服務者類別 | 訖月　有無單位寄出的備份 |
| 11-5-99 | 醫院健康中心 | Isabel Jones | 222-2222 | 聽力師 | x |
| 1-5-00 | 學區學校 | Diane Smith | 333-3333 | 語言治療師 | |

### 個案的優勢與需求

| 姓名：Janna Johnson | | 出生體重：7.2磅 | | 出生日期：11-1-19 | | 早產：無 |
|---|---|---|---|---|---|---|

| 領域 | 目前發展層次 | | 出生日期 | 評估形態 | 評估者 | 單位 |
|---|---|---|---|---|---|---|
| | 父母意見 | 專業人員意見 | | | | |
| 一般閱讀 | 能表達，不受拘束好小孩 | 植入內耳助聽器後，仍做語言治療與聽力服務 | 1-15-01 | 認知評估 | 發展心理學者 | 學區內的學校 |
| 聽力 | 無反應會使用動作表達 | 全聾 | 11-5-99 12-15-99 | 出生嬰兒診斷 | 聽力師 | 醫院健康中心 |
| 溝通 | 眼神接觸 | 適齡教育 | | 羅西堤幼兒量表 | 語言治療師 | 學區內的學校 |

### 兒童的資格

| 障礙教育法案C部份 | ☒是 | ☐否 | ☐不了解 | 基本條件：聽障 | 發展遲後＿＿＿＿＿＿ |
|---|---|---|---|---|---|

（續下頁）

服務計畫

| 服務聯絡人：D. Smith | | | | 服務電話：333-0300 | | | | |
|---|---|---|---|---|---|---|---|---|
| ☐期中 | ☐期初 | ☐評估 | ☐年度 | ☐銜接（進入新課程前 90 天，或三歲生日來臨的任何時間） | | | | |
| **結果** | **誰和如何** | **地點、時間和我們** | **服務日期** | | **負責單位人** | **評估** | | |
| 我們最希望發生的狀況是什麼？發生的日期，我們如何知道？ | 需何種活動或服務和誰來執行 | 什麼時候需服務、服務頻率、每次多長、個人或團體 | 開始 | 結束 | 誰負責 | 日期／評量／綜合評述 | | |
| (1)裝置內耳助聽器（3-5-01） | (1)大學附設醫院 | (1)助聽器適應訓練 | 3-15-01<br>2-17-01 | 什麼時候完成 | 私人保險與醫療 | | | |
| (2)二歲能瞭解、說的單字（至少五十字） | (2)語言治療師，語言治療 | (2)父母─嬰幼兒成長團體每週三次，每次六十分鐘；家庭服務每次二十至三十分鐘 | 1-18-00 | | 公立學校 | | | |
| (3)三歲參加家庭討論（綜合結論和發問問題） | (3)聽障諮商教師 | (3)訪問家庭每月一次，每次四十五分鐘 | 11-1-99 | 持續 | 公立學校 | | | |
| (4)四歲能正常與同儕遊戲 | (4)早療服務人員 | (4)每星期與聽障諮商人員討論家庭或臨床諮商事項 | | | 公立學校 | | | |

**圖 7.1　個別化家庭服務計畫示例**

童溝通能力的發展。舉例來說，他們會與家庭共同工作來減輕養育壓力，並幫助家庭理解家中兒童早期溝通信號，因此，他們能夠在早期關鍵時刻建構健康互惠的溝通互動模式。圖 7.1 中所呈現的個別化家庭服務計畫的焦點，放在幫助有重度聽障的兒童使用耳蝸移植和利用溝通式的互動，來增加語言學習經驗。

　　被挑選出來的個別化家庭服務計畫團隊成員應該努力讓別人舒適，以及提高家庭的參與程度。如果團隊只包括了母親、家庭服務協調者和提供服務機構代表的話，母親很有可能在一群專家當中會感到畏怯。相對的，如果有其他參與或關心過此家庭文化的人能夠加入討論的話，比如父親、兄弟姊妹、祖父母、朋友，或其他同樣擁有障礙兒童的父母，這個計畫會更為廣泛，而

且真的能切合家庭所關心與優先順序的需求（Polmanteer & Turbiville, 2000）。

在個別化家庭服務計畫和個別化教育計畫之下的服務傳送，擁有幾種不同的特徵，個別化家庭服務計畫相對會比較有彈性，是因為它是一個服務而非治療計畫，而且可以處理超越與兒童教育需求有關的議題。計畫指出，必須由多重機構負責，且能為兒童提供至少一個服務。如果家庭需要的話，家庭產出結果同樣也有說明。與個別化教育計畫相比，治療目的和目標並非個別化家庭服務計畫原有的部分，而是由在其中所提到的服務提供者所發展，並將重點放在能在個別化家庭服務計畫上得到所要的結果。

對團隊而言，以兒童為中心的結果一般而言，比以家庭為中心的結果來得容易達成，特別是當此家庭曾經是評估歷程中不被重視的邊緣部分時。當家庭中心的結果被提及時，它們就不應該被寫成是家庭要完成的工作，而是應該用家庭成員的詞彙寫出家庭所關注的重點，比如，「瓊斯太太每天都會幫潔西卡著裝，然後等校車來接她」。家庭為中心的結果雖然能夠處理較大且與特定障礙有立即關聯的家庭關注問題，但是它們也必須包括一些能傳達其關聯性的說明與主張。舉例來說，「我們想要找到另一個不用擔心屋頂漏水而能夠生活的地方」，或是「我們想要知道鎮上任何與男孩、女孩團體有關的團體，以便讓傑若米的姊妹知道他的障礙」（Polmanteer & Turbiville, 2000, p.6）。

### 服務學齡前兒童的部分

介於三至五歲年紀的兒童，可能會同時處在 C 部分的個別化家庭服務計畫或是 B 部分 619 **條款**之下的個別化教育計畫保護下，端視州立組織系統的決定。對於三到五歲年紀兒童所提供的服務，通常是有選擇性的，就如同對於嬰幼兒的處理一樣，但對於目前已有既定風險和發展遲緩的兒童則為必要的。這些提供服務給學齡前兒童的確認、評量、評估和介入程序，與判定嬰幼兒的程序是類似的。在 C 部分底下，兒童從初生到八歲前都可能被認為有「發展遲緩」（比有特定障礙好聽）。在大部分的州內要在五歲或至少在八歲之前，言語—語言障礙的學生必須符合介入服務的條件。評估的工作必須能夠被理解，而且能提供問題的解答，「下一步要做什麼？」（Warner & Nelson, 2000）

　　對於在個別化家庭服務計畫下受到照顧的學齡前兒童來說，「自然的環境」包括了家庭、兒童照顧機構、特殊教育或一般教育的幼稚園，以及啟蒙教室（Head Start classroom）。提供給個別化教育計畫下兒童服務和自然機構相同的環境，是由個別化教育計畫團隊所決定，而且是對於兒童而言最少限制的環境。對三至五歲的兒童而言，學齡前學校教室提供特別豐富的環境，供溝通、語言、遊戲和社會互動技巧工作所用。語言治療師能夠使用任何於表 7.3 所呈現的服務遞送選項，來服務學齡前兒童。

　　不論是否在個別化家庭服務計畫或個別化教育計畫下，家庭中心的工作對於學齡前和幼稚園年紀的兒童而言相當重要。Prelock 和他的同僚（1999）描述了一個針對都市家庭提供服務的跨領域團隊模式，團隊會與一位由老師提報具有有限的口語溝通、有限的遊戲基模，以及無法與同儕做社會性互動的兒童愛力卡見面；但是，愛力卡的雙親對於這樣的描述非常困惑，因為這樣的敘述並不符合愛力卡在家中所表現的樣子，他們也看到不同的小孩——能用完整句子獲取資訊和做出評論、能用語言開始與姊妹溝通，以及能和她最喜愛的玩具在房間中進行抽象式遊戲的兒童。如果團隊不能聽到愛力卡父母的意見並且拜訪他們，他們對於愛力卡長處與需求的看法就不正確了。如果在設計介入計畫時能有更多的資訊判斷，計畫會更形適當。

## 服務學齡兒童及青少年的部分

　　障礙者教育法案中 B 部分規範了提供服務給六至二十一歲的障礙兒童的條件。這條法律和其規範指導了所有從辨認到服務解除，或是轉介和適當的追蹤監視的活動。任何在 1997 年障礙者教育法案定義中列出的具有障礙的學生，都可能需要語言評估和介入服務。

　　**B 部分的辨認、評量和評估。**在兒童能享受 1997 年障礙者教育 B 部分所提供的服務之前，必須先進行「全面且個人的初始檢查」。在評估之前，提供服務的機構必須在執行之前，獲得案主兒童父母的通知同意。這表示由障礙者教育法案提供保障所傳遞的權利與過程，會用父母所理解的語言與方式進行。

於進行合格性決定的初始評估時，此多元專業領域的團隊必須：

(A)使用多樣的評估工具和策略來蒐集相關具功能性與發展性資訊，包括由父母所提供能夠幫助決定兒童是否為障礙者的資料；以及兒童個別化教育計畫的內容，包括能幫助兒童參與普通課程並有所進步的資訊；或是能協助學齡前兒童參與適當的活動。

(B)不能使用單一的程序作為決定兒童是否具有障礙身分唯一的標準，或是替兒童決定適當的教育計畫。〔Sec. 614 (b)(1)〕

**表7.3　服務遞送的選擇（從最寬鬆到最嚴格）**

---

**諮詢服務**

兒童部分：

- 認為需要能透過與父母、老師和他人共同合作的諮商來獲得滿足，和
- 不需要每週直接與語言治療師排程輔導，或
- 已經接受直接服務但也需要諮詢服務者

他們可能是下列情形的兒童：

- 面對風險的嬰幼兒以及其家庭需要有關於早期發展和如何養育方面的諮詢，或
- 需要有經驗教師的協助來決定，學生需求是否能夠透過修改平日進行程序的方式被滿足，或者是否需要正式的評估，或
- 需要教學諮詢，以便讓這些面對學齡前或是學齡兒童的教師能夠瞭解他們的特殊需要、適應，或是進行教學調整來滿足學生的需求，或
- 需要在直接處理之前或之後，於自然的脈絡中進行監控，以便觀察是否他們能夠表現出先前所學習及建立的口語、語言和溝通技巧

**以家庭或社區為主的服務**

兒童部分：

- 認為自己是需要直接服務和以家庭為單位進行諮商的嬰幼兒，或
- 認為自己是最符合家庭與社區溝通目的的兒童與青少年

他們可能是下列情形的兒童或青少年：

- 當將溝通目標放在家庭或社區機構時，其活躍的溝通需求是最有可能被滿足與推論
- 其特殊教育課程將焦點置於具有功能、以社區為中心式的互動
- 其以社區為基本的目標會在工讀或職業脈絡中發生

---

（續下頁）

## 以教室爲本位的服務

兒童部分：

- 透過與他們在一般教室中的互動，提供其口語、語言和溝通發展的需求最大的滿足，或
- 在特殊教育教室，或
- 透過整合性的服務遞送模式，包括以教室為基礎的服務，和將目標放在滿足一般課程目標的計畫

他們可能是下列情形的兒童：

- 當在家庭或社區環境時，他們的實際溝通需求最有可能被滿足與適用到外界環境，或
- 擁有嚴重障礙，但是並沒有全時段參與普通教育課程，以及在教室、學校或社會互動中，需要建立直接鷹架來支持他們的溝通行動

在教室本位的模式中，服務可能透過以下管道傳遞：

- 全體班級、小團體或個人教學時，和
- 語言治療師與教師共同分擔計畫與教學的責任的團隊教學（合作教學）
- 補救教學的進行，過程中語言治療師在課程中進行教學（如做筆記），來補足課堂中老師教學內容的不足
- 支持式教學，過程中，語言治療師會發展特殊的上課、團體或策略的教學方式，並將它應用到教室中來支持教學
- 融合式教學，語言治療師會與來自特殊教育定位具有多重或嚴重障礙的兒童一起上課，以利某些普通教育活動進行

## 抽離式服務

對兒童與青少年而言：

- 需要某些無法在課堂上輕易傳遞與學習特殊技巧的口語與語言教學，像如何清楚地發音、流暢地說話或使用健康的聲音，或學習在普通教育課堂中無法有效率且有效力學習的基本語言技巧
- 喜歡在遠離普通教育同儕的環境中接受介入服務，因為這樣的服務對於學生而言是引人注目且害羞的，或者會讓他遠離群體

抽離式服務模式中，服務會由以下方式傳送：

- 透過小團體或個人教學方式進行，和
- 當避免將他們從重要的學業和課外課程抽離時，設計在能正向處理新技巧學習（如將談話時間最大化）的多樣的排程中（每週一、二、三或更多次）
- 為介入活動的內容和脈絡，必須使用從普通教育教室中抽取的課程素材

（續下頁）

- 與其他模式進行融合
- 在回歸教室本位服務的目標下，必須盡快進行後續的監控

## 自足式教室

對兒童而言：

- 有嚴重口語語言缺陷的學齡年紀兒童，則需要在課堂的語言治療師所設計可以提供整天學習的語言教室中，學習超過一年的時間
- 協助其他需要特殊教育老師精心設計能持續一年以上超過整天課程的特殊教育教室的重度障礙者能夠參與普通教育的教室與教學，在情境中，語言治療師則能夠與特殊教育老師合作，使用以上所敘述的模式提供教室本位服務
- 擁有嚴重口語語言缺陷和（或）其他障礙，需要部分時間使用資源空間的人，但他們在其他時間須在普通教室中接受教育；或許他們會在兩種地方接受教室本位的語言治療，抑或是在某些活動中在一般教室中接受融合教育
- 需要在小學、中學階段每天接受其他語言藝術課程。其中語言治療師會提供加強性的教學指導，來幫助他們學習口語和寫作、批判思考、執行功能、語用技巧，以及學習在其他教室和當轉移到普通語言教學課堂上同樣能獲致成功的技巧（Anderson & Nelson, 1988）

## 獨立的學校或設備

對兒童而言：

- 由學校分離出來的中心導向計畫中需要特別設計的課程，如果他們沒有障礙的話則會加入計畫
- 其父母希望他們能與具有同樣特質的兒童（比如聽障）在住家附近學校就學，這樣他們才可以加入用美式手語溝通的社群，或者符合某些其他的需求
- 其行為或情感需求十分強烈；以及那些需要特別接受過訓練的看護來確保他們安全的人以及他們的同學（比如，為想擁有心智健康的兒童或青少年所推動的住家計畫，或是為觀護中的青年所推動的青年計畫）

在中心本位或住家計畫之中：

- 語言治療服務可能會使用上述任何模式進行傳遞
- 活動應該將焦點集中在語用溝通技巧以及其他口語語言需求之上，同時也應該在設計時考量到，能替即將轉介到無障礙個體情境的學生做好準備

- 資料來源：根據 Anderson & Nelson, 1998; ASHA, 1989a, 1990, 1996, 1998b, 1999a, 1999b; Beck & Dennis, 1997; Buttrill, Niizawa, Biemer, Takahashi, & Hearn, 1989; Ehren, 2000; Elksnin & Capilouto, 1994; Ferguson, 1991; Merritt & Culatta, 1998; Prelock, Beatson, Contompasis, & Bishop, 1999; Prelock, Miller, & Reed, 1995。

　　此機構也必須保證：「(A)在此條款之下，測驗以及用來評估的素材：(i)在種族或文化的基礎上沒有區辨性；(ii)除非它很難做到，否則是用兒童母語或其他溝通模式所完成和施測的。」〔Sec. 614 (b)(3)〕這表示當做出合格性決定時，兒童「在所有被懷疑具有合格性問題的領域中都被評估過」。這也表示語言治療師應該參與評估過程，因為口語語言的服務仍然有可能被加以利用。

　　要獲得障礙者教育法案下 B 部分的服務，個案必須擁有需要特殊服務的資料，並且進一步從其中教育經驗獲得益處。根據障礙者教育法案（A 部分），一般而言，「障礙兒童」的定義認為兒童是——

(i)有心智發展遲滯、聽力缺損（包括聽障）、言語或語言缺陷、視覺缺陷（包括盲人）、嚴重情緒障礙（這裡指的是情緒困擾）、顏面傷殘、自閉症、創傷性腦傷、其他健康缺陷或特殊的學習障礙；和

(ii)基於理性因素，認為需要特殊教育和其他相關服務者。〔Sec.602 (3)(A)〕

　　學校語言治療師從事鑑定工作時面臨的挑戰，在於必須找出與需要特殊幫助的學生一起工作，並使其獲得能與同儕匹敵的溝通技巧。此時，擁有口語缺陷的兒童，包括嗓音、口吃或構音是否能符合學校服務的標準的問題便會發生。根據聯邦的定義，假如這些兒童的確需要特殊教育和相關服務，學校機構必須提供相關的服務。如果學生在教育脈絡中使用口語溝通時發生困難，或是他們在透過溝通方式獲取教育上出現困境，此個案一般會被建議接受特殊服務來改善其溝通狀況。因此，他們應該符合接受言語—語言障礙服務的條件。聯邦對於規則的解釋則清楚說明，擁有學業困難或是低學業成就的學生不需要也不符合接受服務的標準（ASHA, 1999b）。

　　對於疑似有多重障礙學生的評量過程，應該會在所關心的領域中產生些許資訊。而這樣的過程則需要不同學科領域的專家一起投入才能獲致結果；另外，父母、至少一位的教學老師和學生的評估，與個別化教育計畫團隊，可能包括特殊教育老師、職能治療師、物理治療師、社會工作人員、心理學家和學校諮商員，每位都可能負責正式測驗的執行。評估的結果應該就代表此專業團隊整體評量的結論，當然也包含了父母和一般教師的努力。這樣跨

領域的團體則會在一起開會時，決定學生合格性的分類。

多重障礙的學生都有主要的合格性決定，比如說，明確的學習障礙、認知障礙、自閉症、聽力損失或聾，或是情緒／行為障礙。對這些學生而言，言語—語言障礙常只能代表第二階層的合格性分類，導致言語—語言介入服務被形容是「相關服務」，而非教學計畫。

當為嬰幼兒提供服務時，地方以及州政府教育機構決定了在1997年障礙者教育法案 B 部分下誰是障礙的標準，此決定是由個別化教育計畫團隊所完成的。正式結果的門檻標準則說明了正常人的分數與特殊參照團體分數的差距。為了更清楚說明，大部分州政府會說明用來判斷兒童合格性的年紀、受影響的現象和脈絡。當標準化測驗分數可以取得的時候，門檻標準通常說明分數應該低於平均數超過一個標準差（通常是 1.3 到 1.5，有時候會是 2）。這不單單是一個分數而已，而是標示了用來分別差距的測驗估計標準誤所指出的差別，並非所有的測驗手冊都會寫出測驗估計標準誤（standard error of measurement, SEM），但當資訊可以取得時，此存在測量差距的高分點處在被預測會下落的團體中（比一般分數），更會低於門檻以下。

在某些個案中，不一致的標準與同年紀（chronological age, CA）兒童有關；在其他個案中參考團體指的是擁有相同認知或心智年齡（mental age, MA）的兒童。心智年齡參照，或稱為「認知參照」，在評估學習障礙或是特定型語言障礙過程中，是必須使用的方法。「認知差異」標準在辨識語言障礙時，也常出現在許多州政府政策中〔根據 Casby（1992）的報告指出，約佔了三十一州〕。這些實踐工作所遭遇到的困難是，它們缺乏以研究為基礎的效度，違反了障礙者教育法案的精神，進而將所有需要特殊服務來幫助他們在普通教育環境適應的兒童做了定位，而且似乎主要扮演看門人功能，來阻止許多心智遲滯或是有低度發展認知技巧問題的兒童獲得公平的語言介入服務。研究證據則進一步挑戰了認知參照工作的有效性，包括：

- 語言測驗和認知測驗都測量相同的能力（Cole, Dale, & Mills, 1990; Francis, Fletcher, Shaywitz, Shaywitz, & Rourke, 1996）。
- 不同測驗的結合就會產生相異的結果（Cole, Dale, & Mills, 1990; Cole, Mills, & Kelley, 1994）。

- 測驗之間的關係會跨越發展的階段，所以相同的兒童可能在其中一個測驗合格，但在其他測驗卻不合格（Cole, Dale, & Mills, 1992）。
- 語言和認知測驗兩者對於語言和文化背景和測驗不同於主流族群兒童有所偏見（Battle, 1993; Taylor & Payne, 1983）。
- 與學生沒有認知差異就無法從介入服務中獲得幫助的假設相對，研究證據顯示，學齡前兒童不論有無認知缺陷，都能平等的從語言介入服務中得到協助（Cole & Harris, 1992; Fey, Long, & Cleave, 1994）。

學校本位的語言治療師扮演的其中一個角色，如表 7.1 所描述，是關於擁護和領導。當州政府修正了其合格性的標準，他們期望所扮演的認知標準看門者功能同時被廢棄。研究證據也指出，目前辨識工作較有可能分辨表達性語言問題多於接受性語言問題，而且較有可能辨識有特殊需求的男生多於女生（Zhang & Tomblin, 2000）。專家正致力於發現更有效的方法，辨識有語言介入服務需求的兒童，如此他們才能發展和從其教育經驗中學習。學校本位語言治療師有責任對於此過程有所貢獻，以便這些需要服務兒童真的能從服務中獲得協助。

**使用個別化教育計畫指導介入服務**。學生合格性分類確定後，其個別化教育計畫團隊便開始介入計畫的設計，其成員包括：

(i)障礙兒童的雙親；

(ii)至少一位教導障礙兒童的普通教育教師（如果此兒童在普通教育環境下接受教導）；

(iii)至少一位特殊教育老師，或者至少一位提供特殊教育服務的人；

(iv)一位地方教育主管機關代表，其資格必須符合以下敘述——

　　(I)能提供或監督供應符合障礙兒童需求的特殊教學設計的人；

　　(II)對於普通教育課程非常瞭解；和

　　(III)對於地方教育主管機關所能利用的資源非常瞭解；

(v)一位能夠詮釋教學應用評估結果，或許是上述透過(vi)所描述的(ii)的人；

(vi)在雙親或是教育機構方面，其他對於兒童非常瞭解或是有特殊專長的人也適合進入此團隊，包括了提供相關服務的人；和

(vii)不論是否適當，當兒童有障礙時便須加入。Sec.614 (b)(B)〕

對於有言語—語言障礙的學生來說，語言治療師可能具有多重角色——對於教育機關系統非常瞭解的教育機關代表、提供特殊服務的人，以及能夠詮釋教學應用評估結果的人。在這樣的個案中，普通教育教師和雙親仍然是團隊成員的一部分。其他的團隊更為龐大，但專家學者不應該凌駕於父母和學生之上，以征服者的姿態出現。個別化教育計畫的開會對學生而言，可能不是最佳參與計畫訂定的部分，而是取決於參與人數的多寡，但是他們必須盡快主動參與計畫過程。也就是說，個別化教育計畫目標某些點必須與學生協調，而且要用學生熟悉的語言撰寫，以建立學生對計畫的擁有性和提升介入過程的品質。

個別化教育計畫開會時，當正式介入目標被標示出來後，為了完成目標的服務型態和頻率也隨之確定。此介入的預期結果決定於是否成功地參與到普通教育課程中。對於普通教育課程的修正和適應需要小心地被標示出來，才不會在犧牲學生和同儕參與普通教育課程中獲得進步的機會，產生過度簡化的期望。再次提醒，家庭和老師加入計畫過程的重要性。個別化教育計畫必須包括：

(i)可測量年度目標的文字敘述，包括與以下描述有關的基準或短期目標——

　(I)符合由兒童障礙所啟動的需求，在一般課程中讓兒童有能力參與並獲致成就。

　(II)符合每位兒童其他由障礙所啟動的教育需求。〔Sec.614(1)(1)(A)〕

對許多有溝通困難的學生而言，這代表個別化教育計畫包含了，將目標和目的集中於將口語和寫作語言技巧與普通教育課程中所衍生的越趨複雜的溝通需求連結起來。對於有重度障礙的學生而言，這樣的作法可以幫助他們留在或是悠遊在普通教育活動中，但期望結果須經過修正。

個別化教育計畫服務遞送必須包括：

(iii)特殊教育與其相關服務、對於兒童提供的增補性協助和服務，或是兒童代表的文字敘述；對於計畫修正或由學校人員提供給某些兒童支持幫助的文字描述——

　(I)須更適當地貼近年度目標；

(Ⅱ)更積極參與普通教育課程並獲致進步來符合第壹(i)項所描述，並且參與
課外活動和其他非學術性活動；和

(Ⅲ)能被教育和參與有障礙、無障礙兒童如前段落所描述的活動。〔Sec. 614
(1)(1)(A)〕

　　學校本位計畫服務遞送的本質是，提供服務給學生獲得溝通技巧來參與
重要人生活動。描述「增補性協助和服務」需要團隊考慮協助性技術的需求
和其他的支援。

　　職能和物理治療師對於有科技輔具需求的學生而言，具有很重要的角色，
他們會將學生放在適當的位置、尋找開關的通路或掃瞄裝置。語言治療師與
家人和教師共同決定這些事情，作為參與正常教育課程所需的溝通符號程度
和溝通需求。這些蒐集來的資訊會用來決定支持學生使用社會溝通與學習需
求的物件、圖畫或符號。

　　此外，個別化教育計畫團隊必須考慮最少限制環境的需求，它說明了不
論時間是否適當，障礙兒童都必須和沒有障礙的兒童一起受教育。因此，個
別化教育計畫團隊的責任便是在符合學生個人需求條件下，幫助學生在最少
限制的環境中生存。障礙者教育法案說明了每個公共教育機構都必須保證：

(1)能做到最大範圍的適當性，不管在公私立機構或其他關懷設施中的障礙兒
童，都能和沒有障礙的兒童一起接受教育。

(2)特殊班級、獨立學校教育或其他將障礙兒童移出正常教育班級措施，只有
當在正常班級使用輔助性協助和服務都無法達到滿意效果時，才能發生。
〔Sec. (a)(1)(C)(iv)〕

　　為某位特殊學生認定「最少限制環境」的團體過程，可能從讓學生停留
在能與同儕一起學習的地方所須提供的必要協助開始討論。如果全部學生的
需求無法在機構中被滿足，則機構會選擇能獲致最大成功的更適當且更具限
制性的作法，因此，在操作上被定義為對學生最少限制的計畫。

　　將表 7.3 所描述的安置地方應用於此，抽離式治療是在學校計畫系統中最
常被使用的服務遞送模式，雖然每星期實施特定數量的抽離式治療（通常是
二十至三十分鐘一個療程），但此方法並非自動被選擇來執行的（ASHA,

1999a, 1999b）。在上表 7.3 所描述的安置地點，最少限制的計畫（表面上來說）與諮商服務有所關聯，但並不能與家庭、同儕或普通課程分開執行。接續在最少限制環境之後，則為教室本位服務，或是在沒有任何障礙存在時，就能發現障礙兒童在自然環境中的服務。抽離式服務則會進一步接續於其後執行。當處於學生所屬學校時，獨立且自給自足的教室會更加具限制性，如果自給自足的教室處於個別學校或是「核心計畫」之中，則會被視為擁有最多限制的地方（Nelson & Staskowski, 2000）。以上所敘述的任何一種最少限制服務，都會在個別化教育計畫中針對特定兒童出現。

決定多重障礙學生的最適切目標需要團隊成員彼此合作，每位成員從不同的領域中貢獻專業意見和聽取其他人觀察的結果。當共同目標撰寫完成後，所有專家都能夠有機會幫助學生成長。舉例來說，老師可以在課堂上透過語言治療模式加強溝通互動，老師可以幫助語言治療師瞭解哪一個策略對於學生更有用處，這樣就可以在介入的其他面向上進行修正。社工人員則能夠在其學習社會技巧期間著重於溝通性目標的訓練，而物理與職能治療師則能夠在治療期間增進個案的溝通能力。同一時間，語言治療師則能夠瞭解學生正努力向能增進其發展的方向前進。

當兒童為重度發展障礙時，語言治療師會服務於在早期學生學校生活或幼兒時期就建立的團隊中。特殊教育通常需要語言治療師、物理與職能治療師共同提供合作性的服務。當有另一個具爭議性的溝通系統出現時，語言治療師可能會領導團隊選擇適當的科技性輔具和教學策略（ASHA, 1991, 1998b）。

在提供文件紀錄與說明性資料的角色上，障礙者教育法案需要學校本位的語言治療師提供有關其子女在個別化教育計畫目標上的發展進度報告給雙親參考。這樣的資訊必須以父母能夠瞭解的語言撰寫，而且需要學生在普通教育課程中所展現語文技巧的質性描述，但也可以將學生進步的技巧用量化的形式來呈現，比如，學生在團體討論時評論的次數、在書寫語文中不同單字或複雜句子的數量。比較廣義的結果，如在教室中較少要求指令重複，或是在遊戲場上接觸兒童團體時增加的自信，也是很重要而需要加以記錄的。個別化教育計畫則必須最少每年修訂一次。

## 參、透過學校機構的工作而提高的機會

合作、課程本位相關和參與，是三項能證明對於有語言和溝通障礙的嬰幼兒、兒童和青少年的服務遞送成功的標記。某種程度而言，它們會在政策中出現，且必須符合個人障礙教育法案的規則與規範；但更重要的是，它們是由最好的實務工作所指揮引導的。這些將實務工作的特徵影響最大化的語言治療師和特殊教育工作者，都有很大的可能性將兒童的發展導向正面積極的方向。在學校機構的工作則更能增加他們完成這項任務的機會。

## 一、合作式的夥伴關係和團隊模式

合作是在任何機關能成功傳遞服務的關鍵（見第 3 章），特別是在學校的部分（Coufal, 1993; Ferguson, 1991; Secord & Wiig, 1990; Simon & Myrold-Gunyuz, 1990）。當個體合作的時候，他們會一起工作來達成共同的目標。合作式的夥伴關係並不會自動形成，它們是需要慢慢培育的。合作式的關係可能會存在人際之間，就像父母—專家間或是專家—專家的關係一樣；或者它們會存在於更加結構化，且能夠共同工作以解決問題的專家團隊之中（McCormick, 1990）。

良好合作式關係的關鍵，是彼此設定目標和對於跨越專家界線的諮詢採取開放的態度。合作式的諮詢定義如下：

> 一個能驅使不同專業領域的人互相定義問題，並產生創造性解答的互動過程。這樣的過程所創造的結果有別於團隊成員各自獨立創造的解答，更可以增大、改變和製造解決方案。（Idol, Paolucci-Whitcomb, & Nevin, 1986, p.1）

當團隊中的父母、專家和學生從彼此有不同的問題見解開始成為團隊時，此時合作關係會運作得最好。當語言治療師、家庭成員、教師和其他專家一

起合作時，他們會依其專業背景蒐集兒童資訊，進而建構家庭文化的圖像、價值和希望；課程的面向或對於兒童而言具有挑戰性的早期發展，以及他們的溝通需求和長處。

## 合作式目標的設定模式

目標設定模式可能被視為是**競爭的、個人的或合作的**（Johnson & Johnson, 1975）。此時，雙親和專家等被視為應該像團隊一樣工作的團體，發現他們反而著力於跨目標的工作。當這樣的情形發生時，它會幫助我們瞭解到競爭的目標模式設定正在發揮作用（Nelson, 1998）。

根據**設定競爭的目標**模式而來的是，一個部分團隊成員會認知到只有當其他人失敗時，他們才會獲致成功。這樣的模式與**個人目標設定**的模式有所差異，個人目標設定模式中，團隊成員將目標視為相對的獨立位置來做設定。這兩種模式都與更讓人喜歡的合作模式或是**合作式目標的設定**模式有所區隔。共同的目標都能在模式中建立，而且每位成員都認知到只有當你也完成其他成員的目標後，自己的目標才會達成。一旦團隊面臨困難時，也就是大家認知到彼此間不能在層級上達成共識，舉例來說，如何讓兒童維持或晉升到下一個層級，他們可以在哪時候同意且不同意設定的目標。他們之後便能將焦點轉換到可以同意的領域中，像如何幫助兒童在目前成績標準下，能夠從普通教育課程中獲得更多的成功以及獨立性。

## 團隊模式

團隊也可能在某些結構化模式中運作——**多元專業個別運作、專業間**與**跨專業**模式（如圖 7.2 所示）。有許多因素對於決定特定學生使用哪個模式的結果產生影響。一個模式不會必然比另一個模式優秀，但高度的溝通互動與合作是普遍為大家所接受與喜愛的，每個模式在某些情境中仍各有利弊。

**多元專業個別運作團隊模式**。將從各專業領域來的個體聚在一起工作，每個人都可以獨立完成評估與治療計畫，以及能不斷與其他團隊成員溝通。因為有太多承辦個案和獨立的雇用機構，某些跨領域專業團隊不得已使用個人目標設定模式運作。其他個案中，專家尚無法完全利用已存在的專業間溝

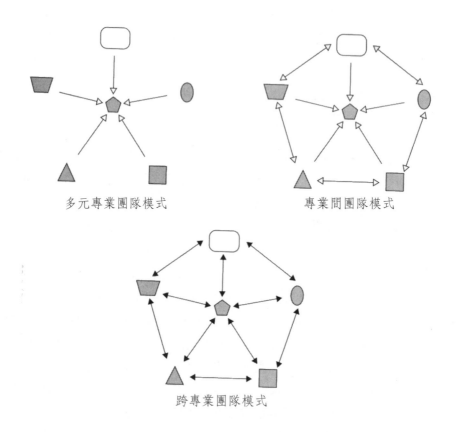

多元專業團隊模式　　　　　　　　專業間團隊模式

跨專業團隊模式

**圖 7.2　團隊互動的三種模式**

● 每個團隊都將兒童和家庭擺在中間，而從不同領域來的專家則以多邊形和暗色部分表示。

通機會。舉例而言，學校本位團隊成員可能只有短暫的溝通，然後會利用多元專業領域合作的工具——分級，來將個別的報告變成多元專業評估團隊報告。在這樣的個案中，當團隊成員第一次遇見父母時，每位成員都會分享其個別的結果和建議，很多父母會對此過程感到被解除權力和不知所措。當其中一個父母透過「你很有禮貌的聽我說話，但你從來沒有寫下來過」這句話，分享他覺得不是團隊一分子的挫折時，他小孩的個別化教育計畫團隊並沒有注意到。必須將父母視為真正的合作夥伴，在會議中不只需要他們的書面報

告，而且徵求他們的書面意見，進而利用此意見來建立其小孩的目標（Nalson, 1998）。

**專業間團隊。**在不同的面向中使用已建立的管道來增進溝通效果，有時候是由協調組織服務的個案管理員來主導。舉例來說，個別化家庭服務計畫的服務協調者（障礙者教育法案之下的 C 部分）可能會安排學校本位語言治療師拜訪擁有中度發展遲滯幼兒的家庭，然後會留下語音郵件告訴其他團隊成員初始的發現為何。這樣可以讓職能治療師和發展心理學家在其後的家庭訪問中，將其自己擁有的評估活動調整到最有效的狀況。團體其後會提出跨專業領域的結果報告和應用，進而與父母建立共同的目標，因此，專業間團隊正是一個能創造包括不同發現的整合性評估報告的團隊結構模式。

**跨專業團隊。**是能在不同面向且跨越領域分享資訊和技能活動的團隊。跨專業團隊擁有三項獨特的特徵：(1)**聯合功能**：能將績效評估和介入功能整合在一起。(2)**持續的發展**：在團隊中成員能透過彼此互惠的交流方式訓練及被訓練。(3)**角色解放**：團隊成員不只彼此分享資訊，而且會彼此協助來表現為他們自己領域專用的功能（Lyon & Lyon, 1980）。跨專業團隊成員可能需要共同工作來為學齡前兒童和幼童設計評估活動，在工作時能教導其他團隊成員瞭解各自所擁有的專業角色。在完成「活動場所評估」時，其中一個跨領域專業團隊成員必須當作與兒童互動的主體，其他成員則在需要時觀察活動，並提供建議和修正意見。評估活動之後，團隊成員被賦予能評估結果和發展獨特計畫的權力。Linder（1993）的跨專業遊戲本位評估便是依照上述的模式設計而成。

當團體的專家一起工作超過延伸的時間時，跨專業領域團隊能夠發揮最大的效能。這樣的團隊能夠發展與特定年紀兒童共同工作的專業知識（如嬰兒與幼兒）或障礙形態（如自閉症者）。活動場所評估模式也有限制存在，也就是它需要某些技巧，讓兒童能在被不同的專家保持一些距離檢查時不被嚇壞。對於專家而言，在沒有直接和兒童接觸的情況下，要獲得兒童在某些領域的長處和需求的深入知識是困難的。

## 跨越年齡的合作角色

　　學校本位的語言治療師和其他治療師一樣，在符合其專業責任時需要扮演很多角色——從預防、辨識、評估、介入和再評估的前置處理，到監督、記錄和支持。任何以上提及的角色都可能在與他人合作時達成，合作式關係不只在專業角色上有所不同，在所服務兒童的年齡層級上也不同。

　　**與嬰兒／幼兒和家庭共事的角色**。當為嬰幼兒提供家庭中心服務時，語言治療師與雙親或醫師的合作是特別重要的（Polmanteer & Turbiville, 2000; Prelock et al., 1999；見第 4 章）。舉例而言，當有唇顎裂嬰兒出生時，可能會出現許多來自新生兒專家、醫院本位的語言治療師，及學區幼兒評估團隊的轉介推薦電話（在父母的允許之下）。當醫院人員和幼兒雙親關心養育事務時，語言治療師之後會與他們一起合作解決問題（Arvedson, 2000），進而幫助家庭思考和瞭解未來外科手術的應用和可能性。一旦雙親最早的恐懼和關心被提出後，語言治療師就能和他們合作有關早期溝通的議題（Nelson, 1998）。舉例來說，當與母親一同合作改善養育裝備、位置、策略，和尋找幼兒最為機敏和滿足的時間之後，母親和語言治療師便能夠在早期溝通互動中，尋找能增加令人滿足的眼神交會和早期語言特色的機會。

　　**與學齡前兒童、家庭和教師共同工作的角色**。在學齡前階段，雙親仍然是在分辨和評估有特殊需求兒童時最重要的合作夥伴（見第 3 章），但是與學齡前學校教師合作，幫助兒童達到發展期望和完成學校準備，也是很重要的。語言治療師和學齡前學校教師、專家和輔助性專業人員共同合作，能夠增加兒童獲取語言概念和類型，並且能夠實際使用它們來表現不同的溝通功能。舉例來說，教師和語言治療師可能合作將「週概念」排入計畫，而將重點置於循環時間以及家庭計畫上。他們也可能共同合作挑選包含每位兒童語音目標的關鍵字句，之後語言治療師能夠示範給予線索提示讓兒童發出語音目標的方法，老師則著重在功能性脈絡中能使用關鍵字句的機會。

　　**與學齡兒童、家庭和老師共同工作的角色**。學齡時期不管特殊或普通教育老師，仍然是在滿足學生需求時關鍵的合作夥伴。教師則是在辨別處於普通教育課程，和用來處理問題的介入服務設計的相關語言問題時，扮演更為

重要的角色（Bashir, Conte, & Heerde, 1998; DiMeo, Merritt, & Culatta, 1998; Prelock, 2000）。

Prelock、Miller和Reed（1995）描述了在教室中一同為語言工作的合作夥伴關係，他們提到典型的合作團隊每二至三週會開會一次，花上三十到四十分鐘規畫一個二至三週的教學單元。「開始時，大部分團隊會花上三十分鐘時間規畫一節課，但當團隊在其合作互動中變成更有效率、感覺更為舒服時，每週為計畫而開會的需求就會降低」（pp.288-289）。Ebert 和 Prelock（1994）研究發現，沒有參與教室教學的教師傾向於低估了語言障礙兒童的溝通和認知能力；弔詭的是，老師是被訓練成能彼此合作「更為瞭解在學習時，會妨礙溝通的問題癥結點，並且能做出適當的調整的角色」（p.213）。

這樣的合作關係是必要的，因為可以確保課程本位教學的實踐。舉例來說，在寫作實驗方法進行時（Nelson, Van Meter, Chamberlain, & Bahr, in press），語言治療師、普通課程教師和特殊教育老師在教室中共同努力，來幫助所有學生在以電腦輔助寫作方式的脈絡下，發展口頭及書寫語言技巧。他們建立了共同的目標，教導其他人有關他們的角色和瞭解所有學生的特殊需求。這個模式可以增加教師幫助有障礙學生使用新興的溝通技巧，即使語言治療師並不在課堂中（DiMeo, Merritt, & Culatta, 1998）。

當學生從高中升到更高階層教育或工作時，其未來的成功與否，植基於他們能否將獲得的新技巧變為己有；能判斷何時、如何，以及誰可以解釋他們的障礙；能支持讓他們和同儕完全公平競爭的調整。語言治療師在與障礙兒童、學校和工作諮商者以及父母一起設計過渡時期計畫工作時，扮演很重要的合作角色。

## 促使合作的運作

要提高跨越不同領域的合作與溝通層級需要許多因素，如果成員不尊重其他人的觀點，不管他們的結構或資源如何，團隊是不可能共同工作的。有些實務上的因素也會限制合作機會的產生，最重要的因素便是大＂Ｔ＂因素——時間。

實際上來說，在早期發展階段，團隊需要時間來建立其關係和習慣，支

持性的行政者，如特殊教育主管和校長等，都能製造氣氛，而且能幫助團隊找出時間開會。當遇見幫助他們完成目標的語言治療師時，教師也更可能找出時間開會。從與彼此共同分享的學生開始對話是一個好的起點，與家長的合作關係則是當語言治療師邀請他們分享心中所關心的問題開始。在任何點上，成功的合作諮詢的秘訣在於──與他人工作並建立植基於他們需求的**共同目標**（而非語言治療師），然後一起工作來達成目標。

## 二、以課程為本位的關聯

普遍來說，在預防、辨識、評量和評估、介入和監督相關障礙目標，都是學校教育的普通課程目標。社會的目標是要教育兒童變成有生產力、會閱讀和寫作的具有社會性回應的公民，能運用正確的概念工作，使用科學和社會系統知識解決問題，和最終能夠因為具有生產力而被雇用。

除了對大部分兒童都重要且普遍存在的目標之外，他們常常忘記有特殊教育需求的兒童。某種程度上，這樣的結果導因於醫學模式的大量使用，在醫學模式中，語言治療師和其他特殊教育者診斷語言和溝通障礙，並且將其隔離治療。這樣的方法並不能清楚描述兒童在參與普通教育經驗時的需求為何。當介入的目標只能透過用來決定合格性的標準測驗結果來遞送時，他們必須承受此結果和兒童在普通教育課程學習需求的低度相關性。

當有人認知到溝通在兒童獲得准許進入普通教育課程，並變成教室中全職學生的重要性時，很難想像學生的需求在已經導向目標的情況下不會得到滿足。在很多個案中，教育的發生全都透過語言來傳達──不論是口語或是書寫，溝通技巧總是跟教育有關，缺乏基本語言技巧以學習老師或教科書透過語言來傳達的知識的學生，都會存在功能性的限制，而此應該成為治療的焦點所在。

課程本位的語言評估（curriculum based language assessment, CBLA）（Nelson, 1989; Prelock, 1997）是最適合評量有語言問題的學生需求，幫助他們融入和在普通課程中獲得進步。它在目的和策略上與其他形式的課程本位測量（curriculum based measurement, CBM）是不同的。

課程本位測量包括了「任何用來直接測量學生在以決定學生教學需求為目標的課程內容表現程序上」（Tucker, 1985, p.200）。它是設計用來回答兒童是否學習了課程內容的問題。舉例來說：

- 將在一分鐘內可以大聲念出的字彙量，當成有效且可以依靠的兒童在閱讀技巧上成長的指標（Deno, Mirkin, & Chiang, 1982; Fuchs, Fuchs, & Maxwell, 1988; Jenkins & Jewell, 1993）。
- 在短文中能夠創造和正確拼寫的數量，可以當作小學階段寫作語言成長的指標（Deno, Marston, & Mirkin, 1982）。
- 字彙順序的正確數減去錯誤數的數量，可以當作中學或高中學生類似的指標（Espin, Shin, Deno, Skare, Robinson, & Benner, 2000）。

此測量的效力在於它們能夠快速且不斷重複實施，限制則在於當學生沒有進步時，它無法提供資訊做進一步處理。

這些特徵讓課程本位的語言評估的優勢與不同點變得更明顯，課程本位的語言評估被定義為：「用來測量學生語言介入需求和進展的課程脈絡和內容。」（Nelson, 1989, p.171）它是設計用來回答學生是否擁有用來學習普通教育課程的**語言技巧**的問題，測驗的完成則在第一次選擇課程脈絡和內容時便完成了。

當思考有關普通教育課程的需求時，如果能將課程視為多面向，會有助於想法的形成。Nelson（1998）指出，當實施課程本位語言評量和介入時，有六種普通教育課程可能被考慮（見表7.4）。這些課程領域最大的效用顯著性，會出現於當老師、父母和學生彼此互相合作時。因此，評估全部課程的語言是不必要的，只要辨別最大顯著的位置作為起點，而關鍵在於參與者必須在最佳的位置來鑑定他們，面談可以作為鑑定的方法之一，或是團體能夠坐下共同合作來討論這些領域。當普通領域出現時，會進一步使用探測的方法找出學生會感覺到困難、掙扎的課程內容和作業，這些步驟會在評量和介入歷程開始時著手進行。

語言治療師在課程本位的語言評估中的角色，是評量學生的語言和溝通能力及障礙如何在某些作業影響成就表現，以及瞭解如何增加其成效。這些工作要完成必須透過四個步驟，但每個都有其自己的系統性問題（Nelson,

1989, 1998）。

1. 什麼語言和溝通技巧是一般學生在目標的課程作業中經歷成功所必須具備的？

2. 什麼語言和溝通技巧及策略是學生目前會使用在作業上的？

3. 哪些新技巧或策略是學生應該學習用來增加在作業上功能的？

4. 怎樣修改作業可以讓學生有更好表現的可能？

為了回答這四個問題，語言治療師會使用大量從書本和其他來源所獲得的有關語言和溝通的知識（Calculator & Jorgensen, 1994; Merritt & Culatta, 1998; Nelson, 1998; Paul, 2000）。雖然需要許多專業知識，這個歷程並不像聽起來那樣複雜。雖然它並不像有些課程本位測量作業那樣快速和簡單，但課程本位的語言評估在產生最好的介入措施和策略的資訊方面，是佔有優勢的。

**表 7.4　學生在學校必須完成的六種課程摘要**

| 正式課程 | 由許多學區課程委員會所制訂的大綱，不一定會在特定教室有所影響。可以要求老師展示複本來查明。 |
|---|---|
| 文化課程 | 幫助學生用無法以言語表示的期望瞭解主流文化，並將它當成背景脈絡來瞭解正式課程所擁有的不同面向。 |
| 選擇性課程 | 決定課程的是教科書的選擇而非正式課程大綱，同樣地區的班級常常因為教師手冊的教學而有不同程度的課程。 |
| 學校文化課程 | 在教室互動中明訂或未明訂規則的溝通和行為，包括了對於這些事情的後設實務規則知覺期望，如什麼時間說話、什麼時候不能說話、如何要求轉變。 |
| 潛在課程 | 老師對於決定誰是他班上的好學生時所擁有的微妙期望，它們在不同價值體系的老師身上會有不同的發展。即使對於學校文化課程的規則不敏感的學生，也知道他們在區分好學生與壞學生的線上落在哪個位置。 |
| 非正式課程 | 在同儕間社會互動的規則決定了誰被接受、誰不被接受。包含了對使用最新俚語和實務規則的社會互動對話的期望，其差異則介於吹牛和同儕教導之間。 |

● 資料來源：Nelson, N.W. (1998), p.404。N. W. Nelson 1992、2000 版權所有。經作者同意使用。

　　以一個二年級有語言和學習障礙的孩童泰勒作為例子，他的閱讀被鑑定為是最需要關注的課程領域。在仔細思考**第一個問題**時，語言治療師或其他專家將其觀察放在閱讀的「簡單想法」——解碼加上理解（Gough & Tunmer, 1986; Hoover & Gough, 1990）。她知道這個觀點被許多實務工作者和研究者所喜歡（Kamhi, 1999），而且被美國聽力語言協會（ASHA, 2001）用來發展語言治療師在閱讀和寫作時所扮演角色的職位描述和指導方針。她也知道解碼會在當需要將書上文字轉為字彙時的單字辨識歷程發生，此由文字轉為單字的歷程會透過下列兩個方式完成：(1)直接的視覺——拼音正確途徑。(2)間接的聲音——符號配對法。(3)透過建構字彙、句子和對話層次的意義來理解。

　　當語言治療師觀察泰勒嘗試放聲閱讀（滿足**第二個**有關兒童目前所做的**問題**），很明顯他在使用聲音—符號或視覺—拼音正確策略來單字解碼有所困難。但是，當語言治療師從二年級的閱讀文章開始放聲閱讀，並且問到需要理解的問題時（Leslie & Caldwell, 1995），泰勒似乎在理解上有點困難。這與其他團隊所報告的相符合。進一步分析泰勒的解碼表現，語言治療師觀察到他很少冒險去發出大部分字彙的第一個聲音，除非他被激勵做這件事；同時，他也不會使用他較好的句子理解程度和公式技巧，來預測下一個字可能為何，並縮小其可能性；相反的，他會做出錯誤的預測或說「我不知道」。因為聲音—符號的結合搖擺不定，語言治療師透過寫下字母符號和要求泰勒分辨相關聲音很快做目錄，然後發出個別的聲音，並要求泰勒寫下相對應的符號。雖然不具備效力，但泰勒被發現擁有從未使用過的聲音—符號聯合知識。

　　跳到**第三個問題**來看，有關學生可能會學到不同的作法，語言治療師會使用動態的評量方式來教導泰勒有關新的策略和觀察其效應。舉例來說，下次他遇到不認識的字，而且說「我不知道」的時候，語言治療師說出第一個字母或是字母的結合，比如說 "ch" 或 "sh"，然後問他：「這些字母告訴你這個字怎麼開始？你知道這些聲音。」在反應之後，語言治療師會鼓勵他：「你看，你的腦子知道的比你想的還多。如果你的嘴唇準備好了，而且已經想過這個句子了，那要找出那些會在之後出現的微妙母音就不難了。」語言

治療師通常還會建構其他策略,比如,「看看這個字的最後,你認得那個聲音的。」之後,他會鼓勵更大的獨立性產生,「很棒喔!讓我們試試別的吧,如果你需要我可以幫你,但我想你已經做得很棒了!」這樣一步一步動態評估歷程的結果,就是會產出重點置於加強聲音—符號關聯以及語音知覺技巧,這些泰勒較為缺乏的治療目標。對於一個二年級生而言,團隊決定同時滿足這些目標,因為閱讀解碼不能夠等待語音知覺問題的矯正以後再進行。

至於有關作業可以怎樣被修正的**第四個問題**,團隊決定泰勒獨立的閱讀技巧,還未完全發展到可以從老師每天所進行的半小時閱讀時間中獲益的程度,他所需要的是,有成人在旁指導的密集的文字解碼練習。語言治療師承擔了在遴選會議中使語音知覺和聲音—符號關聯過程更為穩固的責任。語言治療師、教師和學習障礙教師諮詢者彼此協商有關能幫助泰勒最多的支持策略,當他在安靜閱讀的時間在教室外安靜的地方放聲閱讀,這些輔助性專業人員會共同展現如何使用這些策略來支持他的方法。當課程目標是要學生讀懂故事時,輔助性專業人員會對泰勒放聲閱讀,在閱讀時指到每一個字,偶爾會停在泰勒知道的直接路徑「視覺文字」上,或者鼓勵他使用還在發展中的一般拼音文字中的解碼技巧。包括泰勒和他父母在內的整個團隊,則希望他在學年結束前能夠變成更為獨立的閱讀者,不再需要這些修正和調適。

其他學生可能在遵循指令課程(部分學校文化課程)或社會溝通(部分非正式課程)時,比正式課程更為困難。如果老師指出遵循指令是問題的話,語言治療師會在指令是重要特徵的課堂上出現在教室中。然後,課程本位的語言評估程序會開始介入,記錄老師所說、一般學生所做(第一步),以及目標學生所做的(第二步)。稍後,老師和語言治療師會協商當學生沒有正確回應時,接下來可能會發生什麼事。舉例來說,讓語言治療師在抽離式過程中找出學生對於指令字彙的瞭解,以界定在字彙層級的特殊教學需求是必要的(第三步)。當教師與語言治療師合作時,教師可能會觀察到當在幾個步驟中給學生指令時,學生會表現比較好,同時透過詢問學生策略性問題,來瞭解學生的理解程度是重要的——不要刻意指出學生的錯誤,而是要支持、確認和固化他的理解程度(第四步)。

相同的程序會被使用在評估橫跨年齡層級的社會溝通問題中,或是評量

對於複雜脈絡的理解，或是在較高年級會出現的記筆記問題（Merrit & Culatta, 1998）。課程本位的語言評估的優勢在於其程序與設計，和能在不同學生間完成介入策略的部分有所相關。在介入的部分，跨越全部系統的語言技巧——語音學、語形學、語法、語意學和語用學，還有層級——聲音、音節、單字、句子、對話，都能在課程脈絡、口語或寫作中作為目標。課程本位的語言測估和介入歷程是遞迴和彈性的，可以跨越年齡和情境，也可以同時服務中度障礙的學生（Calculator & Jorgensen, 1994）和與同儕能力相近的學生。

## 三、參與

障礙者教育法案的規範性語言需要障礙兒童在「最少限制環境」（LRE）下受教育，符合這項要求的策略已經在前面章節討論過，在這些為兒童所完成的學生個別化教育計畫需求之外，還需要——「能在普通課程中實行和有所進展」、「能切合學生的需求」、「能參與課外活動和其他學業之外的活動」，還有「能夠和其他有障礙或沒有障礙的兒童一起受教育和活動」〔Sec. 614 (d)(1)(A)(ⅲ)〕。

將焦點集中在學生需要參與普通教育課程，以及和同儕一同學習活動的需求，遠比法令條款所提的需求為大，因此，與學生相關需求的改變顯得越來越重要。要符合這些標準，需要有參與感的態度和價值，以及一套運行的程序規則。在任何受到政府政策指揮的學校行政方面，則存在有價值工作會被文書工作的需求掩蓋過去的危險。團隊有可能討論通過讓為特殊兒童所設想的最少限制環境提案，而不需要真正能提升參與的步驟。對學生身體而言，也有可能做到能全時參與普通教育課程教室，而較少參與在真實世界中。

學術和社會溝通對於成功參與教室學習都很重要（Brinton, Fukiki, Montague, & Hanton, 2000; Merritt & Culatta, 1998），雖然語言治療師擁有如何增進這樣參與的知識，但他們並非一定要在最佳的位置才能做到。普通教育的教師在角色、位置和時間因素上擁有較好的機會，來促進學生與其同儕參與自然環境，但是，他們可能不能確定從這樣障礙學生中可以得到多少期望，或是獲得最大的幫助。

專家的合作很明顯是需要的，除了服務遞送模式外，議題焦點集中在對於老師關心的評估和介入能夠增進學生在學校文化和能為教室學生所接受和參與的潛在課程學習的可能性。此過程由對學生的老師發問開始，「如果你能為學生改變一件事，那件事會是什麼？」即使這個問題可能不成熟，然而學生卻能面對更多外來的「參訪者」，而非只有課堂中的成員會對學生有較好的發展（Van Meter, 1999）。

部分學生的確參與了普通教育教室課程，但他們多不被期望可以參與任何普通教育活動，甚至符合老師一般的行為期望。接下來的個案，莎濃是一個擁有明顯認知、口語和語言困難的三年級學生，她部分時間會參與一般三年級學生的教室課程，她的老師在課堂上有一條規定：要求學生在正式課程進行時不可以離開座位，但當莎濃離開座位時，老師會先忽視犯規的事實，把她調到比較遠的座位，弄亂她的書桌，而且這樣行為進行時會忽略其他學生在做什麼。當問到這樣在教室實行不同的規則增強時，老師認為學生是「特別的」，事實上，老師根本就認為「她不是我的學生」。

對於該對特殊需求學生做什麼一直是不確定的。害怕做錯事，擔心用掉其他學生的時間的憂心，讓普通教育的老師不情願在幫助有更重度障礙學生上扮演重要的角色。在莎濃的個案中，老師並不確定要期望什麼，但卻要求她不能做任何其他學生所做的事情，如「莎濃甚至不能寫字」。語言治療師也承認莎濃的教學特別具有挑戰性，她的閱讀和寫作只有在初級階段，她的口語則讓她的同儕和老師很難瞭解，她的語言明顯表示了沒有次序的句子結構和字彙，她的實際運用技巧則讓聽者常獲取錯誤的訊息。但她的閃避技巧卻發展得十分良好，不只會躲在開口在上的桌子之後，常常要求要上廁所。但當她最後透過設計的鷹架坐下寫字時，她卻可以忘掉充滿挫折的老師在阻止她之前的功課。莎濃很少會主動與同儕進行溝通，而他們也常忽視她。

語言治療師每週會有兩天在三年級教室，以及每週一天會待在學校的電腦實驗室完成實驗室寫作方法（writing lab approach）（Nelson, Van Meter, Chamberlain, & Bahr, in press）。此方法是為了增進那些有特殊教育需求學生的語言和溝通技巧，而且是包含全部費用在內的介入計畫，在他們教室之外的學生則都面臨教育危機。這些學生曾經被診斷有多重障礙（口語語言障

礙、聽力障礙、學習障礙、教育智力障礙和情緒障礙），但全都有溝通需求，而且，其個別化教育計畫目標都放在寫作語言的領域上。教師懷疑如果莎濃不能寫字，那她是如何能合乎實驗室寫作活動的要求，但語言治療師和老師看過莎濃的自發性嘗試後，發現有一些長處存在，雖然她會把字母試著在垂直方向串起來，以及在早期拼字嘗試時用數字把字母散置在其中，但她能夠寫出大部分的字母，她也能夠複製文章，以及在特殊教育教室中所學習的創造性拼字和技巧中產生一些自發性字母。她甚至能夠拼出一些高頻率使用的字（見圖 7.3）。雖然莎濃的口語語言是有障礙的，但她能夠透過大量的逐步問題分辨有關她的貓（名叫雪球）的故事要點，但這樣的過程會像「拔牙一樣」。

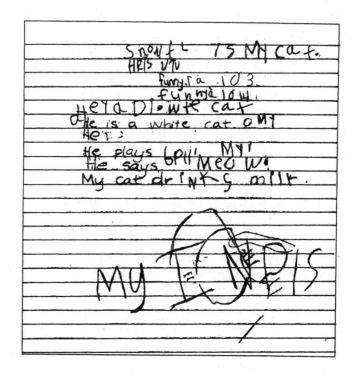

**圖 7.3** 莎濃的自發性故事寫作嘗試

莎濃會：

1. 增加獨立計畫
   A. 腦力激盪三個主題想法
   B. 設定每天寫作目標以及在成人協助下記錄過程
   C. 參加一個同儕會議來計畫
   D. 透過寫作或電腦輔助提示指導自己（多於密集的老師鷹架教學）
2. 透過下列方式增加拼字和字彙知識
   A. 使用在特教教室所教授的聯合策略來產生初始和最終的聲音和字母
   B. 使用字母意元策略
   C. 使用個人支援（個人辭典、軟體、支持性的字彙庫、字彙牆）
3. 透過策略的使用來改進閱讀，如
   A. 尋找意元
   B. 讓自己的嘴巴準備好
   C. 想想什麼東西是合理的
   D. 檢查電腦合成器閱讀的正確性

**圖 7.4　莎濃的實驗室寫作目標和目的**

　　合作，語言治療師和老師發展一套目標和目的（見圖 7.4）以及策略，來支持莎濃能夠和同儕融入實驗室寫作活動中。舉例來說，當一個具競爭性的同儕被要求和莎濃一起合作完成計畫，同儕會轉動她的眼睛，並且表現出不願意的樣子。語言治療師的介入會集中在幫助她的同儕看到她能夠使用她的技巧幫助莎濃在寫下來之前表達她的想法，如果成功的話，她便有很大的貢獻，語言治療師會幫助這個學生知道應該要說什麼，還有怎樣幫助莎濃。當同儕開始對莎濃的想法產生興趣，並且幫助他們在紙上找出來，莎濃會放棄某些閃避策略，進而能更直接地溝通，以完成她的計畫。

　　透過在這方面和其他方面的鷹架，莎濃會學到分辨更完整的故事而不需要大量的輔助，而且能夠應用某些她所發展的語言—符號關聯來寫出更多的字，而不需要更多的幫忙。她也能在同儕的幫助下閱讀她的故事。當莎濃開始參與課堂活動來完成計畫和描述自己的故事時，她的同學會開始接受她成為班上的一分子。當莎濃有關雪球如何死亡的故事得到同儕的注意後，各種閃避的行為會開始消逝，而且改善後的溝通和參與結果會變得更明顯。當她

帶新的保母照片到課堂時，課堂上的女生會圍繞在她旁邊不停地問問題，和發表有關嬰兒的評論，此時她在課堂上的參與會變得更為明顯。如果莎濃只維持她的特殊教育學生身分，這樣的場景就可能不會發生了。

# 肆、全面運作

在學校系統提供服務的語言治療師擁有獨一無二的機會，但也面對前所未有的挑戰。主要的困難在於要承擔許多與學校有關的角色和責任，融入到學校的一天或一週的限制中。最大承接案件量在大部分的州中都有政策規定，這樣的政策常常會指出，承辦案件數的大小，除了由被服務兒童的個別化教育和個別化家庭服務計畫來共同決定，也要讓表 7.1 中所整理的其他角色來參與。美國聽力語言協會（1993, 1999b）也出版了決定承辦案件數量的指導方針：

> 承辦案件數量反映了學校生活所提供給學生服務的時間量，以及需要多少時間來完成文書工作、找尋適當的工作人員和其他必需的活動兩者之間的平衡。不論哪種服務遞送模式或數量，建議能提供適當服務的最大承辦案件量是四十件。特殊的族群可能會在承辦案件上支配了少數學生，因此建議學齡前兒童案件的最大量為二十五件。其他族群可能需要較多的時間，因此會有較少的學生在承辦案件上出現，包括需要科技輔助、容易生病、多語言或英語能力低落的學生。某些州會限制在自給自足的教室中的學生人數，八位沒有支援人員的學生或十二位有支援人員輔助的學生，都是這種設定的建議目標。（ASHA, 1999b, p.38）

當建立一套規則後，語言治療師需要排出帶領與管理承辦案件特殊活動的時間，部分的清單如下：
- 指揮管理口語語言聽力的篩選工作
- 撰寫報告
- 參與並找尋跨領域團隊和會議的成員

- 完成必需的文件
- 參與繼續教育
- 協調輔助性科技服務
- 計畫課程／教學的變化
- 提供服務給老師支持性團體
- 完成理解性評估診斷
- 發展個別化教育
- 參與進行的老師／父母會議
- 提供內部服務（in-service）文件
- 參與每年的評估會議
- 參與／領導兒童研究委員會
- 監督支持性人員／每年的臨床獎學金
- 作為指導者或老師
- 符合其他學校責任的要求

　　並非所有的活動都需要在一週內完成，有些會延伸很長一段時間。也可能創造一個隨著承辦案件和職業階段而變化的平衡點。當語言治療師在某一位置獲得經驗後，他便能承擔大部分的責任，但不管任何時候，如果工作負擔過大而失去控制，一定要讓監督者知道這個訊息以避免專業性耗竭。把監督者帶進問題解決歷程中，可能會讓尋找創意解答變得更容易，而這也是表7.1 所提到的支持和領導角色。

## 摘　要

　　本章提供了幾個有關法律規範學校本位服務遞送的關鍵資訊，包括復健法案 504 條款、障礙者教育法案 B、C 部分和美國殘障法案。學校本位語言治療師的角色有預防、前導研究、辨識、評量、評估、合格性決定、個別化教育計畫／個別化家庭服務計畫的發展、承辦案件管理、溝通障礙和溝通變異的介入（如果適當的話）、提供科技輔具支持、提供諮詢給在或不在承辦案

件名單上的學生、再評估、協助轉介、監督、記錄，以及扮演支持者和領導者。規定和策略是用來提供廣泛的服務給障礙者教育法案 C 部分下的嬰幼兒和他們的家庭、給 B 或 C 部分下的學齡前兒童。連續性的服務分類從最寬鬆到最嚴格的標準羅列如下：諮詢、家庭或社區本位、教室本位、抽離服務、自給自足教室、獨立的學校或機構。雖然上面描述了連續性，但何者是「最小限制」，則必須由兒童的個別化教育計畫團隊來決定。

　　章節中已經提到在學校機構工作的特殊機會，這些包含了跨越年齡的關鍵參與者、課程本位語言評估、培養學生與同儕活動的策略，以及在普通教育課程需求的合作式會議，本章最後則提供建議給要管理滿載承辦案件的方法。

## 研讀問題

1. 描述至少兩種讓復健法案 504 條款影響學校機構障礙兒童，並將他們從障礙者教育法案中分化出來的方法。

2. 比較和對照個別化教育和個別化家庭服務計畫的不同。

3. 區別多元專業個別運作團隊模式、專業間團隊模式與跨專業團隊模式的不同，描述一個能讓三個模式都可能用到的情境。

4. 描述語言治療師所扮演的合作性角色，他們如何面對不同的特殊需求的兒童表現，如嬰幼兒、學齡前兒童、學齡兒童、青少年和青年。

5. 什麼是課程本位語言評估和介入的四個問題，它們如何被使用？

6. 障礙學生參與學校脈絡活動所代表的意義為何？語言治療師如何支持這樣的參與？

# 參考文獻
Reference

American Speech-Language-Hearing Association. (1985, June). Clinical management of communicatively handicapped minority language populations. *ASHA, 27*, 29–32.

American Speech-Language-Hearing Association. (1989a). Communication-based services for infants, toddlers, and their families. *ASHA, 31*, 32–34, 94.

American Speech-Language-Hearing Association. (1989b). Issues in determining eligibility for language intervention. *ASHA, 31*, 113–118.

American Speech-Language-Hearing Association. (1990). The roles of speech-language pathologists in service delivery to infants, toddlers, and their families (Position Statement). *ASHA, 32*(Suppl. 2), 4.

American Speech-Language-Hearing Association. (1991, March). Guidelines for speech-language pathologists serving persons with language, socio-communicative, and/or cognitive/communication impairments. *ASHA, 33*, 21–28.

American Speech-Language-Hearing Association. (1993). Guidelines for caseload size and speech-language service delivery in the schools. *ASHA, 35* (Suppl. 10), 33–39.

American Speech-Language-Hearing Association. (1996). Inclusive practices for children and youths with communication disorders. Position statement and technical report. *ASHA, 38* (Suppl. 16), 35–44.

American Speech-Language-Hearing Association. (1998a). *Bilingualism, LEP (limited English proficiency), and ESL (English as a second language).* Rockville, MD: ASHA, Office of Multicultural Affairs.

American Speech-Language-Hearing Association. (1998b). *Maximizing the provision of appropriate technology services and devices for students in schools: Technical report.* Rockville, MD: ASHA.

American Speech-Language-Hearing Association. (1999a). *Guidelines for the roles and responsibilities of the school-based speech-language pathologist.* Rockville, MD: ASHA.

American Speech-Language-Hearing Association. (1999b). *IDEA and your caseload: A template for eligibility and dismissal criteria for students ages 3 to 21.* Rockville, MD: ASHA.

American Speech-Language-Hearing Association. (2001). *Roles and responsibilities of the speech-language pathologist with respect to reading and writing in children and adolescents.* Rockville, MD: ASHA.

Anderson, G. M., & Nelson, N. W. (1988). Integrating language intervention and education in an alternate adolescent language classroom. *Seminars in Speech and Language, 9*(4), 341–353.

Arvedson, J. C. (2000). Evaluation of children with feeding and swallowing problems. *Language, Speech, and Hearing Services in Schools, 31*, 28–41.

Bashir, A., Conte, B. M., & Heerde, S. M. (1998) Language and school success: Collaborative challenges and choices. In D. Merritt & B. Culatta (Eds.), *Language intervention in the classroom* (pp. 1–36). San Diego, CA: Singular.

Battle, D. E. (Ed.). (1993). *Communication disorders in multicultural populations.* Boston: Andover Medical Publishers.

Beck, A. R., & Dennis, M. (1997). Speech-Language pathologists' and teachers' perceptions of classroom-based interventions. *Language, Speech, and Hearing Services in Schools, 28*, 146–153.

Brinton, B., Fujiki, M., Montague, E. C., & Hanton, J. (2000). Children with language impairment in cooperative work groups. *Language, Speech, and Hearing Services in Schools, 31*, 252–264.

Buttrill J., Niizawa, J., Biemer, C., Takahashi, C., & Hearn, S. (1989). Servicing the language disabled adolescent: A strategies-based model. *Language, Speech, and Hearing Services in Schools, 20*, 185–204.

Calculator, S. N., & Jorgensen, C. M. (1994). *Including students with severe disabilities in schools: Fostering communication, interaction, and participation.* San Diego, CA: Singular.

Casby, M. W. (1992). The cognitive hypothesis and its influence on speech-language services in schools. *Language, Speech, and Hearing Services in Schools, 23*, 198–202.

Cole, K. N., Dale, P. S., & Mills, P. E. (1990). Defining language delay in young children by cognitive referencing: Are we saying more than we know? *Applied Psycholinguistics, 11*, 291–302.

Cole, K. N., Dale, P. S., & Mills, P. E. (1992). Stability of the intelligence quotient–language quotient relation: Is discrepancy modeling based on a myth? *American Journal on Mental Retardation, 97*, 131–143.

Cole, K. N., & Harris, S. R. (1992). Instability of the intelligence quotient–motor quotient relationship. *Developmental Medicine and Child Neurology, 34*, 633–641.

Cole, K. N., Mills, P. E., & Kelley, D. (1994). Agreement of assessment profiles used in cognitive referencing. *Language, Speech, and Hearing Services in Schools, 25*, 25–31.

Coufal, K. (Ed.). (1993). Collaborative consultation for speech-language pathologists. *Topics in Language Disorders, 14*(1), 1–14.

Crandell, C. C., & Smaldino, J. J. (2000). Classroom acoustics for children with normal hearing and with hearing impairment. *Language, Speech, and Hearing Services in Schools, 31*, 362–370.

Deno, S. L., Martston, D., & Mirkin, P. L. (1982). Valid measurement procedures for continuous evaluation of written expression. *Exceptional Children, 48*, 368–371.

Deno, S. L., Mirkin, P. K., & Chiang, B. (1982). Valid measurement procedures for continuous evaluation of written expression. *Exceptional Children, 48*, 368–371.

DiMeo, J., Merritt, D., & Culatta, B. (1998). Collaborative partnerships and decision making. In D. Merritt & B. Culatta (Eds.), *Language intervention in the classroom* (pp. 37–97). San Diego, CA: Singular.

Ebert, K. A., & Prelock, P. A. (1994). Teachers' perception of their students with communication disorders. *Language, Speech, and Hearing Services in Schools, 25*, 211–214.

Ehren, B. (2000). Maintaining a therapeutic focus and sharing responsibility for student success: Keys to in-class speech-language services. *Language, Speech, and Hearing Services in Schools, 31*, 219–229.

Elksnin, L. K., & Capilouto, G. (1994). Speech-language pathologists' perceptions of integrated service delivery in school settings. *Language, Speech, and Hearing Services in Schools, 25*, 258–267.

Espin, C., Shin, J., Deno, S. L., Skare, S., Robinson, S., & Benner, B. (2000). Identifying indicators of written expression proficiency for middle school students. *The Journal of Special Education, 34*(3), 140–153.

Ferguson, M. L. (1991). Collaborative/consultative service delivery: An introduction. *Language, Speech, and Hearing Services in Schools, 22*, 147.

Fey, M. E., Long, S. H., & Cleave, P. L. (1994). Reconsideration of IQ criteria in the definition of specific language impairment. In R. V. Watkins & M. Rice (Eds.), *Specific language impairments in children.* Baltimore: Paul H. Brookes.

Francis, D. J., Fletcher, J. M., Shaywitz, B. A., Shaywitz, S. E., & Rourke, B. P. (1996). Defining learning and language disabilities: Conceptual and psychometric issues with the use of IQ tests. *Language, Speech, and Hearing Services in Schools, 27*, 132–143.

Fuchs, L. S., Fuchs, D., & Maxwell, L. (1988). The validity of informal reading comprehension measures. *Remedial and Special Education, 9*(2), 20–28.

Gough, P., & Tunmer, W. (1986). Decoding, reading and reading disability. *Remedial and Special Education, 7*, 6–10.

Hoover, W., & Gough, P. (1990). The simple view of reading. *Reading and Writing: An Interdisciplinary Journal, 2*, 127–160.

Idol, L., Paolucci-Whitcomb, P., & Nevin, A. (1986). *Models of curriculum-based assessment.* Rockville, MD: Aspen.

Jenkins, J. R., & Jewell, M. (1993). Examining the validity of two measures for formative teaching: Reading aloud and maze. *Exceptional children, 59*, 421–432.

Johnson, D. W., & Johnson, R. (1975). *Learning together and alone.* Englewood Cliffs, NJ: Prentice-Hall.

Kamhi, A. (1999). Language and reading: Convergences and divergences. In H. Catts & A. Kamhi (Eds.), *Language and reading disabilities* (pp. 1–24). Boston: Allyn & Bacon.

Leslie, L., & Caldwell, J. (1995). *Qualitative reading inventory-II (QRI-II).* New York: Longman.

Linder, T. (1993). *Transdisciplinary play-based assessment* (rev. ed.). Baltimore: Paul H. Brookes.

Lyon, S., & Lyon, G. (1980). Team functioning and staff development: A role release approach to providing integrated educational services for severely handicapped students. *Journal of the Association for the Severely Handicapped, 5*(3), 59–61.

McCormick, L. (1990). Extracurricular roles and relationships. In L. McCormick & R. L. Schiefelbusch (Eds.), *Early language intervention: An introduction* (2d ed.). (pp. 216–260). Columbus, OH: Merrill.

Merritt, D. D., & Culatta, B. (1998). *Language intervention in the classroom.* San Diego, CA: Singular.

Nelson, N. W. (1989). Curriculum-based language assessment and intervention. *Language, Speech, and Hearing Services in Schools, 20*, 170–184.

Nelson, N. W. (1998). *Childhood language disorders in context: Infancy through adolescence* (2d ed.). Boston: Allyn & Bacon.

Nelson, N. W., & Staskowski, M. (2000). Service delivery issues for schools. In R. Lubinske & C. Fratalli (Eds.), *Professional issues in speech-language pathology and audiology* (2d ed.). (pp. 277–300). San Diego, CA: Singular.

Nelson, N. W., Van Meter, A. M., Chamberlain, D. M., & Bahr, C. M. (In press). Roles of speech-language pathologists in a writing lab approach. *Seminars in Speech and Language.*

Nelson, P. B., & Soli, S. (2000). Acoustical barriers to learning: Children at risk in every classroom. *Language, Speech, and Hearing Services in Schools, 31,* 356–361.

Paul, R. (2000). *Language disorders from infancy through adolescence: Assessment and intervention* (2d ed.). St. Louis: Mosby.

Polmanteer, K., & Turbiville, V. (2000). Family-responsive Individualized Family Service Plans for speech-language pathologists. *Language, Speech, and Hearing Services in Schools, 31,* 4–14.

Prelock, P. A. (1997). Language-based curriculum analysis: A collaborative assessment and intervention process. *Journal of Childhood Communication Disorders, 19,* 35–42.

Prelock, P. A. (2000). Prologue: Multiple perspectives for determining the roles of speech-language pathologists in inclusionary classrooms. *Language, Speech, and Hearing Services in Schools, 31,* 213–218.

Prelock, P. A., Beatson, J., Contompasis, S. H., & Bishop, K. K. (1999). A model for family-centered interdisciplinary practice in the community. *Topics in Language Disorders, 19*(3), 36–51.

Prelock, P. A., Miller, B. L., & Reed, N. L. (1995). Collaborative partnerships in a language in the classroom program. *Language, Speech, and Hearing Services in Schools, 26,* 286–292.

Public Law 105-17. (1997, June). Individuals with Disabilities Education Act Amendments of 1997 (IDEA97). *Federal Register.*

Secord, W., & Wiig, E. (Eds.). (1990). *Best practices in school speech-language pathology: Collaborative programs in the schools—Concepts, models, and procedures.* San Antonio, TX: The Psychological Corporation.

Shackelford, J. (2000). State and jurisdictional eligibility definitions for infants and toddlers with disabilities under IDEA. *NECTAS Notes, Issue No. 5.* Chapel Hill, NC: National Early Childhood Technical Assistance System (www.nectas.unc.edu).

Sieben, G. W., Gold, M. A., Sieben, G. W., & Ermann, M. G. (2000). Ten ways to provide a high-quality acoustical environment in schools. *Language, Speech, and Hearing Services in Schools, 31,* 376–384.

Simon, C., & Myrold-Gunyuz, M. (1990). *Into the classroom: The SLP in the collaborative role.* San Antonio, TX: Communication Skill Builders.

Smaldino, J. J., & Crandell, C. C. (2000). Classroom amplification technology: Theory and practice. *Language, Speech, and Hearing Services in Schools, 31,* 371–375.

Sorkin, D. L. (2000). The classroom acoustical environment and the Americans with Disabilities Act. *Language, Speech, and Hearing Services in Schools, 31,* 385–388.

Taylor, O. L., & Payne, K. T. (1983). Culturally valid testing: A proactive approach. *Topics in Language Disorders, 3*(3), 8–20.

Tucker, J. A. (1985). Curriculum-based assessment: An introduction. *Exceptional Children, 52,* 199–204.

Van Meter, A. M. (1999, February). *Strategies for fostering inclusion in a computer supported writing lab.* Presentation at the Symposium on Literacy and Disabilities, Chapel Hill, NC.

Warner, C., & Nelson, N. W. (2000). Assessment of communication, language, and speech: Questions of "What to do next?" In B. Bracken (Ed.), *The psychoeducational assessment of preschool children* (3d ed.) (pp. 145–185). Boston: Allyn & Bacon.

Zhang, X., & Tomblin, J. B. (2000). The association of intervention receipt with speech-language profiles and social-demographic variables. *American Journal of Speech-Language Pathology, 9,* 345–357.

Chapter **8** 文化與語言差異兒童
的語言發展及障礙

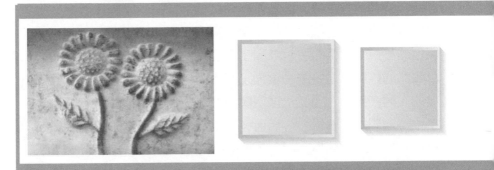

# 壹、美國的語言多元性

從開國至今，美國一直都是移民國家。最初從歐洲而來的移民者多擁有相同的文化背景，雖然他們來自歐洲不同的地區，但擁有相同的宗教信念，而且努力學習這塊土地上最常使用的語言——英語。因此，美國成為不同歐洲傳統洗禮的大熔爐，而他們採用這個新國家的文化及語言來完成經濟繁榮與成就的目標。這個國家的繁榮也吸引了從非洲國家以奴隸形式前來的非志願性的移民；同樣的，也吸引了從亞洲國家到美國西部採礦及建造連接東西部鐵路的移民。這些團體增加了原本就居住在這裡且由歐洲移民組成之本土美國人的多元性。因此，這個國家擁有與世界其他國家不同的多元性。而為了維持他們的經濟能力，佔大多數的歐洲裔移民提出限制歐洲國家以外的移民的政策。這樣充滿政治性的政策決定無非是要維持對本土美國人、亞洲人，以及非裔美國人的社會與經濟控制（Vecoli, 1995）。

自從美國的政治與經濟情勢在二十世紀初改變後，連帶的也使移民的形態改變了。工業革命從歐洲國家帶來了一千八百萬的移民，以及大量從亞洲而來的移民者，主要來自中國與日本。而對這些歐裔與亞裔移民的持續關注，導致了 1921 與 1924 移民法的誕生，這個移民法限制了被認為是非白人的人種移民到美國。但美國仍然變成了一個擁有多元文化、說不同的語言，以及保有很多不同文化價值的國家。這樣文化與語言上的相似性所代表的經濟價值，並非永遠都是強勢的，移民者仍然會尋找和維持與自己母國文化和語言上的聯繫。此後，移民便成為多元文化的一部分。經濟大蕭條與第二次世界大戰在移民上形成了斷裂，但一股新的移民浪潮於 1965 年開始展開了，從中南美、亞洲與環太平洋島嶼，以及中東與非洲的移民者大量湧入美國。因為大部分的移民者都從非歐洲地區而來，故第三波的移民潮與前兩次存在著相當大的歧異。這樣的結果不只是代表著國家多元性的改變，同時也影響了語言的發展與障礙。美國不再是只有說英語、擁有歐洲文化價值移民者的國家。與初始的移民者不同的是，當他們學習在這個國家獲得成功所必須的語言及

文化時，新一代的移民者努力維持對原生國家文化及語言的認同。

　　這個國家的人口數量在過去二十年當中呈現劇烈變化的現象，從中南美、加勒比海、亞洲、環太平洋島嶼、中東及非洲移民到美國的人數有著顯著的增加。依照目前人口成長的比例來看，到 2050 年的時候，白種歐洲人的後代將會在美國成為少數人口。

　　如同表 8.1 所示，在美國超過二億七千萬的人口當中，接近 30% 的人口認為他們是非白種人。這代表在 1990 年的時候，非白種人數有超過 5% 的成長。非裔美國人（12.1%）佔了最大的部分，接下來是拉丁裔美國人（11.1%）、亞裔美國人（3.65%）以及原生美國人（0.8%）。

　　拉丁裔與亞裔美國人可以看到有著最顯著的成長。單單在 1996 年，接近八十萬的人是合法從墨西哥、菲律賓、印度、越南、中國、多明尼加以及古巴移民到美國。同年，有 128,565 個歐洲、蘇聯、亞洲及非洲移民者在難民法案的保護下，獲得永久居留權，估計有五百萬個非法移民，其中包括了二百七十萬從墨西哥來的難民（U.S. Bureau of the Census, 1999）。移民者在美國各州幾乎都可以看到，而且移民到各州的人口數量皆不同。舉例來說，從越南及菲律賓來的移民者有接近 30% 定居在華盛頓州，從古巴來的移民者定居在佛羅里達州，從加勒比海區如波多黎各、牙買加、多明尼加及海地來的移民者多定居在中大西洋區的州，如紐約州、紐澤西州及賓夕法尼亞州。從這樣的人口現象來看，到 2020 年時，美國人口將會有超過 35% 的在種族與地

表 8.1　1990 和 1998 年依照種族分類的美國居民數量

|  | 1990 | 1998 |
|---|---|---|
| 所有種族 | 248,765,000 | 270,299,000 |
| 美國印地安人，愛斯基摩人，阿留申人 | 2,065,000 | 2,360,000 |
| 亞洲人／環太平洋群島 | 7,462,000 | 10,507,000 |
| 黑人 | 30,511,000 | 34,431,000 |
| 西班牙人 | 22,122,000 | 29,707,000 |
| 白人 | 208,727,000 | 223,001,000 |

● 資料來源：U.S. Bureau of the Census, Current population reports, 1125-1130. In U.S. Bureau of the Census, *Statistical Abstract of the United States No. 20 and 21.*

位上的少數人口，而在 2050 年的時候，現在的多數將成爲少數人口（U.S. Bureau of the Census, 1999）。

重要的是，我們不能單單只看在人口普查中的分類，而簡化了這個國家的居民多樣性。每個由人口普查所形成的分類都擁有相當大的異質性。比如，原生美國人佔全部人口數的 0.8%，但這數字卻忽略了這個擁有超過五百個種族部落，每個都擁有獨立的信念與價值的事實。雖然大部分的種族部落在人數上都逐漸減少，但仍有二十三個種族，超過一萬個成員居住在美國（U.S. Bureau of the Census, 1999）。最大的部落是切羅基（Cherokee）和納瓦霍（Navajo），接下來是奇珀瓦（Chippewa）和蘇克斯（Sioux）。每個州都住有原生美國人，他們不只住在保護區內，也定居在市區及郊區的社區中。將亞洲人分類成一個類別也同樣忽視了他們的多樣性，亞洲人可能來自於阿富汗、柬埔寨、中國、香港、日本、寮國、菲律賓、泰國、越南等等；同樣的，被分類爲拉丁裔的人可能來自墨西哥、波多黎各、牙買加、海地、哥倫比亞、委內瑞拉，以及其他中南美、加勒比海國家。每個國家都擁有各自的文化、語言或方言。雖然大部分拉丁國家將西班牙語視爲主要語言，但巴西的主要語言則是葡萄牙語。因此，任何對於美國文化多元性的理解都必須對於多樣性有著全盤的瞭解，因爲許多文化及語言都擁有超越人口普查資料上分類的意義。

由這個國家傳統的歷史及新移民移入的結果來看，美國的確成爲一個文化多元的國家。目前有 1/10 的美國公民是在美國本土以外出生的，這些從全世界各地來的移民者都帶著與原來歐裔移民者理解的美國文化不同的文化價值。這個國家包含了不同的文化、信念，以及用來塑造年輕孩童語言及語言發展的價值。每種文化都擁有獨自的傳統、歷史、定居在美國時間的長短、移民到美國的形式，以及在美國境內遷徙的形態。其他的因素如同社經地位、教育程度以及語言流暢性的程度，也都增加了美國文化的多樣性（Langson, 1996）。

移民的增加帶來的第二項結果，是兒童在學校的語言多元性有著劇烈的改變。大多數在公立學校的兒童只能說一點點、甚至不會說英文，或是在家裡使用其他語言溝通。這意味著，這些兒童在完成教育時會遇到極大的挑戰。

在 1996 年時，有 5.1%介於五到七歲之間的兒童不能說流利的英語。1995 年美國人口調查局的資料則指出，有三千六百五十萬介於五到七歲的兒童在家裡使用英語以外的語言溝通。雖然西班牙語是目前除了英語以外最常使用的語言（有 17,339,172 名孩童使用西班牙語），其他在家使用的語言包括法語、德語、義大利語、中文，以及塔加拉族語。每一種語言都有超過一百萬的兒童使用。根據一些學校地區的報告指出，有一百種不同的語言正在被兒童及其家庭使用中，因此，在家使用的語言在人口數量上有差異存在。

## 語言障礙及多元性

美國聽力語言協會（ASHA, 1991）以及國家聽障與其他溝通障礙協會（National Institution for Deafness and Other Communication Disorders, NIDCD, 1991）估計，有 10%到 15%的美國人口有聽、說語言障礙。這些文化與語言多元的人口擁有口語障礙的數量是很難估計的。根據目前人口數據估計方法來看，在美國約有超過二千七百萬的人口有溝通障礙。這就可以估計出，約有七百五十六萬來自文化與語言多樣性團體的人擁有聽、說語言障礙，包括六百萬在十八歲以下的兒童。這些估計值是低估的，因爲我們相信有比較高的風險存在於社經不利團體的障礙者當中，包括不同人口族群中的低收入人口，這些包含了新進移民者的社經不利團體比較可能會有創傷後的障礙，獲得較差的產前與醫療照顧、較難進行事前的預防治療、酒精與藥物的濫用，以及較高的機會得到與中風有關的疾病，如高血壓。

爲了瞭解與文化及語言多元性團體的人口有關的語言及語言障礙的因素，其實有必要先瞭解：(1)文化與語言的關係；(2)方言的意義；(3)單一語言與雙語人口族群中語言的發展情形；(4)有關語言障礙辨識的議題；(5)幫助語言發展的適當方法與介入。

# 貳、語言與文化

價值、信念、態度、民俗、行為形態形成了文化。文化不但是一套行為、制度，由一個可辨識的群體所推進和維持的世界觀，也是一個能相互結合進而能形成辨識社會能力的整體（Terrell & Terrell, 1993）。語言也是文化團體用來表達他們的基本思想、原則與態度的主要溝通模式，它是在團體內發展，同時是由主宰語言形式、內容與用途的規則所規範。它就像一條絲帶緊緊綁住社會中的成員，使成為一體，也能將團體與其他組織分開來。語言能幫助文化形成，文化也能幫助語言的形成。文化價值能影響口語行為，包括原始道德、種族、出生地、移民形態、年齡、性別、社經地位、教育程度、信念，以及家庭和社會網絡。

## 文化、家庭與語言

家庭是人種文化中最主要的一個變項。家庭結構、家中個體成員角色，以及成員的期望，都在語言的發展中扮演非常重要的角色。兒童在家庭脈絡中學習語言，而家庭中所用的語言系統也會因此傳承到下一代身上。

語言的發展中，家庭的結構與個體成員的角色在每種文化中都有所差異（Anderson & Battle, 1998）。許多家庭都成為核心家庭。核心家庭通常被定義為只有父母與小孩的團體。而單親與混合家庭（擁有父母、繼父母、兄弟）的成長，則改變了我們對核心家庭，以及對個體家庭成員在語言發展中扮演的角色的想法。在傳統核心家庭中，父母是提供兒童適當語言環境的主要照顧者。

其他則是延伸家庭，包括了父母、兒童，以及其他親戚與好友同住在一個屋簷下，或是住在附近，這些人都在兒童的養育與發展過程中扮演一個角色。在延伸家庭中，負責語言發展的角色可能是父母以外的人，如祖父母、阿姨或其他長輩。

　　兒童學習語言在家庭網絡中擁有的社會性功能，每種文化都有特有的溝通規則，以及與不是這個團體成員溝通的方法。兒童會學習到語言在文化中所扮演的互動媒介，與傳遞訊息功能的重要性。文化的傳遞通常是透過兒童與主要照顧者，及與重要他人之間的日常互動進行。這些日常互動行為，如喜愛的語言形態、互動模式，都對兒童所須發展互動功能中的形態與數量產生影響。

　　在某些白人中產階級家庭中，母親或保母建造了兒童語言學習的環境。特別是保母，通常都會鼓勵兒童發展雙向的語言，和與他人互動學習。這樣的交換歷程從嬰兒時期每天例行的照顧工作開始，持續到兒童時期仍在進行。保母將語言教學視為其主要責任。在其他文化與社經團體中，兒童通常是被動的語言使用觀察者，也是間接的語言使用參與者，而且只能在被提到的時候才被鼓勵說話。兒童在觀察或是逐漸參與成人日常工作時所學到的語言，比在從事以兒童為中心的活動參與中還多（Heath, 1983b; Owens, 1992; Kayser, 1998; Harris, 1998）。

　　由於跨文化與跨種族的婚姻模式，使得單一家庭中會存有相異的文化背景，因此，會導致我們無法清楚辨別家庭在語言發展上所扮演的角色為何？1998 年的人口調查資料顯示，在美國有超過一百三十萬人屬於跨種族聯姻，這些跨團體的婚姻包括黑人／白人（9%）、白人／原生美國人（12%）、白人／亞裔（19%），以及白人／西班牙裔（52%）。而跨團體的婚姻數量也呈現逐漸攀升的趨勢，資料顯示，每六位亞裔美國人中有一位會與不同種族背景的亞洲人有婚姻關係，比如說中國人／日本人。這些跨團體與跨種族的婚姻形成了能被文化團體所理解的家庭價值描述（U.S. Bureau of the Census, 1999）。

　　如同Schieffelin和Ochs（1986）所陳述的：「我們對於保母以及兒童如何與他人說話與行動的瞭解仍然不夠充足，同樣的，這些瞭解與超越所觀察到互動現象形成的文化模式之間的理解，也缺乏研究。」（p.116）根據最近Hammer 和 Weiss（2000）的研究顯示：來自於中低社經地位的非裔美國人母親相信，兒童透過經驗來學習說話（看、聽、模仿、參與溝通互動）。雖然這些母親背景皆不同，可是他們都期望小孩能參與互動，以便學習如何與

他人溝通。Hammer 和 Weiss 同時也認為，這些非裔美國人母親的觀點與白人中產階級母親的觀點並無差異，她們都尊重自己在兒童語言發展中所扮演的角色。她們也支持了 Crago（1992）認為特殊語言社會化的結果「並非是某一文化團體所獨有」的觀點（p.30）。可以理解的是，大部分文化中，兒童透過觀察家庭成員間互動來學習語言與文化規則；同時，他們也從家庭其他成員中獲取語文訊息，比如，說故事、唱歌、詩詞，以及鼓勵在早期進行溝通等等（Lynch & Hanson, 1993）。部分家庭的文化與語言行為是透過主要照顧者使用的雙向語言來傳遞的，也就是說，兒童被鼓勵成為一個主動的參與者。兒童會被期望要參與社會溝通，而照顧者的角色就是鼓勵與幫助這個接觸過程的發生。在某些家庭中，兒童透過延伸家庭照顧者的幫助來學習語言，而語言的學習多透過非語言指導的方式進行（Owens, 1992; Kayser, 1998）。兒童並不被期待要和父母溝通，而是被期待要觀察與參與同儕間的對話，直到他們夠能力與成人互動。然而，過去的經驗所察覺出的差異，似乎由日漸增加的跨文化團體接觸，以及參與越多經由媒體大量曝光的有效養育方法所消除了。此外，先前所察覺到與種族有關的差異並不比與社經地位有關的差異大（Hammer & Weiss, 2000）。

Hall、Nagy和Linn（1984）使用影像記錄了中產階級與藍領階級父母談到他們的學齡前兒童。中產階級父母在與其子女的談話中所使用的單字量，比藍領階級父母多出了約 30%。中產階級的子女每小時對話中使用的單字量也比藍領階級要多。Hart 和 Risley（1995）比較了專業階級、工作階級、福利家庭中的幼兒與兒童的語言經驗，也獲得了同樣的結果。來自於藍領階級與專業家庭的兒童比福利家庭明顯擁有更多的語言經驗。此外，不同的社經團體對於兒童的語言形態和回饋有差異存在。當把社經因素加入家庭中或家庭間文化差異中時，在家庭中的語言發展是必須在個體的基礎上加以檢驗或考量。

# 參、語言發展、方言以及語言障礙

## 一、方言及語言

**方言**是由某個特殊口語社群為了互動的目的所持有的語言變異（Taylor, 1986）。同時，方言是由種族的、團體的、地理的，或社經團體在語言上使用的變異情形。雖然語言上的方言通常對於在這個口語社群外的個體而言是能被理解的，但它在語言各方面，如語音學、語意學、語句學及語法，幾乎都出現了變異。方言反映了在社會中團體間基本行為差異，同時也是團體中最明顯可見的文化象徵。同一種語言的方言可能在形式、發音、字彙及文法各方面有所不同，然而，這方言是擁有足夠的相似性可以讓使用者彼此互相瞭解。

語言學家把各種語言的變異都稱為方言。美式英文通常被分類為標準美式英語（Standard American English, SAE）、非裔美式英語（African American English, AAE）、阿帕拉契英語、南方白人英語，以及其他地區性的方言。這些語言是由來自不同地區與歷史發展，而且把它當作團體代表特徵的人所使用。由於方言發展與社會歷史有所關聯，某些方言的確帶有社會印記。舉例來說，由於非裔美國人在這個國家中的奴隸歷史，其方言中常常會使人聯想到較低社會階級的人。西班牙裔美國人由於有大量的非法移民由中南美湧入，使其語言與貧窮和非法移民有關。然而，新英格蘭區的方言，特別是波士頓地區的方言，常因為他們與歐洲文化、文學及教育有關，所以常被視為是有地位名望的（Taylor, 1999）。

西班牙人所使用的方言在二十個不同的國家語言中札根很深，某些單字的字彙及發音或許會有所變異，但潛藏在語言底下的原則，卻讓方言能讓大多數西班牙人所理解，因此，這些方言可以被視為是能互相瞭解的語言。舉例來說，雖然在古巴與在墨西哥所使用的方言在字彙與發音上存在歧異，但

是，住在這兩個國家的人民是可以用彼此所擁有的方言來進行溝通。

　　某些語言所延伸出的方言並不能被原始語言的使用者所理解，則被認為是不能彼此瞭解的語言。舉例來說，菲律賓由7,107個島嶼組成，擁有八十七種可以被互相瞭解的方言。屬於美國領土的亞洲島嶼大多數使用印度或Kananadi兩種方言（Cheng, 1995）。阿拉伯語是全世界第六種最常使用的語言，同時也是中東十八個國家的主要使用語言，而中東則是除非有標準阿拉伯語可以使用，否則就會擁有很多使用方言而無法溝通的地區。在美國有五百個原生美國人的部族使用了兩百種不同語言，在當中有部分是可以彼此瞭解，但大部分卻是無法被其他部族瞭解的（Harris, 1998）。

　　大部分方言的使用者都會說標準英文，他們會將使用方言認為是可以將他們與其他文化團體作為區隔的方法。但也知道當處在不同的脈絡、訊息與溝通夥伴的情況下，必須使用標準英文來溝通，這就是所謂的**符碼交換**。舉例來說，使用非裔方言的兒童當在與老師溝通的時候，會比與同儕使用較少的方言特徵來溝通；同樣的，在重述故事的時候，會比報告事件的時候使用較少的方言特徵（Wyatt, 1991）。因此，重要的是去瞭解方言作為社會、語言，以及文化聯繫的功用為何，而不是依據他們所使用的方言來判斷人的價值或能力。這在判斷兒童在使用方言的語言流暢性方面，是特別需要注意的。

## 貳、方言及語言障礙

　　美國聽力語言協會（ASHA, 1993）曾經定義語言障礙為：「在理解以及（或）口語使用、寫作其他符號系統方面有所損壞。」這個障礙與以下三方面有所關聯：(1)語言的形式（語音學、形態學和語句學）；(2)語言的內容（語意學）；(3)溝通時語言的功能（語用學）。因為語言是嵌附在文化當中，任何對於語言障礙的定義，都必須是由兒童所在的社區中所建立的參數來加以定義。從文化定義的角度來看，語言障礙是指在理解以及（或）口語使用、寫作其他由特殊的文化和語言團體所使用的符號系統方面有所損壞（Taylor, 1986）。

　　根據美國聽力語言協會於1983年對於社會方言的報告指出：「任何英文

方言上的變異（或其他語言）都不能稱爲障礙，或是言語、語言上的疾病。每個社會方言在功能與有效的英文變異上都有適當的位置。每個都擁有溝通和形成社會整體的功能。它不止維持了溝通網絡，更形成了使用這個語言的溝通社群。」（pp.23-24）

要辨識在語言發展過程中擁有語言障礙的兒童是困難的，必須透過區分某個特殊年紀的兒童被期待的發展才能完成，但當所觀察的對象是來自於擁有不同文化與語言背景的兒童時，更顯得具有挑戰性，必須辨別兒童在其語言、文化以及語言發展進程上被期待的發展來完成。目前對於經由兒童發展標準美語歷程瞭解語言發展的知識（Brown, 1973; Bloom & Lahey, 1978），遠較經由兒童學習非裔美語、西班牙裔美語或使用其他語言的兒童瞭解語言發展的知識爲多。

## 三、非裔美國人兒童的語言發展、方言以及障礙

非裔美式英語（AAE）是許多工作階級非裔美國人家庭所使用的英語方言，它反映了非洲人後裔在複雜的美國社會歷史以及從鄉村的南方移居到都市的北方的模式（Dillard, 1972）。由於歷史上的包袱，對在這個國家擁有經濟權力的人，非裔美國人使用的英語都帶有負向的社會污名。曾經有很多人嘗試要移除或減低學校兒童所使用的方言，因爲這樣的用法會妨礙兒童發展標準美式英語。然而，非裔美國人社區的成員會繼續在某些社會情境下使用這些方言，特別是當其存在於社會與文化同儕當中時。當兒童的教育、社會以及經濟流動需要時，大部分方言與標準美式英語會形成符碼交換的狀況。

這些存在於非裔美式英語與標準英語之間的差異，不但出現在音韻學、語形學、語法學之中，也存在於語用與非語言性特徵之中。

### 非裔美式英語音韻學的發展

所有英語上的語音都被非裔美式英語所採用。不管是標準美式英語或是非裔美式英語的嬰兒與幼童時期，在家裡所使用的語音發展狀況都是類似的。在三十六個月的時候，暴露在非裔美式英語環境下與用標準英語做口語對話

的兒童使用相同的發音，比如說：/n/、/m/、/b/、/d/、/t/、/g/、/k/、/f/、/h/、/w/（Seymour & Ralabate, 1985; Seymour & Seymour, 1981; Steffersen, 1974; Stockman, 1998）。

有些語音的差異會在兒童五歲以後開始發展，這些差異如在單字 thumb 中，會用/f/代替/è/；以及單字valentine中，會用/b/代替/v/。雖然有其他的差異顯示，在五歲以後兒童仍然會有語音形式的發展，但仍無證據顯示，用來辨別非裔美式英語與標準美式英語會在五歲之後與之前有一致性的差異。Bleile 和 Wallach（1992）的研究反而指出，這些造成無法辨別非裔美式英語與標準美式英語的特徵，對於瞭解正常發展的非裔美式英語與發展延遲的非裔美式英語之間的差異有所幫助。以下所列為其特徵：使用超過一個或兩個的塞音錯誤（如，/p/、/t/、/k/、/g/）；首字位置錯誤；超過四歲的兒童在/r/、/l/上的發音錯誤；一些集群的錯誤（用/t/代替/st/）；摩擦音的錯誤（如/f/）。

## 非裔美式英語的語意學和語用學的發展

家中使用非裔美式英語的嬰兒與幼兒發展溝通的意向與語意，就如同家中使用標準美式英語的兒童一樣（見第 1 章）（Bridgeforth, 1984; Stockman, 1998; Davis, Williams, & Vaughn-Cooke, 1992-1993; Vaughn-Cooke & Wright-Harp, 1992）。使用的語言功能數量在學前時期會隨著年齡的增長而增加，使用非裔美式英語的年輕兒童就如同在其他家庭中的小孩一樣，會在家中模仿、問問題、使用語言或非語言技巧表達需求、回答問題，而且同時對說故事與聽故事感到興趣（Stockman, 1996）。

口語技巧與文學技巧的發展在非裔美國人兒童與歐洲裔美國人兒童是同等重要的。不同的小說產出通常是來自於社會文化差異的副產品、個體差異和喜好，以及個人經驗，結果就是文化期望與模式影響了小說形式與文學的發展。對於兒童參與的期望會在不同的家庭有所差異，取決於文化與家庭成員對於自己在語言發展上所扮演角色的理解程度。舉例來說，在某些工作階級的家庭中，故事書或是其他兒童形式的文學並不常見。雖然常常講故事，但是對於問題與回饋的期望並沒有獲得討論。在某些家庭中，兒童被期望要

參與和回憶與同儕間的對話；然而，在其他家庭中，對於過去經驗的回憶與討論是很少存在的。舉例來說，對於整天事件的描述在亞裔與歐裔美國人的家庭中發生相當早，但是較不可能發生在西班牙裔與非洲裔美國人家庭中。這些被觀察到或報導的跨文化團體差異，可能與社會階級、教育程度，以及對於家庭成員的期望的關係程度，會大於種族或少數團體的因素。

　　曾經有研究討論到跨文化團體的小說形態的差異。舉例來說，有些日語使用者的小說會被認為是簡潔或是不精緻；拉丁或西班牙裔兒童的小說並不重視事件的連續性；工作階級的非裔美式英語使用者的小說形式特徵，就是允許和聽者分享彼此的資訊。兒童使用越多的描述，以及擁有複雜的結構與組織（Champion, Seymour, & Camarata, 1995）。來自於歐洲裔美國人家庭的語言使用者常常會使用對於事件與過去經驗的描述與詮釋（Heath, 1986）。小說形態的選擇反映了文化價值，以及個人偏好、作業要求和語言的經驗（Hester, 1996），因此，有效區分反映了語言使用者的文化價值、個人偏好與溝通障礙三者間小說形式的差異，是很重要的（McCabe, 1995）。

　　小說形式的喜好與交談的組織曾經被認為是與文化和種族差異有關。一般而言，小說形態有兩種：主題關聯與主題中心。**主題關聯式**小說的議題變換，是取決於在主要議題下潛藏的語意或與主題的關係，會有許多時間、地點、角色的快速轉變存在故事中（Gee, 1989; Hyon & Sulzby, 1992）。以**主題為中心**的敘述，所組成的事件依正確的年代或序列次序做連結，一致性地使用時間、地點和角色參照；起始與結束明顯的被標示（Hyon & Sulzby, 1992; Michaels, 1998）。這樣的小說形態在學齡兒童時是同時存在於口語對話和寫作當中的。

　　早期對於小說用途的文化差異研究中多指出，標準美式英語的使用者更有可能使用主題中心式的小說形態，而非裔美式英語的使用者多採用主題關聯式小說形態（Campbell, 1994; Gutierrez-Clellan & Quinn, 1993）。而最近的研究則指出，使用非裔美式英語的兒童會依照不同的溝通脈絡，選擇使用主題關聯或主題中心式小說形態。Hester（1996）則發現兒童在改變小說形式時，是依照交談內容做變更，比如說，對話、說故事或科幻小說。由來自低收入家庭、四至六歲非裔美國兒童所創造的小說，會有複雜的結構與組

織（Champion et al., 1995）。所以，我們有必要區分反應語言使用者對於溝通事件的文化形態或喜好，與有溝通障礙的使用者之間的差異。

小說能力是取決於聽者的文化背景及經驗，其文化背景上的差異可能會影響對兒童所創造小說的詮釋。而兩種小說形態的差異則會造成溝通的斷裂，當聽到兒童使用主題關聯為小說形態時，聽者會用問題與評論方式來中斷作品發表，以便尋找分類。這樣的中斷可能會產生溝通斷裂的結果，進而挫折了兒童進一步溝通的嘗試（Bliss, Covington, & McCabe, 1999）。

## 非裔美式英語使用者在字形學的發展

非裔美式英語與標準美式英語的兒童於三歲之前在字形學上的發展是類似的（Blake, 1984; Stockman, 1986）。在十八個月的時候，非裔美式英語與標準美式英語的兒童都會在家中使用一個字或兩個字的發聲（Steffersen, 1974; Stockman & Vaughn-Cooke, 1992; Blake, 1984）。複數形-s、現在式-s、過去式-ed、第三人稱單數-s 等的字型特徵，都在兒童使用標準美式英語時獲得（見第 1 章對於一般語言發展的資料）。另外，在標記時態、語氣、動詞的方向性字型發展，會在較晚時期的學齡前兒童身上發現。來自於非裔美式英語家庭的兒童會在三歲時，發展形態完整且多樣化的字彙、簡單陳述句、問題，以及一些複雜句。隨著兒童在學齡前的發展，他們會開始使用複雜句的變化，包括對等子句、附屬子句，以及關係子句等（Craig & Washington, 1994, 1995）。因此，在學齡前階段的非裔美式英語與標準美式英語兒童，在家庭中語言形態學的發展是類似的。

在接下來的發展中，標準美式英語與非裔美式英語的兒童在語形論上的發展，開始產生變異。非裔美式英語的兒童在五歲之後所使用的形式，如問題中 at 的使用（"Where my shoes at?"）、把 go 當作連接詞（"There go my shoes."）、be 動詞的省略（"He working"）。其他形式的使用，比如說習慣性 be 動詞（"She be working."）、what 在內含子句中的用途（"He the one what ate it."）等，都會在學齡前的較晚期出現。

使用非裔美式英語的人並不會在所有脈絡中使用全部的方言特性，有些兒童只會使用部分特徵，其他人可能使用更多。某一特徵變化的模式對於瞭

解非裔美式英語的使用情形是很重要的應用。舉例來說，兒童可能會在某些場合中忘記聯繫詞（"He a boy"），但是會在其他地方出現（"John is a boy."）。Wyatt（1995）研究指出，學齡兒童與其同儕說話時，會比在複述故事或與老師講話時，使用較多的方言特徵，而且會對主題顯得更有興趣。當兒童沒有使用非裔美式英語與標準美式英語被期待的聯繫詞時，他們會被視為有溝通障礙。因此，溝通事件的內容與脈絡的認定是重要的，以便分辨在語形學正常發展與發生障礙兒童的差異。

## 非裔美式英語者的語言障礙

非裔美式英語使用者的語言特徵，似乎與在語言障礙的兒童身上所發現的症狀相同。前面文章所敘述的介於非裔美式英語與標準美式英語之間語音與語形上的差異，不被非裔美式英語的兒童所採用時，就會被認為是有障礙。因此，當兒童處在非裔美式英語的家庭中，這些差異就會被認為是非裔美式英語的一般特徵。舉例來說，一個將/f/代替/ὲ/的八歲兒童可能會被認為是非裔美式英語使用者，但是其家庭語言是使用標準美式英語。他真的有語言障礙，但他卻可能會被視為是正常發展的兒童（Seymour, Bland-Stewart, & Green, 1998）。同樣的道理，當一個非裔美式英語使用者似乎會忽略聯繫動詞時，這樣的特徵卻常被認為是非裔美式英語使用者的特徵。然而，研究顯示，非裔美式英語使用者忽略聯繫動詞的情形會在五到七歲之間降低，年輕兒童的使用狀況則取決於他們所在的語言脈絡（Wyatt, 1991）。真正有障礙、但年齡稍長且常忽略聯繫動詞的非裔美式英語使用者，則可能會被認為是正常發展的兒童。這些差異同樣可以類推到語意學與語用學領域中，得到相同的結果。

要明確區分正常的語言發展、方言的語言特徵發展，以及語言障礙，都需要相當程度的專業性，重點置於瞭解標準美式英語與非裔美式英語之間共有的特徵，比區別它們之間的差異，會對於決定障礙的狀況有較大的幫助。除了方言的使用外，語言障礙的兒童比沒有障礙的兒童使用較少的前置詞、冠詞、連接詞、位置格（here、there）、複雜句，以及助動詞（want、will、could、can）。然而，標準美式英語與非裔美式英語之間在代名詞、現在進

行式或是指示代名詞（this、that、these、those）的使用上，則沒有明顯差異。要決定非裔美式英語兒童的語言障礙，應該把重點置於這兩種方言間共享的部分，而不是不同的部分（Seymour, Bland-Stewart, & Green, 1998）。

## 四、西班牙裔／拉丁裔兒童的語言發展與障礙

### 音韻學的發展

　　西班牙語有十八個輔音、四個半母音、五個母音；標準美式英語則擁有二十四個輔音、三個半母音，以及十二到十四個母音。因此，有些英語輔音在西班牙語中並不會出現，包括/v/、/w/和/sh/。也有些西班牙語的輔音在英語中無法呈現，如捲舌音/r/、拍打音/rr/，還有/ñ/。有些西班牙語的輔音並非送氣音，會讓人把接近有聲的聲音認為是無聲的聲音，比如說，baber變成 paper、pad 變成 pat。除了這些在語音上的差異，兒童學習西班牙語語音的課程發展過程與英語學習歷程是類似的，大部分學者都同意四到四歲半的兒童學習西班牙語已經能熟練各種輔音，除了一些流音/j/、/l/、/ch/、/s/、/rr/以及/ñ/。六歲時會學會所有以後要用的音（Acevedo, 1989; Eblen, 1982; Linares, 1982; Jimenez, 1987）。根據 Ambert（1986）和 Hodson、Becker、Diamond和Meza（1989）的研究指出，在四歲的兒童中，使用西班牙語與使用英語時，都會犯同樣類型的錯誤，就是會忽略、扭曲、改變字彙中的發音順序、縮短字的長度（nana 代替 banana）、發音錯誤，主要是在/s/、/r/、/l/和/rr/。他們也會減少輔音順序（epexo 代替 espejo）、流音變化（ádbol 代替 árbol）以及刪除（lápi 代替 lápiz）。這些都與 Bleile 和 Wallach（1992）對使用非裔美式英語兒童的調查結果有類似的模式。

### 西班牙語使用者的字形發展與障礙

　　曾經有許多學者研究西班牙語的字形發展（Merino, 1982, 1992; Gudemar, 1981; Echeverria, 1975; Keller, 1976）。雖然他們使用不同的方法調查和有不同的接受標準，結果都顯示，兒童獲得不同字形形式的年齡最多不會超過

一到兩年。這些研究也指出，兒童在學習西班牙語字形時獲得字形形式的年齡，與學習英語的年齡相同。同樣的，學習西班牙語特定字形形態的年齡則會比其他語言早。對於現在進行式、複數形、過去式的學習與精熟，會比被動式、假設語氣與間接受詞來得早。兒童學習西班牙語時會在兩歲半之前學習複數形、第一、第二人稱代名詞，三歲之前則學習現在進行式、未來式，與簡單過去式、直接祈使句、單數名詞、第三人稱代名詞、複數代名詞。與學習英語的兒童一樣，在入學之前，他們已經精熟了與時態、語氣有關的複雜形式。因為西班牙語和英語之間的一些差異，要比較這兩種語言在字形發展上的差異是很有挑戰性的。舉例來說，名詞的性別以及名詞形容詞是西班牙語獨有的，在英語中並不存在（"un niño cortés" 對照 "una niña cortés"——a polite boy 對照 a polite girl）。兒童在學習英文的當下並不需要瞭解名詞的性別，除非需要使用代名詞的時候（She is used for ships and it is used for other gender-neutral nouns）。

西班牙語字形發展過程中有許多的變異出現，會影響對於語言障礙的想法，這些差異存在於名詞、性別一致性和語言複雜性之中。冠詞在西班牙語中的使用，與在英語中是大不相同的，說西班牙語的人必須使用正確的冠詞性別表示方法。舉例來說，英語中冠詞the是用來修飾所有的名詞；在西班牙語中學生必須分辨男性名詞與女性名詞，以便選擇正確的冠詞。比如在子句中 "the red car"，兒童必須先學習 car 是雄性名詞，所以要選擇雄性的冠詞搭配 "el carro rojo"。如果名詞是複數的話，孩童必須學習把複數標示在冠詞、形容詞以及名詞上（"los carros rojos"）。兒童在學習西班牙語的時候，至少有六年會在性別與數目一致性上遇到困難（Garcia, Maez, & Gonzalez, 1984）。

將西班牙語和標準美語之間的字形學做對比，學生學習英文這種第二語言時，便會認為是遇到了語言障礙。如同表 8.2 所見，這些差異與名詞修飾語所在位置、複數名詞的註記，以及否定符號的位置，這些困難在兒童學習第二語言——英語的時候，會遭遇更大的挑戰。

表 8.2　標準美式英語與西班牙式英語在字形上的差異比較

|  | 西班牙式英語 | 標準美式英語 |
|---|---|---|
| 所有格 | hat of my brother. | my brother's hat. |
| 複數形 | The boy are here. | The boys are here. |
| 過去式 | I walk yesterday. | I walked yesterday. |
| 第三人稱單數 | He run fast. | He runs fast. |
| 否定語 | He no eat. | He does not eat. |
| 問句倒轉 | Carlos is coming? | Is Carlos coming? |

## 五、第二語言的獲得：雙語主義或是多語主義

**雙語**或**多語**的術語是指個體在兩種或多種語言上達到具競爭力標準而言，也就是指個人在兩種或以上的語言達到與原生語言同樣精熟的程度。當兒童生存在使用兩種語言的環境中時，他們會被期待發展出兩種語言系統。當兒童在發展語言的進程中，這兩個系統會彼此互動進而影響各個語言的獲得，開始接觸語言的年紀則會影響兒童發展語言的方法。

Baetens-Bearsmore（1986）區分了兩種形態的雙語人才：天生雙語能力的人與學術性雙語能力的人。天生雙語人才是不需要正式的訓練過程就可以學習第二語言的人；學術性雙語人才則是需要透過正式的教導過程來學習第二語言的人，比如說學術機構的訓練。天生雙語人才可能是同步或是逐步的第二語言學習者。想要獲得兩種以上語言可以透過同步或是逐步學習的方式進行。同步雙語主義必須在兒童開始學習語言時，就讓兒童浸淫在兩種或以上的語言環境中，通常是在三歲之前。兒童同時學習兩種或以上的語言會以同樣的速率（通常是期待的速率）獲得兩種語言（Dulay, Hernandez-Chavez & Burt, 1978; Doyle, Champagne, & Segalowitz, 1978）。雖然在一開始句子結構組織上會遇到干擾，但在詞彙形式的選擇或語音上，同步雙語學習者能夠以相同的精熟程度使用兩種語言（Ambert, 1986）。他們會依據其溝通或辨認情境的語言來完成符碼交換（在不同語言中做變換）。而符碼交換也可能發生在使用某語言表示概念比另一語言要好的時候。

　　當兒童已經獲得一種語言之後，再學習第二種語言時，逐步或序列型的雙語主義會開始出現，學習第二種語言的形式就會像學習第一種語言的次序來進行，因此當要學習新的語言時，第一個學到的語言便會形成干擾的效果。一般的影響包括忽略與過度擴張字形上的標記、雙重標記，以及改變字的排列順序或句子的成分。除了一種語言對另一語言的干擾之外，第二語言的發展與使用可能會導致第一語言的喪失，或是第二語言發展的遲緩現象，特別是當第一語言並未在家中使用時。這可能會帶來語言障礙或遲緩的知覺，因為兒童可能不會用大家期待的標準來使用兩種語言。臨床醫師可能會相信，兒童有語言障礙且會遲緩，是因為第一種語言無法完整發展所致。因此，瞭解兒童在兩種語言上發展的歷史是很重要的，以便分辨兩種語言所展現的差異，是否由於使用雙語發展的正式課程教導後的結果。

　　雙語兒童會在他最常用的一種語言上達到精熟的程度。隨著學校時間的拉長與進步，兒童可能會在第二種語言上達到精熟程度。因為大部分的學術教育以及新概念都是用第二語言來呈現，而且當第一語言不常使用，或是在學術目的比在社會目的上多時，兒童可能會在第二語言上培養更進一步的精熟能力。在學校使用的字彙、字形、語法，可能變成比在家裡作為社會溝通的部分更為精進。當兒童決定不把家庭使用的語言當作全部的溝通工具，而選擇學校所使用的更精進語言時，這樣的想法更加明顯。任何對於這些學生的家庭語言測驗，都不能提供正確的兒童語文能力的評量。

## 雙語主義和語言障礙

　　當兒童決定把學校語言當作主要語言時，第一語言（家中所使用的語言）的精熟與發展可能會遲緩或停止。這樣的孩童可能被錯認為在第一語言上有語言障礙，因為很少使用第一語言，或是只用為社會目的而沒有持續發展。兒童也可能被認為是同時在第一與第二語言上都有語言障礙產生；第一語言可能無法發展到超過基本溝通技巧，甚至無法在一生中達到期待的標準，而第二語言的發展可能也無法精熟到能用來完成複雜學業工作的程度。隨著兒童進入學校，而且被期望要使用語言來完成文學工作，比如說閱讀與寫作，他們必須擁有很堅固的語言能力基礎，以便能使用複雜的語言技巧。這通常

是要屬於家中的語言。

能使用流暢的語言來完成學術工作，必須考量到要呈現素材的認知層級，以及有多少脈絡支持可以幫助兒童瞭解素材或活動（Cummins, 1984）。脈絡的支持可能會不斷呈現互動且多模式的圖畫，來幫助兒童將學習素材放入參考框架中。當兒童在學習第二語言時，可能需要二到三年，才能學到在基本人際關係中達到第二語言所應有的社會性精熟程度目標。這包括了學習單字、字形、語法，以及實際應用的規則等等，必須能表達他的想法、瞭解他人的想法，以及能分享資訊的目的。能在學術環境中為了認知作業所要發展的語言技巧，則可能需要五到七年的工夫。認知性學術語言的流暢性（cognitive academic language proticiency, CALP）需要兒童在學術課程、口語溝通、閱讀及寫作方面，能夠使用語言分析、綜合，以及評估資訊。在低年級中，教科書與課堂活動透過圖畫與活動的其他用途提供了支持，當兒童在學業活動上有所進步時，脈絡支持量則隨之減少；在高年級中，教科書的內容不需要透過太多的圖畫，來支持過去透過觀察與活動指出某事件而得來的學習素材。兒童會被期望能夠從用書寫格式所呈現的文字中產生概念，學生可能會獲得對話所必需的基本溝通技巧，或能夠非常瞭解脈絡中的素材；但他們在高年級或是中學階段，不會擁有用認知性學術語言技巧來完成較複雜且抽象學科作業的能力。這樣的情形則成為中學時期西班牙裔青少年在學校容易導致失敗的原因（Langdon & Cheng, 1992）。

當兒童在學習第二語言的基本形態時，第一語言中複雜語言技巧的同時發展是必要的。如果在兒童學習第一語言時，無法提供早期有關閱讀與寫作的教學課程，兒童會在整個學校階段呈現語言缺陷的狀況。

Mercer（1987）與 Damico、Oller 和 Storey（1983）曾提出部分學習障礙的指標，同時也是學生在學習第二語言歷程中會出現的特徵，這些特徵羅列如下：

- 智力測驗中語文與非語文的表現有所差異。
- 學術性學習障礙，特別是學習在中高年級必備的抽象概念。
- 當訊息來自於不同經驗、不同文化價值或不同語言背景時，無法知覺、組織與記憶訊息。

- 在新的學術環境中，與溝通能力或與適應新文化及文化期待的問題有關的社會與情感困境。
- 因為無法理解資訊而產生的注意力缺陷。
- 由於理解第二語言的困難，而非單字尋找或表達問題所產生的回應問題的延遲、靜默或不回應。

語言學習者所表現出的非語言行為，或是來自不同文化的兒童對於辨別語言障礙，都有所貢獻。眼神交會屬於文化決定性的行為，使用閃避或是間接的眼神交會在某些文化環境下，會被認為是兒童不注意他人的行為；在某些文化下，則會被視為當隸屬階層的兒童或個體在建立或維持與上司或資深人員的眼神交會時，不尊敬的行為；在其他文化中，直接的眼神交會則會被認為是障礙或是不尊重的行為。比如在日本與人交談或聽人說話時直視別人的眼睛，是具有攻擊性的行為，應該在交談時直視對方的臉頰才是適當的表現。

身處第二文化學習第二語言的兒童有時候會被認為是沒有組織的、缺乏責任感、遲到或不會利用時間，以及無法順利改變活動方式。這些行為通常可以被認為是因為不同文化中對於時間的知覺有不同的定義、無法適應新文化、無法瞭解方向，特別是使用間接或是更高深的語法結構所表現的方向。

兒童學習第二語言時通常也在學習其文化，更重要的是，要在兒童達到入學年紀時，將其送到新的文化環境。鄰居的文化與學校的文化可能會與她第一文化的環境有著天壤之別。因此，除了學習新的語言之外，兒童必須學習溝通、互動的新規則，以及在新文化中的適應與學習。這樣適應新文化的過程可能會因為兒童返回母國的次數增多而漸趨複雜，因為兒童可能須在母國文化與新文化之間不停的調適與適應。這可能會導致語言發展的遲緩或是障礙。所以在診斷語言障礙之前，必須獲知兒童學習新語言的機會的全部歷史，這是很重要的。

當決定第二語言學習者是語言障礙或是語言無能（disability）時，必須將某些社會文化因素列入考慮。身處新且不同的語言環境下的兒童，通常不回應他人的談話或是喜歡獨處，這些人可能在還沒發展適當語言技巧前，就會在談話時表現遲緩的現象。當處在奇怪的學習環境學習第二語言時，兒童

會經歷一段三到六個月的靜默期，期間他只聽別人談話與觀察別人的行為。這樣的狀況可能對於來自某些鼓勵多觀察少說話文化的兒童特別明顯。當瞭解社會歷史、文化歷史以及兒童的語言歷史時，必須把關愛因素列入考慮，如此所有影響語言發展的因素才能全部被考慮到。

當兒童被認定是語言障礙時，臨床診斷介入的決定是極具挑戰性的，大部分的問題都環繞在對非以英語為母語的兒童適當的語言教學為何上打轉。這樣的教學是應該發生在家庭中使用的語言，或是學校中使用的語言？目前的文獻則多強調當兒童在第一語言上發展強有力的基礎之後，再學習第二語言是較為適當的（Hamayan, 1992; Wong-Fillmore, 1991a, 1991b）。教導家庭中使用的語言，會讓家庭持續在兒童語言發展上扮演一定的角色，當第一語言的基礎已經穩固後，兒童就能更有自信的學習第二語言。如果第二語言的學習在第一語言基礎尚未穩固之後便開始，兒童可能永遠會在發展學科作業與文學所需的高層次認知技巧上產生遲滯的現象。

# 肆、文化與語言多樣性兒童的語言測量

## 一、常模參照測驗

由於語言是社會文化現象，因此，語言能力的測量必須在社會文化脈絡中進行才有意義。測量來自文化與語言多樣性兒童的語言技巧，通常使用與其文化需求沒有關聯的測驗，所以，很少有語文測驗能夠做到在本質上沒有文化與語言多樣性兒童背景偏見的情形。測驗本身是一個文化現象，其本質上對於沒有家庭背景的兒童就存有偏見，因此，這些兒童常被要求在抽離脈絡的情況下表現或回應問題。舉例來說，如果兒童對於書中圖畫的命名沒有經驗的話，他們在測驗中圖畫命名的項目便不會表現很好；同樣的，如果兒童在說故事或是描述圖畫上缺乏經驗，他們在這種形式的測驗上便不會表現很好。這些測驗上發生的問題，與其他明顯的要求兒童去分辨他們缺乏經驗

的圖畫、地點、事件的問題是相同的。

　　標準化常模參照語言測驗對於來自文化與語言不同背景的兒童是存有偏見的，因為他們都不在常模所包括的樣本內。雖然有些測驗是透過美國人口中具有代表性樣本標準化而來，但沒有人能保證這些受試的兒童是包括在這些具有代表性的樣本中。這些兒童擁有與其他兒童不同的文化與語言經驗，但不能假定他們在與兒童標準行為做比較基準的樣本中，是具有代表性的。來自多樣文化與語言背景的兒童在每個正式的標準測驗分數都應該被懷疑，問題在於是否這些受測兒童都有機會發展那些要被測驗的技巧。

　　Weddington（1987）對要在文化與語言多樣性兒童身上使用標準測驗時有一些建議，包括可以有選擇的測驗時間、重新膳寫指導語、提供練習題目，以及忽略極端分數的存在。在以上這些可供考慮的選擇之外，主要的考慮點在於測驗版本、測驗內容，及測驗回應模式的適當性上。如果這些因素都未被考慮，那麼，任何對於測驗實施所做的替代選擇都無法提升測驗的效度，所以使用任何其他測驗形式所得的測驗分數是不能被詮釋的。如果計分是根據標準測驗過程而來，則任何替代選擇的測驗都被視為無效，而且它們不應該被呈現出來，或者是被視為代表兒童語文能力的有效指標。

　　文化與語文多樣性的兒童通常使用非語文測驗來評量（Hamayan & Damico, 1991）。雖然回答非語文測驗不需要語文能力，仍然會有文化變數影響兒童在測驗上的表現。非語文方面的測量包括了時間的知覺與使用、學習結果展現、競爭力，以及社會語言面向，比如兒童與成年人之間的跨種族關係，會影響兒童在非語文測驗上的表現。Vaughn-Cooke（1983）和 Musselwhite（1983）提出幾個有用、且能判斷常模參照評量對於來自不同文化與語言背景家庭的兒童是否適當的問題：

　　1. 兒童能否有機會熟悉潛藏在測驗格式下的假設？
　　2. 兒童是否以有意義的方式成為常模樣本的代表？
　　3. 兒童對於測驗內容有過經驗嗎？
　　4. 兒童是否有機會學習測驗的內容？
　　5. 不論兒童是否在其自己的語言與文化社群中正常的發展，測驗都能提供令人信服的結果？

6. 測驗本身能夠區別正常發展、方言變異與障礙之間的差異嗎？

7. 測驗能否提供兒童於不受結構化測驗格式限制下表達意見的機會？

8. 測驗能否容忍兒童以其他語言的替代方式來展現對於想法與概念的理解程度？

9. 測驗形態是否包括能獲取兒童自發性語言樣本的機會？

10.測驗能否提供對於兒童語言整體能力之適當描述？

如果對於以上任何問題的答案是否定的話，此測驗便不能被認為是對於兒童能瞭解與使用語言的有效指標，也不能夠對於障礙、特殊教育與其他相關服務做出教育判斷，如果這樣的測驗實施了，針對測驗結果的報告中應該否定對於結果的詮釋。

## 二、效標參照評量

在判定文化與語言多樣性兒童的語言障礙時，使用效標參照評量會比常模參照評量更適切。效標參照評量允許學生的表現敘述是依照特別且獨立的定義標準而定，而非透過與其他已經完整建立且文化上無關的團體做比較。這些評估結果是經由與其他先驗效標比較之後詮釋而來，而非以常模為基準的分數（Scriven, 1991）。效標參照評量有其限制，特別是在決定哪些標準可以使用時；然而，因為它可以將兒童所有的文化與語言背景因素列入考慮，所以，比常模參照測驗更適合用來評量。

效標參照評量應該包括以家庭為中心的人種學訪談，以及對兒童在自然脈絡中所表現出的口語和溝通技巧。它是一個包含了文化、語言與溝通的經驗因素所構成的三角形，考慮了溝通所在的社會脈絡，以及語言如何在特定文化中分享知識與建立秩序的因素（Crago & Cole, 1991; Cheng, 1990）。以家庭為中心的人種學晤談允許評估者考慮環境對於在家中的語言發展，以及家中兒童溝通競爭性知覺的影響（Westby, 1990）。這種家庭中心的訪談能調查兒童與同年齡同儕、兄弟，以及處在相同社會脈絡但不同背景成人的溝通。家庭中心的人種學訪談問題項目羅列如下：

1. 雙親對子女講話時使用哪種語言？

2. 父母間用何種語言溝通？

3. 兒童用何種語言與同儕、成人溝通？

4. 兒童如何對家庭中主要照顧者表達需求？

5. 兒童在家是談話的啟動者嗎？

6. 兒童與照顧者、同儕、手足間如何互動？

7. 父母對兒童語文能力的想法為何？

8. 家庭中的成員對於兒童瞭解嗎？

9. 其他兒童與同儕講話方式時，是否與自己的小孩相同？

10.兒童在家時，能否如其年紀般地瞭解語言和教學？

11.與其同儕做比較，家庭與兒童的溝通是透過手勢或簡單口語？

12.兒童是否如同家庭所期望或是及他文化的同儕一樣對物體和玩具感到
興趣？

語言樣本應該屬於兒童語言和溝通測量的一部分，正常溝通樣本應該透過觀察兒童在不同脈絡中，與其他溝通夥伴的行為獲得，也必須在兒童熟悉的環境，以及與兒童文化上類似或有關的物體下取得。Cheng（1991）使用了幾種不同的方式來蒐集語言樣本，包括與過去事件有關、敘述物體、描述圖畫、重述文化上熟悉的故事、求助，或其他與適合兒童年紀與語言發展程度的工作。這些資料應該使用語音學、語意學、語形學、語用學，以及方言之類已建立的標準來分析，這個分析應該考慮到兒童語言的正常發展與兒童的語言歷史，因為標準資料通常沒有用，測驗報告應該是敘述性的而非標準性的。

以下是一些用來創造人種學傾向的效標參照測驗指導方針：

• 透過訪談家庭中的成員，來蒐集兒童在家中語言技巧上的資訊，以及家庭對其子女發展的想法。

• 觀察與描述兒童在與家庭成員、熟悉物體及情境中所使用的對話語言。

• 長期觀察兒童在不同脈絡與夥伴間的溝通情形。

• 與兒童互動，應考慮兒童的參考框架、生活經驗，以及與不認識溝通夥伴間的熟悉程度。

• 蒐集兒童熟悉的書本、圖畫、玩具、物體表現且低認知需求的敘事式

樣本。

以下的標準則可視爲在兒童文化與語言環境下判定語言障礙的指導方針：

- 很少與同儕或家庭成員進行語文溝通與活動。
- 當同儕或家庭成員使用語文互動時，不以語文方法回應。
- 無法像同儕一樣使用同等級的語言溝通。
- 不注意使用的語言的話，他們的字彙量比期待的還少。
- 與他們年紀應具備的能力做比較，他們會使用較短且較不複雜的句子。
- 與父母或文化、語言上的同儕有語文溝通的困難。
- 高度依賴手勢與其他非語文方式溝通。
- 父母與同儕常爲兒童重複或重新改寫指導方針。
- 在回應問題或教學時異常緩慢。
- 對理解語言中的非對比因素有困難。
- 同儕很少與其進行語言的交換或是和同儕的溝通做比較，他們使用相當低程度的語文與其溝通。
- 無法被同儕所理解。
- 不願嘗試修補溝通失敗。
- 對於其他人的行爲或用文字表現的情感沒有評論。
- 不會依序或維持和同儕溝通。
- 不會要求澄清或語文上的協助。
- 常有錯誤的開始、自我阻斷或改變。
- 常常使用 it、thing、this 或 that。
- 不學習新的概念、字彙，或是忘記那些要被學習的素材（Mattes & Omark, 1991; Kayser, 1990）。

使用包括對於兒童語言歷史回顧、生活經驗、觀察學生使用語言、家庭訪談與效標參照評量等多樣方法，語言治療師能夠判斷是否有語言障礙，一旦判定完成了，接下來就是介入需求的決定。

## 三、評量中翻譯的使用

　　當臨床服務提供者無法擁有與兒童或家庭所使用語言如母語般的流暢，很難對兒童語言的流暢性做出判斷。在這些個案中，提供服務的人便會尋求翻譯者來幫助評量以及可能的介入。依照美國聽力語言協會（ASHA, 1985）規定，翻譯者必須在言語—語言發展上接受訓練，也必須訓練能夠和家庭與兒童一起工作。翻譯者應該熟悉兒童，以及家庭的語言、方言和文化，而且能夠協助服務提供者選擇考慮到兒童與家庭文化的適當評量技巧和學習素材。翻譯者不只能夠詮釋兒童或家庭所使用的言語和語言，同時也是能提供其他影響情境文化現象指導方針的文化訊息傳導者。

　　臨床醫生應該與翻譯者在施測之前討論測驗中所使用的項目與問題，並決定他們的文化是否適當。翻譯者應該先被講解，以便能夠提供翻譯，以及詮釋由案主所表達的感覺。在這段期間，詮釋者應該能夠警告臨床醫生任何可能被誤解，甚至可能影響互動的語文或非語文線索；在這段期間之後，詮釋者和服務提供者應該彙整資訊，進而決定是否有任何與這段期間有關聯的語文和非語文議題。

## 伍、文化和語言多樣性兒童的語言介入

　　為文化與語言多樣性背景且具有語言障礙的兒童提供適切的介入，是充滿挑戰的工作。介入必須聚焦於發展兒童在主要環境中具有功能的語言。重點在於要求形式之前先教導功能，以及語意、語言的使用。更重要的是，要能幫助兒童發展從他根據個體需求所建立的層級所用的溝通方法。

　　在創造文化上適當的介入歷程時，臨床醫生應該與其家庭建立合作的關係，不同的文化下，家庭對於本身在介入的角色上會有不同的想法。在某些家庭中，會期望醫生能夠當他們的老師，他們只要當觀察者即可；其他的家庭則期望能完全參與介入計畫。在發展介入計畫時，把對家庭在文化上會感

到舒適感的事物整合到計畫中是很重要的。介入的目的、物體以及期望的結果，必須與家庭所關心、先後順序和期望相符合，介入的素材必須根據經驗、與兒童和家庭熟悉的情境，以及是否在兒童的生活中有功能存在而來。家庭、房屋、實務、藝術、音樂、衣著、宗教經驗、文化上的慶祝和節日這些相似的概念，必須對於兒童和家庭而言是適切的。當這些類似的根基穩固，且在兒童的語言中編碼後，新經驗就能夠加入並豐富目前使用的語言。

以下羅列的則是針對臨床醫師在導引擁有文化與語言多樣性背景溝通障礙的兒童的介入有用的建議：

1. 視每個臨床互動為社會情境導向的、且會受到臨床醫生與個案兩方的文化與語言規則所影響的溝通事件。

2. 使用能被家庭視為適當且理解的語言、概念和文化價值，來提出對於物體、目的、期望效果的明確解釋。

3. 依據案主個體的需求以及兒童的生活經驗提供適當的素材與經驗。

4. 不管素材是否在文化上是相關與適當，這些用來做決定的素材和策略都必須經過事先察看與修正。

5. 不管兒童沒有能力獲取概念的挫折是否能被文化與語言因素所解釋，都需要回顧相關研究後才能決定。

6. 當兒童學習新概念時，將兒童所處文化的內容融入其中，並利用新經驗來回顧及擴充類似的結構與概念。

7. 使用文化上適當的時間、速度和溝通方式提出教材和資訊，期待的回應則是那些預期在兒童語言與文化發展上的表現。

8. 使用適合於兒童理解程度的言語和語言，重複和重新改寫指導語來增加教學或概念被理解的可能性。

9. 使用多樣的模式來支持將要被發展的語言。

10. 使用同年紀小團體教學及配合教導個體特殊技巧和功能的教學，來鼓勵支持、合作的互動。

# 陸、結論

　　近三十年來，對於文化和語言多樣性兒童語言獲得和語言障礙的研究，提高了我們對於這個複雜議題的瞭解程度。隨著我們越瞭解兒童或是團體內、外的多樣性，會越意識到我們所學的不足。當我們從歐洲裔美國中產階級家庭中兒童語言的發展研究中獲得很多知識時，同時，我們已經充分瞭解來自其他文化、社經團體這些使用其他語言或方言和住在其他文化兒童的診斷分析方法。當我們學習時，國家的多樣性繼續以驚人的速度增加中，很快的，我們可能不再有主流團體和少數團體文化。提供障礙兒童合適的臨床服務和教育則會協助兒童語言的發展，同時，也提供了即將到來的新研究更多的挑戰和機會。

## 研讀問題

1. 當提供臨床服務給使用西班牙語的兒童和家庭時，使用英語的語言治療師的責任為何？這些治療師如何與其他教育團體共同幫助這些兒童學習語言？

2. 語言治療師有哪些資源可以用來幫助且提供文化和語言上相關的臨床服務，給文化和語言多樣性且有言語—語言障礙的兒童？

3. 在你的社區中有哪些資源對於你瞭解需要臨床服務的兒童和家庭文化是有所幫助的？

4. 對於語言治療師來說，有哪些進修教育可以幫助這些學者為文化與語言多樣性兒童或家庭提供更多的服務？

5. 語言治療師在為文化與語言多樣性且有語言障礙的兒童與家庭提供臨床服務時，有哪些道德上的責任？

# 建議閱讀
## Suggested Reading

American Speech-Language-Hearing Association. (1983). Position paper on social dialects. *ASHA*, 25(9), 23–24.

American Speech-Language-Hearing Association. (1985). Clinical management of communicatively handicapped minority language populations. *ASHA*, 27(6), 29–32.

Battle, D. E. (Ed.). (in press). *Communication disorders in multicultural populations* (4th ed.). Newton, MA: Butterworth-Heinemann.

Taylor, O. L., & Leonard, L. B. (1999). *Language development across America: Cross cultural and cross-linguistic perspectives.* San Diego, CA: Singular.

Kamhi, A. G., Pollock, K. E., & Harris, J. L. (1996). *Communication development and disorders in African American children: Research, assessment, and intervention.* Baltimore: Paul H. Brookes.

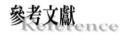

# 參考文獻

Acevedo, M. (1989, November). Typical speech misarticulations of Mexican-American preschoolers. Paper presented at the annual meeting of the American-Speech-Language-Hearing Association, St. Louis.

Ambert, A. (1986). Identifying language disorders in Spanish speakers. In A. C. Willig & H. F. Greenberg (Eds.), *Bilingualism and learning disabilities* (pp. 15–33). New York: American Library.

American Speech-Language-Hearing-Association. (1983). Position paper on social dialects. *ASHA, 25*(9), 23–24.

American Speech-Language-Hearing-Association. (1985). Clinical management of communicatively handicapped minority language populations. *ASHA, 27*(6), 29–32.

American Speech-Language-Hearing-Association. (1991). Did you know? *Perspectives, 12*(2), 11.

American Speech-Language-Hearing-Association. (1993). Definitions of communication disorders and variations. *ASHA, 35*(Suppl. 10), 40–41.

Anderson, N., & Battle, D. (1998). Culturally diverse families and the development of language. In D. Battle (Ed.), *Communication disorders in multicultural populations* (pp. 213–246). Newton, MA: Butterworth-Heinemann.

Baetens-Beardsmore, H. (1986). *Bilingualism: Basic principles* (2nd ed.). San Diego: College Hill.

Blake, I. (1984). Language development in working class black children: An examination of form, content and use. Doctoral dissertation, Columbia University, New York.

Bleile, K., & Wallach, H. (1992). A sociolinguistic investigation of the speech of African American preschoolers. *American Journal of Speech Language Pathology 1*(2), 54–62.

Bliss, L. S., Covington, Z., & McCabe, A. (1999). Assessing the narratives of African American children. *Contemporary Issues in Communication Sciences and Disorders, 26,* 160–167.

Bloom, M., & Lahey, M. (1978). *Language development and disorders.* New York: Wiley.

Bridgeforth, C. (1984). The development of language functions among black children from working class families. Paper presented at the presession of the 35th Annual Georgetown University Round Table on Language and Linguistics, Washington, DC.

Brown, R. (1973). *A first language, the early stages.* Cambridge, MA: Harvard University Press.

Campbell, L. (1994). Discourse diversity and Black English vernacular. In D. Ripich & N. Creaghead (Eds.), *School discourse problems* (pp. 93–131). San Diego, CA: Singular.

Champion, T., Seymour, H., & Camarata, S. (1995). Narrative discourse in African American children. Journal of *Narrative and Life History, 5,* 333–352.

Cheng, L. L. (1990). Identification of communicative disorders in Asian-Pacific students. *Journal of Childhood Communication Disorders, 13*(1), 113–119.

Cheng, L. L. (1991). *Assessing Asian language performance* (2d ed). Oceanside, CA: Academic Communication Associates.

Cheng, L. L. (1995). *Integrating language and learning for inclusion: An Asian-Pacific focus.* San Diego, CA: Singular.

Cheng, L. L. (1998). Asian and Pacific Island cultures. In D. Battle (Ed.), *Communication disorders in multicultural populations* (pp. 73–116). Newton, MA: Butterworth-Heinemann.

Cole, L. (1980). A development analysis of social dialect features in the spontaneous language of preschool black children. Doctoral dissertation, Northwestern University, Evanston, IL.

Cole, R., & Taylor, O. (1990). Performance of working-class African-American children on three tests of articulation. *Language, Speech, and Hearing Services in Schools, 24,* 161–166.

Crago, M. B. (1992). Ethnography and language socialization: A cross-cultural perspective. *Topics in Language Disorders 12*(3), 28–39.

Crago, M. B., & Cole, E. (1991). Using ethnography to bring children's communicative and cultural words into focus. In T. M. Gallagher (Ed.), *Pragmatics of language: Clinical practice issues* (pp. 99–132). San Diego, CA: Singular.

Craig, H., & Washington, J. A. (1994). The complex syntax skills of poor, urban, African-American preschoolers at school entry. *Language, Speech, and Hearing Services in Schools, 25*(2), 181–190.

Craig, H., & Washington, J. A. (1995). African-American English and linguistic complexity in preschool discourse: A second look. *Language, Speech, and Hearing Services in Schools, 26*(1), 87–93.

Cummins, J. (1984). *Bilingualism and special education.* San Diego, CA: College-Hill.

Damico, J. (1991). Descriptive assessment of communicative ability. In E. V. Hamayan & J. S. Damico (Eds.), *Limiting bias in the assessments of bilingual students.* Austin, TX: Pro-Ed.

Damico, J. S., Oller, J. W., & Storey, M. E. (1983). The diagnosis of language disorders in bilingual children: Surface-oriented and pragmatic criteria. *Journal of Speech and Hearing Disorders, 46,* 385–394.

Davis, P., Williams, J., & Vaughn-Cooke, F. (1992–1993). A comparison of lexical development in a child with normal language development and in a child with language delay. *National Student Speech-Language-Hearing Association Journal, 20,* 63–77.

Dillard, J. (1972). *Black English: Its history and usage.* New York: Random House.

Doyle, A., Champagne, M., & Segalowitz, N. (1978). Some issues in the assessment of linguistic consequences of early bilingualism. In M. Paradis (Ed.), *Aspects of bilingualism.* Columbia, SC: Hornbeam.

Dulay, H., & Burt, M. K. (1974). Natural sequences in second language acquisition. *Language Learning, 24,* 37–53.

Dulay, H., Hernandez-Chavez, E., & Burt, M. K. (1978). The process of becoming bilingual. In S. Singh & L. Lynch (Eds.), *Diagnostic procedures in hearing, language and speech* (pp. 305–326). Baltimore: University Park.

Eblen, R. E. (1982). A study of the acquisition of fricatives by 3 year old children learning Mexican Spanish. *Language and Speech, 25,* 201–220.

Echeverria, M. (1975). Late stages in the acquisition of Spanish syntax. Doctoral dissertation, University of Washington, Seattle.

Farran, D. (1982). Mother–child interaction, language development and the school performance of poverty children. In L. Feagans & D. Farran, (Eds.), *The language of children reared in poverty: Implications for evaluation and intervention.* New York: Academic.

Fasold, R. W., & Wolfram, W. (1978). Some linguistic features of Negro dialect. In P. Stoller (Ed.), *Black American English* (pp. 49–83). New York: Delta.

Garcia, E. E., Maez, L. F., & Gonzalez, G. (1984). *A national study of Spanish/English bilingualism in young Hispanic children of the United States.* Los Angeles: California State University, National Dissemination and Assessment Center.

Gee, J. P. (1989). Two styles of narrative construction and their linguistic and educational implications. *Discourse Processes, 12,* 287–307.

Gomperz, J. (1982). *Discourse strategies.* New York: Cambridge University Press.

Gonzales, G. (1983). Expressing time through verb tenses and temporal expression in Spanish: Age 2.0–4.6. *NABE Journal, 7,* 69–82.

Gudeman, R. H. (1981). Learning Spanish: A cross-sectional study of imitation, comprehension and production of Spanish grammatical forms by rural Panamanians. Doctoral dissertation, University of Minnesota, Minneapolis.

Gutiérrez-Clellen, V., Peña, E., & Quinn, R. (1995). Accommodating cultural differences in narrative style: A multicultural perspective. *Topics in Language Disorders, 15*(4), 54–67.

Gutiérrez-Clellen, V., & Quinn, R. (1993). Assessing narratives of children from diverse cultural/linguistic groups. *Language, Speech, and Hearing Services in Schools, 24*(1), 2–9.

Hall, W., Nagy, W., & Linn, R. (1984). *Spoken words: Effects of stimulation and social group on oral word usage and frequency.* Hillsdale, NJ: Erlbaum.

Hamayan, E. (1992, September). Meeting the challenge of cultural and linguistic diversity in the schools: Best practices in language intervention. Paper presented at the Broward County Exceptional Student Education In-Service, Ft. Lauderdale, FL.

Hamayan, E. V., & Damico, J. S. (1991). *Limiting bias in the assessment of bilingual students.* Austin, TX: Pro-Ed.

Hammer, C. S., & Weiss, A. L. (2000). African American mothers' views of their infants' language development and language-learning environment. *American Journal of Speech-Language Pathology, 9,* 126–140.

Harris, G. (1998). American Indian culture: A lesson in diversity. In D. Battle (Ed.), *Communication disorders in multicultural populations* (pp. 78–113). Newton, MA: Butterworth-Heinemann.

Hart, B., & Risley, T. (1995). *Meaningful differences in the everyday experiences of young American children.* Baltimore: Paul H. Brookes.

Haynes, W. O., & Moran, M. (1989). A cross-sectional development study of final consonant production in Southern Black children from preschool to third grade. *Language, Speech, and Hearing Services in Schools, 21*(4), 400–406.

Haynes, W. O., & Shulman, B. B. (1994). *Communication development: Foundations, processes, and clinical applications.* Englewood Cliffs, NJ: Prentice Hall.

Heath, S. B. (1982). What no bedtime story means: Narrative skills at home and school. *Language and Society, 11,* 49–76.

Heath, S. B. (1983a). *Ways with words: Language, life, and work in communities and classrooms.* New York: Cambridge University Press.

Heath, S. B. (1983b). Sociocultural contexts of language development. In *Beyond Language.* Los Angeles: Evaluation, Dissemination and Assessment Center.

Heath, S. B. (1986). Taking a cross cultural look at narratives. *Topics in Language Disorders, 7*(1), 84–89.

Heath, S. B. (1989, February). Oral and literate traditions among Black Americans living in poverty. *American Psychologist,* 367–373.

Hester, E. J. (1996). Using oral narratives to assess communicative competence. In A. G. Kamhi, K. E. Pollock, & J. L. Harris (Eds.), *Communication development and disorders in African American children* (pp. 227–246). Baltimore: Paul H. Brookes.

Hodson, B., Becker, M., Diamond, F., & Meza, P. (1989). Phonological analysis of unintelligible children's utterances: English and Spanish. In *Occasional papers on linguistics: The uses of phonology.* Carbondale: Southern Illinois University Press.

Hoover, J. J., & Collier, C. (1985). Referring culturally different children: Sociocultural considerations. *Academic Therapy, 20*(4), 503–509.

Hyon, S., & Sulzby, L. (1992, April). Black kindergarteners' spoken narratives: Style, structure and task. Paper presented at the annual meeting of the American Educational Research Association, San Francisco, CA.

Jimenez, B. C. (1987). Acquisition of Spanish consonants in children aged 3–5 years. *Language, Speech, and Hearing Services in Schools, 18*(4), 357–363.

Kayser, H. (1989). Speech and language assessment of Spanish-English speaking children. *Language, Speech, and Hearing Services in Schools, 20,* 226–244.

Kayser, H. (1990). Social communicative behaviors of language-disordered Mexican-American students. *Child Language Teaching Therapy, 6*(3), 255–269.

Kayser, H. (1993). Hispanic cultures. In D. Battle (Ed.), *Communication disorders in multicultural populations* (pp. 114–157). Newton, MA: Butterworth-Heinemann.

Kayser, H. (1998). Hispanic cultures and language. In Battle, D. E. (Ed.), *Communication disorders in multicultural populations* (2nd ed.) (pp. 157–196). Boston: Butterworth-Heinemann.

Keller, G. (1976). Acquisition of the English and Spanish passive voices among bilingual children. In G. D. Keller, R. V. Teschner, & S. Viera (Eds.), *Bilingualism in the bicentennial and beyond* (pp. 161–168). New York: Bilingual Press.

Kovac, C. (1980). Children's acquisition of variable features. Doctoral dissertation, Georgetown University, Washington, DC.

Labov, W. (1972). *Language in the inner city.* Philadelphia: University of Pennsylvania Press.

Langdon, H. W. (1996). English language learning by immigrant Spanish speakers: A United States perspective. *Topics in Language Disorders, 16,* 38–53.

Langdon, H. W., & Cheng, L. (Eds.). (1992). *Hispanic children and adults with communication disorders: Assessments and intervention.* Gaithersburg, MD: Aspen.

Linares, T. A. (1982). Articulation skills of Spanish-speaking children. *Ethnoperspectives in bilingual education, series vol III: Bilingual education technology* (pp. 363–387), Ypsilanti, MI.

Lynch, E. W., & Hanson, M. J. (1993). *Developing cross-cultural competence: A guide for working with young children and their families.* Baltimore: Paul H. Brookes.

Marge, M. (1993). Disability prevention: Are we ready for this challenge? *ASHA 35,* 42–44.

Mattes, L. J., & Omark, D. R. (1991). *Speech and language assessment for the bilingual handicapped* (2d ed.) San Diego, CA: College Hill.

McCabe, A. (1995). Evaluation of narrative discourse skills. In K. N. Cole, P. S. Dale, & D. J. Thal (Eds.), *Assessment of communication and language* (pp. 121–142). Baltimore, MD: Paul Brookes.

Median, V. (1982). *Interpretation and translation in bilingual B. A. S. A.* San Diego, CA: Superintendent of Schools, Department of Education, San Diego County.

Mercer, C. D. (1987). *Students with learning disabilities* (3d ed.) New York: Merrill.

Merino, B. J. (1982, October–November). Language development in Spanish as a first language: Implications of assessment. Paper presented at the National Conference on the Exceptional Bilingual Child, Phoenix, AZ.

Merino, B. J. (1992). Acquisition of syntactic and phonological features in Spanish. In H. W. Langdon & L. L. Cheng (Eds.), *Hispanic children and adults with communication disorders* (pp. 57–98). Gaithersburg, MD: Aspen.

Michaels, S. (1981). "Sharing time": Children's narrative styles and differential access to literacy. *Language in Society, 10,* 423–442.

Moran, M. (1993). Final consonant deletion in African American children speaking Black English: A closer look. *Language, Speech, and Hearing Services in Schools, 24,* 161–166.

Musselwhite, C. (1983). Pluralistic assessment in speech-language pathology: Use of dual norms in the placement process. *Language, Speech and Hearing Services in Schools, 14,* 29–37.

National Deafness and Other Communication Disorders Advisory Board. (1991). *Research in human communication,* Annual report (NIH Publication No. 92–3317). Bethesda, MD: National Institutes of Health.

Ochs, E., & Schieffelin, B. (1984). Language acquisition and socialization. In R. Shwedder & R. Levine (Eds.), *Culture theory: Essays on mind, self, and emotion* (pp. 246–322). New York: Cambridge University Press.

Office of Scientific and Health Reports. (1988). *Developmental speech and language disorders: Hope through research* (NIH Publication No. 88–2757). Bethesda, MD: National Institutes of Neurological and Communicative Disorders and Stroke.

Owens, R. (1992). *Language disorders: A functional approach to assessment and intervention.* New York: Merrill.

Ratusnik, D., & Koenigsknecht, R. (1975). Influence of certain clinical variables on Black preschoolers' nonstandard phonological and grammatical performance. *Journal of Communication Disorders, 8,* 281–297.

Reveron, W. (1978). The acquisition of variable features. Doctoral dissertation, Ohio State University, Columbus.

Rickford, J. R. (In press). Regional and social variation. In S. L. McKay & N. H. Hornberger (Eds.), *Sociolinguistics and language teaching.* Oxford, UK: Oxford University Press.

Ripich, D., & Creaghead, N. (1995). *School discourse problems* (2d ed.). San Diego, CA: Singular.

Saville-Troike, M. (1986). Anthropological considerations in the study of communication. In O. Taylor (Ed.), *Nature of communication disorders in culturally and linguistically diverse populations* (pp. 47–72). San Diego, CA: College Hill.

Schieffelin, B., & Ochs, E. (1986). Language socialization. *Annual Review of Anthropology, 15,* 163–191.

Scriven, M. (1991). *Evaluation thesaurus* (4th ed.). New York: Sage.

Seymour, H. (1995, November). *Theory and practice in evaluating child African-American English.* Paper presented to meeting of the American Speech-Language-Hearing Association, Orlando, FL.

Seymour, H., Bland-Stewart, L., & Green, L. J. (1998). Difference versus deficit in child African American English. *Language, Speech, and Hearing Services in Schools, 29,* 96–108.

Seymour, H., & Ralabate, P. (1985). The acquisition of a phonological feature of Black English. *Journal of Communication Disorders, 18,* 139–148.

Seymour, H., & Seymour, C. (1981). Black English and Standard English contrasts in consonantal development of four- and five-year old children. *Journal of Speech and Hearing Disorders, 46,* 274–280.

Shipley, K., & McAfee, J. G. (1992). *Assessment in speech-language pathology: A resource manual.* San Diego, CA: Singular.

Steffensen, M. (1974). The acquisition of Black English. Doctoral dissertation, University of Illinois, Evanston.

Stockman, I. (1986). Language acquisition in culturally diverse populations: The black child as a case study. In O. Taylor (Ed.), *Nature of communication disorders in culturally and linguistically diverse populations* (pp. 117–155). San Diego, CA: College Hill.

Stockman, I. (1991, November). *Constraints on final consonant deletion in Black English.* Paper presented to meeting of the American Speech-Language-Hearing Association, Atlanta, GA.

Stockman, I. (1993). Variable word initial and medial consonants relationships in children's speech sound articulation. *Perceptual and Motor Skills, 76,* 675–689.

Stockman, I. (1995, November). Early morphosyntactic patterns of African-American children. Paper presented to the meeting of the American Speech-Language-Hearing Association, Orlando, FL.

Stockman, I. (1996). The promise and pitfalls of language sample analysis as an assessment tool for linguistic minority children. *Language, Speech, and Hearing Services in Schools, 27,* 355–366.

Stockman, I. (1998). The promises and pitfalls of language sample analysis as an assessment tool for linguistic minority children. *Language Speech and Hearing Services in Schools, 27*(4), 355–365.

Stockman, I., & Settle, M. S. (1991, November). Initial consonants in young Black children's conversational speech. Paper presented to the meeting of the American Speech-Language-Hearing Association.

Stockman, I., & Vaughn-Cooke, F. (1992). Lexical elaboration in children's locative action expressions. *Child Development, 63,* 1104–1125.

Taylor, O. (1986). *Nature of communication disorders in culturally and linguistically diverse populations.* San Diego, CA: College Hill.

Taylor, O. (In press). Clinical practice as a social occasion. In L. Cole & V. Deal (Eds.), *Communication disorders in multicultural populations.* Rockville, MD: American Speech-Language-Hearing Association.

Taylor, O., & Clarke, M. G. (1994). .Culture and communication disorders: A theoretical framework. *Seminars in Speech and Language, 15*(2), 103–113.

Taylor, O. T. (1999). Cultural Issues and Language Acquisition. In O. T. Taylor & L. B. Leonard (Eds.), *Language acquisition across North America: Cross-cultural and cross linguistic perspectives.* San Diego, CA: Singular.

Terrell, S., & Terrell, F. (1993). African-American cultures. In D. E. Battle (Ed.), *Communication disorders in multicultural populations* (pp. 3–37). Newton, MA: Butterworth-Heinemann.

Thal, D., Jackson-Maldonado, D., & Acosta, D. (2000). Validity of a parent report measure of vocabulary and grammar for Spanish-Speaking toddlers. *Journal of Speech, Language, and Hearing Research, 43,* 1087–1100.

U.S. Bureau of the Census. (1990). *Statistical Abstract of the United States: 1990* (110th ed.). Washington, DC: U.S. Department of Commerce.

U.S. Bureau of the Census. (1990). *Statistical Abstract of the United States: 1990* (110th ed.). Washington, DC: U.S. Department of Commerce.

U.S. Bureau of the Census. (1993). *Household and family characteristics:* March 1993. *Current population report series P-20.* Washington, DC: U.S. Government Printing Office.

U.S. Bureau of the Census. (1999). *Statistical Abstract of the United States: 1999* (119th ed.). Washington, DC: U.S. Department of Commerce.

U.S. Department of Education. (1994). To assure the free appropriate public education of all Americans: Sixteenth annual report to Congress on the implementation of The Individuals with Disabilities Education Act (ED/OSERS Publication No. 065 000 00700–2). Washington, DC: U.S. Government Printing Office.

Vaughn-Cooke, F. (1983). Improving language assessment in minority children. *ASHA, 9,* 29–34.

Vaughn-Cooke, F. (1986). Lexical diffusion: Evidence from a decreolizing variety of Black English. In M. Montgomery & G. Bailey (Eds.), *Language variety in the South* (pp. 111–130). Tuscaloosa: University of Alabama Press.

Vaughn-Cooke, F., & Wright-Harp, W. (1992). *Lexical development in working-class Black children.* National Institutes of Health grant #RR08005–23.

Vecoli, R. J. (1995). Introduction. In J. Galens, A. Sheets, & R. V. Young (Eds.), *Gale encyclopedia of multicultural America.* New York: Gale Research.

Washington, J., & Craig, H. (1992). Articulation test performance of low-income, African-American preschoolers with communication impairments. *Language, Speech, and Hearing Services in Schools, 23,* 245–252.

Wayman, K. I., Lynch, E. W., & Hanson, M. J. (1990). Home-based early childhood services: Cultural sensitivity in a family systems approach. *Topics in Early Childhood Special Education, 10,* 65–66.

Weddington, G. T. (1987). *The assessment and treatment of communication disorders in culturally diverse populations.* Unpublished manuscript. San Jose State University.

Westby, C. (1990). Ethnographic interviewing. *Journal of Childhood Communication Disorders, 13*(1), 110–118.

Westby, C. (1994). Multicultural issues. In J. B. Tomblin, H. L. Morris, & D. C. Spriestersbach (Eds.), *Diagnosis in speech-language pathology.* San Diego, CA: Singular.

Wolfram, W., & Fasold, R. (1974). *The study of social dialects in American English.* Englewood Cliffs, NJ: Prentice Hall.

Wong-Fillmore, L. (1991a). Second language learning in children: A model of language learning in social context. In E. Bialystok (Ed.), *Language processing in bilingual children* (pp. 49–69). Cambridge, UK: Cambridge University Press.

Wong-Fillmore, L., (1991b). When learning a second language means losing the first. *Early Childhood Research Quarterly, 6,* 323–346.

Wyatt, T. (1991). Linguistic constraints on copula production in Black English child speech. *Dissertation Abstracts International, 523*(2), 781B (University Microfilms No. DA9120958).

Wyatt, T. (1995). Language development in African American child speech. *Linguistsics and Education, 7,* 7–22.

*Part* **3**

# 語言障礙及特殊族群

Language and
Communication Disorders
in Children

# Chapter **9** 瞭解學習障礙

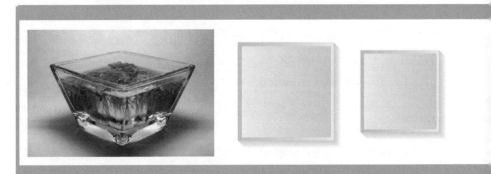

# 壹、學習障礙之概念

## 一、歷史起源

學習障礙是近些年來才從障礙範疇中分出來的新項目，其定義廣泛應用在相關的教育活動中，但是許多教育者仍不清楚其本質，對於學習障礙的瞭解及定義一直爭議不斷。

Lerner（1981）和 Wiederholt（1974）將學習障礙的歷史分成四階段：

1. 草創階段（約爲 1800 至 1930 年）——此階段屬於對大腦功能方面的科學研究。

2. 過渡階段（約爲 1930 至 1960 年）——此階段認爲學習障礙是由於幼童較無法學習控制大腦的功能，進而導致不協調的行爲；專家（Cruicks-hank, Bentzen, Razburg, & Tannhauser, 1961; Orton, 1937; Strauss & Lehtinen, 1947）開始設計發展對這些幼童的評估方法及療程。

3. 整合階段（約爲 1960 至 1980 年）——此階段特色爲對學習障礙的相關重視增加；在後續行動中，學校對學習障礙所增設的課程，也開始評估學習障礙的實例，並對其教學的方法進行研究。

4. 現階段（約爲 1980 年至今）——目前朝向能完備界定特殊的個別案例，並經由學校課程來提供整合性的服務。

首先提出學習障礙一詞的人之一爲 Samuel Kirk（1963），用來描述一群特殊學習障礙的幼童。他認爲學習障礙指：對於說話、語言、閱讀、拼字、書寫，或計算過程中所產生的遲緩、失調或遞延的行爲。學習障礙導因於一種大腦產生的官能障礙，及（或）情緒和行爲上的憂慮；但與智能障礙、感官喪失、文化或教育因素無關。Kirk指出，這種障礙是因爲幼童的學習成就，及其真正學習能力之間所產生的落差。而其學習能力是由性向測驗、對口語的瞭解，及計算技巧所測出。

　　雖然概論涵蓋了多種學習障礙，但是此專有名詞，建立了探討特殊學習障礙幼童的參考架構。它要避免責罵那些獨力學習、然而卻學習失敗的官能障礙幼童；這些幼童與智能障礙幼童相較，卻往往在智能方面有較強的能力。因為此專有名詞並不針對某特定因素，它著重於幼童面對的教育問題；並針對教育決策方向及特殊教育服務方面，來建立基本的架構。

　　在 1963 年，學習障礙兒童協會（Association for Children with Learning Disabilities, ACLD）成立。在 1969 年，下列對學習障礙的定義經由國家障礙兒童顧問機構（National Advisory Committee on Handicapped Children）對國會發表：

　　　　「特定學習障礙幼童」意指幼童在使用語言、說話，或書寫的過程中，產生一個或多個基本生理反應的障礙。此障礙可能表現在聽、說、讀、寫、拼字、思考或計算能力上。這些障礙也包括知覺障礙、腦部傷害、腦部官能障礙、閱讀障礙、發展性失語症。不過，這裡並沒有包括患有視覺、聽覺及運動障礙的幼童；或因幼童的智能障礙、情緒不安、環境、文化，及經濟能力所造成的問題。（U.S. Office of Education, 1977）

　　1975 年，此定義被包含進殘障兒童教育法案 94-142 公法。

　　1981 年，國際學習障礙聯合委員會（National Joint Committee on Learning Disabilities）修正其定義（Hammill, Leiger, McNutt, & Larsen, 1981），且同意頒布如下：

　　　　學習障礙一般為：許多不同障礙行為所構成的集合，於聽、說、讀、寫、判斷或數學能力所明顯產生的困難。這些情況可能是個體本身自有，或是因中央神經系統失調所產生。雖然學習障礙可能伴隨著其他障礙行為或環境的影響而發生，但它們之間並沒有直接的關聯性。（p.336）

　　此定義經學習障礙委員會（Council for Learning Disabilities）、國際閱讀協會（International Reading Association）、兒童溝通障礙部（Division for Children with Communication Disorders）、奧頓協會（Orton Society），及美國聽力語言協會所承認。

此處與上述法條最基本、也最重要的不同，在於其所謂的：「基礎心理歷程」。聯合委員會同意聲明中所述，其原意是為了強調學習障礙的天性本質，一般而言，這裡所要說明的是：認知障礙、多元認知障礙，及能力障礙，均是以語言科學及訊息歷程理論為基礎，並為學習障礙患者的自然特徵。

## 二、定義學習障礙

因為人類的行為及學習極其複雜，學習障礙亦極難以定義，但是，它們往往可以很清楚無誤地從其他障礙行為中分辨出來。雖然專家們無法認同單一的定義，但實際上，我們並不需要否認其正確性。

學習障礙常常用來形容：幼童或青少年，在傳統的教育課程中，其學習效率無法達到以往所能達成的水準。學習障礙課程並無法辨別出某種特定的官能障礙，或是官能障礙的併發症狀。倘若一個幼童要被界定患有學習障礙，必須排除使他學校課程失敗的其他因素，諸如：情緒失控、智能障礙，或環境及文化上的缺失。我們會對不同特質學習者組成的異質團體，產生先入為主的觀念；他們對學習有相同的問題，且也無法對自己的學習障礙提出明確的解釋。雖然此觀念與診斷相較，偏於紙上談兵，而且無法代表某一特殊病原或特質；但是，仍有許多行為特性歸因於學習障礙幼童的身上。

## 三、學習障礙幼童之特質

雖然不是全部，大部分的學習障礙幼童會表現出學習障礙的特質，但是他們的行為特質卻對我們瞭解學習障礙極有幫助。下列九點特性是最常提到的：

1. 躁動——不尋常的活動力，如摳手或腳、跳出座位、不按部就班而直接跳過某些特定步驟。
2. 注意力缺陷——被不恰當或自然重現的習慣性行為所干擾，或是注意力集中在重複單調的小步驟或小動作。
3. 動作障礙——一般性的協調問題，起因於笨拙或較遲緩的動作。

4. **知動障礙**——以身體反應來統合視覺或聽覺的刺激時感到困難。

5. **語言障礙**——說話反應較遲鈍，對瞭解及（或）組織要說出來的言語感到困難。

6. **衝動**——缺少反射性動作。

7. **認知障礙**——記憶或觀念資訊的缺乏。

8. **定向障礙**——無法自行衍生空間或時間觀念。

9. **其他特殊學習障礙**——對讀、寫、計算方面的問題。

相對於結果導向而言，這些行為特性絕大部分均屬過程導向。也就是說，它們著重在學習障礙幼童所表現的障礙行為。相對的，在鑑定學習障礙所造成的影響時（例如，口語或書寫語文發展上的障礙），主要針對幼童學習方面的表現，或在習得技巧時所產生的障礙。這些結果導向的特性，是在發展適當的教育療程時，唯一有幫助的引導。

## 四、注意力不足過動症及學習障礙

有關注意力不足過動症（attention deficit hyperactivity disorder, ADHD）與學習障礙之間的關係仍爭論不休。過去，注意力不足過動症及學習障礙的診斷之間已有顯著的改變。根據目前美國精神醫學會（American Psychiatric Association, 1994）之《精神疾病診斷手冊》（DSM-IV），將學習障礙列為**特殊的發展性障礙**，然而注意力缺陷障礙被列為**幼童的分裂性障礙**。同時，由美國教育部（Department of Education, DOE）所發表有關注意力不足過動症的障礙條件聲明稿，承認注意力不足過動症也可能同時引發其他的障礙行為，且導致學習上的問題。然而，美國教育部並不認為注意力不足過動症需要列為一獨立的障礙類別。這也意味著，當患有注意力不足過動症的幼童滿足特殊分類的條件時，他們將適於接受有關學習障礙或情緒失常的介入（Davila, Williams, & MacDonald, 1991）。

研究已經發現，學習障礙與許多因素有關，如：認知、注意力，及行動的障礙，也包含了某些過動兒的案例（Hiebert, Wong, & Hunter, 1982; Kavale & Nye, 1985; McKinney & Reagans, 1983, 1984; Walker, 1985; Williams,

Gridley, & Fitzhugh-Bell, 1992）。

同時，一部分的研究也指出：經診斷患有注意力不足過動症的幼童，都經歷過某些特殊學習問題（August & Garfinkel, 1990; Barkley, Fischer, Edelbrock, & Smallish, 1990; McGee, Williams, Moffett, & Anderson, 1989）。然而，患有注意力不足過動症幼童在學習方面的障礙，是否與注意力／過動，或學習障礙，或前述兩者都有關，目前仍未明確（Biederman, Newcorn, & Sprich, 1991）。

雖然絕大部分的研究結果認為，學習障礙與注意力不足過動症具有某程度上的關係，但是，兩者之中本來就潛在的關係仍未能清楚地加以界定（Cantwell & Baker, 1991; Epstein, Shaywitz, Shaywitz, & Woolston, 1991; Shaywitz & Shaywitz, 1991）。此結果讓人聯想到：在幼童的群體中，學習障礙及注意力不足過動症若一併發生，也似乎是潛在性神經功能的不同所造成；而此神經功能亦是由於一般的認知障礙所造成（Epstein et al., 1991; Shaywitz & Shaywitz, 1991）。根據研究潛在性神經失能所認證，群體中，學習障礙或注意力不足過動症的幼童都會有注意力方面的問題（August & Garfinkel, 1990; Fleisher, Soodak, & Jelin, 1984; Levine, Busch, & Aufsieser, 1982）。此外，語言障礙的表現也同時成為學習障礙及注意力不足過動症幼童的特性。以學習障礙的幼童為例，語言障礙應算是最主要的潛在問題（Catts, 1991; Gibbs & Cooper, 1989; Newhoff, 1990; Paul, 1992）。就如同許多幼童因為具有某種程度的語言遲緩，而被診斷為注意力不足（Baker & Cantwell, 1990; Cohen, Devine, & Meloche-Kelly, 1989）。因為這些發現，一般認為語言的發展成為關鍵性因素；此因素潛藏於下列兩者的關係中：某些學習障礙及注意力不足過動症幼童認知階層，及有關這些孩童所發生學習方面問題的總和（August & Garfinkel, 1990）。

同時，由於這些注意力不足過動症幼童所需要特殊教育的相關研究證據不足，如學習障礙與其他徵候同時好發的研究狀況並不完備；在其他更好的整合方法出現之前，對此群體的教育介入，應該同時著重學習障礙及（或）語言障礙（Zentall, 1993）。

# 貳、訊息歷程之觀念

目前所觀察到有學習障礙的能力遲緩幼童之主要特徵，是根據訊息歷程理論而來。原始的研究主旨，是要矯正學習障礙幼童潛在處理能力的失調；不過，目前已轉移到低效率訊息歷程技巧的使用，或是對技巧的適應不良。它對訊息歷程的熟稔度提供了一個方法，來瞭解有關更複雜、更需高度程序的認知及語言行為，如讀和寫。這個觀念也提供了關於認知程序（如，解讀、比較、儲存及存取）基本表徵更有用的概念。學習上的失敗，會被視為基礎認知程序中的一種不足（Torgesen, 1986; Swanson, 1989）。

## 一、心理歷程

在某些時候，學習障礙被認為是由許多不同的特殊潛在能力障礙所造成。根據之前的經驗，有關學習障礙的研究多集中於數種有關注意力、知覺及記憶的心理歷程測驗。這些測驗是將學習障礙幼童與無學習障礙幼童相比較，用來衡量潛在性的認知障礙及分離抽象功能〔視覺閉鎖、視覺及聽覺意象－基礎變異、聽覺辨識，視覺及（或）聽覺記憶力等〕。因為學者早期的辯論點在於：這些因素在學習發生前即已發展成熟，但是，相關的訓練課程及要素卻用來矯正其他特殊的歷程障礙（Frostig, 1968; Kephart, 1971; Kirk & Kirk, 1972）。

特殊學習障礙的基本假設模式明顯地與其他領域相異，而且其構成要點也極易於檢定與判斷，因此，每個系統都應該獨立進行衡量。有關認知、注意力，及記憶的自然介入過程尚未納入評估要點。同樣的，我們並不認為學習者在認知歷程中扮演著積極主動的角色，因此，像是基本意圖或組織能力這些容易混淆的變數，也不納入評估。我們相信，過去讓幼童想參與的、察覺到的，或記憶的觀點其實都在「那邊」。與其影響幼童去接近問題，我們更強調去改變幼童們做作業的方式。

　　經由訊息歷程的觀點來進行觀察，感知能力、注意力，及記憶力都被認為是某些人的互動性認知歷程；這些人的功能反映出：其影響力及控制力來自於具有更高次序性、整體性，及任務導向所構成的認知架構（Anderson, 1975）。我們建立了控制機制，「一個執行計畫的計畫」（Miller, Galanter, & Pribam, 1960），而此計畫整合並導引了較低次序要求的歷程。因此我們必須承認：在正常發展的幼童身上取得有關學習困難的經驗，與高程序性的認知控制或策略相關；這些策略掌管了注意力、認知力，及記憶力。此學習障礙的策略導向觀點，應強調以教學來導正認知歷程，而不是強調分裂的、更基本的認知障礙（Swanson, 1991）。

　　訊息歷程理論最重要及最有用的特徵在於：它幫助我們更瞭解學習障礙幼童所遭遇到的問題。更多有關學習歷程的完整構思已經著重在：幼童在接觸不一樣的教學性介入之學習課程時，所會使用的策略。

## 二、訊息歷程模式

　　在 1969 年，Chalfont 與 Scheffelin 描述學習障礙：在處理訊息能力的偏差，及在接收、分析、接合及訊息符號使用上的效率不佳。從此，訊息歷程也對瞭解學習障礙提供了有用的架構。

　　自訊息歷程所衍生出的觀念性模式，可讓我們更有系統地描述一個學習障礙幼童處理訊息時的過程。認知心理學或訊息歷程心理學能夠處理有關情緒歷程的研究，且用我們與生俱來的能力使我們的經驗具有意義。我們接收、組織、記憶，並擷取訊息，我們可以喚出之前的訊息來幫助我們處理新的訊息。事實上，我們自己讓我們的經驗具有意義，甚至根本沒有任何事情以同樣的方式發生在我們身上時，我們也一樣以某種有系統的方法來組織它（Farnham-Diggory, 1980）。圖 9.1 為訊息歷程模式的例子之一。

　　聽覺、視覺，及觸覺刺激（感官資訊）傳送到中央處理器（大腦）；在那裡，刺激被分析、統合及儲存。個別的行為反應就像是一種額外的輸入源（回饋）來矯正或加強反應。此輸入源往往進入一種動態的、組織性的、互動性的系統。行為上的反應不只由實際上的刺激，也由不間斷的過程所終止，

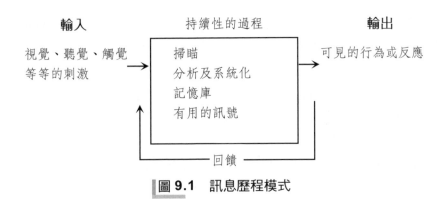

**圖 9.1 訊息歷程模式**

這種結果是因為之前已儲存的經驗所造成。

　　現在的訊息歷程理論指出：兩個不同地方的個體會因為某認知力而有所區別。第一，可能因為他們的訊息歷程系統之基礎架構不同。這些架構上或結構上的特徵即為個體外在行動系統的控制因子（Campione & Brown, 1978）。這些東西，如短期記憶容量、記憶路徑的持續力，及數種歷程處理的速度，都是這系統結構的一部分。

　　第二，不同的個體從同一經驗所學到的訊息及技巧往往有所差異。這包含了長期記憶（如已存在於系統中的程式）、一般常識（如具階級性的語意架構）、思考模式（如具體對抽象），及引導能夠適應和表現的規則及策略所構成。長期記憶及系統的功能性架構可以經由我們本身意志及教學來加以更改（Torgesen, 1982）。

　　由訊息歷程學者們所創，有關認知表現介於架構性及功能性區域的相異點，已經將學習障礙患者的認知系統引進一個新的思考方向。傳統上，學習障礙幼童在試驗性工作上的學習問題及表現不佳都解釋為：由於一般的訊息處理，卻由於特殊的能力障礙而失敗。有極大部分的障礙者，如知動障礙、內在模式整合不足（inter-model integration deficits），及心理語言歷程問題，一直以來都被認為與認知障礙有關，而非訊息歷程所造成。以訊息歷程來說，這些較早期的解讀聲稱：所有有關學習的問題都是由於系統架構特徵的不同。

　　從訊息歷程理論所得到的觀點具有較強的解釋性。它們提供了一個分析

學習障礙的架構：系統中有關結構性及功能性元素的不同處，也就是指系統及系統所使用的程序之不同。對一個學習障礙的幼童來說，某些訊息歷程的要素對某些特定的問題並無法有效地發揮功用。因此，基本問題似乎也該成為課程設計的一部分；而且，雖然可能會有一些系統的不足，我們也應該找出能夠讓課程更完備的解決方案。構成訊息歷程觀念之最主要的假設即為：學習障礙幼童所用的規則及特殊策略，並非很適合他們本身的智能。在某些特定情況下，他們很明顯地只能使用無法處理該情況的知識、無法奏效的策略，甚或尚未學到的特定策略。

為了解釋學習障礙幼童課程表現不佳的狀況，研究者設計了一系列訊息歷程模型。這些模型針對數種與認知變化及語言變化有關的特殊歷程障礙，如言語歷程障礙（Vellutino, 1977）、音韻障礙（Shankweiler, Liberman, Mark, Fowler, & Fischer, 1979）、敘事障礙（Bauer, 1977）、選擇性注意力不足（Hallahan & Reeves, 1980），或是記憶力障礙（Mastropieri, Scruggs, & Levin, 1987; Scruggs, Mastropieri, & Levin, 1987）。

此外，有更多的一般性認知變化模型，是針對高程序認知歷程問題的相關機制來設計。這些機制如：心智活動的規則或協調（例如，與計畫性的考慮、選擇及執行有關的一般控制歷程及策略評估），一如情感信仰系統（affective believe systems）對策略歷程的關係（Borkowski, Johnston, & Reid, 1987; Borkowski & Kurtz, 1987; Swanson, 1988, 1989）。

根據這些更多全面性的後設認知模式，一部分的研究指出：學習障礙兒童有困難將簡單的策略修正或是轉換到較複雜、更有效率的策略，而這些較複雜的策略是符合許多學業要求所須具備的（Swanson, 1988; Swanson & Cooney, 1985; Swanson & Rhine, 1985）。較高層次認知歷程問題，無疑的被特殊歷程不足及失能的信念系統（這是較早期所提出來的）所影響，而此論點在學術領域中也越來越普遍。同時有大量的證據顯示：若訓練學習障礙學生更有效率地利用特殊認知策略，也能夠改善他們對學校功課的表現（Deshler, Schumaker, & Lenz, 1984; Ellis & Lenz, 1987; Ryan, Weed, & Short, 1986; Schunk & Cox, 1986; Wong, 1985）。

認知變化及語言變化的多樣性由這些多樣化的訊息歷程模式所組成；而

這些模式也對下列學習障礙的主要三個領域極為重要：(1)口語語言的不足；(2)認知能力的不足；及(3)書寫語言的不足。

# 參、學習障礙的主要範圍

## 一、口語語言障礙

口語技巧的發展倘若失敗，將會導致以後其他的學習技巧失敗。瞭解語言障礙與學習障礙的相互關係極其重要。幾十年來，學習障礙領域並沒有強調語言歷程的規則。因為此領域的起源一開始的興趣在於肢動功能及其他非語言性活動，此研究興趣進一步主導了文獻及教育課程。直到 1970 年代，研究者才開始調查口語障礙及學習障礙之間的關係（Catts & Kamhi, 1999; Dillon & Dodd, 1994; Leong, 1999; Vellutino, 1979）。他們假設這些障礙行為對閱讀能力及學習上的成就確有其影響力。下列是由學習障礙的幼童們所表現出來有關語言問題的簡短概論。

### 學齡前語言障礙

表現出語言障礙或遲緩的學齡前兒童，常常會有往後學習失敗的危險。早期的語言障礙會從許多地方表現出來。屬此危險群的幼童往往對語言活動興趣缺缺，無法跟上大人所說的故事情節，也無法跟著一起閱讀故事。雖然他們都懂名詞、動詞，及大部分的介系詞，但這些幼童仍對字彙提取，或是依循一系列的口頭教導感到困難。這也常造成後續言語及語言發展的遲緩、語法粗糙，緊接著語詞構成不當的語法。整體的口語概念發展可能會發生遲緩，而後幼童在入學時仍舊無法命名顏色、字母，或今天星期幾。

再重新完整檢視有關語言不足幼童的研究，Leonard（1979）有過一篇關於語言問題高危險群幼童的描述。一般而言，語言遲緩的學齡前幼童具有的語言技巧，其實與較年幼的正常幼童相去不遠。從語句構造上來比較，雖然

此危險群的幼童明顯地較少使用它們,且使用脈絡較受到限制,但是基本上這兩群幼童是一樣的。他們所擁有的字彙多寡及平均語句長度(MLU),也與較年幼的幼童相仿。有關語用及音韻部分的發現也都相去不遠,但具有語言遲緩的幼童對語用及音韻使用的特徵,會表現出較明顯的遲緩。

因爲在學齡期間,語言發展障礙常常是學習問題的前兆;我們需要對表現出語言遲緩的幼童進行一種早期的鑑定。如之前談到的,早期鑑定的重要性影響到針對下列兩者所設計的介入課程:有發展遲緩前兆的嬰幼兒,和學齡前的學習障礙幼童。針對上述,於 1986 年訂定了障礙兒童教育法案(Education of Handicapped Children Act)修正案(99-457 公法)。它完整建立了防止往後學習問題繼續發展的早期介入療程,也減少了往後學習失敗所產生的負面情緒(Majsterek & Ellenwood, 1990)。

## 學齡幼童的語言障礙

許多學習障礙的幼童也會表現出語言障礙,影響到其語言理解和表達。相較於一般社交溝通所需,班級中對語言方面的要求更抽象、更複雜。此複雜的語言要求,與學習障礙幼童不佳的語言能力間的落差,常常造成往後學童進而產生過動、衝動行爲,及注意力不足。

一般來說,語言障礙及學習障礙幼童都難以瞭解 wh-問句,也較無法處理及使用代名詞和所有格。其他造成困難的語法觀念,如:過去式、否定句、關係子句、簡寫及形容詞轉換(Vogel, 1975; Wiig & Semel, 1973, 1974, 1975)。也有證據顯示出:降低形容詞、動詞時態製造及所有格的文法變化熟練度的情形(Vogel, 1975; Wiig, Semel, & Crouse, 1973)。動詞時態的特別困難主要是有關不規則過去式時態(Moran & Bryne, 1977),及較複雜的文法結構(Edwards & Kallail, 1977)。

語言學的觀念指出:比較性、空間性及時間關係,對患有學習障礙的幼童也造成問題。Wiig 及 Semel(1976)依據下列發展課程展現了處理這些結構所需的能力:比較性的關係會最早發生,緊接而來就是空間及時間的關係。其中極其重要且要能注意到的是:並非所有學習障礙幼童都會對相同的語言觀念產生相同的困擾。

Wiig 及 Semel（1984）也提出許多有關敘述：在不同形態的班級可能產生的困擾，包括名詞、形容詞、動詞，及介系詞。作者也認為許多語言方面的困難與許多基本的認知障礙有關。他們假設：如果幼童們無法在與環境的互動中清楚地察覺到這些關係的話，當他們在以語言的角度來編碼描述事情時，將無法瞭解相互間的關係。此外，他們相信：對歸納事情有困難及僅對實體事物有癖好的幼童，將只能掌握較狹隘的字面意義，而且在處理對雙關意義字句和象徵性語言時會感到困難。以患有學習障礙的小學生，與同樣學齡的非學習障礙幼童來比較，他們的確在瞭解象徵性語言時感到困難。明顯地，儘管許多學習障礙幼童在瞭解象徵語時，必須運用認知上的策略（例如，歸納及比較語意上的要素），他們卻無法在必須時自然而然地應用它們（Seidenberg & Bernstein, 1986, 1988）。

經過觀察語意系統的發展後，不論是否患有學習障礙的學童們，對於瞭解字彙的功課表現得都一樣好（Wiig & Semel, 1973; Vogel, 1975）。然而，學習障礙幼童會有尋找字詞的困難（Denckla & Rudel, 1976; Johnson & Myklebust, 1967; Kail & Leonard, 1986），及語意記憶方面的障礙（Baker, Ceci, & Hermann, 1987）。他們也在快速列舉事物名稱的課程中，如看圖說故事、列舉反義詞，或給字詞下定義時，感到困難（Wiig & Semel, 1976）。

學習障礙幼童證明出：在產生具有語法的語言時，主要所發生的問題是：於基本必要程序上有所遲緩；這些程序包括負面性、疑問性，及被動性意義上轉換的遲緩。在重複句子的功課中，這些幼童明顯地在維持一個句子的基本意義或語意關係上毫不感到困難，但是在重複句子時就會退縮（Menyuk & Looney, 1972）。一般狀況下，學習障礙幼童在此方面與較年幼、正常發展的幼童表現相同。

同樣的，語言障礙幼童在音韻方面的問題，遠比僅有構音障礙幼童的問題來得複雜。此問題與句法語素的遲緩有關，就如同能精確表現出複雜的言語動作計畫的能力一樣（Berry, 1980）。語言學習障礙幼童在產生聲音時，往往顯示出不協調。在簡單句中，發音可能還精確，但是當句子更長或更複雜，發音往往就走調了。語言遲緩的幼童常對於更複雜的文法要求較無招架之力，此要求動作模式（motor patterning）及概念形成（idea formulation），

似乎會造成句意組織上的問題，導致言語產生的問題（Lieberman, Meskill, Chatillon, & Schupack, 1985）。

最後，學習障礙幼童在語用學方面也會產生障礙：無法瞭解在社交環境中，其所用語言的組成規則。重新審視一系列有關語用能力的研究，Bryan（1981）提出了有關這些障礙的概述。一般來說，當所需的回應十分清楚時，學習障礙幼童對於會話輪替或是指示溝通的能力，與一般無障礙幼童並無不同。然而，當情形變成模稜兩可或極為複雜時，這兩組人的表現就產生差異了。在下列這些情況中，學習障礙的幼童對使用語言技巧會遭遇到困難，例如，提問、回應不完整的訊息、遭到質疑、要支持某論點、繼續或專注一場對話。研究也指出，在文法—語意知識、社會知識及溝通語意的發展之間的關係，都是互相牽引又複雜的；且它們又可能獨立於語言及認知技巧之外。

## 二、認知能力障礙

要想瞭解學習障礙幼童有關學習方面的表現，就必須考慮到他們語言及想法間的互動，及此互動中有關認知方面的關聯。在書寫語言時，學習者必須善於統合抽象觀點及複雜的語言。在處理訊息的過程中，若於語言及認知策略兩者都沒有完整發展的話，在幼童能力與學校作業要求之間會導致一種很嚴重的誤差。觀察力、注意力及記憶力的認知能力，三者息息相關，一如語言的特殊技巧。在口語編譯訊息的過程中，經由瞭解這些互動的本質，也能讓我們瞭解多數的學習障礙幼童所經歷的問題。

根據目前的心理認知理論，觀察力、注意力及記憶力是重建訊息、組織訊息、吸收訊息時的互動處理過程。認知發展是經由主動處理周遭訊息而重新形成的策略，來持續顯現。幼童經由觀察的過程，漸漸會選擇性地養成愛挑剔的特質，而後自接收的訊息中，選出一個以上的觀念來表現他對該項訊息的認知度。隨著年紀漸長，記憶能力會隨本身分類的能力及口耳相傳的過程增強（Ring, 1976）。同樣的，隨著身心成熟，幼童發展更多的能力來對學習相關的觀念集中更多注意力，然後對意外產生的刺激減少注意（Hallahan & Sapona, 1984; Tarver, Hallahan, Kaufman, & Ball, 1976）。

記憶力、注意力和觀察力既會產生互動，又會相互依賴。個案會主動地用發展策略來分析及處理訊息；此策略是經由過去的經驗及組織性結構，來從先前已儲存的訊息中獲得。同樣的，在語言發展及認知能力發展之中，也有一種互惠的關係。這種自然互動的關係可由幼童們整合、計畫、勾勒，及結合訊息的整體能力之廣泛架構來一窺端倪。一般所持的觀點是：認知策略之發展。同樣的，增強語言能力可以使認知功能發展更完備，如記憶力和注意力。

舉例來說，許多學習障礙學童，會對口語訊息的短期記憶產生障礙（Cohen, 1982; Jorm, 1983; Torgesen, 1985），此障礙源於使用較精確的編碼過程中，所產生的困難，如，口語的整合及敘述（例如，對某人重複該訊息來刺激記憶）。在處理訊息時，這些困難明顯地會降低注意力及記憶力的效率。同時，學習障礙幼童也較無法適當使用組織性語法架構，及口語元素的叢集，而這些障礙明顯地與處理口語元素時所發生的問題息息相關（Bauer, 1977; Gelheiser, 1984; Hallahan, Gajar, Cohen, & Tarver, 1978; Kamhi & Koenig, 1985; Pressley, Borkowski, & O'Sullivan, 1984; Torgesen, 1978）。

在先前所提的研究中，經過教導來使用選擇過的處理策略後，學習障礙幼童的表現均有進步。我們所觀察到行為的改變可產生一個結論：學習障礙幼童的能力高於我們根據他們的表現所推算的。某些學習障礙並非因為無法有效率地運用認知策略，而是因為有其他因素阻礙了他們的發展。其中明顯造成學習障礙幼童表現不佳的因素是缺乏刺激，也因此他們被歸為怠惰的學習者（inactive learners）（Torgesen & Licht, 1983）。也有人認為此種被動的學習方法，會讓學生不將自己的表現成果歸功於自己的努力或能力；也就是說，他們不認為發生在他們身上的，與他們所做的有任何關係。有人提出警告：幼童自行產生的此種觀點與學習的環境，將會阻止他們主動地使用適當的認知策略（Butkowsky & Willows, 1980; Hallahan et al., 1978; Johnston & Winogard, 1985; Kurtz & Borkowski, 1984; Licht, 1984; Winograd & Niquette, 1988）。

有些認知及語言間的關係尚未經過證實；然而，許多學習障礙幼童所表現出來的行為，很明顯地支持了對認知發展遲緩所做的假設。他們在使用較

高程序的認知策略時,認知的發展會出現障礙。諸如:(1)在同時間處理感官訊息時;(2)在編成大量訊息的組織性架構之發展;(3)有關幫助儲存或恢復訊息的口語策略之使用。因為這些認知及語言的變異性較著重程序方面的要求,其對學習過程來說亦極具重要性(例如,多認知及多語言的能力),接下來將會討論其中的細節。

## 三、閱讀及書寫障礙

學習障礙幼童中佔絕大多數的,即是有關閱讀及書寫能力方面的障礙(Stanovich, 1986)。與正常幼童相較,對寫字感到理解或統合方面障礙的幼童,明顯地在訊息處理方面更感困難。他們常常無法有效率地將寫字能力與策略產生互動,進而在讀和寫的作業表現上遭遇障礙。

### 閱讀障礙

雖然多數幼童在學習閱讀時的效率,不如他們學習說話時的效率;但是不論用哪種方法教導他們,仍對讀寫感到困難的幼童,都是少部分患有不明智能、生理,及社會障礙的幼童。對這些幼童來說,學習閱讀實為一項可怕的挑戰。那些負責教導的老師也感覺這任務與幼童所想的一樣難。然而,目前有關認知科學及語言科學於理論上的進步,對這問題提供了一些新的解決管道。從認知語言學觀點所衍生的判斷,強調閱讀歷程的自然互動,且對閱讀障礙提供了額外的重要觀念。

此觀點假設:與閱讀教學互動的認知及語言所具有之特性,與年齡的相關性極高,而且會導致無法獲得特定的閱讀技巧。許多人也相信:學習者之認知—語言能力也會影響到幼童訊息處理能力。這些潛在的訊息處理能力對於學習閱讀極其重要,也能反射出學生的特殊閱讀行為。因為閱讀障礙並不是一種單獨存在的現象,真正造成閱讀困難的因素很多。對不同的學生來說,學習閱讀的過程中,造成失敗的因素很多。因應這些失敗因素所教導的閱讀技巧,必須針對與潛在訊息處理能力有關的障礙。

有效率的閱讀,必須在過程中,於不同的要點有不同的技巧來相對應。

這些技巧基本上是以認知能力所衍生的功能為基礎（例如，觀察力、注意力及記憶力），也與語言的變數相關聯。因此，閱讀障礙的概念只能經由發展的背景來理解。此背景像是：接受閱讀訓練的學生所讀為何，及此訓練如何影響閱讀效率。

### 閱讀過程之定義

閱讀可以廣泛地定義為：牽涉到回應書寫語言能力的一種溝通過程。它是一種獲得意義的過程，目前不將其分類為一種知覺活動，而是屬於語言行為的範疇。Goodman（1973）描述：閱讀是一種心理語言的測字遊戲。這遊戲中，讀者的線索僅是最少的必需資訊，並會高度依賴語言的多餘部分（如，音韻、語意及語法）來預測架構。就如同讀者在處理接續而來的語言，這些預想也測試及確認有關語意的概念。閱讀被視為一種建構性的過程；而此過程中，讀者有關語言及世界的知識（例如，過去曾經吸收的經驗），與字裡行間所傳達的訊息會產生互動（Anderson, Spiro, & Montague, 1977）。

為了將印刷字體與其真正要表達的意義能夠相串連，讀者必須能私底下運作有關的聽覺、視覺、認知能力（如，注意力、記憶力、組織力）、語言知識，及既有的經驗。在閱讀方面的表現可視作：讀者以認知能力、語言能力、較深入的知識，及所熟悉的特殊閱讀技巧作為生產要素，所生產的產品（見圖9.2）。閱讀的表現反映出這些不同因素間的互動程度，而每個要素共同地建構出閱讀歷程，也因此讓我們可以清楚觀察閱讀的行為。

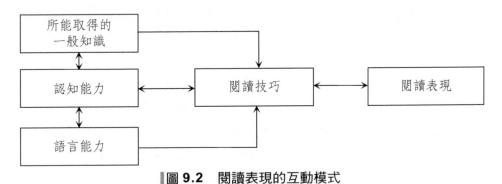

**圖 9.2　閱讀表現的互動模式**

　　雖然發生閱讀行為時，可能以閱讀指導中所學到的印象技巧及特殊技巧為主；但是，在任何學習閱讀過程中所表現的閱讀效率，卻與讀者訊息處理的能力有關。此能力又由許多不同架構所形成。閱讀的表現反映了讀者的知識，及許多可運用的能力，也取決於這些要素在閱讀過程中互動的程度。

### 口語歷程障礙

　　閱讀障礙者可能產生的口語不足，可能是因為過去的注意力不足所致。目前較為大家所接受的論點，是以數種語言或語言學為基礎所構成的技巧之重要性來解釋閱讀障礙（Catts & Kamhi, 1986; Stanovich, 1986; Vellutino, 1979）。

　　因為要閱讀的成就，需要有效率地應用所有學習者認知能力及語言能力；語言功能的障礙會同時影響到此兩種必要的閱讀能力，也對進一步的學習閱讀歷程有所傷害。有一論點假設：許多閱讀障礙的幼童在語言的音韻概念方面也會產生障礙（Catts & Kamhi, 1999; Liberman, 1983; Stackhouse & Wells, 1997; Torgesen, Wagner, & Rashotte, 1994）。

　　在一開始要求閱讀技巧所產生的困難，必定與音韻歷程的障礙有所關聯。舉例來說，Vellutino（1979）所堅持的：初級閱讀者明顯遇到的視覺問題（如，對字的辨識力），事實上與口語協調障礙及音韻障礙相互關聯。他主張：許多閱讀障礙所含的錯誤，與其用視覺障礙觀點，還不如用語言侵入錯誤（linguistic intrusion errors）來予以瞭解。因此，當閱讀不良者將 "b" 讀作 "d" ，或將 "was" 寫成 "saw" 時，這並不表示他們處理視覺訊息時產生錯誤，而是因為他們在正確命名字母或是單字上有困難。同樣的，他也假設：能覺察到口說語言的音韻結構對於字彙解碼技巧的獲得是極為重要的。若要能成功開始閱讀，特別是編碼的獲得（如，學習聲音及符號間的關係），需要學習者能夠在聽到生字發音時，就能將生字拼湊出來；而且要用他們所知道的交集部分，來將分開的音素予以連結。不善閱讀的人明顯地缺乏此種音韻分割的能力，因此在音素—字母發展時，會對語音解碼感到困難。

　　還有其他一部分研究者提出：閱讀表現不佳的人，對於音韻分割及口語要素的長短期記憶也表現得較差。這些困難與下列因素有關：⑴缺乏音韻覺

識能力；(2)口語刺激的音韻編碼上有困難；(3)從記憶中重新擷取音韻訊息時產生障礙。在有關音韻分割的研究中，不善閱讀者在劃分語音和音節及音韻押韻的表現都較差（Bryant & Bradley, 1981; Fox & Routh, 1980; Lieberman et al., 1985; O'Connor & Jenkins, 1999; Williams, 1984b）。研究指出，閱讀不良者對於口語訊息的短期記憶感到困難；又進而在儲存口語訊息時，對以音韻為基礎的編碼之使用產生障礙（Perfetti & Lesgold, 1979; Ring, 1976; Torgesen, 1985; Torgesen, Rashotte, Greenstein, & Portes, 1991）。

有關閱讀障礙幼童的另一個音韻歷程障礙觀念，是對口語刺激的基本命名與字彙提取困難有關（Blackman, 1984; Ceci, 1982; Denckla & Rudel, 1976; Perfetti & Hogaboam, 1975; Torgesen & Houck, 1980）。其提出：這些命名及提取的障礙，是源於幼童從本身所擁有的詞庫中去處理字彙的音韻表徵有困難（Catts, 1986; Ellis, 1981）。

還有另一些額外的研究指出：其他語言方面的觀念，會隨著不同閱讀小組於發展閱讀能力時，又發揮出不同的功能。這些研究指出，不善閱讀的讀者在瞭解複雜結構的句子時，無法像正常讀者一樣熟練（Brittain, 1970; Hook & Johnson, 1978; Vogel, 1975），尚且包括理解及使用反射性的詞素（Berko, 1958; Bougere, 1969）、使用句法規則來辨認生字（Samuels, Begg, & Chen, 1976; Steiner, Werner, & Cromer, 1971）、發展詞彙（Jansky & deHirsh, 1972; Vellutino, 1979），及使用有關課本或故事架構的知識（Englert & Raphael, 1988; Short & Ryan, 1984; Vallecorsa & Garriss, 1990; Williams, 1984a; Winograd, 1984; Wong, Wong, Perry, & Sawatsky, 1986）。

## 後設認知及後設語言能力障礙

除了語言的能力之外，想要有效率地閱讀，更需要熟悉認知及語言功能的運作來配合。舉例來說，後設認知是一種能夠在理解或邏輯課程中，抽象地來處理一個人的思考歷程之能力，並且能自行辨別及調節使用合適的策略（Brown, 1978; Flavell, 1978）。同樣的，後設語言技巧跟語言覺識有關，它是一種能夠將語言的自然及抽象特質清楚地反映出來的能力。一般而言，在不同的發展階段，後設語言能力會與一般認知能力及後設認知能力產生互動

及彼此反應（van Kleeck, 1984）。對閱讀不佳的患者而言，後設認知及（或）後設語言知識的障礙，明顯是影響能否獲得具有效率的閱讀技巧之因素。

有人提出以下論點：閱讀技巧的發展需要某一程度語言覺識，更甚於口語語言的發展及使用（Seidenberg, 1982）。許多患有學習障礙的學生明顯地並不僅止於口語語言，連帶他們的後設語言能力也都產生障礙。舉例來說，先前所提到的音韻處理能力，在初級閱讀中所要求必須熟悉的語音技巧，也與後設語言覺識有所關聯；而且，在學童分析及辨別生字語素的能力中，有發展上的差異（Cazden, 1972）。對語言特質做出清楚判斷的能力，如分析字源、拆解生字、重組生字，都需要後設語言技巧（Kamhi & Koenig, 1985）。同樣的，能用既有教科書瞭解語詞構造，在談話中瞭解字句的關聯性，及瞭解上下文之間傳達的訊息（重新瞭解字裡行間的模糊含義），只要有關後設語言技巧的能力都與閱讀的理解力有關。許多閱讀不良者明顯地對能否掌握文法結構，或是較長字句的抽象意涵時，會產生障礙（Denner, 1970）。有些閱讀不良者無法將分段的文字湊成有意義的字句，也因此無法瞭解訊息所要傳達的主旨（Fleisher, Jenkins, & Pany, 1979）。他們在監控和修補因為不完整或不連貫的文本（例如，類比的、荒誕的、重複的用法、象徵性的語言及片語；請參照 Chan, Cole, & Barfett, 1987; Seidenberg & Bernstein, 1988）所導致的理解障礙時，所需的後設語言覺識及認知策略上也會顯示出困難。

對於好及不佳的閱讀者間，後設認知差異方面的研究指出：擁有較少技巧的讀者會不自覺到他們在理解過程中的缺點（Bos & Filip, 1984; Garner & Reis, 1981; Markman, 1977; Wong et al., 1986; Wong & Jones, 1982），也不會利用有效率的理解監控或補償策略。一般而言，閱讀不良的讀者似乎較不能夠評量作業的難度，並根據難度來選定適合的閱讀或學習策略（Bransford, Stein, Shelton, & Owings, 1980; McGee, 1982; Paris & Meyers, 1981; Rinehart, Stahl, & Erickson, 1986; Schumaker, Deshler, Alley, Warner, & Denton, 1984）。他們也屬於過分依賴無效率或不合適的閱讀理解策略的一群。閱讀不良的讀者持續地使用由下往上（bottom-up）策略（生字解碼策略）而影響到理解力；或是以不適當的由上往下（top-down）策略（以較早的知識為基礎的概念性策略）而影響到字體辨別的精確度（Pearson & Spiro, 1980）。

此外，他們也較無法有效率地將策略應用在整合生字及句子的意義、從課本摘錄重要資訊、推論出結果；還有以課本來統整出背後所含的知識（Golinkoff, 1976; Jenkins, Heliotis, Stein, & Haynes, 1987; Williams, 1984a; Winograd, 1984; Wong, 1978）。

## 書寫障礙

　　一般而言，牽涉到口語語言或是閱讀能力的學習障礙幼童，在培養書寫技巧時也同時會遇到困難。研究指出，書寫技巧與閱讀最為息息相關，而此緊密的關係也存在於閱讀、書寫語言的概念，及有關書寫語言其他的觀念中（Hammill & McNutt, 1981）。書寫是極為複雜、主動的歷程，於先前即存在的認知及語言基礎上架構，它也是語言中最終、最正式的、必須學習的觀念。書寫障礙只能經由一種複合架構所圍繞的知識來瞭解。這種知識又必須由作者帶入他的作品裡（潛在性的認知及語言能力），也是作品本身所具有的特殊知識。

　　對於書寫障礙，有兩種主要的問題類別：(1)書寫能力所需的潛在認知及語言歷程中具有障礙；(2)書寫行為中原本存在的複雜要素，及他們的互動中所擁有的潛在性因子。書寫能力與許多基本技巧有關，包括手寫、拼字、標點符號、大小寫、字彙能力及語法概念，還有將組織想法或將其表述出來的能力。學習障礙幼童很典型地會在書寫語言時，對一個以上的觀點產生困難。因此，能夠瞭解這些基本技巧，及其與書寫語言之間的關係，是極為重要的。

## 書寫語言技巧之獲得

　　讀寫能力的發展是依循著聽說能力的發展而來。Myklebust（1965, 1978）提到，在發展語言的階段過程中，必須經過下列行為：聽覺的接收及表達，視覺的接收及表達。他也強調：語言各階段能力的發展都必須仰賴口語能力。假使有明顯口語方面的問題，那等同於這個階段的所有能力都會受到影響。有許多認知及語言方面的能力，會勾勒出早期潛在的口語能力。因此，有關口語系統的能力表現，往後都會影響到書寫的表現。

　　然而，書寫的能力與口語所需求的能力相較，還需一種額外的分析能力。

用寫出來所能代表的東西,比口語說出來所表現的還多得多。Vygotsky（1962）指出:書寫就如「次意象符號系統」。書寫不是直接表達出經驗,而是代表一種先前獲得的語言密碼、一種隨心所欲的符號系統,或任何一種新的系統。Vygotsky 結論出:與口語直接表現的特性相較,書寫屬於高度抽象的表現。雖然書寫與口語在思考及意象方面極為相似,但是在結構及功能是完全不同的。

由於書寫的複雜性,私底下注意力及記憶力的處理能力,就如同必須以獨特的方法來運作較高階的認知能力。舉例來說,幼童必須獲得語言覺識來讓他們在書寫時,有效率地組合字且使之有意義。書寫的工作講求的是對語言歷程的一種感覺及控制,這也不同於說話時所需要的媒介及基本要求。書寫的傳統方法有它自有的規則,而這規則又比口語說話時更要求精準地使用句法,如連結性子句或插入性子句;也要求更多的句子組合、少重複、少舉例或引言。

幼童需要發展後設認知技巧,才能勾勒他們自己的思想,以他們的目標來評定他們所寫的東西,將觀念付諸實行及使用他們自建的知識庫。最後,他們需要發展出自己的觀念,在書寫時達到其一貫性,並能讓其他人瞭解其所寫。幼童需要知道一個故事的基本架構（就像其他的傳統）,如此才能被導入書寫的工作。在書寫的過程中,很典型地都會運用到組織力及記憶力來相輔相成（Applebee, 1978; Englert & Raphael, 1988; Thomas, Englert, & Gregg, 1987）。

幼童在他們能夠書寫之前,必須先表現出寫字的行為,且必須熟練於某一程度的拼字。手寫為依賴視覺、視覺記憶和手眼協調的一種手動技巧。Johnson 和 Myklebust（1967）將無法學習適當動能的行為歸類為**失寫症**。嚴重的手寫障礙可能包括了無法正確地握筆。較不嚴重的問題可能導致書寫空間安排不佳、書寫不熟練,或技巧尚未成熟。手寫困難也可能由於肢體活動（例如,丟接球、扣扣子,或接續某一固定形式的運動）障礙的表現,包括一或多種的已知困難。

手寫障礙也可能受行為速度所影響。為了能書寫得更有效率,就必須在作業時更正確。雖然一個幼童的書寫表現可能尚符需要,但是他可能寫得極

慢並感到困難。這些問題起於缺乏對字母架構的自動化動作形式，或者是起因於處理及組織書寫訊息過於緩慢。

另一樣書寫時必備的能力即為拼字能力。Cici（1980）指出了幼童在學拼字時，所應具備的潛在能力。能夠清楚地表達生字，能夠回想口語的形式（如，能聽到一連串的音素或音節），學拼字時也需要一連串對字母的視覺回想。同樣的，幼童們也必須能回想出寫字時的肢動形式。因為書寫的複雜本質需要字義、語意及筆畫資訊的交互運用，想要讓這些要素同時運作合宜，讓書寫行為變得困難。

## 書寫語言障礙

因為書寫的複雜包括了語言、認知，及肢動的整合，它也成為學習障礙幼童的主要問題。Lerner（1981）提出：學習溝通技巧時，書寫是表達思想的方法中最常見的障礙。在有關口語或閱讀導引療程中反應良好的小學學齡幼童，往往在書寫表達中會出現困難。在學習障礙的人口中，書寫障礙會持續到青少年或成人時期（Blalock, 1981; Isaacson, 1987; Johnson, Blalock, & Nesbitt, 1978; Moran, Schumaker, & Vetter, 1981）。

學習障礙幼童往往在學過閱讀後，仍會有拼字困難。一些嚴重拼字障礙的青少年也可能不知不覺地表現出口語障礙，包括生字組成及音韻分割的障礙（Gerber, 1984, 1986）。

Wiig 和 Semel（1976）提出，在書寫作業時，學習障礙幼童常會遺漏生字，混淆生字排列的次序，使用不正確的動詞、代名詞、生字結尾，及忘掉標點。他們也指出：在句法階層時，幼童也會造出不合文法的句子，這些句子數種轉換的要素被顛倒或胡亂整合過。當幼童書寫樣本與正常幼童相比時，有關語意、字彙，及觀念構成方面的得分明顯較低（Blair & Crump, 1984; Gregg, 1983; Myklebust, 1973; Norris & Crump, 1982）。研究也指出，幼童建構其敘述故事及構思作文時，所會產生的組織障礙（Nodine, Barenbaum, & Newcomer, 1985; Thomas et al., 1987）。典型的學習障礙個體，將敘述性或資訊性寫作都達到一種有關聯性或線性的歷程，這種過程會將個別的想法有關聯性地引發（隨後）其他毫無關聯的想法。這些學生都不知道或無法使

用一種全面組織性的計畫；這計畫會限制意見的產生，或將意見局限在一主要的目的或主旨（Englert & Thomas, 1987）。學習障礙幼童也在拼字、文法校正、大寫，及標點方面，表現出特殊機械性寫作障礙。此外，他們有關這些方面的寫作表現，隨著年級上升而出現差異（Gerber, 1984; Poplin, Gray, Larsen, Banikowski, & Mehring, 1980）。

雖然閱讀及寫作於潛在的語言及認知能力中，所要求的地方都不同，寫作中所需要傳達意義的技巧，很明顯地與瞭解其所閱讀的意義所需技巧極有關係。舉例來說，如之前所提：學習障礙學生的閱讀及書寫能力告訴我們，他們對此兩種作業歷程都缺乏敏感度，及全面性組織的能力（如故事的架構或說明文字的類型）。他們因此無法瞭解書寫元素的組織形式，且在閱讀或書寫的結構上將它們略而不用。因為這些學生無法將他們的意見連接成有關係的整體意見，他們僅能想出支離破碎的資訊（Raphael & Englert, 1990; Seidenberg, 1989）。這些在閱讀或書寫活動中本有的交互關係，還有這交互關係與這兩種歷程發展密不可分的影響，實為重要。它也提供了我們對有關書寫能力的學習障礙更進一步的瞭解。

## 肆、學習障礙之評量

對學生心理教育能力及技巧的評量，曾經是特殊教育課程所發展的主題。評量是對資料的蒐集及詮釋，也是對後續發展有所建議的行為。在讓一個可能患有學習障礙的幼童接受特殊教育課程之前，必須先讓他接受完整的評量再予決定。

功能性評量及測驗有所不同，評量與團體測驗較有關係。當我們評量一個學生時，我們必須考慮到他們對不同的作業所做不同的設定之表現（如，僅能短時間集中注意力的幼童只能閱讀，而不能給他做飛機模型），及他們所有行為之加總所顯示出來的意義（如，短時間集中注意力的幼童對任務需求的直接關係——閱讀與做飛機模型的對比），還有對他們表現的詮釋（如，閱讀引導課程可能會對幼童的訊息歷程能力產生不良影響）。評量經常是一

種對表現行為評估性及解釋性的說明，它也提供給老師或學校人員資訊，讓他們可以為幼童選擇有效率的教學方法。

# 一、完整的評量

單一指標並不能用來決定學生患有學習障礙，因為學習障礙有數種不同的成因及類型。因此，在下正確的評斷時，對幼童個別仔細的臨床診斷，益顯重要。對疑似患有學習障礙幼童的評量，必須對這些幼童個別行為的相異處具靈活度且敏感度。

由於學習障礙人口的異質性，94-142 公法將完整的評量交由相關單位負責。而這些負責評量的專責機關必須由下列單位來組成（Sec. 12 la. 540）：

- 於疑似障礙領域有專門知識之人士。
- 幼童的級任教師，若幼童沒有級任教師，那此教師必須具教導此幼童之資格。
- 至少外加一位專家，如心理學家、言語—語言病理學專家，或閱讀專業教師，都必須具備進行評量的資格。

因為許多學生在語言障礙及學習障礙的互動關係，這些評量必須具備此兩種障礙的起因（醫師、心理學家、閱讀專家、一般教師等）。特殊學習障礙的全面性評量是極為重要的，因為團體性的評量結果反映出多面化的模式，也將評量成果所涵蓋的範圍，自評量的目的進化成將學習的本質概念化。

# 二、評量模式

假使學生接受特殊教育課程與否，必須先經由評量來決定，並進一步判定學生所需要的課程，則為了要做這些決定，評估的組織及概念必須予以統合成一系列的程序。所測驗出來的資訊必須能成為有意義的形式，且能對學習狀況提供有用的資料。

訊息歷程模式是瞭解學習障礙最有效的方法之一。此模式能兼顧到學習過程中的要點及問題，包括了學習技巧中最必需的認知歷程及語言歷程。同

樣的，資訊歷程理論也提供了療育過程中一個重要元素之基礎，此療育過程必須要能滿足且統合歷程導向資料（process-oriented data）（如，認知性及語言性的），及內容導向資料（content-oriented data）（如，閱讀及書寫所需要的基本技巧）。

　　評量中往往會有潛在性的誤差存在，此誤差也同時會影響到評量中描述性及實作性的步驟。每位專家通常都會被本身個別的原則及經驗所影響，他們也會就他們所瞭解的，來作為學習及行為的重要觀點。一個完整的評量模式可以使許多原則中的相互關係更為清楚，並改善學習障礙幼童所接受的評估，及為他們量身訂做的課程。

　　對於與特殊教育有關的各類領域所需之驗證及教育計畫，完整的評量模式能夠提供大量的資訊和策略。但是，小組成員必須先能徹底瞭解歷程導向資料和內容導向資料的觀念，還能夠將這些要素轉換為特別的評量技術。小組必須要求成員有完整的知識基礎，瞭解互動形式的能力，及能夠通盤瞭解到測試的案例會如何影響測試的結果。因此，學習障礙的評量必須有完整的理論基礎，還有對於在所屬及有關領域進行測驗的專家們，小組成員要能提供必要的資訊。

## 三、確認診斷的評量

　　直到我們重新瞭解到學習障礙的組成之前，認定幼童是否為學習障礙患者，都是根據期望與實際成果間所造成的落差，還有依據學習障礙成因所逐步累積的結論。其他相關小組的專業鑑定也有其重要性，而其決定的依據也必須謹慎地蒐羅成文。決定接受特殊教育課程與否的評量，會針對學生的認知、語言、社會／情緒的狀況來給予客觀的描述，如同一般的學習表現評量。

　　一般來說，正式的測驗——經過標準化——為了能篩選及驗證的目的而被廣泛地使用。疑似患有學習障礙的幼童應該要接受各方面的評估（認知、語言及社會／情緒方面）。雖然認知的領域可由許多不同的方法來予以定義，但是在實作中都歸納於智力的評量。魏氏兒童智力量表（WISC-R）（Wechsler, 1974）是最常使用，也對學習成效是最相關及最具預測性的。智力測驗是用

來建立：學習障礙的幼童在正常範圍中，其智力所能運作的成效指標。測驗也能針對形成智力的潛在能力而提供資訊。有關認知能力的量化圖表展現的不均現象，也能用來觀察幼童的訊息歷程能力。診斷分析所產生的資料，也能對療程的發展提供有用的資訊。

　　一如認知評量的案例，對社會／（情緒）方面的正式評量被用來提供驗證性的資訊。經由這點可以發現：嚴重的情緒干擾是學習障礙的主要原因。對於語言方面的評量可以確定：幼童是否在處理語言編碼資訊時遭遇困難。患有語言障礙的幼童會連帶直接影響到他們的學習過程。

　　對學習成就的正式評鑑，是針對它與實際成就之間所存在的差異提供資訊，還有對聯邦已經條列或既定的規則，來驗證其可信度。其實最主要的部分在於：學習障礙的分類尚未實際地定義完成，而仍然有大量的臨床診斷，且這些強化了評量小組所下決定的重要性。

## 四、教學課程的評量

### 個別化教育計畫

　　為了確保幼童們能夠受到合適的療育服務，且療育目的及活動主要由家長及學校人員所決定，進而發展了一套個別化教育計畫（IEP），它也包含於94-142公法中。先前所述的小組決策過程，除了為法條中一重要部分外，也為個別化教育計畫中的一項。

　　個別化教育計畫較特殊的規定是要求：必須將所蒐集的資料先予以有系統地重組及分析。因此，要能夠包含以下特點是極為重要的：先將資訊有秩序地蒐集，並以一種讓人能夠一目了然的方法來重組，還要能讓人根據所掌握的資料來分析。受到大家認同的正式測試均以個別化教育計畫所規定的步驟來開始，一般也只有個別化教育計畫能提供療育計畫最有用的基礎概念。非正式的評量程序擔負起在正式評量與教學課程之間的橋梁角色。從非正式評量所獲得的資料，可在進行個別化教育計畫時當作參考指標。

　　正式的評量資料在用來解釋學生潛在的基礎系統，或欲直接對療育課程

提供資訊時，有其十分嚴謹的限制。所獲得的資訊對個人來說往往更有價值及意義，且對學習障礙幼童的教育計畫極為有用，它能瞭解個體間的差異來使療育更有效率。非正式評量能以更自然的方法（如在教室裡進行觀察），或特殊課程（參照測驗效標、教師評斷測試等等），來接觸幼童們的行為。非正式評量所產生的資料品質或資料量，都能更確切反映出實際行為。資料及結論都更明確，具代表性，更具意義。非正式評量的資料能夠直接經由轉換，融合進療育課程中；並使課程能根據既定課程、班級情況，及幼童的表現，來規畫更有意義的目的、策略及活動。

## 質化及量化資料

雖然正式評量主要是提供驗證資訊，而非教學課程資訊，但是，兩者質化與量化的資料都由正式評量中所取得。**量化資料**是指測驗中的實際得分。例如：「詹姆士於史丹佛診斷性閱讀測驗（Stanford Diagnostic Reading Test）的理解力分測驗中得到第 83 百分位數」，或是「羅賓在魏氏兒童智力量表的圖形完成分測驗得到 12 分」。

**質化資料**包括：(1)幼童接受測驗時所做的觀察（如，壓力忍受度、自我檢測行為，還有冒險心態的反映特徵）；及(2)為了瞭解幼童如何得到分數，對幼童表現所做的系統性分析（如，項目分析）。在評量中，幼童所發生的錯誤往往比他們所得的分數來得重要。舉例來說，在測驗閱讀能力時，詹姆士可能對實際問題表現不錯，但是遇到推論出理由的問題，則表現出其弱點所在。還有，雖然羅賓可以在魏氏兒童智力量表的圖形完成分測驗得到高於平均分，但是他在生字的選擇上，對字彙提取感到困難：他指著「鼻孔」說成「耳朵」，將「把手」說成「你拉的那個東西」，將「鉸鍊」說成「在門上的那個東西」。當評量中有這些測驗時，幼童所得到的分數往往對於教學計畫而言是最無關緊要的部分。

## 能力對策略不足

在臨床評量中，潛力與表現要能有所區別。幼童所表現出來的與四項認知功能的能力有關：(1)潛在能力（感官力、注意力、記憶力）；(2)已得知識

（語言技巧，根據以往經驗所創的一般知識）；(3)策略（為達到特定目的所採取的行動）；(4)後設認知能力（知悉一個人的思考歷程，控制基本能力、知識及策略所必須採取的行動）。

評量的目的不僅要測出已得的知識及運用的情況，也要知道幼童學習的能力到哪裡。幼童可能空有潛力，但是沒有能夠有效率地取得、處理、應用知識的合適策略。舉例來說，一個學習障礙的幼童可能有短期記憶生字的潛能，但是，他無法有效地將有關的訊息予以口頭敘述，或將其編碼進而表達。另一方面來說，字彙提取困難可能同時代表了短期記憶障礙；幼童也無法將高階的口語記憶予以編碼處理，進而取代短期記憶的資訊。所以，學習障礙幼童在面對音韻編碼或是記憶課程所衍生的低階音素表徵時，明顯地表現較差（Shankweiler et al., 1979）。同樣的，不佳的語言表現並非總是代表幼童對語言系統的認知不足。語言系統的知識可能是完好的，而語言表現的不佳可能會受記憶歷程或其他情形所牽制（Ervin-Tripp, 1971; Slobin, 1971）。因應特定課程所做出的表現，不會每次都清楚地反映出特定潛在系統；因此，經測驗所得的資料並不能完全當作潛力及（或）知識障礙的證據。

針對量化資料所做的評量，僅能處理潛在系統所產生的回應（如可見的反應）。此類評量對於決定教育目的更具約束力。另一種評量則能測出反應潛在系統的功能類型，然而相較之下，則比之前所述之評量較不具決定性。更能完整描述個別障礙特性的表現形式，其重要性不只針對一個完整的評量，也能導引有效教育目的及策略的發展。

## 針對療育進而設計評量

為了規畫教育療程，必須考慮及整合兩個評量階層：內容導向（content-oriented）及過程導向（process-oriented）。在內容中，評量必須考慮到幼童已經有的學習能力或技巧，及還有哪些方面是必須要學的。評量的第二級是有關學習技巧如何被學；潛在認知或潛在語言歷程，如何與學習技巧的獲得產生相關。從上述揭露的觀點，也許無法獲得特殊療育所需的資訊，但是我們能夠從中得到許多表現的形式，學生接受療育的意願，及非關療育或補償技巧的適當策略。

　　爲了整合內容導向及過程導向，評量歷程必須依據那些可確認的、潛在於某些特定學業要求（如讀、寫等）之下的組成技巧，及評量先備技巧和學習這些技巧所需的潛在歷程的發展而訂定。對特定閱讀障礙評量，其學習動力必須以閱讀獲得歷程的知識爲基礎（字母—聲音相符的知識、生字認知技巧的自動化、理解技巧等等）；關於認知領域，應以有關學習閱讀（短期口語記憶、音韻整合能力等等）的認知及後設認知歷程之分析爲基礎；而語言方面應以有關閱讀技巧（瞭解句子、段落、詞素音韻歷程等等）熟悉度的分析爲基礎。有了這些資料，小組成員就可以決定療育的**原因**、**種類**及**方法**。此案例歷史紀錄的摘要，包含本章稍後所將討論有關：相關成員應如何評估語言學習障礙學生的需要。

　　因爲以語言科學及學習訊息歷程模式爲基礎，有關學習障礙更複雜的構思已然成形，學習障礙幼童也就更需要接受多方面的評量。一種有效率、有互動性的小組評量爲療育課程提供了必備的基礎。

## 伍、療育介入計畫

　　療育，像評量一樣，需要多方面的要素共同架構。對於療程的決定必須共同商討，療育的過程必須完善計畫、整合，及小心規畫。不論特殊班或正常班的老師，只要接觸過學習障礙，都會遇到一連串學生的個別問題。往往在學生進入校園且遇到學習上的障礙時，我們才能評斷學生是否患有學習障礙。療育的過程必須將學生的認知及（或）語言障礙納入考慮。爲了另外提供特殊教學，專家與學生一起工作，與一般教師共同觀察，經由減緩在一般學習環境中（教室用語和課程的要求）會產生的障礙，來改善某些學生的問題。

　　同樣的，經由整合計畫與跨專業團隊合作，來讓療育的成效達到最好亦是重要的。療育過程可能是一系列完整的、有系統的活動所構成。特殊程序，包括矯正技術，應將其重新概念化，不論是在單一專業之中或是跨專業團隊合作療育。一般對療育計畫及跨專業團隊合作的瞭解，可以幫助我們清楚專

業團隊間的互動關係，擴展適用的選擇範圍，並且改善現行對學習障礙的特殊教學成效。

下列是有關療育的一些基本要素：

- **內容配對（Content match）**：應根據幼童目前的知識、瞭解的方法，及學習的方法來提供相似的資訊。
- **順序（Sequence）**：應配合幼童的反應，及其所需要資訊的次序，來依序提供教學課程。
- **步調（Pace）**：教學必須能提供練習、重複，及過度學習所需要的自動處理的資訊。
- **結構（Structure）**：療育必須以內含及跨專業來實行，並要能配合一般課程的需要。
- **動機（Motivation）**：療育必須要能兼顧興趣、態度及學習方式。幼童就會持續所做的活動，也能保持他動作時的注意力。

## 跨專業整合模式

參與療育的人員必須對療育計畫，及療育計畫的跨專業整合實施，能夠徹底瞭解。這種瞭解需要以對所有參與診斷—不同學科間的教學互動與基本原則為基礎。針對學習障礙所施行的教育介入，其效益往往有所折扣。我們對學習障礙者發展及行為特色的瞭解，尚在起步階段。以語言科學及學習的訊息歷程模式為基礎的潛能療育正萌芽中，它們對教育計畫的需要，強烈建議整體的、整合的，及跨專業的方法。認知歷程、語言歷程，及學習之間的複雜互動特性指出：對於學習障礙幼童教育課程的發展，需要廣泛又多方面的方法來達成。

在此同時，障礙者教育法案（IDEA）於 1997 年的修正案指出：個別化教育計畫（IEPs）必須以一般教育課程為基礎來發展，以對普通班級提供較好的支援。這新的援助模式也對所有的學校本位的專業人員重新定義了所該扮演的角色及責任，這些人現在必須在普通班級的教育小組中互相幫助。在教室內的合作介入強調了跨專業架構的必要性。此架構強調：必須共同瞭解

教學目的，及教學目的與跨不同學科間目標之間的共通關係（Giangrico, Prelock, Reid, Dennis, & Edelman, 2000; Landerholm, 1990; Whitmere, 2000）。

根據對語言學習障礙學生的特殊瞭解：潛在性訊息歷程能力與學習能力間的互動本質，對於教育目的、教育主題，及教育活動相互關係的發展，具有特殊指標性的作用。透過不同專業人員的教學整合，可以同時提高語言學習障礙幼童所受補償性及矯正性療育的功效。

教導的補償性可以經由語言治療師來達成，這些專家必須對教學語言的類型與結構給予建議。這裡有些可應用於幼童教育管理的語言歷程觀念（這些幼童的歷程能力尚未完全發展）。經由使用較短及較簡單的句子，及傳達訊息時有較長的暫停，或多重複幾次：如此教育人員就可以簡化語言教學。關於語言歷程，較特定的知識也是很重要的。舉例來說，教育人員必須知道：對於口頭或寫作的指導，必須無時無刻對學生使用正面意涵的語氣，將會減低語言歷程的困難度。因為模糊的負面口吻像是：不同的（不一樣的）、缺席的（不在的），及除此之外（不全部都是），會與明確的負面口吻以相同的方法來處理，這對某些幼童而言都一樣具有困難。

同樣的，將教學中的矯正觀念整合以後，對學習障礙幼童的教育計畫將有所影響。用來檢定認知互動及語言互動的評量，不論在初期或是轉變期的閱讀教學中，都與教學的整合息息相關。舉例來說，在閱讀教學之初，使用語音信號時，必會用到音韻分割的技巧（利用字音來溝通），進而驗證由一連串字母所表現的生字。許多學習障礙幼童在學習語音上遭遇困難，因為他們無法照著音節來辨認生字，也無法將音節湊成該有的音素；而音素的分割，只好用特殊字母放進字串之後用圖表顯示。對音素分割的評量及矯正訓練，可以由語言障礙及學習障礙專家共同操作。同樣的，對分割技巧不良的幼童必須修改教導他的方法。在生字辨認技巧的教學程序中，較不需要於語音技巧（如詞類變化或結構分析方法）有太多著墨。

還有，許多語言教學要素應該要考慮也用來教學習障礙的幼童。幼童可以在說話時，運用他們在學習閱讀及寫作時所學到的同樣技巧。因為所有的語言練習也包括了每天對純文學的讀與寫（例如，書本交換），在此所強調的是：自然的閱讀及寫作間的互動性及其獨立性，將能使學生的讀寫學習力

增到最大。然而，對閱讀想要有效率，辨識生字的能力是絕對重要的，特別是那些疑似閱讀障礙的初級讀者（Mather, 1992; Pressley & Rankin, 1994; Stanovich, 1991; Vellutino & Scanlon, 1991）。因此，目前的研究較著重於：對必需的閱讀教導使用一種較兩相宜的方法（Dahl & Scharer, 2000; Pressley, Rankin, Gaskins, Brown, & El-Dinary, 1995; Sawyer, 1991）。

對於那些身陷語言環境、技巧卻無法進步的學生來說，以完整編碼為基礎（code-based）的教學應要整合於正式的閱讀課本，與學生寫的日記。如此將技巧教學融入有意義的文章字句，能使學生瞭解：所有的閱讀教學是要讓他們能將課本的字句衍生出他們自己想表達的意義。

彼此相關的教學目的及活動，可以經由閱讀活動的轉換來予以驗證。學習障礙幼童擁有的語言句法問題，也反映出許多閱讀行為：如瞭解複雜句子的語法，或使用語法的約束力來加強生字的辨認。有一種矯正訓練：用數種子句單位來加強對複雜句子之語法架構的認識，可能是一種能將語言、閱讀，及寫作訓練予以整合的複合性活動。舉例來說，學習障礙幼童的語言技巧及語言覺識，可以經由訓練他擴展句子、及句子組合或分離，來達到改善的目的（Norris & Crump, 1982; Seidenberg, 1982; Wallach & Wallach, 1976）。

由於對許多語言學習障礙的學生而言，語意處理的問題也影響了閱讀理解及語意內容的學習；一種針對語意記憶的結構及歷程的教學方法，可以改善他們某些學習上的問題。學習使用更有效率的字彙細節（word elaboration）策略（如，分類或歸檔）的跨專業訓練，如同使用分析語意特徵時所使用的方法，如將語意編織或繪圖勾勒出來（如，解釋 superordinate、coordinate 與 subordinate 之間的關係）。透過這些方法，可以滿足學習及文章理解的能力（Anders & Bos, 1986; Bos, Anders, Filip, & Jaffe, 1989; Mastropieri et al., 1987）。

此外，參與療育的人員要能建立全面性的療育課程也很重要。這種課程必須包含：能明確地教導學習障礙幼童必備的後設認知策略（Seidenberg, 1991）。目前，學習障礙中的策略障礙模式，對這些幼童來說，是最為盛行的理論性指標，它也包含了療育的研究與實行（Scruggs, 1991）。如先前所說，極多的報告指出：許多學習障礙幼童成了消極的學習者，因為他們在想

要解決學習上的問題時，無法有效率地使用或處理認知策略。這些學生進而不相信他們本身的努力或能力，且就算作業的表現不錯時，他們仍會對可用的認知策略產生誤解（Borkowski, Weyhing, & Carr, 1988; Torgesen, 1986）。因此，學習障礙幼童常常需要有關策略歷程技巧的指導，這些技巧是一般學生熟知且能自己運用的（Harris, 1990; Harris & Pressley, 1991）。

同樣的，由訊息歷程所衍生出的療育課程，它強調對閱讀及寫作技巧的特定教導及練習；而這相對於一般語言技巧，或問題解決技巧的訓練。訊息歷程的研究假設：面對學習作業時，自然使用的策略歷程技巧（Paris & Oka, 1989; Siegler, 1983; Stanovich, 1986; Vellutino, 1979）。訓練學習障礙幼童對特定的作業使用特定的認知策略：這改善了他們在作業上的表現；特別是需要應用高等訊息歷程的複雜讀寫作業（Dye, 2000; Graham, Harris, & Troia, 2000; Swanson, 1991）。

已經教過後設認知策略的學習障礙幼童，在一系列的作業中都有長足的進步，包括專注於作業上（on-task）行為的自我監控（Kneedler & Hallahan, 1981）、發現上下文的矛盾之處（Capelli & Markman, 1982）、理解監控（Wong & Jones, 1982; Palincsar & Brown, 1986）、拼字能力的改善（Gerber, 1986; Wong, 1986），還有已改善的理解及統合技巧，來瞭解或使用字母的組合（Englert, Raphael, Anderson, Gregg, & Anthony, 1989; Englert & Raphael, 1988; Welch, 1992; Wong & Wilson, 1984; Wong, Butler, Ficzere, & Kuperis, 1996）。

從療育研究而衍生出來的教導原則，強調互動語言的重要，及策略性活動的模式；它們就像由策略知識及特殊領域知識（如有關特定作業的認知策略）所構成的療程基礎。有效率但較複雜的教學療程有許多特點，包括：

1. 學生必須深入認識作業的要求。

2. 導引學生，以適當的方法來成功地完成作業。

3. 詳細地將使用的策略予以模式化。

4. 根據策略的應用情況，從旁協助實作及給予回應。

5. 指導學生，將策略的使用予以歸納整理。

表 9.1 展示了教導策略歷程技巧所需的教學步驟。基於訊息歷程觀點產生

的療育，直接提示了學生障礙所在，且包含一個著重教學互動本質的教學技術—學習歷程，明顯地能讓學習障礙幼童學得更好。

因此，療育人員應該要更瞭解：後設認知要素在學習障礙人口學習時所扮演的角色。經由這層瞭解，療育人員得以擴大他們的教學範圍。同時，各專業間應該要互相合作，才能收到最大的教學效果。仔細地計畫及驗證具效果的認知策略，似乎對一般教育課程的學生而言，是最必要的輔助。教育者必須用最新的協助方法來面對挑戰，並藉此滿足學習障礙學生對特殊教育的需要。

**表 9.1　針對複雜作業所需教導的認知策略**

| |
|---|
| **步驟 1：策略簡介及表現回顧**<br>老師解釋何謂策略，並由學生及老師重新審視學生目前的表現水準（如準備進行考試）。 |
| **步驟 2：策略的關聯性**<br>老師解釋為何必須學習策略，由學生及老師一起進行策略應用的實例。 |
| **步驟 3：策略敘述**<br>老師敘述如何使用策略，並提供學生「幫助表」來列舉步驟。 |
| **步驟 4：塑造策略**<br>老師建立策略使用的模型，大聲地展示思考歷程。若以團體為活動單位，老師及學生一起創立及練習策略。 |
| **步驟 5：何時使用策略**<br>老師解釋使用策略的時機。 |
| **步驟 6：用受控制的工具練習**<br>當需要老師的鼓勵及矯正行為時，學生即開始將策略應用到控制下的練習工具。 |
| **步驟 7：策略使用之評估**<br>老師教學生如何評估策略的使用情況。 |
| **步驟 8：策略類化**<br>學生將所學策略，應用到學校裡的其他作業。 |

● 資料來源：P. L. Seidenberg, Cognitive and academic instructional intervention for learning disabled adolescents, *Topics in Language Disorders, 8*, No. 3. p. 65。Aspen Publishers, Inc. 1988 版權所有。此處已獲得同意使用。

# 陸、案例研討

下列的研究摘要，是有關小一學生羅伯特。此案例表現出小組是如何評定一個幼童患有學習障礙。進行評斷的小組由不同的專業人員所組成，根據所參考的資訊，完整計畫來導引評估過程。在任何情況下，參與人員盡可能共同觀察兒童，以避免不同專業觀點之間的溝通不良。參與評估過程的專家們（校園心理學家、學習障礙專家、語言專家等等）討論他們的發現，且最後的報告反映了每個小組成員的結論。

## 相關資訊

姓名：羅伯特·G　　　　　　出生年月日：1993 年 7 月 10 日
年齡：六歲六個月　　　　　　就讀學校：溫米爾小學
年級：一年級　　　　　　　　報告日期：2000 年 1 月 15 日

## 轉介原因

根據當事人的班級導師要求，及當事人父母的同意，羅伯特被轉介至心理教育的評估。根據描述，羅伯特在學習閱讀及寫字時，倍感困難。老師提到他會書寫顛倒、字母對調，及音韻解碼困難；還提到他的障礙，應是對定向及次序的分心與混淆有關，並且無法正常處理聽覺訊息。評量為針對羅伯特目前的行為功能進行瞭解，並且要協助他的教學計畫。

## 行為觀察的摘要

羅伯特為一健康幼童。在一開始的測驗階段，他表現得好動、靈敏，且不過分的焦慮。他能說出合邏輯且易懂的完整句子，且他的字彙表現於正常範圍內。他存在一些構音的困難。他可以穩定地且並堅持於某些作業。然而，也是有他無法完美處理或完全使不上力的工作；在此同時，可以觀察到他漸增的焦躁不安及分心現象。

## 背景資訊摘要

羅伯特的出生及發展基準被描述為：「正常」。他的醫療紀錄指出，他在入學前才因骨膜炎住院治療過。他對牛奶或乳製品有過敏現象。仍有反覆的聽力問題，而最近一次的聽力檢測再次在他的中耳發現液體。這很可能部分造成他構音的問題。

## 評量程序摘要

有關的測驗包括：

1. 魏氏兒童智力量表（Wechsler Intelligence Scale for Children－Revised, WISC-III）

| 語文 | IQ | 115 |
| 操作 | IQ | 105 |
| 總 | IQ | 112 |

**語文量表分數**

| 訊息 | 10 |
| 類同 | 15 |
| 算數 | 11 |
| 字彙 | 14 |
| 理解 | 13 |
| （Digit Span） | （9） |

**操作量表分數**

| 圖片完成 | 13 |
| 圖片安排 | 9 |
| 圖形設計 | 9 |
| 物形配置 | 15 |
| 編碼 | 8 |

2. 班達視動完形測驗（Bender Visual-Motor Gestalt Test）（Initial and Recall）

3. 畫人測驗（Human Figure Drawing）

4. 衛普曼聽覺辨識測驗（Wepman Auditory Discrimination Test）

5. 語言功能臨床評估（Clinical Evaluation of Language Functions, CELF-R）

　　回想句子

　　闡述句子

　　語意關係

　　口語導引

6. 數學解題診斷測驗（Key Math Diagnostic Arithmetic Test）

7. 大都會閱讀測驗——二級（Metropolitan Reading Test－Level II）（P 版）

　　開頭子音

　　聲音—字母相符

　　視覺配對

　　聽力

　　除了這些正式測驗之外，羅伯特必須抄寫數字、字母及生字。他也完成了運用語言經驗取向去閱讀課程的測驗。他口述一則簡短的故事，然後再將這則故事讀給測驗者聽。在他自己編的故事裡，他也發現了一個他想學的字。在認識生字及拼字技巧教學時，使用多重感官教學的方法極為成功。

### 測驗結果摘要

　　羅伯特在 WISC-III 的分數指出：他智力方面的功能高於一般的平均範圍。然而，接下來其他的測驗分數都低於平均值。

　　羅伯特基本的程度屬於普通，相對比較起來，簡單的東西做不好，較難的反而做得不錯。口語上的流暢度會被作業上表現而打斷，他會解釋說：「我知道名稱，但是我忘了」，或是「我想不起來它的名字」。同時，他擁有很多表達情緒的字彙；而且當他可以從記憶找到特殊字彙，又能做文意代換時，他可以做出完美的回應。

　　抽象的口語推論（相似）及判斷、常識，還有現實測試（理解）都介於高平均範圍。他的抽象推理能力極佳，並能瞭解屬於高級分類的東西。他的

心算能力也高於平均值，且他在數字廣度分測驗的最低分數，也是低於平均值而已。

在作業表現上，羅伯特的最高分（在物形配置的得分特高）反映了他對具體目的的組織力及工作能力。他視覺的記憶力、辨認細節的能力，都在平均分之上。在其他作業方面，像是複製已砌好的積木，或是將一系列的圖片照順序排好，他的得分在平均之下。他在限制時間內對符號的轉換得到最低分，且列於障礙的範圍。羅伯特明顯地患有視覺動能協調的困難。他也有更多視覺技巧整合的問題，像是連續視覺、定向，和複雜的空間觀念（如堆積木）。另一方面，羅伯特的圖畫符合他的年紀，並能組織及整合空間性的細節。

羅伯特關於班達測驗的表現，一種視覺訊息組織及反應評量，指出他對細節整合，還有視覺刺激組織都具有困難。整合技巧的問題，可經由他角度概念的喪失，及對於無法維持整體構造外觀的困難，得到證實。他對重現細節及儲存視覺訊息感到困難。他的視覺記憶力指出：在基本的記憶課程中，他只能回想起僅僅兩個班達的圖形。同樣的，他對動作圖畫的遲緩反應，不只存在於魏氏兒童智力量表的編碼分測驗，也存在於他的手寫作業中。

羅伯特在一連串正式或非正式的語言歷程評量中，都顯現出與他智力評量類似的不協調。他的非正式性的語言技巧觀察指出：他能瞭解每天的對話，並以適合他年齡的語法表達出他的意見。在衛普曼聽覺辨識測驗中，羅伯特可以在同位字中，分辨出音素的相同及相異處。然而，他明顯地在重複發音與發音步驟上感到困難。進一步的評量也指出了同樣的問題。在語言功能臨床評估的「回想句子」測驗裡，羅伯特的表現高於他的年齡層平均，但是卻僅限於初級的造句測驗（如，請造一句含有「車」這個字的句子）。他的表現合乎他的年齡所瞭解的語意關係。然而，他比較無法用短期記憶來記住一連串的口頭指導，更別說要執行它們。羅伯特曾嘗試過要用口頭默述的方式來幫助記憶，但是因為他的音韻再生（phonological reproduction）及口語流暢度都具有缺點，減弱了他默記的效果。

羅伯特在大都會閱讀測驗中，初級聲音配對（第 60 百分位數）的表現比其他相關的測驗（第 50 百分位數）來得好。在聲音與字母的反應中，起始子

音（initial-consonant）與子音混合（consonant-blend）均不甚精確。他無法將字母 c、g、d、pl、tr、gr 及 cl 與生字的聲韻相對應（cat、goat 等等）。然而，在視覺對應測驗中，他可以將生字依發音順序排列，且只對字形外觀相似的字產生困擾。他的聽覺測驗顯示：在訊息出現時，他對整合或勾勒推論的能力相當不錯，卻對比較性字詞的關係（較高的較大的等等）較不具理解力。

在數學解題診斷測驗中，羅伯特得到總平均 1.5 分。他的數字理解力為 2.5 分，且他的數字推理及單一步驟問題得到 2.0 分。他的書寫，單位數加減法計算得到 1.6 分。他對金錢計算較感困難（硬幣的收支），但是他能理解並應用一般的計量（尺、溫度計）及時間物品（時鐘、月曆）。他能寫數字 1 到 10，但是，還是有一些不該是一年級生該有的混淆觀念（如 6、9、10）。雖然他寫字的運動反應較慢，但是他能正確地照抄字母及數字。

## 結論摘要

羅伯特具有高於同年齡平均智力的潛能。他能否在課程中正常表現或超越他所屬的年級，備受期待。在此同時，他在口語、閱讀，及書寫方面的學習障礙，阻礙了他的進步。他不穩定的表現說明了他的語言表達能力（如，會話、口語的流暢度、句子的組成）、聽覺與視覺的連貫記憶、空間的觀念，還有視覺活動的整合都遇到困難。他也對較困難的功課表現出不耐及分心。他有關計算的觀念跟能力十分不錯，但是，他閱讀及書寫的能力就不如同年紀的幼童。評估資料指出：倘若羅伯特不接受特殊教育或有關的服務，他閱讀跟寫作的技巧就無法如預期一樣發展；因此，**學習障礙**的案例成立。

## 建議摘要

羅伯特的口語表現障礙也意味著他的學習障礙，且需要語言治療師更進一步的評量來檢驗他的醫療需要。羅伯特應該要進行：接收性及表達性語言技巧的更深度測驗，利用語言樣本進行音韻、語意、語法及語用的分析。適合羅伯特的語言療程將會根據語言評量的結果。

對這時候的羅伯特來說，基本閱讀教學中的傳統語音教學法並不適合他。

雖然他可以用立即的默念來重建不連續的語音（聲音），但是他音韻的再造並不精確，導致其音素和音素模式的回憶受損或是不連續。羅伯特可以從押韻、音素分割，及音節類型再組成（此是爲了增加音韻覺識的能力）的訓練中獲益。他需要導引性的生字實作，來達到能寫出與音素／音節相呼應的拼字單位。同樣的，教學應該從兩方面著手：由拼寫到音素，及由音素到拼寫。

爲了能利用他的認知能力及語言能力，利用讓他自行口述出自創的故事這樣的語言經驗取向教學法，會是開始閱讀教學的有效要素。教導生字辨認及拼寫的方法，必須整合視覺、觸覺還有聽覺行爲（如 Fernold 技巧），且可能在他的故事裡發現同樣的基礎單字。此外，每天記錄其口述，和許多有關閱讀流利度的測驗，也可能讓羅伯特成功地同時運用出來。

羅伯特對於口語指令較感困難。他試著用口語默念來幫助回想，但是他的回想不甚精確，且會遭到他的聽覺訊息所打斷。因此，他的指導老師要能說話清晰、用簡單詞句構成短句，還有定期性檢視他的記憶訊息是否正確，就顯得格外重要。羅伯特可以透過重複所學之方法來確認他回想的正確性。

羅伯特會用大量的口語調整（verbal mediation）；也就是說，他經由作業來與自己對話。對他來說，這是值得鼓勵的上乘策略。舉例來說，他可以經由口語輔助或聯想，來專注在有關字母和數字的觀念，且藉此導引他的圖畫動作反應。

手寫能力必須以仔細、正確的步驟來予以教導，並且還需要付出額外的注意力來建立寫字所需要的精細肌肉動作形態。基本上，他能經由接受自行手寫訓練，來改善受到干擾時的流暢度，並在寫字時產生一和兩字母的拼字單位。這些單位能反映出：基於字母次序原則（alphabetic principle）之下的音韻與字母間的關係。一般來說，這種訓練也應該延伸至包括整體的生字及字音結構型。同樣的，有關寫字動作反應（graphomotor responses）的冗長作業（課本習題、抄寫黑板等等），應該對羅伯特的現況予以調整。他會想要補償他的視覺動力障礙。倘若給他完整的教學架構和時間，他會成功。

身爲具有完整潛力卻未能充分發揮的學生，羅伯特正開始經歷一種混淆：從他生活裡得到成人們的回應，進而產生的衝突。從一方面來說，他是有能力的學生；再從另一方面來說，他卻患有學習障礙。他會由於能力的失調，

變得特別灰心或不快樂。因此，為羅伯特設計的教學課程必須能提供他使用認知能力及語言能力的機會，並且能幫助他克服他的障礙區域。

## 摘　要

　　這種學習障礙是學校教學失敗的主因，目前已經能被完整地接納，以訊息歷程理論為基礎所做的評鑑及教育計畫之研究已在發展中。天生的失調所引發的學習障礙改變了認知歷程，這些認知功能的改變，在類型、程度，還有行為結果上都截然不同。

　　基於對語言及認知間互動本質之瞭解，我們能對學習障礙幼童所經歷寫作理解、寫作方法的問題有進一步的認識。閱讀及寫作表現都能反映出學生所具有的知識、語言，及認知能力；並可藉此知道：這些能力如何在學習閱讀及寫作技巧時相互整合及互動。除了口語障礙以外，學習障礙幼童會有的基本障礙應該就是：無法有效地運用認知策略在書寫時所需的理解力及創造力。

　　由於學習障礙人口的特異性，評量的過程必須對個別案例具有彈性，及能夠反映出其間差異（請見第 5 章）。依據不同原則施教的教學者必須在決策時共同合作。根據完整評量模式所做多方面性的研究，可以有系統地提供評量資料的蒐集、組成及分析。資料必須能夠詳述個體間天生的差異，並導引有效率的教學課程之發展。一種互動性、合作性、團體性評量及療育的研究，也整合了基礎學習經驗及教學服務，並能提供給學習障礙的幼童。

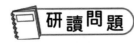 研讀問題

1. 討論並鑑定訊息歷程模式的主要要素。包括對學習障礙幼童的知覺、
   注意力,及記憶力障礙的瞭解所做出之討論。

2. 簡短陳述學習障礙幼童可能表現出來的六個特性。

3. 語言及認知變異數之間的互動如何影響閱讀及書寫能力的學習?

4. 指出有關幼童在閱讀技巧上,有關認知及後設認知技巧障礙之研究發
   現。

5. 簡短討論與書寫障礙可能有關的原因。討論學習障礙幼童會表現的寫
   作行為。

6. 討論對學習障礙幼童所做正式及非正式評量的利弊得失。

7. 對學習障礙幼童有效的療育課程,必須具備哪些重要的特性?

8. 敘述並討論能夠統合後設認知策略的療育課程具有哪些關鍵要素?

# 參考文獻
Reference

American Psychiatric Association. (1994). *Diagnostic and statistical manual of mental disorders* (4th ed.). Washington, DC: APA.

Anders, P. L., & Bos, C. S. (1986). Semantic feature analysis: An interactive strategy for vocabulary development and text comprehension. *Journal of Reading, 29*, 610–616.

Anderson, B. R. (1975). *Cognitive psychology.* New York: Academic.

Anderson, R. C., Spiro, R. J., & Montague, W. D. (1977). *Schooling and the acquisition of knowledge.* Hillsdale, NJ: Lawrence Erlbaum Associates.

Applebee, A. (1978). *The child's concept of story.* Chicago: University of Chicago Press.

August, G. J. & Garfinkel, B. D. (1990). Comorbity of ADHD among clinic-referred children. *Journal of Abnormal Child Psychology, 18*, 29–45.

Baker, J. G., Ceci, S. J., & Hermann, D. (1987). Semantic structure and processing: Implications for the learning disabled child. In H. L. Swanson (Ed.), *Memory and learning disabilities: Advances in learning and behavioral disabilities.* Greenwich, CT: JAI Press.

Baker, L., & Cantwell, D. S. (1990). The association between emotional/behavior disorders and learning disorders with speech/language disorders. *Advances in Learning and Behavioral Disabilities, 6*, 26–46.

Barkley, R. A., Fischer, M., Edelbrock, C., & Smallish, L. (1990). The adolescent outcome of hyperactive children diagnosed by research criteria: An 8-year follow-up study. *Journal of the American Academy of Child and Adolescent Psychology, 29*, 546–557.

Bauer, R. H. (1977). Memory processes in children with learning disabilities. *Journal of Experimental Child Psychology, 18*, 283–296.

Berko, J. (1958). The child's learning of English morphology. *Word, 14*, 150–177.

Berry, M. F. (1980). *Teaching linguistically handicapped children.* Englewood Cliffs, NJ: Prentice Hall.

Biederman, J., Newcorn, J., & Sprich, S. (1991). Comorbidity of ADHD with conduct, depression, anxiety, and other disorders. *American Journal of Psychiatry, 148*, 564–577.

Blackman, B. (1984). Language analysis skills and early reading acquisition. In G. Wallach & K. Buder (Eds.), *Language learning disabilities in school-age children.* Baltimore: Williams & Wilkins.

Blair, T. K., & Crump, W. D. (1984). Effects of discourse made on the syntactic complexity of learning disabled students' written expression. *Learning Disability Quarterly, 17*, 19–29.

Blalock, J. (1981). Persistent problems and concerns of young adults with learning disabilities. In W. Cruickshank & A. Silvers (Eds.), *Bridges to tomorrow: The best of ACDL* (Vol. 2). Syracuse, NY: Syracuse University Press.

Borkowski, J. G., Johnston, M. D., & Reid, M. (1987). Metacognition, motivation and controlled performance. In S. Ceci (Ed.), *Handbook of cognitive, social and neurological aspects of learning disabilities.* Hillsdale, NJ: Lawrence Erlbaum Associates.

Borkowski, J. G., & Kurtz, B. E. (1987). Motivation and executive control. In J. G. Borkowski and J. D. Day (Eds.), *Cognition in special children.* Norwood, NJ: Ablex.

Borkowski, J. G., Weyhing, R. S., & Carr, M. (1988). Effects of attributional retraining on strategy-based reading comprehension in learning disabled students. *Journal of Educational Psychology, 75*, 544–552.

Bos, C., Anders, P. L., Filip, D., & Jaffe, L. E. (1989). The effects of an interactive instructional strategy for enhancing learning disabled students' reading comprehension and content area learning. *Journal of Learning Disabilities, 22*, 384–390.

Bos, C. S., & Filip, D. (1984). Comprehension monitoring in learning disabled and average students. *Journal of Learning Disabilities, 17*, 229–233.

Bougere, M. (1969). Selected factors in oral language related to first grade reading performance. *Reading Research Quarterly, 5*, 31–58.

Bransford, J. D., Stein, B. S., Shelton, T. S., & Owings, R. A. (1980). Cognition and adaptation: The importance of learning to learn. In J. Harvey (Ed.), *Cognition, social behavior and the environment.* Hillsdale, NJ: Lawrence Erlbaum Associates.

Brittain, M. A. (1970). Inflectional performance and early reading achievement. *Reading Research Quarterly, 6*, 34–48.

Brown, A. L. (1978). Knowing when, where and how to remember, a problem of metacognition. In R. Glaser (Ed.), *Advances in instructional psychology.* Hillsdale, NJ: Lawrence Erlbaum Associates.

Bryan, J. H. (1981). Social behaviors of learning disabled children. In J. Gottlieb & S. Strichart (Eds.), *Developmental theory and research in learning disabilities.* Baltimore: University Park Press.

Bryant, P., & Bradley, L. (1981). Visual memory and phonological skills in reading and spelling backwardness. *Psychological Research, 43*, 193–199.

Butkowsky, I. S., & Willows, D. M. (1980). Cognitive-motivational characteristics of children varying in reading ability: Evidence for learned helplessness in poor readers. *Journal of Educational Psychology, 72*, 408–422.

Campione, J. C., & Brown, A. L. (1978). Toward a theory of intelligence. *Intelligence, 2*, 279–304.

Cantwell, D. P., & Baker, L. (1991). Association between attention deficit hyperactivity disorders and learning disorders. *Journal of Learning Disabilities, 24*, 88–95.

Capelli, C. A., & Markman, E. M. (1982). Suggestions for training comprehension monitoring. *Topics in Learning and Learning Disorders, 2*, 87–96.

Catts, H., & Kamhi, A. (1999). Causes of reading disabilities. In H. Catts & A. Kamhi (Eds.), *Language and Reading Disabilities* (pp. 95–127). Boston: Allyn & Bacon.

Catts, H. W. (1991). Early identification of dyslexia: Evidence of a follow-up study of speech-language impaired children. *Annals of Dyslexia, 41*, 143–157.

Catts, H. W., & Kamhi, A. G. (1986). The linguistic basis of reading disorders: Implications for the speech-language pathologist. *Language, Speech and Hearing Services in Schools, 17*, 329–341.

Cazden, C. B. (1972). *Child language and education.* New York: Holt, Rinehart & Winston.

Ceci, S. J. (1982). Extracting meaning from stimuli: Automatic and purposive processing of the language-based learning disabled. *Topics in Learning and Learning Disabilities, 2*, 46–53.

Chalfont, J. C., & Scheffelin, M. A. (1969). *Central processing dysfunctions in children: A review of research* (NINDS Monograph No. 9). Bethesda, MD: U.S. Department of Health, Education and Welfare.

Chan, L. K. S., Cole, P. G., & Barfett, S. (1987). Comprehension monitoring: Detection and identification of text inconsistencies by LD and normal students. *Learning Disabilities Quarterly, 10*, 114–124.

Cici, R. (1980). Written language disorders. *Bulletin of the Orton Society, 30*, 240–251.

Cohen, N. J., Devine, M., & Meloche-Kelly, M. (1989). Prevalence of unsuspected language in child psychiatric population. *Journal of American Academy of Child and Adolescent Psychiatry, 28*, 107–111.

Cohen, R. (1982). Individual differences in short-term memory. *International Review of Research in Mental Retardation, 11*, 43–77.

Connolly, A., Nachtman, W., & Pritchett, E. (1971). *Key Math Diagnostic Arithmetic Test.* Circle Pines, MN: American Guidance Services.

Cruickshank, W., Bentzen, F., Razburg, F., & Tannhauser, M. (1961). *A teaching-method for brain-injured and hyperactive children.* Syracuse, NY: Syracuse University Press.

Dahl, K. L., & Scharer, P. L. (2000). Phonics teaching and learning in whole language classrooms: New evidence from research. *The Reading Teacher, 53*, 516–523.

Davila, R. R., Williams, M. L., & MacDonald, J. T. (1991). *Clarification of policy to address the needs of children with attention deficit disorders within general and special education.* Washington, DC: U.S. Department of Education.

Denckla, M. B., & Rudel, R. (1976). Naming of pictured objects by dyslexic and other learning-disabled children. *Brain and Language, 39*, 1–15.

Denner, F. (1970). Representational and syntactic competence of problem readers. *Child Development, 41*, 881–887.

Deshler, D. L., Schumaker, J. B., & Lenz, B. K. (1984). Academic and cognitive interventions for LD adolescents: Part I. *Journal of Learning Disabilities, 17*, 108–117.

Dillon, G., & Dodd, B. (1994). A prospective study of the relationship between phonological, semantic and syntactic skills and specific reading disability. *Reading and Writing, 6*, 321–345.

Dye, G. A. (2000). Graphic organizers to the rescue. Helping students link and remember information. *Exceptional Children, 66*, 72–76.

Edwards, H. T., & Kallail, K. J. (1977, November). Ability of learning disabled and regular classroom adolescents to close structure and content words. Paper presented at the national convention of the American Speech and Hearing Association, Chicago.

Ellis, E. S., & Lenz, B. K. (1987). A component analysis of effective learning strategies for LD students. *Learning Disabilities Focus, 2*, 94–107.

Ellis, N. (1981). Visual and name coding in dyslexic children. *Psychological Research, 43*, 201–219.

Englert, C. S., & Raphael, T. E. (1988). Constructing well-formed prose: Process, structure and metacognitive knowledge. *Exceptional Children, 54*, 513–520.

Englert, C. S., Raphael, T. E., Anderson, L. M., Gregg, S. L., & Anthony, H. M. (1989). Exposition: Reading, writing and metacognitive knowledge of learning disabled students. *Learning Disabilities Research, 5*, 5–24.

Englert, C. S., & Thomas, C. C. (1987). Sensitivity to text structure in reading and writing: A comparison of learning disabled and nonhandicapped students. *Learning Disability Quarterly, 10,* 93–105.

Epstein, M. A., Shaywitz, S. E., Shaywitz, B. A., & Woolston, J. L. (1991). The boundaries of attention deficit disorder. *Journal of Disabilities, 24,* 78–86.

Ervin-Tripp, S. (1971). Social backgrounds and verbal skills. In T. Moore (Ed.), *Language acquisition: Models and methods.* New York: Academic.

Farnham-Diggory, S. (1980). Learning disabilities: A view from cognitive science. *Journal of the American Academy of Child Psychiatry, 19,* 570–578.

Flavell, J. H. (1978). Metacognitive development. In J. M. Scandura & C. J. Brainerd (Eds.), *Structural process theories of human behavior.* Hillsdale, NJ: Lawrence Erlbaum Associates.

Fleisher, L. S., Jenkins, J. R., & Pany, D. (1979). Effects on poor readers' comprehension of training in rapid decoding. *Reading Research Quarterly, 15,* 30–48.

Fleisher, L. S., Soodak, L. C., & Jelin, M. A. (1984). Selective attention deficits in learning disabled children: Analysis of the database. *Exceptional Children, 51,* 136–141.

Fox, B., & Routh, D. K. (1980). Phonemic analysis and severe reading disability in children. *Journal of Psycholinguistic Research, 9,* 115–119.

Frostig, M. (1968). Education for children with hearing disabilities. In H. Myklebust (Ed.), *Progress in learning disabilities.* New York: Grune & Stratton.

Garner, R., & Reis, R. (1981). Monitoring and resolving comprehension obstacles. *Reading Research Quarterly, 16,* 569–582.

Gelheiser, L. M. (1984). Generalization from categorical memory tasks to prose by learning disabled adolescents. *Journal of Educational Psychology, 76,* 1128–1138.

Gerber, M. M. (1984). Investigations of the orthographic problem-solving ability in learning disabled and normally achieving students. *Learning Disability Quarterly, 7,* 157–164.

Gerber, M. M. (1986). Generalization of spelling strategies by LD students as a result of contingent imitation/modeling and mastery criteria. *Journal of Learning Disabilities, 19,* 530–537.

Giangrico, M. F., Prelock, P. A., Reid, R. R., Dennis, R. E., & Edelman, S. W. (2000). Role of related services personnel in inclusive schools. In R. A. Villa & J. S. Thousand (Eds.), *Restructuring for Caring and Effective Education: Piecing the Puzzle Together* (pp. 360–388). Baltimore: Paul H. Brookes.

Gibbs, D. P., & Cooper, E. B. (1989). Prevalence of communication disorders in students with learning disabilities. *Journal of Learning Disabilities, 22,* 60–63.

Golinkoff, R. M. (1976). A comparison of reading comprehension processes in good and poor comprehenders. *Reading Research Quarterly, 11,* 623–659.

Goodman, K. S. (1973). Psycholinguistic universals in the reading process. In F. Smith (Ed.), *Psycholinguistics and reading.* New York: Holt, Rinehart & Winston.

Graham, S., Harris, K. R., & Troia, G. A. (2000). Self-regulated strategy development revisited: Teaching writing strategies to struggling writers. *Topics in Language Disorders, 20,* 1–14.

Gregg, N. (1983). College learning disabled writer: Error patterns and instructional alternatives. *Journal of Learning Disabilities, 16,* 334–338.

Hallahan, D., Gajar, A., Cohen, S., & Tarver, S. (1978). Selective attention and locus of control in learning disabled and normal children. *Journal of Learning Disabilities, 4,* 47–52.

Hallahan, D., & Reeves, R. (1980). Selective attention and distractibility. In B. Keogh (Ed.), *Advances in special education.* Greenwich, CT: JAI Press.

Hallahan, D., & Sapona, R. (1984). Self-monitoring of attention with learning disabled children: Past practice and current issues. *Annual Review of Learning Disabilities, 2,* 97–101.

Hammill, D., Leiger, J., McNutt, G., & Larsen, T. (1981). A new definition of learning disabilities. *Learning Disability Quarterly, 4,* 336–342.

Hammill, D., & McNutt, B. (1981). *Correlates of reading: The consensus of thirty years of research.* Austin, TX: Pro-Ed.

Harris, K. (1990). Developing self-regulation learners: The role of private speech and self-instructions. *Educational Psychologist, 25,* 35–50.

Harris, K., Pressley, M. (1991). The nature of cognitive strategy instruction: Interactive strategy construction. *Exceptional Children, 57,* 392–404.

Hiebert, B., Wong, B. Y., & Hunter, M. (1982). Affective influence on learning disabled adolescence. *Learning Disability Quarterly, 5,* 334–343.

Hook, P. E., & Johnson, D. J. (1978). Metalinguistic awareness and reading strategies. *Bulletin of the Orton Society, 28,* 62–78.

Isaacson, S. (1987). Effective instruction in written language. *Focus on Exceptional Children, 19,* 1–12.

Jansky, J., & deHirsh, K. (1972). *Preventing reading failure: Prediction, diagnosis, intervention.* New York: Harper & Row.

Jenkins, J. J., Heliotis, J. D., Stein, M. L., & Haynes, M. C. (1987). Improving reading comprehension by using paragraph restatements. *Exceptional Children, 54,* 54–59.

Johnson, D., Blalock, J., & Nesbitt, J. (1978). Adolescents with learning disabilities: Perspectives from an educational clinic. *Learning Disability Quarterly, 1,* 24–36.

Johnson, D., & Myklebust, H. (1967). *Learning disabilities: Educational principles and practices.* New York: Grune & Stratton.

Johnston, P. H., & Winograd, P. (1985). Passive failure in reading. *Journal of Reading Behavior, 4,* 279–301.

Jorm, A. (1983). Specific reading retardation and working memory: A review. *British Journal of Psychology, 74,* 311–342.

Kail, R., & Leonard, L. B. (1986). Sources of word-finding problems in language-impaired children. In S. J. Ceci (Ed.), *Handbook of cognitive social and neuropsychological aspects of learning disabilities.* Hillsdale, NJ: Lawrence Erlbaum Associates.

Kamhi, A. G., & Koenig, L. A. (1985). Metalinguistic awareness in normal and language-disordered children. *Language, Speech, and Hearing Services in Schools, 16,* 199–210.

Kavale, K. A., & Nye, C. (1985). Parameters of LD in achievement, linguistic, neuropsychological, and social/behavioral domains. *Journal of Special Education, 19,* 443–457.

Kephart, N. (1971). *The slow learner in the classroom.* Columbus, OH: Merrill/Macmillan.

Kirk, S. A. (1963). Behavioral diagnosis and remediation of learning disabilities. *Conference on Exploration into the Problems of the Perceptually Handicapped Child.* Evanston, IL: Fund for Perceptually Handicapped Children.

Kirk, S. A., & Kirk, W. P. (1972). *Psycholinguistic learning disabilities.* Urbana: University of Illinois Press.

Kneedler, R. D., & Hallahan, D. P. (1981). Self-monitoring of on-task behavior with learning-disabled children: Current studies and future directions. *Exceptional Education Quarterly, 2,* 73–82.

Kurtz, B. E., & Borkowski, J. G. (1984). Children's metacognition: Exploring relationships among knowledge, process and motivational variables. *Journal of Experimental Child Psychology, 37,* 335–354.

Landerholm, E. (1990). The trans-disciplinary team approach. *Teaching Exceptional Children, 21,* 66–70.

Leonard, L. B. (1979). Language impairment in children. *Merrill-Palmer Quarterly, 25,* 205–232.

Leong, C. K. (1999). Phonological and morphological processing in students with learning disabilities. *Journal of Learning Disabilities, 32,* 224–238.

Lerner, J. W. (1981). *Learning disabilities* (3d ed.). Boston: Houghton Mifflin.

Levine, M. D., Busch, B., & Aufseiser, C. (1982). The dimensions of inattention among children with school problems. *Pediatrics, 70,* 387–395.

Liberman, I. Y. (1983). A language-oriented view of reading and its disorders. In H. Myklebust (Ed.), *Progress in learning disabilities* (Vol. 5). New York: Grune & Stratton.

Licht, B. G. (1984). Cognitive-motivational factors that contribute to the achievement of learning-disabled children. *Annual Review of Learning Disabilities, 2,* 119–126.

Lieberman, P., Meskill, R. H., Chatillon, M., & Schupack, H. (1985). Phonetic speech perception deficits in dyslexia. *Journal of Speech and Hearing Research, 28,* 480–486.

Majsterek, D. J., & Ellenwood, A. (1990). Screening preschoolers for reading and learning disabilities: Promising procedures. *L. D. Forum, 16,* 6–14.

Markman, E. M. (1977). Realizing that you don't understand: A preliminary investigation. *Child Development, 48,* 989–992.

Mastropieri, M. A., Scruggs, T. E., & Levin, J. R. (1987). Facilitating LD students memory for expository prose. *American Educational Research Journal, 24,* 505–519.

Mather, R. E. (1992). Whole language reading instruction for students with learning disabilities: Caught in the crossfire. *Learning Disabilities Research and Practice, 7,* 87–95.

McGee, L. M. (1982). Awareness of text structure: Effects on children's recall of expository text. *Reading Research Quarterly, 17,* 581–590.

McGee, R., Williams, S., Moffett, T., & Anderson, J. (1989). A comparison of 13-year-old-boys with an attention deficit and/or reading disabilities on neuropsychological measures. *Journal of Abnormal Child Psychology, 17,* 37–53.

Menyuk, P., & Looney, P. (1972). A problem of language disorder: Length versus structure. *Journal of Speech and Hearing Research, 15,* 264–279.

Miller, G. A., Galanter, E., & Pribam, K. (1960). *Plans and the structure of behavior.* New York: Holt, Rinehart & Winston.

Moran, M. R., & Bryne, M. C. (1977). Mastery of verb tense markers by normal and learning disabled children. *Journal of Speech and Hearing Research, 20,* 529–542.

Moran, M. R., Schumaker, J. B., & Vetter, A. F. (1981). Teaching a paragraph organization strategy to learning disabled adolescents (Research Rep. No. 54). Lawrence: University of Kansas Institute for Research in Learning Disabilities.

Myklebust, H. R. (1965). *Development and disorders of written language, Vol. I: The Picture Story Language Test.* New York: Grune & Stratton.

Myklebust, H. R. (1973). *Development and disorders of written language, Vol. 2: Studies of normal and exceptional children.* New York: Grune & Stratton.

Myklebust, H. R. (1978). Toward a science of dyslexiology. In H. Myklebust (Ed.), *Progress in learning disabilities* (Vol. 4). New York: Grune & Stratton.

Newhoff, M. (1990). Oral language deficits as the basis of learning disabilities. *Clinical Connection, 4,* 16–17.

Nodine, B. F., Barenbaum, E., & Newcomer, P. (1985). Story composition by learning disabled, reading disabled and normal children. *Learning Disability Quarterly, 8,* 167–181.

Norris, N. T., & Crump, W. D. (1982). Syntactic and vocabulary development in the written language of learning disabled and non-learning disabled students at four age levels. *Learning Disability Quarterly, 5,* 167–181.

O'Connor, R. E., & Jenkins, J. R. (1999). Prediction of reading disabilities in kindergarten and first grade. *Scientific Studies of Reading, 3,* 159–197.

Orton, S. T. (1937). *Reading, writing and speech problems in children.* New York: Norton.

Palincsar, A. S., & Brown, A. L. (1986). Interactive teaching to promote independent learning from text. *The Reading Teacher, 39,* 771–777.

Paris, S. G., & Meyers, M. (1981). Comprehension monitoring, memory and study strategies of good and poor readers. *Journal of Reading Behavior, 13*, 7–22.

Paris, S. G., & Oka, E. R. (1989). Strategies for comprehending text and coping with reading difficulties. *Learning Disability Quarterly, 12*, 32–42.

Paul, R. (1992). Language and speech disorders. In S. R. Hooper, G. W. Hynd, & R. E. Mattison (Eds.). *Developmental disorders: Diagnostic criteria and clinical assessment* (pp. 209–238). Hillsdale, NJ: Lawrence Erlbaum Associates.

Pearson, P. D., & Spiro, R. J. (1980). Toward a theory of reading instruction. *Topics in Language Disorders, 1*, 71–88.

Perfetti, C. A., & Hogaboam, T. W. (1975). The relationship between single word decoding and reading comprehension skill. *Journal of Educational Psychology, 67*, 461–469.

Perfetti, C. A., & Lesgold, A. M. (1979). Coding and comprehension in skilled reading and implications for reading instruction. In L. B. Resnick & P. A. Weaver (Eds.), *Theory and practice of early reading* (Vol. 1). Hillsdale, NJ: Lawrence Erlbaum Associates.

Poplin, M., Gray, R., Larsen, S., Baᶇikowski, A., & Mehring, T. (1980). A comparison of components of written expression abilities in learning disabled and non-learning disabled students at three grade-levels. *Learning Disability Quarterly, 3*, 46–53.

Pressley, M., Borkowski, J. G., & O'Sullivan, J. T. (1984). Memory strategy instruction is made of this: Metamemory and durable strategy use. *Educational Psychologist, 19*, 94–107.

Pressley, M., & Rankin, J. (1994). More about whole language methods of reading instruction for students at-risk for early reading failure. *Learning Disabilities Research and Practice, 9*, 157–168.

Pressley, M., Rankin, J., Gaskins, I., Brown, R., & El-Dinary, P. (1995). Mapping the cutting edge in primary level literacy for at-risk readers. In T. E. Scruggs and M. Mastropieri (Eds.). *Advances in learning and behavioral disabilities* (pp. 47–90). Greenwich, CT: JAI Press.

Raphael, T. S., & Englert, C. S. (1990). Reading and writing: Partners in constructing meaning. *The Reading Teacher, 43*, 388–400.

Rinehart, S. D., Stahl, S. A., & Erickson, L. G. (1986). Some effects of summarization training on reading and studying. *Reading Research Quarterly, 12*, 422–438.

Ring, B. C. (1976). Effects of input organization on auditory short-term memory. *Journal of Learning Disabilities, 9*, 59–63.

Ryan, E. B., Weed, K. A., & Short, E. J. (1986). Cognitive behavior modifications: Promoting active self-regulatory learning styles. In J. Torgesen & B. Wong (Eds.), *Psychological and educational perspectives on learning disabilities*. New York: Academic.

Samuels, S. J., Begg, G., & Chen, C. J. (1976). Comparison of word recognition speed and strategies of less skilled and more highly skilled readers. *Reading Research Quarterly, 1*, 73–86.

Sawyer, D. J. (1991). Whole language in context: Insights into the current great debate. *Topics in Language Disorders, 11*, 1–13.

Schumaker, J., Deshler, D., Alley, G., Warner, M., & Denton, P. (1984). Multipass: A learning strategy for improving reading comprehension. *Learning Disability Quarterly, 5*, 295–304.

Schunk, D. H., & Cox, P. D. (1986). Strategy training and attributional feedback with learning disabled students. *Journal of Educational Psychology, 78*, 201–209.

Scruggs, T. E. (1991). Commentary: Foundations of interaction research. In T. E. Scruggs and B. Y. L. Wong (Eds.), *Intervention research in learning disabilities*. New York: Springer-Verlag.

Scruggs, T. E., Mastropieri, M. A., & Levin, J. R. (1987). Transformational mnemonic strategies for learning disabled students. In H. L. Swanson (Ed.), *Memory and learning disabilities*. Greenwich, CT: JAI Press.

Seidenberg, P. L. (1982). Implications of schemata theory for learning disabled readers. *Journal of Learning Disabilities, 15*, 352–355.

Seidenberg, P. L. (1988). Cognitive and academic instructional intervention for learning disabled adolescents: *Topics in Language Disorders, 8*, 56–71.

Seidenberg, P. L. (1989). Relating text-processing research to reading and writing instruction for learning disabled students. *Learning Disabilities Focus, 5*, 4–12.

Seidenberg, P. L. (1991). *Reading, writing and studying strategies: An integrated curriculum*. Gaithersburg, MD: Aspen.

Seidenberg, P. L., & Bernstein, D. K. (1986). The comprehension of similies and metaphors by learning disabled and non-learning disabled children. *Language, Speech and*

Seidenberg, P. L., & Bernstein, D. K. (1988). Metaphor comprehension and performance on metaphor-related language tasks: A comparison of good and poor readers. *Remedial and Special Education, 9*, 39–45.

Shankweiler, D., Liberman, I. Y., Mark, L. S., Fowler, C. A., & Fischer, F. W. (1979). The speech code and learning to read. *Journal of Experimental Psychology, 5*, 531–545.

Shaywitz, B. A., & Shaywitz, S. E. (1991). Comorbidity: A critical issue in attention deficit disorder. *Journal of Child Neurology, 6*, 13–22.

Short, E., & Ryan, E. (1984). Metacognitive differences between skilled and less skilled readers: Remediating deficits through story grammar and attribution training. *Journal of Educational Psychology, 76*, 225–235.

Siegler, R. S. (1983). Information processing approaches to development. In H. Mussen (Ed.), *Carmichael's manual of child psychology*. New York: Wiley.

Slobin, D. (1971). *Psycholinguistics*. Glenview, IL: Scott Foresman.

Stackhouse, J., & Wells, B. (1997). How do speech and language problems affect literacy development? In C. Hulme & M. Snowling (Eds.), *Dyslexia, biology, cognition, and intervention* (pp. 182–211). London: Whurr.

Stanovich, K. E. (1986). Cognitive processes and the reading problems of learning disabled children: Evaluating the assumption of specificity. In J. K. Torgesen & B. Y. L. Wong (Eds.), *Psychological and educational perspectives in learning disabilities*. New York: Academic.

Stanovich, K. E. (1991). Word recognition: Changing perspectives. In R. Barr, M. L. Kamil, P. Mosenthal, & P. E. Pearson (Eds.). *Handbook of reading research* (pp. 418–452). New York: Longman.

Steiner, R., Werner, M., & Cromer, W. (1971). Comprehension training and identification of poor and good readers. *Journal of Educational Psychology, 62*, 506–513.

Strauss, A., & Lehtinen, L. (1947). *Psychopathology and education of the brain-injured child*. New York: Grune & Stratton.

Swanson, H. L. (1988). Learning disabled children's problem-solving: Identifying mental processes underlying intelligent performance. *Intelligence, 12*, 261–278.

Swanson, H. L. (1989). Central processing strategy difference in gifted, normal achieving, learning disabled and mentally retarded children. *Journal of Experimental Child Psychology, 47*, 378–397.

Swanson, H. L. (1991). Instruction derived from the strategy deficit model: Overview of principles and procedures. In T. E. Scruggs & B. Y. L. Wong (Eds.), *Intervention research in learning disabilities*. New York: Springer-Verlag.

Swanson, H. L., & Cooney, J. (1985). Strategy transformations in learning disabled children. *Learning Disability Quarterly, 8*, 221–231.

Swanson, H. L., & Rhine, B. (1985). Strategy transformations in learning disabled children's math performance: Clues to the development of expertise. *Journal of Learning Disabilities, 18*, 596–603.

Tarver, S. G., Hallahan, D. P., Kaufman, J. M., & Ball, D. W. (1976). Verbal rehearsal and selective attention in children with learning disabilities: A developmental lag. *Journal of Experimental Child Psychology, 22*, 375–385.

Thomas, C. C., Englert, C. S., & Gregg, S. (1987). An analysis of errors and strategies in the expository writing of learning disabled students. *Remedial and Special Education, 8*, 21–30.

Torgesen, J. K. (1978). Performance of reading disabled children on serial memory tasks: A review. *Reading Research Quarterly, 19*, 57–87.

Torgesen, J. K. (1982). The study of short-term memory in learning disabled children. In K. Gadow & I. Bialer (Eds.), *Advances in learning and behavioral disabilities* (Vol. 1). Greenwich, CT: JAI Press.

Torgesen, J. K. (1985). Memory processes in reading disabled children. *Journal of Learning Disabilities, 18*, 350–357.

Torgesen, J. K. (1986). Learning disabilities theory: Its current state and future prospects. *Journal of Learning Disabilities, 19*, 399–407.

Torgesen, J. K., & Houck, G. (1980). Processing deficiencies in learning disabled children who perform poorly on the digit span task. *Journal of Educational Psychology, 72*, 141–160.

Torgesen, J. K., & Licht, B. G. (1983). The learning disabled child as an inactive learner: Retrospect and prospects. In J. D. McKinney & L. Feagan (Eds.), *Current topics in learning disabilities* (Vol. 1). Normand, NJ: Ablex.

Torgesen, J. K., Rashotte, C. A., Greenstein, J., & Portes, P. (1991). Further studies of learning disabled children with severe performance problems on the digit span test. *Learning Disabilities Research and Practice, 6*, 134–144.

Torgesen, J., Wagner, R., & Rashotte, C. (1994). Longitudinal studies of phonological processing and reading. *Journal of Educational Psychology, 84*, 364–370.

U.S. Office of Education. (1977, December). Education of handicapped children: Assistance to states: Procedures for evaluating specific learning disabilities. *Federal Register, Part III*. Washington, DC: Department of Health, Education and Welfare.

U.S. Department of Education. (1986, October). Education of handicapped children act: Amendments of 1986. *Federal Register*. Washington, DC: Department of Education.

Vallecorsa, A. L., & Garriss, E. (1990). Story composition skills of middle-grade children with learning disabilities. *Exceptional Children, 57*, 48–55.

van Kleeck, A. (1984). Metalinguistic skills: Cutting across spoken and written language and problem solving abilities. In G. P. Wallach & K. G. Butler (Eds.), *Language learning disabilities in school-age children*. Baltimore: Williams & Wilkins.

Vellutino, F. R. (1977). Alternative conceptualizations of dyslexia: Evidence in support of a verbal-deficit hypothesis. *Harvard Educational Review, 47*, 334–354.

Vellutino, F. R. (1979). *Dyslexia: Theory and research*. Cambridge, MA: MIT Press.

Vellutino, F. R. (1991). Has basic research in reading increased our understanding of developmental reading and how to teach reading? *Psychological Science, 2*, 81–83.

Vellutino, F. R., & Scanlon, D. M. (1979, April). The effect of phonemic segmentation training and response acquisition on coding ability in poor and normal readers. Paper presented at the American Education Research Association annual meeting, San Francisco.

Vellutino, F. R., & Scanlon, D. M. (1991). The preeminence of phonologically based skills in learning to read. In S. Brady & D. Shankweiler (Eds.), *Phonological processes in literacy* (pp. 237–252). Hillsdale, NJ: Erlbaum.

Vogel, S. A. (1975). *Syntactic abilities in normal and dyslexic children*. Baltimore: University Park Press.

Vygotsky, L. S. (1962). *Thought and language*. Cambridge, MA: MIT Press.

Walker, N. W. (1985). Impulsivity in learning disabled children, past research findings and methodological inconsistencies. *Learning Disabilities Quarterly, 8*, 85–94.

Wallach, G. P., & Butler, K. G. (1984). *Language learning disabilities in school-age children*. Baltimore: Williams & Wilkins.

Wallach, M. A., & Wallach, L. (1976). *Teaching all children to read*. Chicago: University of Chicago Press.

Wechsler, D. (1974). *Wechsler Intelligence Scale for Children—Revised* (manual). Austin, TX: Psychological Corp.

Welch, M. (1992). The PLEASE strategy: A metacognitive learning strategy for improving the paragraph writing of students with mild learning disabilities. *Learning Disability Quarterly, 15*, 119–128.

Wepman, J. M. (1973). *Wepman Auditory Discrimination Test*. Chicago: Language Research Associates.

Whitmere, K. (2000). Action: School services. *Language, Speech and Hearing Services in Schools, 31*, 194–199.

Wiederholt, J. L. (1974). Historical perspectives in the education of the learning disabled. In L. Mann & D. Sabatino (Eds.), *The second review of special education*. Philadelphia: Journal of Special Education Press.

Wiig, E. H., & Semel, E. M. (1973). Comprehension of linguistic concepts requiring logical operations by learning disabled children. *Journal of Speech and Hearing Research, 16*, 627–636.

Wiig, E. H., & Semel, E. M. (1974). Logico-grammatical sentence comprehension by learning disabled adolescents. *Perceptual Motor Skills, 38*, 1331–1334.

Wiig, E. H., & Semel, E. M. (1975). Productive language abilities in learning disabled adolescents. *Journal of Learning Disabilities, 8*, 578–586.

Wiig, E. H., & Semel, E. M. (1976). *Language disabilities in children and adolescents*. Columbus, OH: Merrill/Macmillan.

Wiig, E. H., & Semel, E. M. (1984). *Language assessment and intervention for the learning disabled* (2d ed.). Columbus, OH: Merrill/Macmillan.

Wiig, E. H., Semel, E. M., & Crouse, M. A. (1973). The use of English morphology by high risk and learning disabled children. *Journal of Learning Disabilities, 6*, 457–465.

Williams, D. L., Gridley, B. E., & Fitzhugh-Bell, K. (1992). Cluster analysis of children and adolescents with brain damage and learning disabilities using neuropsychological, psychoeducational, sacrobehavioral variables. *Journal of Learning Disabilities, 25*, 290–299.

Williams, J. P. (1984a). Categorization, macrostructure, and finding the main idea. *Journal of Educational Psychology, 76*, 874–879.

Williams, J. P. (1984b). Phonemic analysis and how it relates to reading. *Journal of Learning Disabilities, 17*, 240–245.

Winograd, P. (1984). Strategic difficulties in summarizing texts. *Reading Research Quarterly, 21*, 404–425.

Winograd, P., & Niquette, G. (1988). Assessing learned helplessness in poor readers. *Topics in Language Disorders, 8*, 38–55.

Wong, B. Y. L. (1978). The effects of directive cues on the organization of memory and recall in good and poor readers. *Journal of Education Research, 72*, 32–38.

Wong, B. Y. L. (1985). Metacognition and learning disabilities. In T. G. Weller, D. Forrest, & E. MacKinnon (Eds.), *Metacognition, cognition and human performance*. New York: Academic.

Wong, B. Y. L. (1986). A cognitive approach to teaching spelling. *Exceptional Children, 53*, 169–173.

Wong, B. Y. L., Butler, D. L., Ficzere, S. A., & Kuperis, S. (1996). Teaching adolescents with learning disabilities to plan, write, and revise opinion essays. *Journal of Learning Disabilities, 29*, 197–212.

Wong, B. Y. L., & Jones, W. (1982). Increasing metacomprehension in learning disabled and normally achieving students through self-questioning training. *Learning Disability Quarterly, 5*, 228–246.

Wong, B. Y. L., & Wilson, M. (1984). Investigating awareness of and teaching passage organization in learning disabled children. *Journal of Learning Disabilities, 17*, 477–482.

Wong, B. Y. L., Wong, R., Perry, N., & Sawatsky, D. (1986). The efficacy of a self-questioning summarization strategy for use by underachievers and learning disabled adolescents in social studies. *Learning Disabilities Focus, 2*, 20–35.

Zentall, S. (1993). Research on the educational implications of attention deficit hyperactivity disorder. *Exceptional Children, 60*, 143–153.

# 10 智能障礙：
# 差異與遲緩

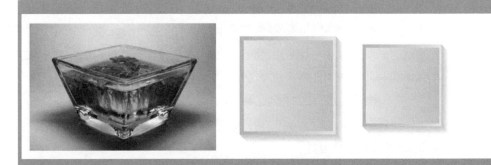

目標：當你讀完這一章，你將能夠

- 詳述我們如何描述或定義智能障礙的人口。
- 列出智能障礙人口所具認知及語言方面的特性。
- 討論適合智能障礙人口學習特性的介入技巧。
- 敘述發展性介入的步驟，及其使用的方法。
- 敘述語言治療師所應注意的患者行為，及介入所用的技巧。

我本來想寫一本有關搖滾樂的書，但是我父親認為，別人對我的冒險歷程會較感興趣。但是，我還是會寫一點有關於搖滾樂的事。（Hunt, 1967, p. 89）

在《尼格爾・杭特的世界》（*The World of Nigel Hunt*）一書中，作者寫出了青少年的許多興趣。這位特別的成人患有智能障礙，他生來就患有唐氏症，一種基因缺陷，且為數百種已知會引起智能障礙的原因之一。

因為彼此之間的相異性，我們很難確定智能障礙人口的特徵。這群異質性族群，包括了凡事完全依賴的人，及日常生活幾乎完全獨立的人。然而，我們可以說：他們與非障礙人口相比，只是發展得較慢，或是患有障礙的比例較高而已。此外，他們也有許多地方不同於非障礙人口。此特性可以在智能障礙個案的數種發展方面觀察出來，包括語言發展。

在本章裡，我將探討智能障礙的定義，並討論溝通和語言發展的相關處。我也將敘述此類人口會有的特殊語言問題之特徵，並提出會對語言治療師有幫助的介入技術及課程。

## 壹、智能障礙的定義

美國智能障礙協會（American Association on Mental Deficiency, AAMD）是研究智能障礙的主要組織，將智能障礙定義為：「明顯地低於一般智能之下，並共存於兩種或更多有關應該熟悉的技巧領域，在十八歲之前所產生的缺陷……」（American Association on Mental Retardation, 1992）為了完全瞭解此定義，我們必須來看以下數種要素。

**明顯地低於平均**一般是以智力商數（IQ）70 或更低來判定，但是這上限並非毫無彈性，也可能往上延伸；根據智商測驗本身的信度。在所有的人口中，智商的主要或平均值為 100，但在 85 到 115 這範圍之間都是正常的。這個範圍就包括了 2/3 的人口，所以智商為 70 可視為低於一般平均。

**智力功能**是指一般已排除文化因素的智力測驗之結果。一般廣為接受的智力測驗即是智商：心智年齡與實際年齡的比值。假如心智年齡是十歲，且

實際年齡也爲十歲，之間的關係即爲 10/10 或 1，也解釋了智商爲 100。相對來說，心智年齡爲 5，而實際年齡爲 10，就表示了 5/10 或 0.5，也就是；智商爲 50。

　　測驗應該要達到無多元性及無文化性限制。此測驗若僅僅以語言能力爲主，可能對許多學習第二語言或學習障礙的學生產生不公。智力測驗必須要包括非語言能力，像是問題解決、感官發展，及社交技巧。同樣的，具文化觀念的測驗也會引起少數的偏見。作者就知道最近一個以英文字彙測驗爲基礎，而鑑定爲智力遲緩的南亞移民案例。

　　**適應技能**會隨不同的年紀產生不同的結果。在嬰兒及學齡前時期，適應技巧包括了肢動動能、言語及語言、自助能力，及互動的發展。在青少年時期，則轉而強調學習及推理技巧、團體中與人互動的關係。青少年晚期及成人期，則與工作、社交反應有關。成人行爲經常與智力相關，但若本身智商極低，則不完全有關。

　　許多人認爲**十八歲之前**是**發展時期**。這段期間，心智的發展可能緩慢、受阻或不完整。發展速率會影響所有人邁入二十歲的速度。因此，雖然年輕成人的心智年齡只有三歲大，但是，可能因爲在十八歲之後經歷過中度的發展變數，而造成他們患有重度遲緩。

　　此美國智能障礙協會的定義包含了這些符合所有標準的個案。學習障礙的病童因爲具備一般智能，所以並未羅列其中；且患有失語症的年長個案也不列入考量，因爲他們的障礙在發展時期並不明顯。雖然同時患有上述兩種障礙的個案，可能在某些作業中會產生困難，但是他們也不屬於心智遲緩的範疇。圖 10.1 表示了美國智能障礙協會的定義。

　　此定義並未明確說明其成因或病原，但是強調了目前個體的機能層次。換句話說，它並未主張唐氏症與智能障礙同義。就某部分來說，此定義反映出機能層次可予以強化或鑑定；智能障礙的個案是待開發的領域。

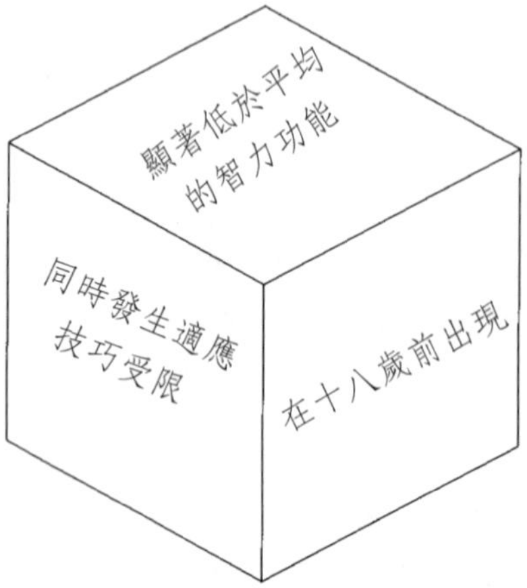

所有標準都必須符合才能確認是智能障礙

**圖 10.1　美國智能障礙協會對智能障礙的定義**

● 摘自：American Association on Mental Retardation（1992）。


# 貳、盛行率及層次

　　美國境內的智能障礙患者確切人數不明。一般假設為約佔人口的 1%到3%，或是將近二百五十到七百萬人。以上假設完全僅根據智商測驗所得的分數資料。智能障礙人口將近是視覺障礙人口的十五倍。每年美國出生的十二萬五千名智能障礙患者，絕大多數僅是輕度障礙。

　　根據智商，智能障礙分為四級：輕度、中度、重度及極重度障礙。每種程度的特性列於表 10.1。

　　智能障礙患者於人口中的分布並不平均。中度及極重度障礙個案的分布，可反映出一般的人口數。然而，輕度及中度障礙患者中，極大部分本身具有家族病史。在窮苦及少數族群中，不成比例的較高患者數可能反映了環境的影響。在美國的文化裡，許多少數族群因為差別待遇，而成為較低的社會經濟階層。同樣的，中產階級專家容易將較低階或少數族群兒童歸類為障礙。缺乏適當的營養或健康狀況不佳，都會延宕到窮苦者的成長狀況。此外，因

表 **10.1**　智能障礙分級

| 分級 | 智商範圍 | 佔智能障礙人口之% | 特　徵 |
|---|---|---|---|
| 輕度 | 52-68 | 89% | 通常可融入社區，他們可以獨自工作及生活 |
| 中度 | 36-51 | 6% | 在設計過的環境中能夠照顧自己及工作；半獨立地與親戚生活，或住社區公寓 |
| 重度 | 20-35 | 3.5% | 可學習自理技巧，無法完全獨立；常患有生理障礙、語言及言語障礙 |
| 極重度 | 20 以下 | 1.5% | 可學習基本生活技巧，但需要持續的照顧及看護；常表現嚴重的生理及（或）感官問題 |

● 資料來源：改編自 American Association on Mental Retardation（1992）。

為輕度智能障礙的雙親，可能會在低社經階層中尋找對象，基因的影響也成為重要的角色，這些成人相對於正常成人來說，更容易生出認知功能不良的後代。這個因素並不會發生於重度及極重度障礙患者的身上，因為這些個體極少會生育。

## 參、智能障礙的成因

　　超過一半以上的智能障礙患者都是因為生理因素引起。許多先前被認為起因於社會環境因素的智能障礙患者，可能實際上是起因於最近發現的稱為脆染症（Fragile X）的併發症（Nussvaum & Ledbetter, 1986; Wolff, Gardner, Lappen, Paccia, & Meryash, 1988）。脆染症是僅次於唐氏症的常見智能障礙原因（Caron, 1994）。在智能障礙的個案身上發現女性或稱作 X 染色體的缺陷，也可能與學習障礙有關。缺陷的 X 染色體是在男性身上較常見的隱性特徵，因為他們都僅帶一個 X 染色體，每 1,350 位新生男嬰中會出現一位，而每 2,033 位新生女嬰中才能找到一位帶有此因子的人（Love & Webb, 1986）。大多數帶有脆弱 X 染色體的男性都患有智能障礙，但是，僅有 1/3 帶有此染色體的女性會受到影響（Caron, 1994）。即使智商是在一般值內，帶有脆染

症的男性都會產生語言問題（Caron, 1994），而女性發生學習障礙的比例較高（Wolff et al., 1988）。

其他的生理因素可能是遺傳性的，如唐氏症；先天性的，如新陳代謝失調或骨骼、大腦的畸形；或疾病或毒素引起，如母親所傳染的德國麻疹或鉛中毒。生理因素與智能障礙嚴重度間的關係極爲密切。

社會環境的因素並不如生理因素般容易判定，它牽涉到許多互動的變項。不良的住所或衛生習慣，就如同不足的醫療行爲及營養，都會形成原因之一。缺乏產前照顧及對嬰兒的刺激不足，會更直接地影響發展中的嬰兒。

一般的討論僅能提供最基本的判斷，基於數種理由，我們必須謹慎視之。第一，許多特殊情況可能和智能障礙相關，但並不一定是智能障礙的直接成因。第二，個案可能有數個可辨明的原因或相關的因素。第三，對某些特定的障礙患者，其特殊的病原尚未可知。已知的智能障礙起因，列於表 10.2。

# 肆、相關的神經障礙

在智能障礙患者中，神經障礙的發生率也較高，特別是那些重度及極重度智能障礙的患者。與非智能障礙者相較，腦性麻痺及（或）癲癇在智能障礙患者中，佔有較高的比例。這點差異在重度及極重度障礙患者中特別明顯。這些個體往往會表現出神經肌肉障礙，而成爲複雜或是多重障礙的一部分。

在腦性麻痺患者中，將近有 50%的人智商低於 70。這種得分可能反映出測驗者或測驗不夠精密。換句話說，腦性麻痺的個體由於神經肌肉群的干擾，而無法用標準測驗程序予以測試。但是，這仍可以結論出：腦性麻痺患者有絕大部分比例的智能障礙。

在一般人口中，低於 1%的人患有癲癇。而隨著智力越往下降，此百分比越往上升；在極重度智能障礙族群中，就有 65%可能出現癲癇。年輕幼童好發的一般原因是中樞神經系統（central nervous system, CNS）的畸形。中樞神經系統可能因傳染或意外而受傷，中樞神經系統的畸形可能肇因於新陳代謝的失常。

表 **10.2** 已知的智能障礙成因

| 類型 | 實例 | 特徵 |
|---|---|---|
| **生理性** | | |
| 基因及染色體 | 唐氏症（Trisomy 21） | 寬頭及明顯的臉部特徵、矮小身材、智能障礙 |
| | 藍道克利夫症（與性別有關，XXY） | 體型如女性般的渾圓、睪丸較小、可能患有智能障礙 |
| | 貓哭症（Cri-du-chat syndrome） | 哭聲如貓、畸形小頭、智能障礙 |
| 經由感染 | 母系德國麻疹 | 心臟缺陷、白內障、聽力喪失、畸形小頭、可能患有智能障礙 |
| | 先天性梅毒 | 失聰、視覺問題、可能癲癇或腦性麻痺、智能障礙 |
| 毒素或化學物質 | 嬰兒酒精症候群 | 持續性的成長缺陷、腦部重量偏低、臉部畸形、心臟缺陷、智能障礙 |
| | 鉛毒症 | 中樞神經系統及腎臟損害、過動症 |
| 營養與新陳代謝 | 苯酮尿毒症（PKU） | 色素減少、動作協調問題、抽搐、畸形小頭、智能障礙 |
| | 泰伊－薩克斯二氏病 | 日漸惡化的神經系統及視力、智能障礙、學齡前即死亡 |
| | 體重不足 | 體型矮小、可能患有智能障礙 |
| 懷孕期障礙 | 腦水腫 | 脊髓液過多造成的頭型過大、視覺障礙、癲癇、智能障礙 |
| | 大腦畸形 | 大腦皮質層發育不完全，連帶引發智能障礙 |
| | 顏面顱骨不規則 | 頭顱發展不全，及相關的智能障礙 |
| 懷孕及分娩併發症 | 早產兒 | 出生體重過低、高比例的中樞神經系統障礙 |
| | 巨嬰症 | 中央神經系統可能有出生時的傷害 |
| | 母系營養失調 | 出生體重過低、高比例的中樞神經系統障礙 |

（續下頁）

| 嚴重大腦疾病 | 腫瘤、結球硬化<br><br>杭廷頓症 | 心腫瘤、癲癇、鼻子或頸部的突起結球、智能障礙<br>由日益嚴重的癡呆及腦性麻痺可得知神經功能的退化 |
| --- | --- | --- |
| **社會環境**<br>社會心理缺陷 | 在當下的家庭及（或）貧困環境中，智力無法正常作用 | 功能性智能障礙 |
| 感官喪失 | 母愛的剝奪或過長的孤立隔離 | 功能性智能障礙及生長遲緩 |

● 資料來源：摘自 Grossman（1983）。

　　相關的神經系統障礙，讓智能障礙個案在面對學習作業時更感困難。隨著智力越低，相對所增加的事件也指出：嚴重的智能障礙含有一種潛在的生理因素。


## 伍、認知功能

　　有關智能障礙患者的認知障礙研究已經集結出版。同樣的，基於許多原因，我們仍無法完全瞭解這些個案的認知及學習歷程（Cegelka & Prehm, 1982）。第一，認知歷程具有的複雜本質，讓我們僅能針對少數觀念進行研究。因此，不論對個案或一般人，都沒有針對整個認知功能歷程的完整研究。第二，智能障礙患者的認知功能程度，在許多研究中均很難被界定。此因素特別重要，因為智商與認知能力之間似乎有十分緊密的關係。當認知功能程度極為不同時，也很難在各研究之間下一個共通的結論。最後，要從有限的經驗去推斷出個案每天所接觸的環境，是極為困難的。

　　研究者已經將他們所得的資料以兩種方法予以詮釋。其一主張：智能障礙患者中認知歷程能力的不同，不能僅單純的以智能年齡來予以區分。智能障礙患者的表現，和同樣智能年齡的一般人並不會一樣。當談到教學法的問

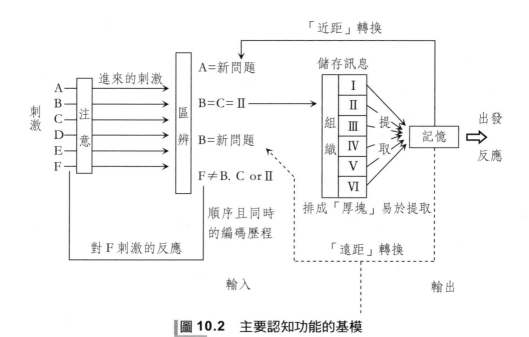

**圖 10.2　主要認知功能的基模**

題時，第二種詮釋主張：智能障礙患者在發展認知時所用的方法，與一般人相同，僅差在發展的速度較慢罷了（Kamhi, 1981）。

　　一般來說，智能障礙患者以一般正常人相似的發展順序，發展出許多認知技巧。然而，不同之處在於基礎的歷程上。某些相似點及相異點都可以在學習過程及記憶中發現。**學習**是一種行為的改變，起因於將欲學習的行為予以重複。對學習重要的認知能力包括注意力、組織力、轉換及記憶力。個案所在意的變項，還有這些變項的組織系統，對記憶力而言都是非常重要的，它們會影響到新情況或新問題的轉換或類化。圖 10.2 表示了此過程。

# 一、注意力

　　注意力包括了對學習狀況的察覺，及主動的認知歷程。如圖 10.2 所提到的，我們不會注意到所有的刺激。有關注意力的研究，已經測試了智能障礙患者的定向能力、反應能力及區辨能力。定向力即為將注意力保持一段時間

的能力。一般來說,輕度智能障礙患者與心智年齡相同的同儕相較,他們維持注意力的能力表現相同或是好一些些。

**反應時間**為個案對刺激做出反應所需的總時間。在圖10.2中,個體馬上對刺激F做出反應。輕度智能障礙患者雖然與相同心智年齡的同儕反應相似,但是他們的表現十分個人化。就某一部分來說,反應時間是個人在產生反應之前,能針對作業範圍做出選擇的能力。智能障礙個案似乎在選擇性的審查及注意力上有缺陷。

**區辨能力**是能夠將一個範疇內的許多相似刺激,再予以細分出不同的刺激之能力。舉例來說,一份辨別力的作業可能是在一系列的色調中,找出一個不同的色調。在更複雜的作業裡,可能同時要接觸數個不同尺寸,但是外觀相同的模型。舉例來說,在圖10.2,刺激B和刺激C是彼此相似,且訊息已經儲存。相反的,刺激A和刺激E就成為新的訊息了。一般來說,智能障礙個案在面對相似的相關刺激時,辨別它們或是維持注意力都會感到困難。就團體來說,輕度及中度智能障礙患者與正常人相較,所能處理的相似刺激明顯較少。這種缺陷減弱了患者將先前經由學習所儲存的訊息與新訊息比較的能力。此外,輕度智能障礙患者也必須花更多時間及更多練習,來瞭解作業中所提供相似的模型樣本。一旦作業學通之後,輕度智能障礙患者能夠表現得與同心智年齡的一般人一樣好。一般來說,具有較高功能性能力的輕度智能障礙個案學得較快(Ellis et al., 1982)。重度及極重度智能障礙的患者之間,明顯具有個別差異;雖然他們的注意能力方面受限更多,然而針對某些作業,他們的表現與輕度障礙患者一樣好(Nugent & Mosley, 1987)。

一般而言,障礙患者似乎可以和其心智年齡相符的正常同儕的注意力一樣好。然而,他們可能較無法從一個範圍中選出相關的訊息。因此,作業中新的或是相關的特徵需要被強調,以引起他們的注意(Meador, 1984)。

## 二、輸入資料的組織力

對之後的提取來說，將輸入的感官刺激加以組織是極為重要的。當我們試著回想某一物件的名稱時，就顯示了這種組織的能力。通常，相關物件的名稱也會浮上心頭。因此，我們可能將洗衣機說成烘衣機或冰箱，但是很少會叫成湯匙或窗戶。如圖 10.2 所述，訊息經過分門別類的組織或「分成大區塊」，來達成簡單的提取。正常人及輕度智能障礙的個案在統合訊息方面，表現了相似的發展趨勢。一般來說，智能障礙的個體在將新元素整合到簡單記憶區塊時，會對於分類的策略感到困難。因為這比去記憶與訊息無關的物件更為困難，任何組織性的障礙會將回憶延後，並馬上使記憶力超載。任何讀者都知道：記一句十個字的句子，遠比記十個無關的生字來得簡單。假如為了某些目的，我們的記憶力是固定的，我們就會需要更有效率的方法來幫助組織架構的增加。換句話說，較好的組織能夠留更多的空間給新輸入的訊息。

輕度及中度智能障礙的患者似乎無法調整或整合學習策略，也無法像正常人一樣有效率地使用它們。有關媒介策略（mediating strategies）：一個字或符號在兩個輸入中間形成一個連結。舉例來說，一個人的名字可能與過去的感覺、生活形態或意見有關。連結策略（associative strategies）：一個字或符號有助於想起另一個。常見例子如「鹽跟____」、「黑與____」等等。如果兩個符號能輕易連結且不是抽象的時候，輕度智能障礙者可以使用連結策略。

訊息整合的四個要點：輸入（input）、感覺登錄（sensory register）、中樞處理（central processor），及輸出（output）。中樞處理的三步驟為：同步連結（simultaneous synthesis）、順序連結（sequential or successive synthesis），及調節活動（regulatory activities）。同步連結或編碼，發生於大腦的枕葉——頂葉區塊，與進階思考有關；分離的元素可以整合進一個區塊，所以，所有此區塊中的成員都可以同時被提取。舉例來說，所有有關狗的例子納入狗的分類。在句子編碼時，比起個別的文法及音韻單位，處理的

是整體的意義。順序連結時，編碼是和語言形式有關，發生於大腦前顧葉，語言訊息以線性模式編碼。此兩種歷程都是用來編碼輸入的訊息及計畫行為反應的。很明顯的，這些編碼歷程受到感官輸入、記憶，及其他智力歷程的影響。

非智能障礙者及輕度智能障礙者都有同步及順序編碼能力。在計畫功能上使用此編碼時似乎有些差異，然而，此兩族群可能利用不同的編碼歷程。唐氏症患者甚至可能有不同的編碼功能。在順序編碼歷程作業中，相較於腦傷個案或其他心智年齡相符的智能障礙者，唐氏症族群的表現更糟。此缺陷可能是唐氏症患者聽覺記憶和表達性語言問題的潛在成因。唐氏症患者不佳的聽覺歷程和記憶行為可能指出，他們腦中歷程處理部位構造上的差異（Ellis, Deacon, & Wooldridge, 1985; Lincoln, Courchesne, Kilman, & Galambos, 1985）。更嚴重的智能障礙患者可能有一些器質性問題，因此在神經功能上也有些質的差異（Snart, O'Grady, & Das, 1982）。

一般來說，智能障礙個案表現出一些組織上的困難，因此可以獲益於組織前（preorganized）輸入。組織缺陷會妨礙回憶及歸納，而此兩者都是學習所必需的。

## 三、轉換

轉換，或稱歸納，是能夠應用先前所學的工具來解決相似的新問題。雖然我們可以教輕度智能障礙者認知歷程策略，但是他們卻不太能夠成功地類化這些策略。更重度智能障礙患者的學習特徵甚至有更弱的轉換能力（Ellis et al., 1980; Reid, 1980）。學習提高了表現但並沒有提高類化能力。

**近距轉換**（near transfer）只牽涉到訓練與新刺激、測驗情境間極小的改變；反之，**遠距轉換**（far transfer）即與大量改變有關。圖10.2中，刺激 A 被認為與已儲存訊息相似，因此歸入近距轉換；刺激 E 較不相似，屬遠距轉換。智能障礙患者對於近距或遠距轉換均感到困難；此功能明顯的並不是發現新舊作業的相似度，而是察覺這些相似度所需要的敏銳。

先能瞭解作業，是轉換的必要條件。智能障礙的患者可以經由作業的訓

練產生進步，並能將習得的要點應用於新的作業上（Burger, Blackman, Clark, & Reis, 1982）。然而，並非每個障礙個案都需要接受明確的訓練。也有智能障礙的個案僅經由獨自從旁觀察作業，就可以得到改善轉換的知識（Burger, Blackman, & Clark, 1981）。

　　智能障礙患者的類化障礙，可以反映出之前提到的選擇性、組織性的問題。類化能力是可以促進的；然而，此限於個案在分析新舊作業的相似處時有受到輔助。

## 四、記憶力

　　將先前學習到的所需訊息加以提取的能力，是回憶或記憶所必需的。輕度或中度智能障礙患者的長期性記憶力表現，與正常人幾乎一樣好，雖然整體的回憶力表現較慢（Merrill, 1985）。然而，組織力缺陷可能導致輕度智能障礙患者過度依賴死背型的記憶。相對來說，極重度智能障礙的患者，明顯地常會在短時間內忘記所學習的行為。

　　短期記憶障礙在智能障礙患者中更顯著（Gutowski & Chechile, 1987）。此種障礙接下來可能會影響到區辨能力。一般來說，短期記憶是極為有限的——正常個體大約也僅能短期記得不到十件事。智能障礙的患者會由於缺少連結策略，而可能經驗到短期儲存的困難（Gutowski & Chechile, 1987）。他們對圖畫的記憶，比記憶生字或字母來得強（在比較正常的青少年及成年人時，則產生相反情況）。對智能障礙患者而言，短期記憶特別受到找尋遺忘片段的速度所影響，特別是最初的十秒鐘（Ellis et al., 1985）。編碼所需時間的增加，並無法讓遺忘的速率正常化，此顯示出解碼及儲存的障礙（Ellis et al., 1985）。

　　訊息能夠經由敘誦或是複述，來保持及（或）轉換進長期記憶中。研究指出：智能障礙的患者無法自行敘述訊息（Reid, 1980）。當個案能有額外時間時，才會發生敘述的行為（Turner & Bray, 1985）。

　　訊息的種類及刺激的模式都大大地影響到記憶力。舉例來說，正常的幼童與成人，還有智能障礙的成人相互比較之下，在記憶的空間位置僅有微小

的不同；甚至於智商僅有 30 的患者也是一樣（Ellis, Woodley-Zanthos, & Dulaney, 1989）。相對來說，智能障礙的成人在聽覺訊息的自由回想作業上的表現就較差。

每種聽覺刺激事件都有感官性或是記號性，此種印象是事件內在的。同時，也有抽象性或是符號性來作爲那事件的表徵。此種符號具有意義，但是不具語言性。舉例來說，喇叭的聲音可能代表了汽車。相對來說，抽象的表徵或生字，就本質來說都具有語言性。記憶力可能比較適於記號的儲存，因爲內在表徵的本質即以感知能力爲基礎。換句話說，早期 doggie 的含義，是根據我們所感知到的 doggie 的特徵爲基礎。doggie 的命名或生字的形成，是後來加上去的。我們要能從一個聽覺的符號進而推論出實體，此能力是我們早期語言基礎的一部分。智能障礙幼童與心智年齡相符的正常學前小孩，對信號訊息的記憶方式雷同，但是，智能障礙幼童對符號表徵的認知及記憶力都明顯較弱（Lamberts, 1981）。因此，智能障礙患者已知的語言障礙及聽覺記憶障礙兩者之間，應該有所關聯。

句形記憶很可能與記憶片段的重現有關，且會經由文字來予以編纂。因爲智能障礙患者常常在生字代換時發生錯誤，他們可能在第二階段失敗（Bilsky, Walker, & Sakales, 1983）。智能障礙患者對句形記憶的薄弱，也反映了編輯技巧或對文法語意分析的薄弱；雖然他們的音韻歷程可能不受影響（Merrill & Mar, 1987）。

就另一方面來說，閱讀記憶的不佳可能是和無法將重要字形訊息予以組織的缺陷有關。可以教導他們有選擇地注意閱讀段落中的重要訊息；然而，必須能配合回想力的改善（Luftig & Johnson, 1982）。

聽覺記憶缺陷在唐氏症患者身上尤爲明顯（Marcell & Armstrong, 1982; Marcell & Weeks, 1988）。此種缺陷可能與**回聲記憶**（echoic memory）有關：「在生理刺激消失以後，有時仍會聽到該種聲音的能力。」（Watkins & Watkins, 1980, p.252）換句話說，回聲記憶是指：當聲響消失之後，仍能記得所聽過的聲音之能力。回聲記憶是一種被動性記憶策略；它與語言刺激的立即回想有關，似乎對會話中的快速記憶搜尋速率最有效。然而，對唐氏症患者來說，這種回聲可能消失得更快，它也可能以一種有較慢處理速度的障

礙者無法應付的速度進行著。唐氏症患者無法瞭解如何有效率地使用這種被動性的策略（Marcell & Armstrong, 1982）。其他研究也指出，障礙患者無法有效地應用記憶策略。如前面所提，唐氏症患者與其他障礙患者相比，有較不成功的認知歷程，且連帶造成聽覺序列記憶不佳（Snart et al., 1982）。唐氏症患者在字彙儲存、提取上也感到困難（Varnhagen, Das, & Varnhagen, 1987）。這些資料支持此報告發現：相對於其他的智能障礙患者，唐氏症患者的語言表現確實較差。

　　一般來說，智能障礙患者與心智年齡相符的同儕相比，表現出較弱的回憶能力。但並非所有的領域都同樣地受到影響，有某些研究指出，空間位置記憶是他們的長處，可以應用來加強他們的學習（Nigro & Roak, 1987）。

# 五、結論

　　智能障礙患者的認知發展方式與正常人相似，但速度較慢。總括來說，成人的心智發展一如在唐氏症患者身上所評估的，到中年時會趨於完成階段（Berry, Groeneweg, Gibson, & Brown, 1984）；然而，某些認知歷程的缺陷仍然存在，尤其是組織力與記憶力方面。必須記住的是，訊息歷程差異並無法解釋智能障礙；但可能代表了成因、結果，或是會同時發生的問題（Leonard, 1987）。

　　已知有關人格及動機功能的障礙，可能反映出經驗上的差異（Leahy, Balla, & Zigler, 1982）。一般來說，在障礙嚴重度增加時，廣泛的個別差異變得更明顯。障礙程度越嚴重，認知功能可能會因伴隨體內器官缺陷而更顯複雜。然而，對輕度智能障礙患者而言，並不能單就其智商來評斷他們的生活適應。舉例來說，他們必須為每日行程、個人衛生、營養，及工作來自己下決定。獨立或是早期接受挑戰的個案，甚至是較有彈性的問題解決者。因為他們已經對所遇到的問題，自行發展了一套內在解決模式（Levine & Langness, 1985）。

# 陸、語言及溝通技巧：差異及遲緩

智能障礙患者的語言行為，可能是其適應行為問題最大的一環，且可能也是最重要的獨立特徵之一。總括來說，語言行為將會決定一個人在外部世界功能性獨立的能力。雖然心智年齡相符的非障礙個案與障礙者相較，在認知功能上可能有許多相似處，智能障礙患者常對符號功能感到困難，包括語言（Kamhi, 1981）。

人類認知及語言間確切的關係尚未明瞭。此關係可能不一致——在某些發展階段，認知可能影響到語言，而在其他階段語言也可能影響到認知（Miller, Chapman, & MacKenzie, 1981）。對智能障礙患者而言，許多模式萌發出現，且可能因年齡、障礙程度，及作業而不同。一般最常見的模式如下（Miller et al., 1981）：

1. 理解及認知在相似的層度，但是產出比認知水準低。
2. 理解及產出均低於認知水準之下。
3. 理解力及產出均與認知水準相同。

智能障礙患者中，約有 50%屬於第三類族群。但必須注意的是：認知與語言間的關係，並無法在每個患者間一直保持穩定（Cole, Dale, & Mills, 1992）。

差異與遲緩還有語言及溝通行為的質與量問題，已經爭論了數十年（Kamhi & Masterson, 1989）。一般來說，在心智年齡達到十歲之前，智能障礙患者的語言發展似乎都能與正常人同步，所不同的僅有語言的速度及產生的量，或是表達時所用的語句長度（Weiss, Weisz, & Bromfield, 1986）。心智年齡十歲之後，發展的步調就不一致；且此兩族群的語言也顯示出質的差異。

倘若事先假設語言及認知即為不同的東西，那這種爭論就不會發生（Kamhi & Masterson, 1989）。我們也無法假設語言差異的所有要素是以一種相似的方式呈現。語言及認知於某些領域是重疊的；其他方面則沒有交集。

有關智能障礙者的語言發展研究，遭遇了許多限制（Kamhi & Masterson, 1989）。第一，障礙族群並非同質，而難以將其類化。第二，所使用的評量器材可能導致結果迥異。第三，因為對認知及語言間的關係瞭解不全，企圖經由心智年齡來配對個案可能是不適當的。

我將試著陳述有關智能障礙患者的語言研究，藉由障礙程度、物品配對，及發展的層級予以串連。智能障礙患者的主要語言特徵列於表 10.3。此表是根據摘要資料及團體資料所構成。個體或是特殊的次族群，特別是（智能）嚴重受損的那些族群，可能表現出不同的行為。有些極重度智能障礙患者無法使用表達性語言，有些甚或無法表達。

## 一、語言的特徵

一般所公認的語言特性分五部分：語法、語形、音韻、語意及語用。在研究智能障礙者的語言時，都會針對此五部分加以評估。

### 語用

許多智能障礙個案都「在社會……功能領域方面，有嚴重且基本的障礙」（McLean & Snyder-McLean, 1978, p.190）。研究報告有多種不同的結論，但是，居住在發展中心中的個案在語言使用方面呈現出較多的缺陷，確是沒什麼懷疑的。

語用功能第一次變得顯著是透過手勢的發展。此時，兒童開始表達早期的意圖，如對信號的注意、吸引注意力，或做出要求。不論是正常幼童，或是唐氏症的輕度或中度智能障礙幼童，都會做出相同認知發展程度的手勢（Greenwald & Leonard, 1979）。兩組幼童都會用手勢來要求幫助、獲得物品，且使用宣告的手勢來獲得注意。這些手勢在 Piaget 感覺動作第四期中發展（八到十二個月的正常嬰兒）。

手勢可能被分類為一種接觸，例如，碰觸一個物體或人；或被分類為手指，如用手指指向某種物體。更為成熟的手指手勢，與較廣範圍及較頻繁的溝通功能有關（McLean, Brady, McLean, & Behrens, 1999）。

## 表 10.3　智能障礙兒童的語言特徵

| | |
|---|---|
| 語用 | 手勢與意圖的發展程序與一般正常幼童相似，手勢要求發展較遲緩。<br>會話角色可能較不佔優勢。<br>與典型發展的心智年齡相符同儕相較，在澄清技巧方面沒有差異。 |
| 語意 | 更多具體生字的意義。<br>字彙成長緩慢。<br>不同語意單位的使用受到較多限制。<br>如同典型發展的心智年齡相符同儕，唐氏症幼童可經由暴露在情境中來學習字義。 |
| 語法／語形 | 長度—複雜度間的關係，相似於學前典型發展的兒童。<br>產生句子的順序和典型發展的一般幼童相同。<br>較短、較簡單的句子；與心智年齡相符的典型發展相較，主題闡述或相關的子句較少。<br>句子與字的次序，比生字間的相關來得重要。<br>雖然可學習較高階的句形，但仍依賴不甚成熟的句形。<br>與學齡前典型發展的幼童相較，具有相同的語形發展次序。 |
| 音韻 | 音韻規則與學齡前典型發展的幼童相似，但雖然能夠接受較高階的形式，還是依賴不甚成熟的形式。 |
| 理解力 | 相對於典型發展的心智年齡相符同儕，接受性語言技巧較差，特別是唐氏症幼童。<br>相較於心智年齡相符的同儕，句子回想較不佳。<br>更依賴情境以獲得意義。 |

● 資料來源：Baed on Abbeduto, Davies, Solesby, & Furman (1991); Abbeduto, Short-Meyerson, Benson, & Dolish (1997); Bender & Carlson (1982); Chapman, Kay-Raining Bird, & Schwartz (1990); Chapman, Schwartz, & Kay-Raining Bird (1988); Kernan (1990); Klink, Gerstman, Raphael, Schlanger, & Newsome (1986); Lobato, Barrera, & Feldman (1981); McLeavey, Toomey, & Dempsey (1982); Merrill & Bilky (1990); Mervis (1988); Moran, Money, & Leonard (1984); Mundy, Kasari, Sigman, & Ruskin (1995); Owens & MacDonald (1982); Prater (1982); Rondal, Ghiotto, Bredart, & Bachelet (1988); Rosin, Swift, Bles, & Vetter (1988); Shriberg & Widder (1990).

　　對重度智能障礙的兒童而言，手勢要直到他們在第五發展時期時才會開始出現（Lobato, Barrera, & Feldman, 1981）。對重度智能障礙患者來說，手勢最主要的功能是為了影響其他人的行為（Ogletree, Wetherby, & Westling, 1992）。由個案自行開始的手勢，而非由溝通夥伴發起的手勢，這些手勢通

常是單獨表現出來的，較少有伴隨發音。

對唐氏症患者來說，他們產出的文法落後於其語言理解力。字彙理解力和手勢產生間似乎有很密切的相關，優秀的手勢技巧會影響他們的理解力（Caselli, Vicari, Longobardi, Lami, Pizzoli, & Stella, 1998）。

對正常及智能障礙的人來說，語言的表現與第四發展階段的認知能力息息相關（Lobato et al., 1981）。一般來說，正常及智能障礙幼童的語言，充滿了早期手勢中所表達的功能。當語言發展程度相符時，在兩組兒童中，大部分功能的分類都相近（Owens & MacDonald, 1982）。兩組幼童都可以自動回答或提出問題、對其他人的要求提出回應、自行表達或要求、自行命名或標示實物，還有自行模仿及練習語言。

對唐氏症患者而言，模仿他人或自我重複此兩項能力的發展，可能有所相異（Owens & MacDonald, 1982; Sokolov, 1992）。一般而言，當正常發展的幼童開始學習語法時，模仿就會減少。但對唐氏症幼童來說，此減少的速率顯著較低。此種相異可能指出：智能障礙幼童仍持續性地依賴過時的學習策略；典型發展的幼童可能會更快地摒棄無效率的策略。

在單字或早期多字階段，典型發展幼童會開始展現出預想技巧（presuppositional skills）。他們會預設他們的溝通對象，在某情況下已經知道多餘的或老舊的訊息，所以，他們僅僅會標示出改變的或是新的訊息。舉例來說，幼童可能不會為每天早上在高腳椅上搆不到的杯子命名。但是他會將自祖母那邊拿到的新杯子命名為杯子。輕度智能障礙的學步幼兒也表現了此種行為。

預想技巧可能是推知—領會（perspective-taking）行為的先導，推知—領會行為在每日溝通中都會使用到數個；例如，當溝通夥伴使用這兒與那兒的詞時，假定溝通夥伴的觀點的能力，還有要能判斷對方知識或情緒狀態的能力。輕度及中度智能障礙幼童，及較年幼、在認知能力上相符的正常二年級幼童相較，表現了相似的推知—領會行為（Bender & Carlson, 1982）。

雖然已知智能障礙患者在角色輪替及參照溝通上發生遲緩，但當社會成熟相符時，此相異處就不復存在（Blacher, 1982）。參照溝通藉由自其他物件中區分出指示標的物而指示一件物品，如「穿白色洋裝的女孩」或「大的小狗」。與心智年齡相符的正常幼童相較，智能障礙幼童較無法從他們所聽

到的來分辨出指示參照的物品（Brownell & Whitely, 1992）。這些指示參照技巧是可以被教導的。

雖然智能障礙患者與心智年齡相符的正常人相較，在情境內針對討論選擇合適的指示對象或主題時，感覺同樣熟練，但是當情境線索較不充分時，他們要求澄清訊息的技巧較差（Abbeduto, Davies, Solesby, & Furman, 1991）。此結論似乎給予智能障礙患者額外的能力去要求澄清（Abbeduto, Rosenberg, 1980），並且使用情境語言記憶來確認指示參照的能力（Abbeduto & Rosenberg, 1980; Abbeduto, Short-Meyerson, Benson, Dolish, & Weissman, 1998）。或許這些即為對話時所需的技巧，但卻是智能障礙患者無法予以統合的。無法尋求此種澄清可能是關鍵的，此解釋為何唐氏症個案在沒有額外語言情境扶助的情況下，是難以瞭解句子的（Kernan, 1990）。

需要會話情境，或許也可以解釋智能障礙成人的口語中產生的詞彙重複這個現象（Rein & Kernan, 1989）。詞彙重複是指：在一段對話中，過度談論一個主題，即便該主題不適合該對話，或先前已經提過。智能障礙者可能是利用此種行為來保持互動或用來「花費時間」，一直到他們能夠產生一種更合適的反應為止。對障礙者而言，詞彙重複具有差異性。患有脆染症的男性，會比唐氏症的男性更容易重複、嘮叨、不合宜，且說話時容易離題（Sudhalter, Cohen, Silverman, & Wolf-Schein, 1990; Wolf-Schein et al., 1987）。

所有前述的技巧都與對話情境有關。在一段對話中，當角色及主題發生變化，就會讓每個人試著預估對方需要多少訊息。一般來說，智能障礙患者與心智年齡相符的正常人相比，較無法判斷他們對話夥伴非語言的情緒，也因此較無法做出合適的回應（Marcell & Jett, 1985）。智能障礙者的會話角色似乎是較弱勢的。智能障礙幼童比較刻意保持與人之間的距離，這可能反應出兒童自我感知到具較少的人際控制能力。同樣地，智能障礙成人在對話中極少表現出優越感，即使溝通夥伴是兒童也一樣，雖然智能障礙成人具有做到此點所需的溝通技巧。這種對話行為將於本章後面的案例研讀加以討論。

## 語意

雖然有許多個別差異，但是以團體而言，智能障礙者與心智年齡相符的

同儕相較，接受性語言技巧表現較差（Abbeduto, Furman, & Davies, 1989）。有兩要點可能與智能障礙的類型及嚴重度有關：認知歷程與（或）環境。

與一般人相比，單字所代表的意義對智能障礙者更為具體。舉例來說，冷可能僅僅代表與溫度之間的關係，而與心理層面毫無瓜葛，如我們說一個人個性冷漠。然而，這在定義的特性上似乎沒有差異，正如斯比智力量表（Standford-Binet intelligence test）所評量的主題般。

建立字義可經由兩個步驟：其中一種是透過情境快速的決定意義，這稱為快速映象（fast mapping）；另一種是從使用中慢慢演化出來的意義。唐氏症幼童在推論新的字義時，與心智年齡相符的同儕一樣熟練，且之後正確產生單字的表現也相同（Chapman, Kay-Raining Bird, & Schwartz, 1990）。

如一般所想，像片語這種比喻性語言會產生一種特別的難題。對唐氏症患者來說，上下文章脈絡在輔助理解力方面是非常重要的東西（Ezell & Goldstein, 1991）。

最後，輕度智能障礙的唐氏症患者及心智年齡相符的無障礙同儕，都能表現出動詞的特色與名詞的變化。但唐氏症患者較不常使用這些特色。

## 語法

一般來說，輕度障礙患者與正常人語法架構的發展次序是相似的；然而，智能障礙患者的發展較慢。句子的長度與複雜度都會隨著發展而增加。此外，對兩組人來說，有相同的語句類型與順序。一般都是由簡單陳述句到否定句，接著疑問句到否定疑問句。以否定句來說，發展的次序亦極為相似。舉例來說，what 與 where 問句先發展，然後 when、why、how 稍後才發展。

然而，就算是心智年齡相同的程度，障礙患者明顯地只會使用較短、較不複雜的句子（McLeavey, Toomey, & Dempsey, 1982）。這些特性在本章末的個案研究中得到驗證。輕度智能障礙患者在描述主題的深度與相關的子句時，與正常同儕相較，僅能使用較簡單的句子結構。這些特徵在文章末的案例研讀將帶給大家。輕度智能障礙者極少使用複雜結構的句子，如主詞的修飾或關係子句。這些缺陷可能反映出較差的語言規則歸納。雖然智能障礙患者比起使用文法規則，似乎更為依賴系列性的排列，但是歸納能力的不足，

並不代表學習語言規則的障礙。換句話說，句子中單字的次序遠比不同單字層級間的關係更為重要。此產出的語言結構較不具彈性，但仍是以規則為導向（McLeavey et al., 1982）。甚至重度智能障礙者也能夠使用語言規則。統合而論，這些發現證實：智能障礙者比起正常同儕，在學習或使用語言規則的技巧時，更依賴基本的單字次序規則。

基本句子發展時一種測量語句複雜度的評量方法是：平均語句長度（MLU）。對一般及唐氏症幼童來說，平均語句長度與生理年齡、預測的複雜度及句子發展的差異緊密相關（Rondal, Ghiotto, Bredart, & Bachelet, 1988）。

平均語句長度對這兩族群來說，當平均詞素達到 3.5 時，似乎是評量複雜度最好的方法。任何智能障礙患者所發生的語法遲緩，可能代表：在發展時，對舊式語法形式的長時間依賴（McLeavey et al., 1982）。進階的語法形式雖然學過，但是不常使用。

最後，智能障礙者與心智年齡相符的同儕相較，較無法回想所學的句子（Merrill & Bilsky, 1990）。在智能障礙的人口中，脆染症男性與唐氏症男性相較，明顯地對聽覺連續記憶及聽覺接收的表現較差（Hagerman, Kemper, & Hudson, 1985）。這種遲緩表現可能反映了，對要回憶的句子心理表徵的品質較差；或是無法由總體、整合的記憶中，解碼顯著的語意訊息（Merrill & Mar, 1987）。雖然唐氏症患者與正常人相較，有著相似的回憶形式，但是在沒有輔助性語言以外的情境中，他們仍舊會較感到困難（Kernan, 1990）。

智能障礙患者的句子回想及情境利用，在一個句子中單字的語意相關性增加時，也同樣是可以加強的（Merrill & Jackson, 1992）。舉例來說，句子「獵人射殺了兔子」與「攝影師追逐兔子」中，前句單字間的關聯性較強，也較容易回想。

## 語形

在發展研究中，智能障礙及非障礙人口都有相同的語形獲得次序。發展的模式似乎都有延遲的現象，甚至晚於對其心智年齡預期的程度，但這並沒有顯著的差異。

## 音韻

　　極重度智能障礙患者相較於正常發展個體來說，在使用手勢時較少配合發聲。這些發聲通常缺乏子音（Ogletree et al., 1992）。唐氏症嬰兒及較不重度的智能障礙嬰兒，在牙牙學語時，類似於心智年齡相符的正常發展同儕（Steffens, Oller, Lynch, & Urbano, 1992）。一旦過了此時期，此兩群幼童都能產生更成熟的母音、更完整的音節、更少的半母音，及更少的末尾音節。

　　智能障礙者的構音及音韻特性可以摘要如下（Shriberg & Widder, 1990）：

1. 構音錯誤比一般人更容易發生。
2. 大部分常發生的錯誤是子音刪除。
3. 錯誤似乎不一致。
4. 形式與正常或功能遲緩幼童的形式相近。
5. 唐氏症患者有知覺及聲學上明顯不同的韻律。

　　雖然大部分的重度障礙者表現出構音障礙，但是，錯誤的類型與智能障礙的程度並沒有絕對的關係。

　　一般來說，智能障礙患者與正常幼童使用相同的音韻歷程，但頻率較高（Klink, Gerstman, Raphael, Schlanger, & Newsome, 1986; Moran, Money, & Leonard, 1984）。智能障礙者最常表現的音韻歷程是：簡化子音串及刪除末尾子音（Klink et al., 1986; Bleile & Schwartz, 1984; Oller & Seibert, 1988; Sommers, Patterson, & Wildgren, 1988; Van Borsel, 1988）。當正常幼童無法將兩個子音放在一起時（如，stop），幼童往往會自行刪去一個子音（如，top），以達到較簡單的發音。刪除末尾子音通常是子音—母音（CV）音節學習的結果。在這過程中，包含子音—母音（CV）或子音—母音—子音—母音（CVCV）結構的單字。因為最後的子音，如子音—母音—子音（CVC）結構，會違反此歷程，所以幼童會刪除最後一個子音。智能障礙者在使用這些歷程時，可能會表現出更多差異。

　　其他歷程與較年輕的正常幼童一樣（Prater, 1982）。就算智能障礙幼童能夠產生已經過刪除或修正的聲音，他們也仍會使用這些歷程。因此與正常人相較，這些歷程對智能障礙者來說可能代表不同的目的。舉例來說，刪除

子音可能反映出：在產生言語時，認知歷程對發音動作與器官協調所產生的限制（Shriberg & Widder, 1990）。

口語語言技巧與閱讀技巧相關。音韻覺識——押韻、音節、音素的認識及辨認——都是閱讀所不可或缺的先修課程。唐氏症幼童在閱讀能力方面，與非唐氏症的同儕擁有相似的音韻覺識（Cupples & Iacono, 2000）。

## 摘要

有關智能障礙者的語言研究，得到許多不同、有時候甚至是相互衝突的結果。雖然中間確實存在某些差異，但一般說來，智能障礙者的語言能力，與心智年齡相符的正常同儕相似。

許多研究指出，雖然智能障礙患者的發展程序與正常人的相近，但是單就心智年齡來預期其表現的話，智能障礙者的表現遠不如預期。這種語言遲緩在唐氏症患者身上尤為明顯（Mahoney, Glover, & Finger, 1981），當語言能力剛開始萌芽時，詞彙發展開始落後於認知發展時，會馬上展現（Cardosa-Martins, Mervis, & Mervis, 1985）。

唐氏症者會持續完整發展語言直到邁入青少年及早期成年階段。一般來說，這些個案與心智年齡相符的非唐氏症者相較，產出的語句較簡短、用的字也較少變化（Chapman, Seung, Schwartz, & Kay-Raining Bird, 1998）。唐氏症僅只是可能和智能障礙相關的數百種情況中的一種。其他患者也可能表現出言語、語言及溝通形式上的差異（Alvares & Downing, 1998）。

心智年齡及語言的差異，可能反映出智能障礙者對符號歷程的障礙。因此，語言治療「似乎較擁護要去教導個案如何學習，這也指出了訓練的潛在過程」（Ashman, 1982, p.636）。

## 二、環境對智能障礙者語言的影響

智能障礙的個案一般都是在兩種環境中：以家為中心或是寄宿式學校。環境影響對學習造成的差異，已經完整地搜列成冊（Conroy, Efthimiou, & Lemanowicz, 1982）。一般來說，住在機構中的個案所具備的適應技巧較少，

且較具依賴性。語言及溝通都屬適應性的行為，語言的某些方面可能會由於機構化，而產生不同的影響，尤其是語用及語意方面受到的影響為最。一般而言，隨著機構化的延伸，語言能力會產生惡化。

## 親子互動

是否在智能障礙幼童的家庭語言學習環境中，有某些特殊的特徵呢？此特徵可以指出心智年齡及語言年齡之間的差距嗎？一個理論聲稱：假如智能障礙嬰兒與正常嬰兒的行為間有所差異，那他們的母親對親生子女的反應也應該會有所不同。根據這個論述，母親與孩子間的互動模式可能會逆向影響到幼童的語言發展。

早期親子互動的重要性已逐漸受到證實。典型發展中的幼童在說出第一個字時，已經建立了個人的溝通技巧，這些單字通常充塞了已經成形的溝通功能。嬰兒的溝通技巧以親子互動來進行發展（Owens, 2001）。

隨著障礙嬰兒出生，伴隨而來的壓力可能引起家庭關係的動態改變。在另一個更正常的關係產生前，必會有一段悲傷期。這種悲傷感可能會因為疏離感而加深；由於嬰兒的溝通技巧無法達到雙親的期望。

因為互動的過程是雙親所構成的共同適應作用之一，有些學者假設：智能障礙幼童與正常嬰兒相較，更容易影響母親的行為。此外，唐氏症幼童可能會讓母親有較少時間做角色的替換，也不太會有指示性的眼神接觸。必然的，「此種情緒對話量的削減，可能導致父母更無法影響這種幼童」（Trotter, 1983, p.20）。智能障礙幼童的母親必須與模稜兩可的親子社會形態，與矛盾的幼童行為來搏鬥（Eheart, 1982）。缺乏有關發展援助的資訊、可能的悲傷及罪惡感，及對未來的未知性恐懼，這些都會讓情況更惡化。

對於患有語言遲緩、卻沒有其他障礙行為的幼童，有些專家認為，母親或是家庭的語言形式是建構的因素。舉例來說，語言遲緩幼童的母親們據瞭解，會使用更多的指令（Cardosa-Martins et al., 1985; Hanzlik & Stevenson, 1986），而不太給予幼童使用語言的機會，也比較少用指示性或物品指示性的言語（Cardosa-Martins et al., 1985），且給幼童的口頭回應也偏少（Hanzlik & Stevenson, 1986）。雖然這母親行為在一些語言遲緩的案例中發現，但是，

這種形式並無法代表所有智能障礙幼童的母親與她們的孩子親子互動的模式。

唐氏症幼童及心智年齡相符的正常幼童，他們的母親都會用較多控制性來支持及鼓勵她們孩子的遊戲（Tannock, 1988）。以團體而言，唐氏症幼童的母親所用的口頭控制較多；而正常幼童的母親則較常在旁觀看（Tannock, 1988）。唐氏症幼童的母親較常與幼童交談（Berger & Cunningham, 1983）。她們會教導更多的主題、重複更多發言，且較多輪替（Maurer & Sherrod, 1987）。一般來說，唐氏症幼童較為被動，且較不會對輪替做出反應。兩組母親都同樣地對她們的小孩給予回應。

在教學情況下，兩組母親都同樣地具指導性。唐氏症幼童的媽媽可能較能意識到她們所屬指導性的角色，及她們小孩的語言學習困難（Davis, Stroud, & Green, 1988）。

雖然唐氏症幼童的母親較不願意改變成更進階的形式：如間接要求，但是，兩組母親依時間來進行改變的程序極為相近（Maurer & Sherrod, 1987）。

母親的行動是根據對幼童行為的期許，且會企圖使她們孩子的表現符合她們的期待。一般而言，較主動及少躁動的幼童較會得到母親合適的回應。唐氏症幼童或早期有醫療問題的幼童會較為缺乏活動力，經過密集醫護的幼兒具有較高的躁動性。因此，我們可以預期，這些幼童的母親應該要比一般正常幼童的母親較無反應。而缺乏來自母親的回饋，有可能導致幼童的畏縮。針對這個領域，我們需要更深入的研究。

可預測及有反應的嬰兒在親子互動的情境中參與更多。高危險群的幼童較無法預測且較少反應（Affleck, Allen, McGrade, & McQueeney, 1982）。然而，尚未有研究證實：智能障礙幼童的母親較會限制幼童的活動，且缺乏反應。事實上，這些媽媽與其他正常幼童的母親相比，她們較常將幼童的行為解釋成溝通性的行為（Yoder & Feagans, 1988）。這是母親對幼童行為意義的歸因，它不僅影響行為本身，也影響到母親的反應（Harding, 1984）。

有關智能障礙幼童與生理年齡相符正常同儕的研究，前者的母親會使用較「原始」的言語形式。此非正式的結論是：這些母親會抑制兒童的成長。我們預期智能障礙幼童比生理相同的同儕使用較低的認知及語言階層。再進一步，我們更關心母親是否適當地教導幼童的語言能力。

　　唐氏症幼童的母親會因應她們孩子的語言程度，來適當地改變語言教導。研究顯示，在唐氏症幼童與正常幼童的母親之間，對於口語及非口語行為，並沒有明顯不同（Buckhalt, Rutherford, & Goldberg, 1978; Cardosa-Martins & Mervis, 1990）。母親們使用「媽媽話」，一種由特殊短句、贅詞、長停頓、手勢、誇張語調，及強調形式所構成的說話形態。

　　此外，唐氏症幼童及正常幼童的母親會使用相近的反應種類，只有少數例外。正常幼童的母親使用較多整體及部分的重複，且她們的孩子也如此。相反的，智能障礙幼童及他們的母親較常使用解釋及回應。對這兩組來說，隨著幼童語言能力的增加，都產生了重複的減少、而解釋及回應增加的情況。就某一部分來說，母親對智能障礙幼童對話的形式越多，越可能反應出此主題：將年紀較大幼童比作心智年齡相符的正常人。

　　伴隨著幼童能力的改變，母親方面也會改變（Petersen & Sherrod, 1982）。對智能障礙、正常及語言遲緩的幼童來說，母親使用語言來與幼童的語言歷程產生互動的過程，益顯重要。用非口語行為要求的次數減少了，語言請求的語句（language-seeking utterances）及口語回饋增多了。語言請求的語句包括：發問、對語言細節的要求、標記及模仿。當母親有更多的區辨及要求時，隨著幼童語言能力的增加，正向及負向的回饋也會增強（Petersen & Sherrod, 1982）。

　　然而在這些母親之間，仍有不同之處。有研究者提出：某部分語言遲緩幼童及唐氏症幼童的母親與孩子間缺乏親密的互動（Petersen & Sherrod, 1982）。此外，智能障礙幼童的母親比起生理年齡相符的正常小孩母親，在親子互動中更具支配性（Eheart, 1982）。智能障礙幼童的母親較常指導式，更常起始互動。舉例來說，唐氏症幼童的母親會要求幼童多多模仿。唐氏症幼童對口語模仿的使用，會持續到某項語言學習策略停止；當某種可實行的學習技術被注意到時，此種策略即行停止（Owens & MacDonald, 1982）。假如母親在超過三十個月的語言發展年齡後培養此種模仿行為，那將會負面地影響到語言的發展（Petersen & Sherrod, 1982）。此外，智能障礙幼童的母親所使用的語句，可能比正常幼童的母親更為非偶然或更脫離主題（Mahoney, Fors, & Wood, 1990）。相較於非障礙兒童的母親，這些母親較無法吸

收她們孩子所要表達的主題（Miller & Newhoff, 1978）。因此，幼童可能缺乏詮釋時所需基本的跨語言及語言情境。

智能障礙幼童較少對母親的起始行為做出回應（Eheart, 1982）。此外，幼童出現起始溝通的頻率，往往僅有正常幼童的一半。部分來說，這種行為可能反映出成人較常主動對小孩表達。

### 工作人員與個案的互動

一般而言，缺乏適當的口語互動，似乎存在於大型養護機構中。機構中的員工使用了絕大量的指導方式，這種行為似乎無法誘發較多的口語。個案對工作人員的指令最少回應，此種指令最多的行為就是工作人員的口語行為。相反的，像工作人員開啟對話這種最不常出現的行為，卻最能夠刺激個案的口語回應。當個案開始語言表述時，工作人員很可能忽略個案的行為，而只用口頭的意見予以回應。工作人員最常用的非口語同意行為，就是用點頭的方式。就算個案對工作人員指示所產生的回應不多，這種溝通也確實能夠提供一種語言輸入。然而，絕大部分的日子，個案都是單獨被留在非結構化的環境中。這種環境中的特色會延緩口語溝通能力的發展。居住在發展中心對語用的影響似乎最大。居住在社區中的個案最能夠使用他們的語用技巧（McLean et al., 1999; Van Der Gagg, 1989）。

專業人員必須對此問題負起責任：智能障礙患者在對話過程中，往往處於較被動的狀態（Peter, 2000）。專業人員使用的語言，傾向具體凸顯這些個案。許多智能障礙個案的生活觀念都是由他人來予以定義。簡短來說，他們本身就是被當作障礙者來對待。專業職工使用他們的指令及問題在某種程度上施以控制，指令及問題是在智能障礙者身上不常發現的兩個行為（Domingo, Barrow, & Amato, 1998）。智能障礙患者較常被當作一群類別相同的團體成員而非個人，且還被標籤化，此標籤會歧視或注意到他們異常之處（Danforth & Navarro, 1998）。

### 摘要

在家庭環境中的智能障礙者受到較好的語言輸入及更多的會話機會。有

關親子的資料極為混雜；然而研究推測，雖然母親們改變語言成分的形式和內容以配合孩子的需要，但同樣的，這些母親主要提供了有回應的口語環境。因此，智能障礙幼童與正常同儕相較，起始的溝通較少。然而，我們無法假設這些相異性就代表了語言遲緩的原因之一。母親的言語及語言相異性，可能是因為兒童的語言問題所做出的回應，而非他們的成因。即使智能障礙幼童的母親確實提供了與正常幼童母親相似的語言形式、內容，及使用形態；但是，這可能不適合於智能障礙幼童對語言學習的特殊需求。

# 柒、語言及溝通介入

在本書所討論的許多對語言障礙人口所用的語言及溝通療育技術，也可以用在智能障礙患者的身上。然而，某些療育方法似乎對此族群特別適用。

我們對智能障礙者的認知功能及語言歷程所知雖然有限，但是某些原則和技巧是適合療育的。我將討論這些全球性且特別被提到的許多語言評量及療育的觀念。此主題的廣泛性，及其他章節中對療育的討論，將僅能接觸到一般的主題探討。

## 一、評量及介入之原則

智能障礙人口的特徵，對語言病理學家具有某些指標性的原則。基於必要性，這些原則必須符合一般所需。語言病理學家必須記住：每個智能障礙患者都為一個個案，且如年齡、認知功能的層次、先前所受的訓練、居住的環境，還有學習形態等，這些因人而異的不同處，都會改變實際所使用的方法。這些原則摘要於表 10.4。

## 二、語言及溝通介入教學法

一般來說，基於簡單訓練及回憶所組成的訊息原則下，訓練目的應該明

**表 10.4　智能障礙者介入之原則**

1. 強調新的或有關的要素。
2. 預先組織訊息。
3. 訓練複述策略。
4. 使用過度學習及背誦。
5. 自然環境中學習。
6. 盡早開始。
7. 跟隨發展的指導方針。

確。舉例來說，單字詞彙的直接教學似乎優於間接的訓練（Hanley-Maxwell, Wilcox, & Heal, 1982）。

　　臨床工作者應該考慮到個案完成某工作的能力及成功學習所需要的技巧。對新的學習或轉換形式若要求得太多，往往會妨害個案成功的能力。一個問—思技巧能夠培養理解力，且幫助智能障礙患者，去評量能將他們帶入新學習情況的學習過程（Zetlin & Gallimore, 1983）。在此技術中新的學習技巧持續地遭到質疑或調查，以確保個案能夠瞭解。

　　對初期學習來說，某些結構化訓練往往是必需的，且基本程序的重複，可能幫助標的技巧的更進一步學習。假使某特定表現的標準達到後，依同樣程序表呈現出要素甚至會有助於學習。

　　盡可能保持訓練情況相近於每天的環境，可進而達到轉移的目的。聰明的臨床工作者會使用訓練環境中的物品、人或事件，更聰明的會在使用的環境中進行訓練。

　　語言療育的發展模式亦對智能障礙患者極為有效。理論上來說，正常幼童最初所學為最簡單的架構，因而此簡單架構亦成為訓練的首要目標。

### 強調新的或有關的要素

　　當智能障礙個案能夠瞭解他們應該注意什麼，他們就能夠照顧得好（自己）。應強調新的訊息、元素或方法，進而讓個案不會錯失它們，或覺得它們不甚重要。舉例來說，在溝通版上的新圖畫，可能是以不一樣的顏色或在版上的特殊區域所畫出。需要某種特定反應的刺激，或是能夠統合語言使

用的語言特徵，這兩者都應該加以強調。舉例來說，如在過去時態時使用昨天或上禮拜這種字。一位服務生所表達：「您需要什麼東西？」代表了一種要求回應。

不應該直接為療育來設定治療的目的。針對重度智能障礙的幼童及成人所設計擴大性的溝通訓練，是一種改進的治療法（Abrahamsen, Romski, & Sevcik, 1989）。

類化是由相關的原則所改進：訓練有關或相似的刺激。對智能障礙患者來說，類化是困難的，因為他們無法確認哪些刺激是相關的。

## 預先組織訊息

語言治療師可經由事先的訊息整合，來促進類化及稍後的回憶，再進而幫助學習過程。類化的策略，如生理概念的排序、整合，及先後順序，都是可以經由教導來獲得的。一般來說，倘若訊息能夠事先予以組織，或是學習作業能夠由老師來詮釋，那麼，智能障礙者就能夠將訊息保持得較為理想。假如材料能夠空間性的予以分組，而非單一地呈現，那輕度智能障礙者能表現出較好的記憶力（Harris, 1982）。舉例來說，一個對四位數記憶感到困難的成人，如 6-3-8-5；若能將數字變成兩個為一組，如 63-85，那他將可以記得較清楚。這種分組對正常人來說，似乎並無任何幫助，可能是因為他們已經對此種策略駕輕就熟。總括來說，結構及程序步驟必須清楚，排序必須合乎邏輯，且要能與越多感官相關越好（Pruess, Vadasy, & Fewell, 1987）。

## 訓練複述策略

輕度及中度智能障礙患者可經由訓練複述策略來改善他們的記憶力（Burger, Blackman, & Tan, 1980; Reid, 1980）。複述可幫助學習要素轉換到長期記憶中。這可能對視覺訊息，如溝通信號或手勢，特別有幫助，此學習對有關生字的記憶也有幫助（Bowler, 1991）。

## 使用過度學習及背誦

雖然複述或額外的訓練能夠幫助學習及記憶，但是它似乎無法直接促進

轉換（Day & Hall, 1988）。然而，那些接受額外訓練的人事後在轉換上較不需要協助。

## 自然環境中學習

智能障礙者將訓練類化到新情境中有很大的困難。雖然高度結構化的訓練可以增加學習的速率，特別是對重度智能障礙者而言，但是此類訓練可能會受限於訓練情境中（Salzberg & Villani, 1983）。換句話說，在非訓練情境下，就難以教導他們自然而然地使用技巧。高度結構化的課程提供了一系列限定的溝通情況。因此，「問題在於如何將程序融入基本訓練，而此訓練又可以主動誘發出類化的行為」（Spradlin & Siegel, 1982, p.3）。

雖然「許多教師將語言視為一段四十五分鐘的時段或課程……（它）是任何人與人溝通整體中的一部分，也是這些人每天的互動中，最好的自然學習情境」（Looney, 1980, p.31）。我們可以期待利用不在自然情境中的圖畫或物品產生少許的類化（Simic & Bucher, 1980）。在學校或診所中，所使用的典型限制刺激往往與自然環境有少許的相關。換句話說，假如訓練的要素可以相似於個案每天所處的地方，及每天的活動之要素，就可以將類化的困難度縮到最小（Gullo & Gullo, 1984; McCormick, 1986; Stowitschek, McConaughy, Peatross, Salzberg, & Lignngaris/Kraft, 1988）。絕大部分對中度到重度智能障礙者的溝通訓練取向，都要求對自然環境的利用（Caro & Snell, 1989）。

假如能在有實際使用語言需要的情境中教導的話，語言訓練能變得更為有效。一般的結果是能夠更為自然而然地使用語言，也能進一步促使個案去學習更多的語言。「對這些人口所觀察到如此少的語言自然運用，其原因之一是因為訓練並不奏效」（Wulz, Hall, & Klein, 1983, p.3）。在訓練環境中呈現的自然刺激，變成了被訓練的行為的「符號」。

每天的例行公事為訓練提供了良好的動力，也促進了類化。慣例提供了一種熟悉的腳本或材料，可讓個案經由解放的認知動力來完全參與，否則此種動力可能僅僅用來幫助參與的過程。智能障礙幼童在熟悉的例行狀況下，能夠產生更多言語及詞彙（Yoder & Davies, 1992）。

在自然環境中的人們，如雙親、老師或助理員，應該要能像個案本身及語言訓練者一樣，將自己也融入訓練中（Owens, 1982d, 1999）。簡單來說，不論在家中或其他地方，這些人能將自己融入越深，就越能讓類化成功。

讓雙親有效地成為行為改變的媒介，此機制已經完備建立（Heifetz, 1980）。由受訓過的雙親在家中所進行嬰孩的刺激課程，可以明顯地改善智能障礙幼童的功能性（Sharav & Shlomo, 1986）。某些家長的相異性會影響到結果，父母的社會經濟狀況、事前訓練的技巧，還有與短期學習結果相關的經驗（Clark, Baker, & Heifetz, 1982）。藍領階級的母親對他們的孩子也會有許多正向的進步，因為在訓練之前，這些母親常常會觀察中產階級或上流階級母親所使用自然教學的情況。讓功能較佳的智能障礙者成為較嚴重個案的語言訓練者，其功效亦已被研究了。語言訓練者成功的關鍵在於，考量到個別訓練者的差異及學習風格，同時個別化他們所使用的技巧（Reese & Serna, 1986）。

一般來說，相對於父親，唐氏症幼童的母親較近似為一個管理者或老師的角色，且更常得到孩子的回應（Stoneman, Brody, & Abbott, 1983）。經由某些指導，雙親更能夠修正他們的言語，並進一步改善幼童的表達技巧。明顯地，瞭解訓練所必備的知識，能夠幫助父母自然地調適恰當的教學策略。

在自然的情境中，能夠控制雙親技巧轉換的差異，目前尚未能夠全盤瞭解。轉換會隨著作業及自然環境的訓練結構而增加（Salzberg & Villani, 1983）。來自語言病理學家的回應認為：對新習得之訓練技巧的應用也一樣重要。

讓雙親成為成功的語言協助者，似乎與以下三點有關（Salzberg & Villani, 1983）：

- 父母必須在家中使用他們的訓練技巧。
- 父母必須學習適合其他非常狀況的訓練技術。
- 父母必須接受專業人員的回饋。

在一般互動策略中，所訓練雙親的互動模式，可能導致雙親變得更敏感、較不直接，及較能夠去做語言示範；但是，可能對幼童的發展只有些許的影響（Tannock, Girolametto, & Siegel, 1992）。一般的策略可能導致一般的效

果,如增加語言輪替;但是,倘若預期需要更多的特殊學習,父母就需要接受更多特殊的技巧訓練。

親子或臨床—照顧者的介入前互動模式,對真正有效的改變可能是有幫助,卻不足的。這些互動可以系統性的修正。因此,「既然父母是孩子主要的語言老師,對雙親的訓練主旨,是爲了讓他們能夠將親子間的自然互動與語言訓練原則相融合,進而更有效率」(MacDonald et al., 1974, p.411)。在家中所使用新的互動形式,仍然沒有特定的規範。在表 10.5 中,針對臨床及更自然的情境下促進語言的發展,提供了許多建議。有效的父母訓練需要在家中使用有關的親職技巧。從結構化的訓練模式到家中自由活動情境下,往往極少或不具類化性。

類化並非剛巧發生。環境必須有系統地加以修飾,進而增加類化的可能性。熟練的語言病理學家可以在不同環境中,訓練其他對幼童有用的語言協助者。

**┃表 10.5　促進語言類化之建議**

在自然環境中:
　1.將無法以其他簡單方式達成的語言,安排與環境整合之。
　2.當適當的口語反應極為明顯時,延遲增強且提供線索。
　3.對溝通企圖有所回應。
　4.重新設定環境,來增加某一特殊反應發生的機會。
在語言訓練環境中:
　1.在臨床機會之外,教導可予以類化的語言技巧。
　2.提供不同的情境、訓練者,及訓練材料。
　3.使用多種不同、且和教導的語言使用有關的結果。
　4.其表現有所進步時,減少增強的密集度。

● 資料來源:改編自 Spradlin 和 Siegel(1982)。

## 三、最初的溝通及語言訓練

對許多智能障礙的個案來說，訓練始於象徵前或早期的符號階段。許多幼童參加幼兒刺激或學程課程。無口語的成人極重度智能障礙者也可能以此層級開始訓練。

### 盡早開始

一旦兒童被認定是高危險群，訓練必須越早開始越好（Mahoney & Snow, 1983）。語言病理學家須與照顧者共事，幫助他們糾正幼童及看護者間的互動，進而達到較佳的語言學習。

### 跟隨發展的指導方針

在典型發展中所觀察到的行為，可將其作為訓練障礙人口的基礎，特別是智能障礙患者。發展或改變將跟隨發展的程序。幼童會使用單字，進而短的、多字的語句。此外，行為上的改變也從簡單進而複雜。簡短的字序規則會發生於複雜的語法系統之前，複雜的行為起因於簡單反應的協調或變異。因此，將聲音予以口語化，被認定是肇因於較簡單的視覺及聽覺技巧所產生的協調。

專業的照顧者或是父母並無法教導所有人類的複雜行為，且必須決定哪些行為必須列為指標。因為發展極少線性的，教育者也必須決定使用訓練技巧的次序。此外，互動必須因應個案的個人需要。

選擇適當的訓練目標是關鍵的。我們並無法假設正常幼童的所有行為都適合於智能障礙幼童。情境及訓練的選擇應該要能反映出所期望達到的功能層次，及個案往後的環境。

### 總體模式

對於不講話個案的溝通療育來說，治療師通常使用一種雙重取向；主要先強調基本溝通系統的建立，再來強調前符號技巧的訓練（圖 10.3）。在個

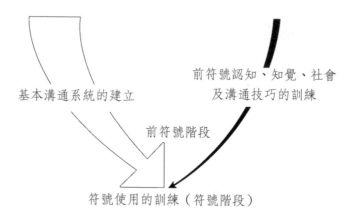

基本溝通系統的建立

前符號認知、知覺、社會及溝通技巧的訓練

前符號階段

符號使用的訓練（符號階段）

主要的前符號方法建立一種基本的溝通系統；反之，次要方法則是教導使用必備符號的技巧。這兩種方法在符號階層中相互結合。在此層級中，幼童們被要求必須在先前建立的溝通系統及其情境中來使用符號。

**圖 10.3　對前符號幼童的雙重介入步驟**

● 資料來源：R. Owens, *Language Disorders, a Functional Approach to Assessment and Intervention*。Allyn & Bacon 1999 版權所有。經 Merrill 和 Macmillan Publishing Company 同意使用。

案開始使用符號時，會將此兩種方法予以整合。無法達到此要點的個案仍會有自己的溝通系統，但多只限於手勢，或一種類化的「需求」信號。

### 評量

　　評量的目的是為了確認個案的溝通行為，還有確認會影響個案溝通的情境、時間，及個體（Mahoney & Weller, 1980）。評量中假設：所有個體都能溝通、每次溝通的發生都提供了一次互惠的機會，對彼此的溝通行為都會相互影響（MacDonald, 1985）。此外，語言治療師亦對前符號功能的層級及溝通的情境感到興趣。

　　將背景資料整合進觀察資料及測驗資料，進而形成總體溝通特徵的圖像，對前符號的個案來說是非常重要的。基本資訊可經由觀察行為進行蒐集，且再經由與個案照顧者面談而予以增補。語言治療師應該試著由以下幾點來取得資訊（Calculator, 1988; Owens & Rogerson, 1988）：

1. 個案的主要溝通方式為何？

2. 個案有表現出任何輪流的行為嗎？

3. 哪種情況構成進階溝通的情境？

4. 個案對哪些會感到高度興趣？

5. 照顧者有給個案足夠的時間來反應嗎？照顧者如何誘導個案反應？他們如何對反應進行評估？

6. 哪幾位照顧者能夠誘導最多的個案產生反應？為什麼？

7. 個案喜歡製造聲響嗎？請舉例。個案通常張嘴說話的頻率？哪種情況下個案說話說得最多？說的話是模仿出來的嗎？

8. 哪些日常的情況會導致個案與照顧者最多間的互動？描述這些互動。這些情況都在每天的哪些時間發生？這些個案的回應前後一致嗎？

9. 個案有開始溝通嗎？如何溝通？在什麼情況下產生溝通？

10. 這些個案——

有讓他們的需求被瞭解嗎？如何做到？

要求幫助嗎？如何要求？

會指認物品、自行命名物品，或兩者都會？當夥伴指向物品或命名物品時，個案會看著該物品嗎？

會提出問題或尋求資訊嗎？如何做到？

會表明情緒嗎（痛苦、快樂、喜歡／不喜歡）？如何表現？

吸引別人注意？如何吸引？假如沒有引起別人注意，會發生什麼事？

這些一般訊息可以經由與個案功能層次有關的特定問題來給予輔助。在表 10.6 中所列，許多語言評量工具可以達到此目的。就算成人僅僅表現出前符號的層級，但是，將為幼童所設計的評量工具套用到這些成人身上，也是不適宜的。幼童與成人完全不同，且他們前符號的行為，在許多方面也明顯不同。此外，發展遲緩個案的行為階段並無法相同於一般發展典型的幼童（Kangas & Lloyd, 1988）。

年齡與階段調查表（Ages and Stages Questionnaires, ASQ）（Bricker, Squires, & Mounts, 1995）、照顧者的面談及環境觀察（Caregiver Interview and Environmental Observation）（Owens, 1982a）、溝通意向嬰兒量表

表 **10.6**　功能低於三歲的個案評量規準

| 評量工具 | 幼童—學齡前 | 學齡—成人 |
|---|:---:|:---:|
| 年齡與階段調查表（ASQ）：由雙親完成的幼童監視系統 | X | |
| 評量語言行為（ALB） | X | |
| 評量、評估，及設計系統（AEPS）：專對新生兒到三歲大幼童（第一版） | X | |
| 新生兒到三歲幼童發展評量 | X | |
| 卡利爾—阿蘇索量表（Callier-Azusa Scale） | X | X |
| 照顧者的面談及環境觀察 | X | X |
| 特殊需要的嬰孩及幼童之卡羅來納州課程 | X | |
| 幼童心理發展馬茲格利斯—漢特量表臨床及教育的實際使用 | X | X |
| 溝通和象徵量表行為 | X | X |
| 前語言幼童社會行為理解力遊戲：成人結構的參與及影響等級 | X | |
| 發展行為的調查手冊 | X | |
| 發展評量工具 | X | X |
| 發展性溝通課程手冊 | X | |
| 互動之診斷性調查 | X | |
| 早期語言指標性評量 | X | |
| 環境性溝通系統（ECO） | X | |
| 環境語言手冊 | X | X |
| 環境性前語言組合 | X | X |
| 評估溝通所需技巧 | X | X |
| 家庭實施之新生兒活動 | X | |
| 新生兒及幼童語言量表 | X | |
| 語言發展調查 | X | X |
| 麥克阿瑟溝通發展手冊 | X | X |
| 溝通性互動之觀察 | X | |
| 父母／專家學齡前表現簡述（5Ps） | X | |
| 學語前評量介入簡述 | X | X |
| 接收反應顯示語言量表 | X | |

（Infant Scale of Communication Intent）（Sacks & Young, 1982）、麥克阿瑟溝通發展手冊（MacArthur Communicative Development Inventories）（Fenson et al., 1993）、奧利弗（Oliver）（MacDonald, 1978），及接收反應顯示語言量表（REEL）（Bzock & League, 1978），是主要的問卷或訪談表。像接收反應顯示語言量表，專為零歲到三十六個月大幼童所設計；而嬰兒量表（Infant Scale）為零到十八個月大幼童所設計，為了從溝通行為問題的範圍中，建立一約略的功能發展年齡。年齡與階段調查表除了溝通之外，更提出諸如有關動作、社會及問題解決行為的問題。麥克阿瑟嬰幼兒量表（MacArthur Infant and Toddler scales）要求照顧者要檢查幼童所理解及產生的手勢、詞彙及片語。這些父母親所做報告所產生的資料，對於臨床診斷極有幫助（Miller, Sedey, & Miolo, 1995）。奧利弗使用一種由照顧者回憶所完成的調查問卷，且實際上，確實誘發出特殊的前符號行為。透過照顧者的面談及環境觀察，語言治療師同時可以觀察特殊溝通行為。

語言治療師的目標是能夠獲得對個案功能狀況的評估，進而提供更為完整的評量。此外，也能藉此瞭解照顧者對行為的熟稔程度，並加以進行測驗與指導。倘若照顧者已經全程參與互動過程，那此種熟稔度是基本必備的。在描述個案的行為時，這些工具可成為最具效益的指引。目標不應該固定於發展年齡。

個案也應經由照顧者及語言治療師的觀察，來確認問卷及面談所獲得的資訊，並瞭解整體評量的有效性。專家感興趣的是個案溝通時所用的方法，及發生這些行為時所處的情境；新生兒到三歲幼童發展評量（The Birth to Three Developmental Scales）（Bangs & Dodson, 1979）、照顧者的面談及環境觀察、互動之診斷性調查（Diagnostic Interactional Survey）（Owens, 1982a, 1982c）、環境性溝通系統（Ecological Communication System, ECO）（MacDonald & Gillette, 1988）、溝通性互動之觀察（Observation of Communication Interactions）（Klein & Briggs, 1987），及父母／專家學齡前表現簡述（Parent/Professional Preschool Performance Profiles, 5Ps）（Variety Pre-Schooler's Workshop, 1987），都提供了觀察資料進行結構性蒐集的形式。

對於以非一般形式溝通的個案，應仔細地觀察，進而決定此溝通所代表

的含義（Houghton, Bronicki, & Guess, 1987）。舉例來說，一個用拳頭打自己頭的個案可能就是想要進行溝通。經由觀察此種行為產生的次數及情況之後，語言治療師就能夠假設出幼童所要表達的意思（Robinson & Owens, 1995）。雖然前後一致的、可預測的行為較可能具有意義，但並非所有類似行為都含有溝通意圖在內。對這些行為意圖的假設，可以用某些事先設計的狀況來予以檢驗；將這些狀況置於行為發生前或後都可以，且要仔細記錄對行為所產生的影響。舉例來說，我們可能預先假設：在用餐之前敲打頭部是要求幫助。假如在行為之前或之後給予幫助，會導致此行為的消失或行為中斷，那我們就可以獨立地來確認此假設成立。語言治療師對表達出的溝通需要的範圍，還有接受性及表達性溝通形式（視覺、手部的、聲音的、觸覺的）都感到興趣（Owens, 1999; Caro & Snell, 1989）。

對前符號技巧的正式評量可能包括了表 10.7 所列。語言獲得的基本技巧可歸類為：認知、感官、社會及溝通（McLean & Snyder-McLean, 1978; Owens, 2001）。個案使用符號時，如詞彙、信號、圖畫，或象形文字，應該將這些符號所代表的語意，及其語言所內含的意義功能的範圍予以評估（表 10.8）。我們可以用正式測驗及樣本做到這點，雖然後者對提供典型行為表現更具價值。

好幾種正式評量工具都可以用在前符號及符號有限的個案身上。這些評量工具包括：評量語言行為（Assessing Linguistic Behavior）（Olswang, Stoel-Gammaon, Coggins, & Carpenter, 1987b）、特殊需要的嬰孩及幼童之卡羅來納州課程（Carolina Curriculum for Infants and Toddlers with Special Needs）（Johnson-Martin, Jens, Attermeier, & Hacker, 1991）、溝通和象徵行為量表（Wetherby & Prizant, 1993）、發展行為的調查手冊（Developmental Activities Screening Inventory）（Fewell & Langley, 1984）、發展評量工具（Developmental Assessment Tool, DAT）（Owens, 1982b）、發展性溝通課程手冊（Developmental Communication Curriculum Inventory）（Hanna, Lippert, & Harris, 1982）、環境性前語言組合（Environmental Prelanguage Battery, EPB）（Horstmeier & MacDonald, 1978）、環境語言手冊（Environmental Language Inventory, ELI）（Mac Donald, 1978a），及新生兒及

**表 10.7　可能的前符號目標**

| 行為 | 認知性 | 感官性 | 社會性 | 溝通性 |
|---|:---:|:---:|:---:|:---:|
| 生理模仿——模仿其他人的行為 | X | | X | |
| 物品模仿——本身之外的模仿 | X | | | |
| 延後模仿——重現模仿的行為 | X | | | |
| 重複及連續模仿——重複模式 | X | X | | |
| 主題表現—— 從記憶重複主題模式 | X | | | |
| 輪替——交替使用動作模仿或眼神接觸 | | | | X |
| 功能使用——使用主題來達到目的，為了得到意義的功能知識 | X | | | |
| 意圖—終結——使用物品或人來得到另一個 | X | | X | |
| 溝通性手勢—— 展現早期的意圖 | | | | X |
| 聽覺記憶—— 記住聲音的模式 | X | X | | |
| 詞彙認識——將名稱與實體配對 | | | | X |
| 聲音回應——對他人以口語聲音做回應 | | | X | X |
| 口語輪替——口語輪流交換 | | | X | X |
| 口語模仿——口語具體化成一模式 | | X | | X |
| 連續口語模仿—— 模仿口語的連續 | | X | | X |

● 資料來源：R. Owens, 1982, *Program for the Acquisition of Language with the Severely Impaired (PALS)*, San Antonio: The Psychological Corporation。The Psychological Corporation 1982 版權所有。此處取得允許改編。

**表 10.8　早期幼童的語意及詞義內涵目標**

| 功能 | 舉例 |
|---|---|
| **語意** | |
| 命名——對一個人或物使用單一或多字的名字，或額外附加的名字。 | 狗狗、啾啾<br>這匹小馬兒 |
| 定位——表明對空間的關係。表達中可能包含單一位置詞；或雙字表達中，包含了人、動作或物體，外加一位置詞。此功能會表現於對 where 問句的回應中。 | 對方：小狗在哪？<br>個案：椅子。<br>球桌、小狗椅、丟我<br>丟這裡（X ＋位置格） |

（續下頁）

| 功能 | 舉例 |
|---|---|
| 否定——表明不存在的事物、拒絕，及使用單一的否定詞，或否定詞後方再加一個字（否定＋X）。 | 所有都不見（以一單詞計）、完、沒牛奶（個案喝完後）、車子完了（駕駛結束），不 |
| 不存在的事物，通常表明曾經存在的事物，目前不存在的狀態。 | 對方：該睡了。<br>個案：不（或：不要床）。 |
| 拒絕，表明想要阻止或停止一件事的意圖。 | 住手。沒牛奶（將杯子推開） |
| 否定，表明拒絕他人所提出之提議。 | 對方：看到熊嗎？<br>個案：沒熊。 |
| 修飾 | |
| 所有格——表達一物的所有權，或與某人的關係。單一字詞的表達會點出所有人的名字。在雙字表達中，通常會將基本字予以強調，即為所有人。 | 我的、我的錢、約翰腳踏車（修飾詞＋物）<br>錢（個案將錢抓住） |
| 歸屬——使用某描述符號於所有物上，此描述符號並非自然由物品所有。 | yukky、大的小狗、小嬰兒（修飾詞＋物） |
| 循環——瞭解一物品可以再次出現，或一件事會再度發生。 | 還要、還要牛奶、不要餅乾（修飾詞＋物） |
| 注意——打信號表達：已出現的物品、已發生的事情，或想獲得注意的意圖。 | 嗨！媽咪、再見、看吉姆 |
| 動作——表達一件活動<br>動作——單一動作詞。 | 跳、吃 |
| 人＋動作——用兩個字表達一個活體開始一個動作。 | 媽咪丟、小狗吃、寶寶睡 |
| 動作＋物體——用兩個字表達一個活體或無生命物，成為一個動作的受體。 | 吃餅乾、丟球 |
| 詞義內含 | |
| 回答——個案對問題的回答。提問者的行為，會對個案的回應產生某程度的暗示；沒有這種暗示，可能無法得到回應。雖然回應不甚正確，但是個案的回應，認知上會與問題有關。 | 對方：（拿著洋娃娃）這是什麼？<br>個案：嬰兒。<br>對方：這是一面鏡子嗎？<br>個案：不。 |

（續下頁）

| 功能 | 舉例 |
|---|---|
| 問題——個案經由口頭提問，來獲得訊息或證實。個案的行為形成一種刺激或線索，並暗示她期待一個答案。當自己在玩耍時，個案會對自己提出問題。 | 個案：（拿起玩具電話）電話？<br>個案：這是什麼？ |
| 回應——個案對說話者稍早表達所處的情境，產生有意義的回覆，一種外來的口語線索。個案可能持續建立該情境，且忽略其表達的形式；如不以回答問題來回應問題中的字詞或想法。許多案例中，個案可能會建立情境，並用合適的方式來回應。此範疇並不包含僅僅只是重複。 | 對方：強尼，拿剪刀給我。（命令）<br>個案：不。<br>對方：我可以拿鎖匙嗎？（要求）<br>個案：馬上。<br>對方：這隻狗真可愛。（聲明）<br>個案：我的狗。 |
| 誘發——個案的自我反覆，是對要求或說明的一種回應，或是對「說X」的一種回應。 | 個案：小貓走（聲明）。<br>對方：什麼？<br>個案：小貓走。<br>對方：瑪麗，說「球」。<br>個案：球。 |
| 連續音——個案表達出她在聽，且想要繼續對話的交替，或是她漏掉了剛剛說過的。 | 嗯哼。好的。我知道了。是的。什麼？嗯？ |
| 聲明——個案提出與目前情況有關的陳述，且針對目前的溝通所提；並非回應給其他說話者。此類表達較近似於一種詮釋。線索屬內在性或視情況而定，不屬口語性。此範疇也包括了針對特定狀況的音素感嘆詞。 | 個案：（與母親玩遊戲，看到外面）下雨了。<br>個案：（玩車車）車車走上來。<br>對方：這隻可愛小狗。<br>個案：我的小狗（回應）。牠住在房子裡（聲明）。<br>對方：這隻可愛小狗。<br>個案：我的小狗（回應）。我還有一隻小貓（聲明）。 |

（續下頁）

| 功能 | 舉例 |
|------|------|
| 練習——個案將他自己或他人所說的，予以重複或模仿；且不改變腔調。這可能表示一種想改變的意圖。此外，不含新訊息的內在性反覆稱為練習。此分類包含了計算、唱歌、說話說得模糊不清，或說話押韻的行為。個案經由這些行為可能在實驗或是排練。 | 對方：球。<br>個案：球。<br>對方：看那紅球。<br>個案：紅球。<br>對方：看那紅球。<br>個案：看球（練習）。球、球、球（練習）。 |
| 反覆回應——只要他們無法記下分離的事件或物體，就是練習。甚至有另一個人在他們中間插話，也列入此範疇。 | |
| 命名——個案標明一件目前存在的物體或事件，但是此標記並非是針對問題所產生的回應。此種標記行為通常由指認或點頭所完成。 | 個案：（撿起球）球。<br>個案：（指著球）球。 |
| 建議、命令、需求、要求——個案表達的主要功能是為了影響另一個人的行為。藉著讓他人做某事，或允許個案達成此事件。此形式可能是命令性、陳述性，或疑問性的。 | 個案：我要餅乾。<br>個案：停止。<br>個案：媽咪。<br>個案：丟球（雙親丟球）。丟球（雙親丟球）。丟球。 |

● 資料來源：R. Owens, 1982, *Program for Acquisition of Language with the Severely Impaired (PALS)*, San Antonio: The Psychological Corporation.。The Psychological Corporation 1982 版權所有。取得允許改編。

幼童語言量表（Infant-Toddler Language Scale）（Rossetti, 1990）。還有很多評量，如發展評量工具及羅塞蒂量表（Rossetti Scale），使用數種不同的方法蒐集資料，包括直接測驗、觀察，及父母報告。

　　樣本可能在自由遊戲情境或結合自由遊戲與結構化取樣模仿的情況下蒐集（MacDonald, 1978b）。五十種陳述表達應該是一合適樣本，除非個案一直重複同種表達，樣本中可包含口說、符號，或圖形暗示。臨床治療師應要同時對語意的寬度及深度，還有詞義內涵功能感到興趣。如果對某特定功能、其他功能的低發生率，及每個功能的時間長度不感興趣，那這可能僅僅是一

種短期、無學術價值的樣本（Owens, 1982d），或一種描述性的分析來構成此樣本（Wilcox & Campbell, 1983）。

早期單字或多字表達的發言，是依據以語意為基礎的字序規則所組織的（Brown, 1973）。且早期的前語言及單字語意功能確實存在（表 10.8）。這些語意功能可以延伸或統合成二字、三字，或四字的發言。

同樣的，特殊的詞義內涵行為（illocutionary acts）或溝通意圖，可以在早期的口語或單詞的發言中發現。一個語言樣本可以加以分析，進而確定這些功能涵蓋的範圍。語言治療師應該注意：雖然語意及詞義內涵的範疇，代表了語言學家所相信的幼童透過早期口語要表達的意圖，但是並沒有方法可以確切知道幼童們的意圖。此外，這些分類範疇都是事先決定好的，可能無法正確反應智能障礙溝通者的行為。假如照顧者能夠與個案一起參與，或個案能夠使用較熟悉的主題，可能為一種遊戲的形式，那麼就能夠得到較可靠的結果（Westby, 1980）。

因為照顧者的行為就像語言的催化劑，評量中個案及照顧者間的互動極為重要。一個樣本的範圍可能從十分鐘的遊戲樣本（Owens, 1982d），到更長、更敘述性的分析都有可能（Wilcox & Campbell, 1983）。分析可能與下列均有相關：溝通者的生理距離、增強的使用、回應、照顧者給的線索、照顧者針對個案所理解的語言技巧所給的適合語言、輪替、身體的姿勢與動作，還有互動的終止與再開始（MacDonald & Gillette, 1982; Owens, 1982d; Wilcox & Campbell, 1983）。

一旦基本的評估完成，語言治療師應該要能知道個案的互動策略、最常出現的主題、溝通對象、功能層次，及個案與照顧者間的互動性質。在所有的臨床介入期間，語言治療師應該多試探及檢測，來仔細調整訓練技巧。

## 介入

訓練的第一步，就是決定要教些什麼、誰要教，及在何種情況下教。在前一段中，我假設了一系列早期介入的訓練目標。參與者與發生的情況有所相關，且很明顯地勾勒出介入的大綱。

在基本的語言設計中，必須將個案的自然環境一併納入考慮。在建立早

期溝通時，語言治療師必須能夠在介入過程中，得到照顧者的協助。很典型的，專家訓練個案做出回應，雙親則在家中訓練及誘發這些回應（Wulz et al., 1983）。環境運用及教學互動為其要素。在環境運用中，雙親要重新架構符合所需的情況，讓幼童的需求不如預期，進而要依賴他們自己的溝通行為。在教學階段中，幼童被教導要對「需要溝通」的情況予以回應。此訓練的目的是為了要能擴展幼童的溝通技巧，並刺激回應。

以家庭為中心的訓練不應被分隔。此目的並非要給雙親額外的責任，而是要讓他們經由重新建構連續的活動，而在每日例行公事中，利用到教學的機會（Wulz et al., 1983）。這種早應列入早期溝通訓練策略的訓練，稱作**隨機教學**（incidental teaching）（Owens, 1982d）。舉例來說，假如雙親正在訓練物質不滅定律——看不見的實體仍然存在，就能夠將不會漂浮的肥皂跟玩具融入洗澡時間。因為絕大部分的日常工作都極適合語言訓練，並不需要完全依賴正式、情境之外的訓練模式。對幼童而言，訓練就可以是遊戲。遊戲是以幼童為中心，且幼童的活動可以成為訓練的要點。

訓練應該發生於短期的、反覆性的，每天例行的活動中，且增強者就是活動的一部分，如在點心時間再要求一塊餅乾（Halle, Alpert, & Anderson, 1984）。訓練內容必須在情境中具有意義，且能夠導致真正的結果。

環境規則也能夠用來重新架構個案及照顧者間的互動（MacDonald, 1978b）。一旦個案學到一項技巧後，進而要求他們使用該技巧，來獲得想要的東西或特權。舉例來說，假如個案可以說出餅乾，那說出這兩個字就能得到一塊餅乾。先前被接受使用的手指及哀求此時就不再被接受了。環境規則會雙影響個案及照顧者的行為。

語言刺激技巧也可以在自然環境中使用（Owens, 1982d）。理想情況下，此種刺激會先行發生在個案實際的功能階層之前。刺激可能是先前討論過的「媽媽語」的形式。語言訓練者能夠維持某種互動的形式極為重要；進而杜絕智能障礙幼童在獨處時，普遍的無語言活動（Smith & Hagen, 1984）。

正式或結構化的訓練，其重要性不應被高估；反之，必要時，應將其縮至最小（MacDonald, 1985; Owens, 1982d）。通常此種訓練可以被適用於某種遊戲形式（Manolson, 1983）。兩個訓練者可以誘發個案的回應（Richmond

& Lewallen, 1983）。第一位訓練者給予個案適當的線索，當第二位訓練者在示範或促進個案適當的回應時。

因為無法總是都在家中進行訓練，進行訓練的另一個選擇就是教室（Brightman, Ambrose, & Baker, 1980）。有現成的設備、輔助人員、工作人員，或是祖父母也都能夠成為語言催化劑（Owens, McNerney, Bigler-Burke, & Lepre-Clark, 1987）。工作人員的行為可由簡單的讚美或回饋來予以修正（Realon, Lewallen, & Wheeler, 1983）。

早期以基礎符號系統為主的溝通，可以經由使用**行為鏈干擾**（behavior chain interruption）技巧來建立（Goetz, Gee, & Sailor, 1985; Hunt, Goetz, Alwell, & Sailor, 1986; Romer & Schoenberg, 1991; Sternberg, Pegnatore, & Hill, 1983）。行為鏈干擾有兩個基本要素：第一，個案進行被訓練者所打斷的有趣活動。第二，個案被要求立刻產生溝通性的回應，如觸碰一次，才能夠再次開始此活動。溝通性的回應或符號可被修正或擴展，使成為更具會話性的手勢或符號。

溝通系統也可經由使用圖畫或符號來起始，進而表現類化或普通的需求（Reichle, 1990）。此程序將會在擴大溝通中加以詳細討論。

許多課程是針對前符號及早期符號的技巧所設計（Guess, Sailor, & Baer, 1976; Hanna et al., 1982; MacDonald, 1978b; MacDonald & Gillette, 1982; Miller & Yoder, 1974; Musselwhite & St. Louis, 1982; Owens, 1982d）。為輕度遲緩個案設計的課程，如環境語言互動課程（Environmental Language Intervention Program）（MacDonald, 1978b），可能比表 10.7 中標示的課程，含較少的前符號技巧。其他課程，如語言重度受損的添加課程（Program for the Acquisition of Language with the Severely Impaired, PALS）（Owens, 1982d），就會著重較多的前符號技巧。對治療方向的決定，應該基於個案的社會互動技巧、理解力、模仿，及自發性表達（Crais & Roberts, 1991）。

一般而言，個案年紀越輕，此類前符號技巧的訓練就越重要。對年紀較大的幼童及成人，課程就要減少前符號目的的強調，再來建立基本的溝通系統。自然行為，像是伸手拿取，可被修正為一種請求的手勢，或是一種手指一項符號的行為（Reichle & Sigafoos, 1991）。

　　所有自發的口語行為及其他的溝通企圖，應多加以鼓勵及增強。我們可以經由鼓勵來增加發音發生的次數，並再加以修正成具意義的溝通（Drash, Raver, Murrin, & Tudor, 1989; Poulson, 1988）。

　　一旦訓練模仿，一個單字或是符號也就能夠轉換成多種的語意功能。因此，「一個單一的形式可以用來表達數種功能；反之，數種形式也能僅表達單一的功能」（Miller & Yoder, 1974, p.523）。通常訓練單一字詞時，會以詢問個案「這是什麼？」來要求個案回應，但是此以問題而命名的範例，其應用有所限制。可能的語意訓練目標列於表 10.8。使用此表，臨床治療師就可能將每一種語意種類，與逐行行為進行配對。舉例來說，對一個「位置問題」的回應，可能是依循「嬰兒在哪裡？」的線索。一個「命名問題」可能包含了「杯子嗎？」或「什麼？」。假如個案在嘗試去猜測某些小物品的位置，那「位置問題」中就可能包含「杯子嗎？」。將這分類予以整合，也就能夠學到較長的發言表達方式。已發現，幼童持續地將語意規則整合到超過四個字以上的表達方法。在此點之後，學習則專注於自行將句子重組，且要能學到新的句形結構。

　　某些發展性的指導方針，是因應語意的功能而存在。一般來說，出現的順序應該是命名（nomination）、否定（negation）、行動（action）、反對（objects）、聲明（state）或歸屬（attribution），聲明或歸屬的改變、擁有權及位置、行動之經驗者，還有主事者（agent）（Menyuk, 1974）。開始的二字功能，包括了命名（「那個_____」）、再現（「更多_____」），及不存在的物品（「沒有_____」）。接下來，分開的語意單位要能夠整合，進而產生另一種表達：能夠指出主事者＋動作（「媽媽吃」）、所有權（「寶寶餅乾」），及位置（「小狗床」）。

## 四、擴大及替代性溝通系統

　　某些智能障礙的個案，特別是較重度的個案，會對言語及符號的使用產生極大的困難。對這些無口語的個案，就可能需要一種擴大及替代性的溝通模式，此種模式可以增加或擴展這些個案的符號溝通能力。一般的擴大性及

替代性溝通包括手部溝通、溝通板，及電子或電腦溝通，這些形式將在評量及設計考量中予以討論。

　　與一般的誤解相反，使用擴大及替代性溝通系統並不會阻斷更進一步的言語發展。擴大性溝通能夠促進符號的學習；增進已訓練符號的口語程度；增加注意力、具有意圖的溝通，及社交力；促進自發性的口語溝通；增加溝通開始的機會；還能增加其含義的範圍及溝通的夥伴。然而，擴大性溝通「本身而言，無法確保溝通的效率性」（Calculator & Luchko, 1983, p.185）。「它不能解決無口語者所有的溝通問題」（Shane, Lipschultz, & Shane, 1982, p.83）。

## 擴大及替代性溝通系統形式

　　擴大及替代性溝通系統可分為兩部分：輔助性及非輔助性。輔助擴大性溝通會用到某種器材，如溝通板或電子方式的溝通。非輔助性的系統包括了一般溝通，如手勢、信號，還有手指拼字。

　　溝通板有許多不同的種類及外型。一般來說，這些板子易於製造、攜帶及使用。使用的視覺符號可能包括由最不具符號性到最具有符號性：模型或縮圖、圖片、繪畫、字謎符號、布列斯符號、字母或字詞。在圖 10.4 中予以舉例。字謎符號是將這些概念予以圖畫後的代表。一般來說，布列斯符號不像字謎符號具有那麼多圖案，但是語言使用卻更有生產力。舉例來說，字謎符號對書這個字的圖案過分簡單化：一本打開的書；在布列斯符號中，書是一個中間有垂直線的正方形，綱要性地表達了一本打開的書。這種解碼形式並不僅於此，且也會在整合中應用到。一般來說，解碼系統越具圖像性或「可猜性」，就越容易學習（Clark, 1981）。接下來的過程中，較不具圖像性的系統會具有較大的彈性及衍生性，且較適合成人的表達。

　　電腦科技的急速成長，為無口語者帶來了更多新的可能（Vanderheiden, 1982），輸入系統可能與溝通板的功能相近，且輸出也包含了列印、圖形，及（或）語音的事先錄製或合成。一般來說，個案有三種選擇的方法：掃瞄、編碼，還有直接選擇。在掃瞄法中，儀器持續性地展示符號，個案會在看到想要的符號時暫停展示。在編碼中，一個代碼如數字或數字群，用來存取電

腦的記憶體。最後，在直接選擇中，個案用游標或指針指向需要的符號，可能的話，打出符號代表的訊息。

　　透過電腦傳達訊息可能是個困難的問題，特別是對患有重度肢動困難的個案。在個案及電腦之間相互切換的介面，必須常常依據個案的肢動能力予以強化及修正。對使用介面設備較慢者，也可能負面地影響到電腦所具有的速度優勢。

　　非輔助符號系統有多種形式，從美國手語（American Sign Language, ASL），是一種自成一格的語言，到視讀基礎英語（Seeing Essential English, SEE₁）或手勢精確英語（Signing Exact English, SEE₂），此兩種都較接近模擬的英文語法。手勢英語（Signed English）是自其他系統借用符號，但是，又不如視讀基礎英語對英文語法規則的講究。美國印地安符號語言（American Indian sign language, Amer-Ind）在智能障礙者的使用上亦非常成功。對這些結果的一個主要原因可能是美國印地安

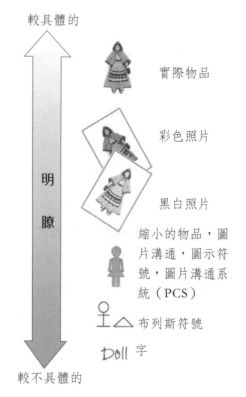

較具體的或易猜測的視覺系統比不具體的符號容易學習。

**圖 10.4　圖解擴大性溝通系統**

● 資料來源：Bloomberg, Karlan, & Loyld (1990); Burroughs, Albritton, Eaton, & Montague(1990); Mirenda & Locke(1989).

符號語言的易懂性。當來源瞭解清楚以後，符號就明顯易懂。美國印地安符號語言明顯地比美國手語易懂得多（Daniloff, Lloyd, & Fristoe, 1983）。

　　對某些個案來說，擁有一種以上的擴大性系統是有利的，不同的系統可能會應用在不同的環境中。

## 評估

決定個案是否適用擴大性溝通系統，必須由一組專家來共同評估；專家通常包括了一位語言治療師、心理學家、物理治療師、職能治療師、特教教師、個案輔導人，如雙親之一，還有個案本人。個案在適應擴大性系統時，其需要及能力都會產生改變；而評量是為因應這種情況所必備的持續性步驟。

美國聽力語言協會溝通程序及無口語者特別委員會（ASHA Ad Hoc Committee on Communication Processes and Non-Speaking Persons, 1980）確定評量擴大性溝通所需的三步驟：第一，小組必須對擴大性系統評量其合適性。並非所有的無口語者都適合擴大性系統。舉例來說，應用於擴大性溝通系統的自發性符號選擇所需的認知能力，如同口語所需一般（Bryen, Goldman, & Quinlisk-Gill, 1988; Goossens, 1984; Owens & House, 1984; Shane & Bashir, 1980; Silverman, 1980）。環境也必須支持個案使用擴大性系統（Owens & House, 1984; Shane et al., 1982）。

評量的第二點，是對適當溝通模式的選擇。小組必須決定：哪種擴大性系統適合於無口語的個案。其中最重要的是個案在情境中的全身動作能力（Bottorf & DePape, 1982; Shane & Wilbur, 1980; Silverman, 1980）。評量小組特別對動作的範圍、速度、力量，及協調性感到興趣。有極佳肢動技巧，但是對溝通板或電子系統較感困難的個案，可以考慮嘗試手動系統。如要選擇電子設備，則應該要有作業的分析之後再下決定；此分析包括個案雙親的使用技巧，及在操作溝通輔助時所需要的動作（Coleman, Cook, & Myers, 1980）。

最後，小組必須選出適合的符號系統。此合適性考量到認知能力、視覺敏銳度，及環境接受度（Chapman & Miller, 1980）。舉例來說，看字詞就比看圖畫需要較佳的認知技巧及視覺辨識力。圖畫一般都比圖畫與字母的整合較易於辨識，而上述又比印刷字體來得簡單（Romski, Sevcik, Pate, & Rumbaugh, 1985）。此外，在不被接受的環境中使用符號系統，如布列斯符號，就極有可能會阻礙到溝通。

# 介入

介入應著重於能夠成功地增加互動（Bottorf & DePape, 1982）。一般來說，溝通的互動性可經由個案對擴大性系統的適應，及溝通環境來加以培養。

語言治療師應該在個案周遭建立一擴大性的環境。擴大或替代性系統隨時可得，且其他人都被鼓勵使用該系統。符號也隨手可得，但是其他人可能不會在對個案交談時使用。其他人在使用它們時可能幫助個案的理解力，也有助於對符號氛圍的建立。此外，每個個案的每日例行工作也能夠培養擴大及替代性溝通的使用。缺乏對擴大性系統的類化，可能與缺乏知識及照顧者不常使用擴大性系統有關（Bryen & McGinley, 1991）。

個人化情境的選擇，應該要能夠反映出個案的日常作息、興趣及需要。所選擇的字彙也會影響到互動的模式（Bottorf & DePape, 1982）。一開始的字彙應該以個案個人的興趣、日常作息，及基本需要為基礎，且能依照環境中其他人的建議來選擇。此外，符號應以對稱性、接觸性，及圖案性為基礎。若是圖案具對稱性、或包含一致的手部運動、與身體有某程度的接觸（接觸性），或具有高度的圖像表徵，那麼重度智能障礙患者將可以更快速地學習符號（Kohl, 1981）。

擴大及替代性溝通並非萬靈丹，且不是往往有令人滿意的效果。平均而論，重度和極重度智能障礙患者在數年的訓練之後，僅能學到自行產生少量的符號（Bryen, Goldman, & Quinlisk-Gill, 1988）。成果停滯不前可能與下列因素有關：過度依賴模仿訓練，而較少想到自發性使用；無意義的訓練狀況；不適當的字彙或擴大性系統；還有照顧者極少提供環境上的輔助。

成功的介入，在於個案目前的溝通基礎，及所有個案溝通方法的複合形式策略之使用（Paul, 2000）。因此，某些個案可能依賴有符號或發音所輔助的溝通板。語言治療師亦試圖在為溝通打開一新的途徑。

環境也必須有系統地予以修飾，來促進擴大性溝通的發生。必須給無口語個案使用擴大性系統的機會。教師及照顧者必須注意不能夠打斷溝通過程。溝通的對象必須具有耐心，且要等待個案的回應。個案也應該能對他們的日

常作息有所選擇，且在替代性溝通中能夠主動的使用系統。假如由重度智能障礙患者使用這些符號，進而控制他們自己的日常環境；甚而這些個案也能夠在長時間過後，照樣清楚的記住這些符號字彙（Romski, Sevcik, & Rumbaugh, 1985）。

### 摘要

假如持續地針對個案的溝通需要進行改造，擴大性溝通系統就能成為無口語個案互動系統中的一部分。這些系統「可以用來表達許多溝通功能，但僅止於環境能提供有意義的使用機會」（Shane et al., 1982, p.83）。

## 五、語言規則訓練

一旦個案開始有意義地使用符號，訓練目的就變成：用這些符號來達成規則系統的使用。語言治療師應該要熟悉，以語言基本五個領域構成的規則：語用、語意、語法、語形及音韻。

根據語言階層，語言遲緩幼童對句子的理解力較不一樣（Page & Horn, 1987）。舉例來說，幼童使用四字的句子，或較少使用語意理解策略，並非一般所想的語法策略。因此，臨床治療師必須謹慎選擇合適的語言輸入，以能同時促進理解力及字詞的生產。若能夠讓語言符碼稍稍超越幼童表達性的語言技巧，那將是最好的例證。

專業人員有時會假設只有成熟的規則才能當作訓練的目標。一個典型的兩歲幼童說："What Mommy eating?"並不會被認為是語言障礙的表現，不過卻屬於一種符合年紀的規則。同樣的，智能障礙個案的發展也會遵循著規則，此類規則一般會反映出他們認知功能的水準。

### 評估

一開始的評量必須能協助判斷：哪一種規則系統個案使用得最好，且也能夠瞭解該系統。理想的評量應該包括正式的測驗及非正式的評估。

很少正式測驗是針對智能障礙者設計，且以其為常模。絕大部分市面上

可得的測驗，是針對非智能障礙幼童所設計。這些測驗對於年紀較長的智能障礙個案（尤其是成人）的適切性，必須予以審慎評估。在選擇某項語言測驗之前，語言治療師必須考慮幼童的肢動與認知能力。對患有口語動作障礙或使用擴大性溝通的個案，必須將其回應的方法予以修正。這些個案可能需要更多時間來完成計時的測驗。

測驗的形式可能並不適合某些智能障礙的個案。這種測驗對於介入來說，也較不具有參考或利用的價值。而此種介入是為了能夠表現出智能障礙患者語言遲緩的實際狀況而設計。當測驗用來幫助敘述個案的語言特徵及行為時，此種測驗就較具價值。

現存的材料可以經過修正，且新的評量工具已經設計完備（Owings & Guvette, 1982）。許多語言治療師以自身準備的設備工具來增補正式測驗（Pickett & Flynn, 1983）。

正式的測驗情境均屬人為性的，且一般而言，對話中缺乏自然性的暗示。訊息的額外來源是必需的。非正式蒐集到的語言樣本也有助於提供有價值的資訊。樣本可以用非常多的方法予以分析。基本上，語言治療師應該決定平均語句長度。增加中的平均語句長度與增加的語言複雜度有關，一直到平均語句長度語素到達 4.0。表 10.9 包含了平均語句長度值和相對應的年齡。

**表 10.9　平均語句長度及相對應年齡**

| 平均語句長度 | 以月為單位預估年齡順序 | 以月為單位年齡 ±1 S.D. |
|:---:|:---:|:---:|
| 1.5 | 23.0 | 18.5-27.5 |
| 2.0 | 26.9 | 21.5-32.3 |
| 2.5 | 30.8 | 23.9-37.7 |
| 3.0 | 34.8 | 28.0-41.6 |
| 3.5 | 38.7 | 30.8-46.6 |
| 4.0 | 42.6 | 36.7-48.5 |
| 4.5 | 46.6 | 40.3-52.9 |
| 5.0 | 50.5 | 42.1-58.9 |
| 5.5 | 54.4 | 46.0-62.8 |
| 6.0 | 58.3 | 49.9-66.7 |

● 資料來源：改編自 Miller（1980）。

對市面上可得的分析方法，層級評估架構（Miller's Assigning Structural Stage）（Miller, 1980），或是其電腦版本 SALT，看來最具功能代表性。其他，如發展句形評量（Developmental Sentence Scoring）（Lee, 1974），能評量出一個基準的分數，但對介入提供的方向不多。在使用 Miller 的方法時，語言治療師可以針對 Brown（1973）語素的使用，決定正確的百分率。這些資料加上平均語句長度，就可以設計出發展的階層。針對名詞片語、動詞片語，及句子種類發展的句子分析，可以引導出個案目前所屬層級，或是其語言發展的階層架構。相似的分析也可以用語意及音韻來加以表現。

語言樣本也可以用較非正式的、更具敘述性的方法來予以分析（Owens, 1999）。語言治療師應該試著敘述語言的所有面向。就語用的觀點來說，如不適當的溝通，極難直接予以評估，卻又對整體的溝通效力極為重要。

## 介入

我們再一次提到，最好能夠確定在進行語言訓練時，自然環境中包含了類化。照顧者應該用可評估的回饋及擴展技術的應用來給予指導。舉例來說，照顧者可以在正確模式的互動產生時，給予較正確的回饋。不完整或原始的回應可以將其延展入成人的形式。我們不應該將對話的情境，過度視作訓練的機會。如先前所提，對許多智能障礙患者而言，自發性的會話發生時，並不會自動地同時發生類化的現象。訓練若包含架構過的會話行為，則可以讓個案熟悉狀況及情境；此類狀況及情境會影響到語言的使用特徵。

選擇訓練目標的主要準則，應該是所選擇的語言特徵目標對個案是否有所幫助。目標應該包括促進溝通的語言特徵或行為，如問問題；或提供個案更多的溝通選擇，如使用電話。

訓練者最好不要將太多的新玩意兒帶入訓練作業中。訓練的線索、提示，及材料都應該逐步予以改變。先前訓練過的資訊，應該要用來輔助新的學習。舉例來說，先前討論過的語意範疇及規則，可以用來加強語法的訓練。主事者的字（mommy、doggie）由於它們表達時的位置及用法，可將其變成為主詞。所有格，先前用字的順序予以表達，也可以擴展為所有格標點（'s）的訓練。

小型的語言系統可能對訓練字詞順序有幫助（Bunce, Ruder, & Ruder, 1985）。表 10.10 表示出一個語言特徵在小型的系統母體中所佔據的軸心。幼童可以經由每個群組所統合的字詞中，學習到字詞順序的規則。極佳的類化行為會伴隨某些訓練的小型系統而來。在表 10.10 中的 X，表示訓練中最有效率的統合。

新的語言特徵可以經由刺激予以表現，這些刺激是經由一般情境的特徵案例所產生。舉例來說，當在教導現在進行式的動詞形態時（動詞＋-ing），訓練者必須自行講述他在做什麼，或同時敘述幼童在做什麼。在情境中運用「重複」，可以對兒童加強強調的特徵，並幫助他們增加注意力。

當要嘗試誘導出完整句子時，語言治療師必須有效地使用具有意義、且能夠反映出一般語言使用方式的線索。舉例來說，線索：「你想要什麼？」最能夠誘導出單一字詞或簡短片語的反應，如「餅乾」。將要求句：「我要餅乾」當作一種反應，實務上來說就不甚恰當。

字彙，通常是障礙的範圍，也能夠用日常事件的情境加以訓練；這些情境必須與符號有某程度上的相關。關鍵字與關鍵圖畫的使用，與直接教導相比，更能夠刺激學習及記憶力（Scruggs, Mastropieri, & Levin, 1985）。舉例來說，「烤鬆餅」具有一個關鍵字：烤；表達出「烤鬆餅」這個字，及麵糰跳出烤箱的圖畫，都能夠輔助對這個字的記憶。故事也能夠用來刺激對單一字詞或字詞群組的記憶力（Glidden & Warner, 1985）。

此外，語言治療師應特別注意智能障礙人口的學習需要。認知運作應於語言技巧被訓練，舉例來說，在學習諸如「之前」、「之後」與「因為」這些語言概念前，個案應該先瞭解過程的可逆性及時間關係。某些個案，如唐氏症個案，可能在連續歷程技巧上會需要協助。和整體意義相關的同步技巧可能會被使用以促進順序操作。與整體意義相關的同步技巧可能會被用來加速下一個步驟的發生。

最後，某些個案，如唐氏症個案，將會需要除了聽力方面的額外輸入。視覺及觸覺的輸入可以提升這些人的學習效果。圖畫或是可吸收經驗的活動都能夠增強學習的概念，並誘發更多個案產生回應。相較於臨床治療參與或使用圖畫，個案對活動的參與可以引發更多的口語回應（Cook & Seymour,

表 **10.10** 小型語言系統

|  | 餅乾 | 蛋糕 | 布丁 | 派餅 | 麵包 |
|---|---|---|---|---|---|
| 吃 | X | X | X | X | X |
| 烤 | X |  |  |  |  |
| 混合 | X |  |  |  |  |
| 要求 | X |  |  |  |  |
| 給予 | X |  |  |  |  |
|  | **寵物** | **狗** | **貓** | **馬** | **貂** |
| 餵食 | X | X |  |  |  |
| 洗澡 |  | X | X |  |  |
| 打扮 |  |  | X | X |  |
| 走路 |  |  |  | X | X |
| 梳理 | X |  |  |  | X |

● 每一個動詞均與該欄的名詞合為短片語之形式。

● 每一個教過的合併處，均以 X 來做標記。學習中的規則，將會類化進入尚未訓練過的合併。

● 資料來源：R. Owens, Language Disorders, a Functional Approach to Assessment and Intervention。Alleyn & Bacon 1991 版權所有。此處取得 Merrill 同意重製。

1980）。同樣的，重度智能障礙個案的主動參與，將成為合乎情境的口語行為之線索（Spiegel, 1983）。

## 六、語言使用

　　有關高功能的智能障礙成人或青少年，在職前或職業性的訓練課程中，重點應在於語言的使用。雖然對語言架構的最低程度是必需的，但是想要成功的生活，語言的形式並非必備。

　　智能障礙成人職業性及社會性的成功與否，之間最大的不同在於能否融入工作或社會中（Reiter & Levi, 1980）。更進一步來說，智能障礙患者對於獲得正常工作及正常朋友，有其迫切的需要。而成功與不成功人士間的不同處之一是在於社交技巧，此技巧包括語言。因此，更適切地使用語言成為最

必需的訓練目的。

　　有些語言因素，如遵從指導或發問，可能比其他因素更爲重要，特別是身處在工作場所時。假如智能障礙成人的語言使用不佳，如好辱罵、好爭辯、粗俗的、大聲、好打斷談話，或容易離題，那他們也較不容易獲得工作。如要訓練他們額外的技巧，就應該要有會話能力及服從指導的技巧。

　　這些職業人際技巧可以經由整合示範、訓練，及複述練習來加以修正（LaGreca, Stone, & Bell, 1983）。合宜的口語行爲可以被示範，當要訓練個案適當使用時。依接近實際使用的狀況，來進行練習及角色扮演也頗有助益。以讚美、教導，及訓斥方式發生的社交性回饋，可以比直接的訓斥及教導，更有效地減少不適宜的口語行爲。

　　其他的會話技巧也不可或缺。智能障礙的青少年可能在與父母溝通，或表達他們的感覺時，會特別感到困難。如那些對話的夥伴、成人，包括那些也患有智能障礙的人，都必須遵守輪流的原則，進而介紹、承擔，及架構對話的主題。此外，他們必須能夠抓住溝通對象的觀點，並循序漸進地改變他們的角色及訊息的來源。屬於學齡或成人期功能層級的語用能力，也應該予以評量，且以意圖的範圍和表達的模式加以訓練（Prutting & Kirchner, 1983）。一般正常發展的同儕可以作爲規範，且亦能夠刺激出適當的口語反應（Wilkinson & Romski, 1995）。

　　基本的社會及溝通技巧可以於教室、家中或工作場所進行教導（Stowitchek et al., 1988）。甚至重度智能障礙的青少年及成人都能夠成功地接電話，且對不同的留言或通話者給予回應（Karen, Astin-Smith, & Creasy, 1985）。甚至智能障礙個案本身都知道對溝通技巧的需要。在一間日間訓練課程的「社交」房間內，個案必須遵照下列原則：

- 維持在主題上。
- 別人說話時保持安靜。
- 注意聆聽你所要聽的。
- 不要打斷他人。
- 輪流——要給別人機會。
- 說話音量要讓別人能夠聽到你。

● 不要自言自語。

# 捌、個案研究

　　凱薩琳是一位三十三歲的重度智能障礙患者，現居於發展中心，在社區裡接受日間課程訓練。她從早年幼童時期就被收養在中心裡。造成她智能障礙的原因不明。依照魏氏兒童智力量表修訂版，她的心智年齡約稍高於六歲，但是她的語言表現還要更低一些。她經歷過輕微的癲癇發作。在發作過程中，凱薩琳通常兩眼瞪得大大的，且完全沒有印象。這種情況往往維持數秒之久；也有幾次失去意識的情況，但是並不多見。目前她發作的情況經由藥物予以控制。凱薩琳偶爾會不知原因的變得暴力，且攻擊其他個案。因為這種行為，她在社區的住所受到獨立的監控。她有極佳的自理技巧，如穿衣及進食；但是語言、數錢和時間的技巧極為貧乏。

　　根據畢保德圖畫詞彙測驗（Peabody Picture Vocabulary Test），凱薩琳接受性詞彙程度約相當於五歲。雖然她能指認出已標明的圖畫，她還是對解釋單字的含義感到困難。根據語言聽力理解力測驗第二版（Test for Auditory Comprehension of Language－Revised, TACL－R），她接受性語言年齡為四歲兩個月。經由卡洛引導語言手冊（Carrow Elicited Language Inventory）的表達性語言測驗結果，在此句子模仿測驗中，她僅得到了相當於四十六個月大的年齡。她的表現具有以下特點：句子簡單、文字缺漏，且對動詞時態及發音感到困難。在語言聽力理解力第二版測驗中，她也對動詞時態及發音發生許多錯誤。根據 Miller 評估架構層級的分析指出，她的語言技巧約相等於布朗階段（Brown's Stage）的第四級。她的平均語句長度為 3.67。語言表現主要是屬於回應性的句子，且特性為句子短、缺乏完整句及複合句，極少使用你、我、他、她之類的代名詞，且不用有關時態的標號。會使用某些輔助性的動詞或模式，但是會混淆 be 動詞。絕大部分的句子都是簡單的陳述句或否定句。

　　在職業訓練課程中，凱薩琳的溝通行為絕大部分都屬於回應性，雖然職

工亦曾回報她出現過重複性的口語行為。在職業訓練進行時，她會重複她所受到的指令，或是對她所做過的說明。這個行為雖然僅是輕聲細語，但是仍舊影響到了她周遭的人。職工在企圖停止她的行為時也感到困難。

　　凱薩琳每星期接受兩次語言治療師的個別課程，及一星期一次的團體訓練。在個人課程中，語言治療師主要是針對她的動詞時態，尤其是規則及不規則過去式及未來式。當出現一次正確的回應，語言治療師就會要她嘗試一段更長的口語。團體訓練主要在激發基本的會話，及使用較長的表達。在她的職業訓練課程中，由職工要求來對會話產生更長的回應。用一種提問的技巧，來刺激她將先前的表達加以擴展。此外，她被強制性的要求在一段短時間內，停止她的自言自語。

# 摘　要

　　在這一章節中，我說明了智能障礙的定義，此智能障礙要考量到個案的認知功能及適應行為。總體來說，此定義反映了以經驗為主要依據的發現：智能障礙個案其行為特徵，有遲緩也有差異。這個發現也同樣說明了智能障礙者的語言發展。

　　因為這些特徵，所以建議要採用發展性語言介入的取向。聰明的臨床工作者可以將非障礙人口的發展，作為發展課程的方針之一。

　　語言介入的目標將因個案的語言技巧而不同。一開始的訓練應該著重於認知、知覺、社會，及溝通技巧，同時要建立早期溝通。早期應著重於語用及語意的建立。而一旦開始訓練短的多字表達時，語言治療師就要將目標放在語言規則系統。當個案較能夠使用語言規則時，語言就變成將訓練常態化的一種工具。這些訓練對個案於職業訓練課程中特別實用。

　　我們用 Nigel Hunt 的一段引言開始本章，且也一樣地再用一段來收尾：

　　很感謝您讓我寫這本書，我深感榮幸。（p.124）

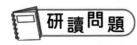

研讀問題

1. 美國智能障礙協會（AAMD）對智能障礙的定義為何？試解釋定義的每一部分。

2. 智能障礙人口的認知功能如何有別於非障礙人口的認知功能？這些差異是如何與整體介入所要考慮的事項有關？

3. 比較智能障礙與無智能障礙人口，所有語言能力方面的項目。

4. 解釋介入的發展性模式，及它與智能障礙者所接受的語言訓練，兩者間的關係。

5. 智能障礙者所受語言介入之目的為何？

參考文獻
Reference

Abbeduto, L., Davies, B., & Furman, L. (1988). The development of speech act comprehension in mentally retarded individuals and nonretarded children. *Child Development, 59*, 1460–1472.

Abbeduto, L., Davies, B., Solesby, S., & Furman, L. (1991). Identifying the referents of spoken messages: Use of context and clarification requests by children with and without mental retardation. *American Journal on Mental Retardation, 95*, 551–562.

Abbeduto, L., Furman, L., & Davies, B. (1989). Relation between the receptive language and mental age of persons with mental retardation. *American Journal on Mental Retardation, 93*, 535–543.

Abbeduto, L., & Rosenberg, S. (1980). The communicative competence of mildly retarded adults. *Applied Psycholinguistics, 1*, 405–426.

Abbeduto, L., Short-Meyerson, K., Benson, G., & Dolish, J. (1997). Signaling of noncomprehension by children and adolescents with mental retardation: Effects of problem type and speaker identity. *Journal of Speech, Language, and Hearing Research, 40*, 20–32.

Abbeduto, L., Short-Meyerson, K., Benson, G., Dolish, J., & Weissman, M. (1998). Understanding referential expressions in context: Use of common ground by children and adolescents with mental retardation. *Journal of Speech, Language, and Hearing Research, 41*, 1348–1362.

Abrahamsen, A., Romski, M., & Sevcik, R. (1989). Concomitants of success in acquiring an augmentative communication system: Changes in attention, communication, and sociability. *American Journal on Mental Retardation, 93*, 475–496.

Affleck, G. (1976). Role-taking ability and the interpersonal tactics of retarded children. *American Journal of Mental Deficiency, 80*, 667–670.

Affleck, G., Allen, D., McGrade, B., & McQueeney, M. (1982). Home environments of developmentally disabled infants as a function of parent and infant characteristics. *American Journal of Mental Deficiency, 86*, 445–452.

Alvares, R. L., & Downing, S. F. (1998). A survey of expressive communication skills in children with Angelman syndrome. *American Journal of Speech-Language Pathology. 7*(2), 14–24.

Ambron, S., & Irwin, D. (1975). Role-taking and moral judgment in 5- and 7-year olds. *Developmental Psychology, 11*, 102.

American Association on Mental Retardation. (1992). *Mental retardation: Definition, classification, and systems of support* (9th ed.). Washington, DC: American Association on Mental Retardation.

ASHA Ad Hoc Committee on Communication Processes and Nonspeaking Persons. (1980). Nonspeech communication: A position paper. *ASHA, 22*, 267–272.

Ashman, A. (1982). Coding, strategic behavior, and language performance of institutionalized mentally retarded young adults. *American Journal of Mental Deficiency, 86*, 627–636.

Baker, B. (1976). Parent involvement in programming for the developmentally disabled child. In L. Lloyd (Ed.), *Communication assessment and intervention*. Baltimore: University Park Press.

Balla, D., & Zigler, E. (1971). Luria's verbal deficiency theory of mental retardation and performance on sameness, symmetry and opposition tasks: A critique. *American Journal of Mental Deficiency, 75*, 400–413.

Balthazar, E., & Stevens, H. (1974). *The emotionally disturbed, mentally retarded: A historical and contemporary perspective*. Englewood Cliffs, NJ: Prentice Hall.

Bangs, T. (1961). Evaluating children with language delay. *Journal of Speech and Hearing Disorders, 26*, 6–18.

Bangs, T., & Dodson, S. (1979). *Birth to Three Developmental Scales*. Seattle: University of Washington Press.

Bates, E., Benigni, L., Bretherton, I., Camaioni, L., & Volterra, V. (1979). *The emergence of symbols: Cognition and communication in infancy*. New York: Academic.

Bedrosian, J., & Prutting, C. (1978). Communicative performance of mentally retarded adults in four conversational settings. *Journal of Speech and Hearing Research, 21*, 79–95.

Bee, H., Van Egeren, L., Streissguth, A., Nyman, B., & Leckie, M. (1969). Social class differences in maternal teaching strategies and speech patterns. *Developmental Psychology, 1*, 726–734.

Bellinger, D. (1980). Consistency in the pattern of change in mothers' speech: Some discriminant analysis. *Journal of Child Language, 7*, 469–487.

Belmont, J. (1967). Long-term memory in mental retardation. In N. Ellis (Ed.), *International review of research in mental retardation* (Vol. 1). New York: Academic.

Bender, N., & Carlson, J. (1982). Prosocial behavior and perspective-taking of mentally retarded and nonretarded children. *American Journal of Mental Deficiency, 86*, 361–366.

Berger, J., & Cunningham, C. (1983). The development of early vocal behaviors and interactions in Down syndrome and non-handicapped infant-mother pairs. *Developmental Psychology, 19*, 322–331.

Berko, J. (1958). The child's learning of English morphology. *Word, 14*, 150–177.

Berry, P., Groeneweg, G., Gibson, D., & Brown, R. (1984). Mental development of adults with Down's syndrome. *American Journal of Mental Deficiency, 89*, 252–256.

Bilsky, L., Walker, N., & Sakales, S. (1983). Comprehension and recall of sentences by mentally retarded and nonretarded individuals. *American Journal of Mental Deficiency, 87*, 558–565.

Birch, H., Richardson, S., Baird, D., Horobin, G., & Illsley, R. (1970). *Mental subnormality in the community: A clinical and epidemiological study*. Baltimore: Williams & Wilkins.

Blacher, J. (1982). Assessing social cognition of young mentally retarded and nonretarded children. *American Journal of Mental Deficiency, 86*, 473–484.

Bleile, K., & Schwartz, I. (1984). Three perspectives on the speech of children with Down's syndrome. *Journal of Communication Disorders, 17*, 87–94.

Blodgett, E., & Miller, V. (1981). The facilitative language model. Paper presented at the American Speech-Language-Hearing Association Annual Convention, Los Angeles.

Bloom, L. (1973). *One word at a time: The use of single-word utterances before syntax*. The Hague: Mouton.

Bloomberg, K., Karlan, G., & Lloyd, L. (1990). The comparative translucency of initial lexical items represented in five graphic symbol systems and sets. *Journal of Speech and Hearing Research, 33*, 717–725.

Borkowski, J., & Cavanaugh, J. (1979). Maintenance and generalization of skills and strategies by the retarded. In N. Ellis (Ed.), *Handbook of mental deficiency: Psychological theory and research*. Hillsdale, NJ: Lawrence Erlbaum Associates.

Borkowski, J., & Wanschura, P. (1974). Mediational processes in the retarded. In N. R. Ellis (Ed.), *International review of research in mental retardation* (Vol. 7). New York: Academic.

Bottorf, L., & DePape, D. (1982). Initiating communication systems for severely speech-impaired persons. *Topics in Language Disorders, 2*, 55–72.

Bowler, D. (1991). Rehearsal training and short-term free-recall of sign and word labels by severely handicapped children. *Journal of Mental Deficiency Research, 35*, 113–124.

Bradbury, B., & Lunzer, E. (1972). The learning of grammatical inflections in normal and subnormal children. *Journal of Child Psychology and Psychiatry, 13*, 239–248.

Bray, N. (1979). Strategy production in the retarded. In N. Ellis (Ed.), *Handbook of mental deficiency: Psychological theory and research*. Hillsdale, NJ: Lawrence Erlbaum Associates.

Bricker, D. (1972). Imitative sign training as a facilitator of word-object association with low-functioning children. *American Journal of Mental Deficiency, 76*, 509–516.

Bricker, D. (1993). *Assessment, Evaluation, and Programming Systems: AEPS Measurement for Birth to Three Years* (Vol. 1). Baltimore: Paul H. Brookes.

Bricker, D., Squires, J., & Mounts, L. (1995). *Ages and Stages Questionnaire (ASQ): A parent-completed child-monitoring system*. Baltimore: Paul H. Brookes.

Bricker, W., Heal, L., Bricker, D., Hayes, W., & Larsen, L. (1969). Discrimination learning and learning set with institutionalized retarded children. *American Journal of Mental Deficiency, 74*, 242–248.

Brightman, R., Ambrose, S., & Baker, B. (1980). Parent training: A school-based model for enhancing teaching performance. *Child Behavior Therapy, 2*, 35–47.

Brooks, P., & Baumeister, A. (1977). A plea for consideration of ecological validity in the experimental psychology of mental retardation: A guest editorial. *American Journal of Mental Deficiency, 81*, 407–416.

Brophy, J. (1970). Mothers as teachers of their own preschool children: The influence of socioeconomic status and task structure on teaching specificity. *Child Development, 41*, 79–94.

Brown, A. (1974). The role of strategic behavior in retardate memory. In N. Ellis (Ed.), *International review of research in mental retardation* (Vol. 7). New York: Academic.

Brown, A. (1978). Knowing when, where, and how to remember: A problem in meta cognition. In R. Glaser (Ed.), *Advances in instructional psychology*. Hillsdale, NJ: Lawrence Erlbaum Associates.

Brown, A., Campione, J., & Murphy, M. (1974). Keeping track of changing variables: Long-term retention of a trained rehearsal strategy by retarded adolescents. *American Journal of Mental Deficiency, 78*, 446–453.

Brown, R. (1973). *First language: The early stages.* Cambridge, MA: Harvard University Press.

Brownell, M. D., & Whiteley, J. H. (1992). Development and training of referential communication in children with mental retardation. *American Journal on Mental Retardation, 97,* 161–172.

Bruner, J. (1974–1975). From communication to language—A psychological perspective. *Cognition, 3,* 255–287.

Bruner, J. (1977). Early social interaction and language acquisition. In R. Schaffer (Ed.), *Studies in mother-infant interaction.* New York: Academic.

Bryen, D., Goldman, A., & Quinlisk-Gill, S. (1988). Sign language with students with severe/profound mental retardation: How effective is it? *Education and Training in Mental Retardation, 23,* 129–137.

Bryen, D., & McGinley, V. (1991). Sign language input to community residents with mental retardation. *Education and Training in Mental Retardation, 26,* 207–214.

Buckhalt, J., Rutherford, R., & Goldberg, K. (1978). Verbal and nonverbal interaction of mothers with their Down's syndrome and nonretarded infants. *American Journal of Mental Deficiency, 82,* 337–343.

Buium, N., Rynders, J., & Turnure, J. (1974). Early maternal linguistic environment of normal and Down's syndrome language-learning children. *American Journal of Mental Deficiency, 79,* 52–58.

Bullowa, M. (Ed.). (1979). *Before speech: The beginning of interpersonal communication.* New York: Cambridge University Press.

Bunce, B., Ruder, K., & Ruder, C. (1985). Using the miniature linguistic system in teaching syntax: Two case studies. *Journal of Speech and Hearing Disorders, 50,* 247–253.

Burger, A., Blackman, L., & Clark, H. (1981). Generalization of verbal abstraction strategies by EMR children and adolescents. *American Journal of Mental Deficiency, 85,* 611–618.

Burger, A., Blackman, L., Clark, H., & Reis, E. (1982). Effects of hypothesis testing and variable format training on generalization of a verbal abstraction strategy by EMR learners. *American Journal of Mental Deficiency, 86,* 405–413.

Burger, A., Blackman, L., Holmes, M., & Zetlin, A. (1978). Use of active sorting and retrieval strategies as a facilitator of recall, clustering, and sorting by EMR and nonretarded children. *American Journal of Mental Deficiency, 83,* 253–261.

Burger, A., Blackman, L., & Tan, N. (1980). Maintenance and generalization of a sorting and retrieval strategy by EMR and nonretarded individuals. *American Journal of Mental Deficiency, 84,* 373–380.

Burggraf, A. (1972). Sign language as a verbal-facilitator with mentally retarded children. Master's thesis, Ohio State University, Columbus.

Burr, D., & Rohr, A. (1978). Patterns of psycholinguistic development in the severely mentally retarded: A hypothesis. *Social Biology, 25,* 15–22.

Burroughs, J., Albritton, E., Eaton, B., & Montagne, J. (1990). A comparative study of language delayed preschool children's ability to recall symbols from two symbol systems. *Augmentative and Alternative Communication, 6,* 202–206.

Butterfield, E., & Belmont, J. (1978). Assessing and improving the cognitive functions of mentally retarded people. In I. Bialer & M. Sternlicht (Eds.), *The psychology of mental retardation: Issues and approaches.* New York: Psychological Dimensions.

Butterfield, E., Wambold, C., & Belmont, J. (1973). On the theory and practice of improving short-term memory. *American Journal of Mental Deficiency, 77,* 654–669.

Bzock, K., & League, R. (1978). *Receptive Expressive Emergent Language Scale.* Austin, TX: Pro-Ed.

Calculator, S. N. (1988). Exploring the language of adults with mental retardation. In S. Calculator & J. Bedrosian (Eds.), *Communication assessment and intervention for adults with mental retardation* (pp. 95–106). San Diego, CA: College-Hill.

Calculator, S., & Luchko, C. (1983). Evaluating the effectiveness of a communication board training program. *Journal of Speech and Hearing Disorders, 48,* 185–191.

Campione, J., & Brown, A. (1977). Memory and metamemory development in educable retarded children. In R. Kail & J. Hagen (Eds.), *Perspectives on the development of memory and cognition.* Hillsdale, NJ: Lawrence Erlbaum Associates.

Cardone, I., & Gilkerson, L. (1989). *Family administered neonatal activities.* Washington, DC: Bulletin of the National Center for Clinical Infant Programs.

Cardosa-Martins, C., & Mervis, C. (1990). Mothers' use of substantive deixis and nouns with their children with Down syndrome: Some discrepant findings. *American Journal on Mental Retardation, 94,* 633–637.

Cardosa-Martins, C., Mervis, C., & Mervis, C. (1985). Early vocabulary acquisition by children with Down's syndrome. *American Journal of Mental Deficiency, 90,* 177–184.

Caro, P., & Snell, M. (1989). Characteristics of teaching communication to people with moderate and severe disabilities. *Education and Training in Mental Retardation, 24,* 63–77.

Caron, J. (1994). Male-female characteristics of Fragile X syndrome. Typescript.

Case, R. (1978). Intellectual development from birth to adulthood: A neo-Piagetian interpretation. In R. Siegler (Ed.), *Children's thinking: What develops?* Hillsdale, NJ: Lawrence Erlbaum Associates.

Caselli, M. C., Vicari, S., Longobardi, E., Lami, L., Pizzoli, C., & Stella, G. (1998). Gestures and words in early development of children with Down syndrome. *Journal of Speech, Language, and Hearing Research, 41,* 1125–1135.

Cegelka, P., & Prehm, H. (1982). *Mental retardation: From categories to people.* Columbus, OH: Merrill/Macmillan.

Chandler, M., Greenspan, S., & Barenboim, C. (1974). Assessment and training of role-taking and referential communication skills in institutionalized emotionally disturbed children. *Developmental Psychology, 10,* 546–553.

Chaney, R., Eyman, R., & Miller, C. (1979). Comparison of respiratory mortality in the profoundly mentally retarded and the less retarded. *Journal of Mental Deficiency Research, 23,* 107.

Chapman, R. S., Kay-Raining Bird, E., & Schwartz, S. E. (1990). Fast mapping of words in event contexts by children with Down syndrome. *Journal of Speech and Hearing Disorders, 55,* 761–770.

Chapman, R. S., & Miller, J. (1980). Analyzing language and communication in the child. In R. Schiefelbusch (Ed.), *Nonspeech language and communication: Analysis and intervention.* Baltimore: University Park Press.

Chapman, R. S., Schwartz, S. E., & Kay-Raining Bird, E. (1988, November). *Predicting comprehension of children with Down syndrome.* Paper presented at the Annual Convention of the American Speech-Language-Hearing Association, Boston.

Chapman, R. S., Seung, H.-K., Schwartz, S. E., & Kay-Raining Bird, E. (1998). Language skills of children and adolescents with Down syndrome: II. Production deficits. *Journal of Speech, Language, and Hearing Research, 41,* 861–873.

Cheseldine, S., & McConkey, R. (1979). Parental speech to young Down's syndrome children: An intervention study. *American Journal of Mental Deficiency, 83,* 612–620.

Clark, C. (1981). Learning words using traditional orthography and the symbols of Rebus, Bliss, and Carrier. *Journal of Speech and Hearing Disorders, 46,* 191–196.

Clark, D., Baker, B., & Heifetz, L. (1982). Behavioral training for parents of mentally retarded children: Prediction of outcome. *American Journal of Mental Deficiency, 87,* 14–19.

Cole, K. N., Dale, P. S., & Mills, P. E. (1992). Stability of intelligence quotient-language relation: Is discrepancy modeling based on a myth? *American Journal on Mental Retardation, 97,* 131–144.

Coleman, C., Cook, A., & Myers, L. (1980). Assessing non-oral clients for assistive communication devices. *Journal of Speech and Hearing Disorders, 45,* 515–526.

Connard, P. (1984). *Preverbal Assessment Intervention Profile,* Austin, TX: Pro-Ed.

Connor, F., Williamson, G., & Siepp, J. (1978). *Program guide for infants and toddlers with neuromotor and other developmental disabilities.* New York: Teachers College Press.

Conroy, J., Efthimiou, J., & Lemanowicz, J. (1982). A matched comparison of the developmental growth of institutionalized and deinstitutionalized mentally retarded clients. *American Journal of Mental Deficiency, 86,* 581–587.

Cook, D., & Seymour, H. (1980). A comparison among three language elicitation procedures. Paper presented at the American Speech-Language-Hearing Association Convention, Detroit.

Coplan, J. (1987). *Early Language Milestone Scale.* Tulsa, OK: Modern Education Corporation.

Crais, E., & Roberts, J. (1991). Decision making in assessment and early intervention planning. *Language, Speech and Hearing Services in Schools, 22,* 19–30.

Cummins, J. (1979). Language functions and cognitive processing. In J. Das, J. Kirby, & R. Jarman (Eds.), *Simultaneous and successive cognitive processes.* New York: Academic.

Cummins, J., & Das, J. (1978). Simultaneous and successive synthesis and linguistic processes. *International Journal of Psychology, 13,* 129–138.

Cupples, L., & Iacono, T. (2000). Phonological awareness and oral reading skills in children with Down syndrome. *Journal of Speech, Language, and Hearing Research, 43,* 595–608.

Dance, F. (1967). Toward a theory of human communication. In F. Dance (Ed.), *Human communication theory: Original essays.* New York: Holt, Rinehart & Winston.

Danforth, S., & Navarro, V. (1998). Speech acts: Sampling the social construction of mental retardation in everyday life. *Mental Retardation, 36,* 31–43.

Daniloff, J., Lloyd, L., & Fristoe, M. (1983). Amer-Ind transparency. *Journal of Speech and Hearing Disorders, 48,* 103–110.

Das, J. (1972). Patterns of cognitive ability in nonretarded and retarded children. *American Journal of Mental Deficiency, 77,* 6–12.

Das, J., Kirby, J., & Jarman, R. (1975). Simultaneous and successive synthesis: An alternative model for cognitive abilities. *Psychological Bulletin, 80,* 97–113.

Das, J., Kirby, J., & Jarman, R. (1979). *Simultaneous and successive cognitive processes.* New York: Academic.

Davis, H., Stroud, A., & Green, L. (1988). Maternal language environment of children with mental retardation. *American Journal on Mental Retardation, 93,* 144–153.

Day, J., & Hall, L. (1988). Intelligence-related differences in learning and transfer and enhancement of transfer among mentally retarded persons. *American Journal on Mental Retardation, 93,* 125–137.

Detterman, D. (1979). Memory in the mentally retarded. In N. Ellis (Ed.), *Handbook of mental deficiency: Psychological theory and research.* Hillsdale, NJ: Lawrence Erlbaum Associates.

Dever, R. (1978). *TALK—Teaching the American language to kids.* Columbus, OH: Merrill/Macmillan.

Dever, R., & Gardner, W. (1970). Performance of normal and retarded boys on Berko's test of morphology. *Language and Speech, 13,* 162–181.

Domingo, R. A., Barrow, M. B., & Amato, J. (1998). Exercise of linguistic control by speakers in an adult day treatment program. *Mental Retardation, 36,* 293–302.

Dore, J. (1974). A pragmatic description of early language development. *Journal of Psycholinguistic Research, 3,* 343–350.

Drash, P., Raver, S., Murrin, M., & Tudor, R. (1989). Three procedures for increasing vocal response to therapist prompt in infants and children with Down syndrome. *American Journal on Mental Retardation, 94,* 64–73.

Duhamel, T., Lin, S., Skelton, A., & Hantke, L. (1974). Early parental perceptions and the high risk neonate. *Clinical Pediatrics, 13,* 1052–1056.

Dunst, C. (1980). *A clinical and educational manual for use with the Uzgris and Hunt scales of infant psychological development.* Austin, TX: Pro-Ed.

Dwinell, M., & Connis, R. (1979). Reducing inappropriate verbalizations of a retarded adult. *American Journal of Mental Deficiency, 84,* 87–92.

Eheart, B. (1982). Mother-child interactions with nonretarded and mentally retarded preschoolers. *American Journal of Mental Deficiency, 87,* 20–25.

Ellis, N. (1963). Stimulus trace and behavioral inadequacy. In N. Ellis (Ed.), *Handbook of mental deficiency.* New York: McGraw-Hill.

Ellis, N. (1970). Memory processes in retardates and normals. In N. Ellis (Ed.), *International review of research in mental retardation* (Vol. 4). New York: Academic.

Ellis, N., Deacon, J., Harris, L., Poor, A., Angers, D., Diorio, M., Watkins, R., Boyd, B., & Cavalier, A. (1982). Learning, memory, and transfer in profoundly, severely, and moderately mentally retarded persons. *American Journal of Mental Deficiency, 87,* 186–196.

Ellis, N., Deacon, J., & Wooldridge, P. (1985). On the nature of short-term memory deficit in mentally retarded persons. *American Journal of Mental Deficiency, 89,* 393–402.

Ellis, N., Woodley-Zanthos, P., & Dulaney, C. (1989). Memory for spatial location in children, adults, and mentally retarded persons. *American Journal on Mental Retardation, 93,* 521–527.

Emery, G., & Ramey, C. (1976). Maternal teaching styles as a function of mothers' level of education. Paper presented at fourth biennial Southeastern Conference on Human Development, Nashville.

Engle, R., & Nagle, R. (1979). Strategy training and semantic encoding in mildly retarded children. *Intelligence, 3,* 17–30.

Ervin-Tripp, S. (1973). Some strategies for the first two years. In T. Moore (Ed.), *Cognitive development and the acquisition of language.* New York: Academic.

Evans, D. (1977). The development of language abilities in Mongols: A correlational study. *Journal of Mental Deficiency Research, 21,* 103–117.

Evans, R., & Bilsky, L. (1979). Clustering and categorical list retention in the mentally retarded. In N. Ellis (Ed.), *Handbook of mental deficiency: Psychological theory and research.* Hillsdale, NJ: Lawrence Erlbaum Associates.

Ezell, H., & Goldstein, H. (1991). Comparison of idiom comprehension of normal children and children with mental retardation. *Journal of Speech and Hearing Research, 34,* 812–819.

Feldman, H. M., Evans, J. L., Brown, R. E., & Wareham, N. L. (1992). Early language and communicative abilities of children with periventricular leukomalacia. *American Journal on Mental Retardation, 97,* 222–234.

Fenson, L., Dale, P., Reznick, S., Thal, D., Bates, E., Hartung, J., Pethnick, S., & Reilly, J. (1993). *MacArthur Communicative Development Inventories.* San Diego, CA: Singular.

Fewell, R., & Langley, M. (1984). *Developmental Activities Screening Inventory.* Austin, TX: Pro-Ed.

Forehand, R., & Atkeson, B. (1977). Generality of treatment effects with parents as therapists: A review of assessment and implementation procedures. *Behavior Therapy, 8,* 575–593.

Frailberg, S. (1979). Blind infants and their mothers: An examination of the sign system. In M. Bullowa (Ed.), *Before speech.* New York: Cambridge University Press.

Frank, H., & Rabinovitch, M. (1974). Auditory short-term memory: Developmental changes in rehearsal. *Child Development, 45,* 397–407.

Fristoe, M., & Lloyd, L. (1980). Planning an initial expressive sign lexicon for persons with severe communication impairment. *Journal of Speech and Hearing Disorders, 45,* 170–180.

Giattinno, J., Pollack, E., & Silliman, E. (1978). Adult input in language impaired children. Paper presented at the American Speech and Hearing Association Annual Convention, San Francisco.

Glidden, L. (1977). Stimulus relations, blocking, and sorting in the free recall and organization of EMR adolescents. *American Journal of Mental Deficiency, 82,* 250–258.

Glidden, L., & Warner, D. (1985). Semantic processing and serial learning by EMR adolescents. *American Journal of Mental Deficiency, 89,* 635–641.

Goetz, L., Gee, K., & Sailor, W. (1985). Using a behavior chain interruption strategy to teach communication skills to students with severe disabilities. *Journal of the Association for Persons with Severe Handicaps, 10,* 21–30.

Goldberg, S. (1977). Social competence in infancy: A model of parent-infant interaction. *Merrill-Palmer Quarterly, 23,* 163–177.

Goossens, C. (1984). Assessment for nonspeech. Paper presented at the annual conference of American Association on Mental Deficiency, Minneapolis.

Graham, J., & Graham, L. (1971). Language behavior of the mentally retarded: Syntactic characteristics. *American Journal of Mental Deficiency, 73,* 623–629.

Greenfield, P., & Smith, J. (1976). *The structure of communication in early language development.* New York: Academic.

Greenspan, S. (1979). Social intelligence in the retarded. In N. Ellis (Ed.), *Handbook of mental deficiency: Psychological theory and research.* Hillsdale, NJ: Lawrence Erlbaum Associates.

Greenwald, C., & Leonard, L. (1979). Communicative and sensorimotor development of Down's syndrome children. *American Journal of Mental Deficiency, 84,* 296–303.

Grossman, H. (1983). *Classification in mental retardation.* Washington, DC: American Association on Mental Deficiency.

Guess, D., Koegh, W., & Sailor, W. (1978). Generalization of speech and language behavior: Measurement and training tactics. In R. Schiefelbusch (Ed.), *Bases of language intervention.* Baltimore: University Park Press.

Guess, D., Sailor, W., & Baer, D. (1976). *Functional speech and language training for the severely handicapped.* Lawrence, KS: H and H Enterprises.

Gullo, F., & Gullo, J. (1984). An ecological language intervention approach with mentally retarded adolescents. *Language, Speech and Hearing Services in Schools, 15,* 182–191.

Gutmann, A., & Rondal, J. (1979). Verbal operants in mothers' speech to nonretarded and Down's syndrome children matched for linguistic level. *American Journal of Mental Deficiency, 83,* 446–452.

Gutowski, W., & Chechile, R. (1987). Encoding, storage, and retrieval components of associative memory deficits of mildly mentally retarded adults. *American Journal of Mental Deficiency, 92,* 85–93.

Hagerman, R., Kemper, M., & Hudson, M. (1985). Learning disabilities and attentional problems in boys with the Fragile X syndrome. *American Journal of Diseases of Children, 139,* 674–678.

Halle, J., Alpert, C., & Anderson, S. (1984). Natural environment language assessment and intervention with severely impaired preschoolers. *Topics in Early Childhood Special Education, 4,* 36–56.

Hanley-Maxwell, C., Wilcox, B., & Heal, L. (1982). A comparison of vocabulary learning by moderately retarded students under direct instruction and incidental presentation. *Education and Training of Mentally Retarded, 3,* 214–221.

Hanna, R., Lippert, E., & Harris, A. (1982). *Developmental Communication Curriculum Inventory.* San Antonio, TX: Psychological Corporation.

Hanzlik, J., & Stevenson, M. (1986). Interaction of mothers with their infants who are mentally retarded, with cerebral palsy, or nonretarded. *American Journal of Mental Deficiency, 90,* 513–520.

Harding, C. (1984). Acting with intention: A framework for examining the development of the intention to communicate. In L. Feagans, C. Garvey, & R. Golinkoff (Eds.), *The origins and growth of communication.* Norwood, NJ: Ablex.

Hargis, K., & Blechman, E. (1979). Social class and training of parents as behavior change agents. *Child Behavior Therapy, 1,* 69–74.

Haring, N., & Bricker, D. (1976). Overview of comprehensive services for the severely/profoundly handicapped. In N. Haring & L. Brown (Eds.), *Teaching the severely handicapped.* New York: Grune & Stratton.

Harris, D. (1982). Communicative interaction processes involving nonvocal physically handicapped children. *Topics in Language Disorders, 2,* 21–38.

Harris, D., Lippert, J., Yoder, D., & Vanderheiden, G. (1977). Blissymbolics: An augmentative symbol communication system for non-vocal severely handicapped children. In R. York & E. Edgar, (Eds.), *Teaching the severely handicapped* (Vol. 4). Seattle: Special Press.

Harris-Vanderheiden, D., Brown, W., MacKenzie, P., Reinen, S., & Schiebel, C. (1975). Symbol communication for the mentally handicapped. *Mental Retarded, 13,* 34–37.

Hayes, C., & Koch, R. (1977). Interpersonal distance behavior of mentally retarded and nonretarded children. *American Journal of Mental Deficiency, 82,* 207–209.

Heifetz, L. (1980). From consumer to middleman: Emerging roles for parents in the network of services for retarded children. In R. Abidin (Ed.), *Parent education and intervention handbook.* Springfield, IL: Charles Thomas.

Hess, R., & Shipman, V. (1965). Early experience and the socialization of cognitive modes in children. *Child Development, 36,* 886–896.

Hockey, R. (1973). Rate of presentation in running memory and direct manipulation of input processing strategies. *Quarterly Journal of Experimental Psychology, 25,* 104–111.

Hogg, J. (1975). Normative development and educational program planning for severely educationally subnormal children. In C. Kiernan & F. Woodford (Eds.), *Behavior modification with the severely retarded.* Amsterdam, The Netherlands: Associated Scientific.

Horstmeier, D., & MacDonald, J. (1978). *Environmental Prelanguage Battery.* San Antonio, TX: Psychological Corporation.

Houghton, J., Bronicki, G., & Guess, D. (1987). Opportunities to express preferences and make choices among students with severe disabilities in classroom settings. *Journal of the Association for Persons with Severe Handicaps, 12,* 18–27.

Hoy, E., & McKnight, J. (1977). Communication style and effectiveness in homogeneous and heterogeneous dyads of retarded children. *American Journal of Mental Deficiency, 81,* 587–598.

Humphreys, L., & Parsons, C. (1979). Piagetian tasks measure intelligence and intelligence tests assess cognitive development: A reanalysis. *Intelligence, 3,* 369–382.

Hunt, N. (1967). *The world of Nigel Hunt: The diary of a mongoloid youth.* New York: Garret.

Hunt, P., Goetz, L., Alwell, M., & Sailor, W. (1986). Using an interrupted behavior chain strategy to teach generalized communication responses. *Journal of the Association for Persons with Severe Handicaps, 11,* 196–204.

Ingalls, R. (1978). *Mental retardation: The changing outlook.* New York: Wiley.

Ingram, D. (1972). Transivity in child language. *Language, 47,* 888–910.

Ingalls, R. (1978). *Mental retardation: The changing outlook*. New York: Wiley.

Ingram, D. (1972). Transivity in child language. *Language, 47*, 888–910.

Jarman, R. (1978). Patterns of cognitive ability in retarded children: A reexamination. *American Journal of Mental Deficiency, 82*, 344–348.

Jarman, R., & Das, J. (1977). Simultaneous and successive synthesis and intelligence. *Intelligence, 1*, 151–169.

Johnson-Martin, N., Jens, K., Attermeier, S., & Hacker, B. (1991). *Carolina Curriculum for Infants and Toddlers with Special Needs*. Baltimore, MD: Paul H. Brookes.

Johnston, J., & Schery, T. (1976). The use of grammatical morphemes by children with communication disorders. In D. Morehead & A. Morehead (Eds.), *Normal and deficient child language*. Baltimore: University Park Press.

Jones, O. (1977). Mother-child communication with prelinguistic Down's syndrome and normal infants. In H. Schaffer (Eds.), *Studies in mother–infant interaction*. New York: Academic.

Jones, P. (1972). Home environment and the development of verbal ability. *Child Development, 43*, 1081–1086.

Kahn, J. (1975). Relationship of Piaget's sensorimotor period to language acquisition of profoundly retarded children. *American Journal of Mental Deficiency, 79*, 640–643.

Kahn, J. (1977). A comparison of manual and oral language training. *Mental Retardation, 15*, 21–23.

Kamhi, A. (1981). Developmental vs. different theories of mental retardation: A new look. *American Journal of Mental Deficiency, 86*, 1–7.

Kamhi, A., & Masterson, J. (1989). Language and cognition in mentally handicapped people: Last rites for the difference-delay controversy. In M. Beveridge, G. Conti-Ramsden, & I. Leudar (Eds.), *Language and communication in mentally handicapped people*. London: Chapman & Hall.

Kangas, K., & Lloyd, L. L. (1988). Early cognitive skills as prerequisites to augumentative and alternative communication use: What are we waiting for? *Augmentative and Alternative Communication, 4*, 211–221.

Karen, R., Astin-Smith, S., & Creasy, D. (1985). Teaching telephone-answering skills to mentally retarded adults. *American Journal of Mental Deficiency, 89*, 595–609.

Karrer, R., Nelson, M., & Galbraith, G. (1979). Psychophysiological research with the mentally retarded. In N. Ellis (Ed.), *International review of research in mental retardation* (Vol. 7). New York: Academic.

Kearsley, R. (1979). Iatrogenic retardation: A syndrome of learned incompetence. In R. Kearsley & I. Sigel (Eds.), *Infants at risk: Assessment of cognitive functioning*. Hillsdale, NJ: Lawrence Erlbaum Associates.

Kellas, G., Ashcroft, M., & Johnson, N. (1973). Rehearsal processes in the short-term memory performance of mildly retarded adolescents. *American Journal of Mental Deficiency, 77*, 670–679.

Kendall, C., Borkowski, J., & Cavanaugh, J. (1980). Maintenance and generalization of an interrogative strategy by EMR children. *Intelligence, 4*, 255–270.

Kernan, K. (1990). Comprehension of syntactically indicated sequence by Down's syndrome and other mentally retarded adults. *Journal of Mental Deficiency Research, 34*, 169–178.

Kintsch, W., & van Dijk, T. (1978). Toward a model of text comprehension and production. *Psychological Review, 85*, 363–394.

Klaus, M., & Kennell, J. (1976). *Maternal-infant bonding*. St. Louis: Mosby.

Klein, M., & Briggs, M. (1987). *Observation of communicative interactions*. Los Angeles: Mother–Infant Communication Project, California State University.

Klink, M., Gerstman, L., Raphael, L., Schlanger, B., & Newsome, L. (1986). Phonological process usage by young EMR children and nonretarded preschool children. *American Journal of Mental Deficiency, 91*, 190–195.

Kogan, K., Wimberger, H., & Bobbitt, R. (1969). Analysis of mother-child interaction in young mental retardates. *Child Development, 40*, 799–812.

Kohl, F. (1981). Effects of motoric requirements on the acquisition of manual sign responses by severely handicapped students. *American Journal of Mental Deficiency, 85*, 396–403.

Kohl, F., Karlan, G., & Heal, L. (1979). Effects of pairing manual signs with verbal cues upon the acquisition of instruction-following behaviors and the generalization to expressive language with severely handicapped students. *AAESPH Review, 4*, 291–300.

Konstantases, M., Oxman, J., & Webster, C. (1917). Simultaneous communication with autistic and other severely dysfunctional nonverbal children. *Journal of Communication Disorders, 10*, 267–282.

Krupski, A. (1977). Role of attention in the reaction-time performance of mentally retarded adolescents. *American Journal of Mental Deficiency, 82*, 79–83.

Lackner, J. (1968) A developmental study of language behavior in retarded children. *Neuropsychologia, 6*, 301–320.

LaGreca, A., Stone, W., & Bell, C. (1983). Facilitating the vocational-interpersonal skills of mentally retarded individuals. *American Journal of Mental Deficiency, 88*, 270–278.

Lamberts, F. (1981). Sign and symbol in children's processing of familiar auditory stimuli. *American Journal of Mental Deficiency, 86*, 300–308.

Layton, T., & Sharifi, H. (1979). Meaning and structure of Down's syndrome and nonretarded children's spontaneous speech. *American Journal of Mental Deficiency, 83*, 439–445.

Leahy, R., Balla, D., & Zigler, E. (1982). Role-taking, self-image, and imitativeness of mentally retarded and nonretarded individuals. *American Journal of Mental Deficiency, 86*, 372–379.

Lee, L. (1974). *Developmental sentence analysis*. Evanston, IL: Northwestern University Press.

Leonard, L. B. (1987). Is specific language impairment a useful construct? In S. Rosenburg (Ed.), *Advances in applied psycholinguistics* (Vol. 1, pp. 1–39). Cambridge, UK: Cambridge University Press.

Leonard, L., Cole, B., & Steckol, K. (1979). Lexical usage of retarded children: An examination of informativeness. *American Journal of Mental Deficiency, 84*, 49–54.

Leonard, L., Steckol, K., & Panther, K. (1983). Returning meaning to semantic relations: Some clinical applications. *Journal of Speech and Hearing Disorders, 48*, 25–35.

Levine, H., & Langness, L. (1985). Everyday cognition among mildly mentally retarded adults: An ethnographic approach. *American Journal of Mental Deficiency, 90*, 18–26.

Liebert, A., & Baumeister, A. (1973). Behavioral variability among retardates, children, and college students. *The Journal of Psychology, 83*, 57–65.

Lincoln, A., Courchesne, E., Kilman, B., & Galambos, R. (1985). Neuropsychological correlates of information-processing by children with Down syndrome. *American Journal of Mental Deficiency, 89*, 403–414.

Lobato, D., Barrera, R., & Feldman, R. (1981). Sensorimotor functioning and prelinguistic communication of severely and profoundly mentally retarded individuals. *American Journal of Mental Deficiency, 85*, 489–496.

Lobb, H. (1974). Effects of verbal rehearsal on discrimination learning in moderately retarded nursery-school children. *American Journal of Mental Deficiency, 79*, 449–454.

Longhurst, T., & Berry, G. (1975). Communication in retarded adolescents: Response to listener feedback. *American Journal of Mental Deficiency, 80*, 158–164

Looney, P. (1980). Instructional intervention with language-disordered learners. *Directive Teacher, 2*, 30–31.

Love, R. J., & Webb, W. G. (1986). *Neurology for the speech-language pathologist*. Stoneham, MA: Butterworth.

Luftig, R., & Johnson, R. (1982). Identification and recall of structurally important units in prose of mentally retarded learners. *American Journal of Mental Deficiency, 86*, 495–502.

Luria, A. (1975). Basic problems of language in the light of psychology and neurolinguistics. In E. Lenneberg & E. Lenneberg (Eds.), *Foundations of language development: A multidisciplinary approach*. New York: Academic.

MacDonald, J. (1978a). *Environmental Language Inventory*. San Antonio, TX: Psychological Corporation.

MacDonald, J. (1978b). *Environmental Language Intervention Program*. Columbus, OH: Merrill/Macmillan.

MacDonald, J. (1985). Language through conversation: A model for intervention with language-delayed persons. In S. Warren and A. Rogers-Warren (Eds.), *Teaching functional language* (pp. 89–122). Baltimore: University Park Press.

MacDonald, J., Blott, J., Gordon, K., Spiegal, B., & Hartmann, M. (1974). An experimental parent-assisted treatment program for preschool language-delayed children. *Journal of Speech and Hearing Disorders, 39*, 295–415.

MacDonald, J., & Gillette, Y. (1978). *Environmental Communication System (ECO)*. San Antonio, TX: Psychological Corporation.

MacDonald, J., & Gillette, Y. (1982). *ECO, ecological communication system: A clinical handbook for parents and teachers*. Columbus, OH: Nisonger Center.

MacMillan, D. (1972). Paired-associate learning as a function of explicitness of mediational set by EMR and nonretarded children. *American Journal of Mental Deficiency, 76*, 686–691.

Macnamara, J. (1972). Cognitive basis of language learning in infants. *Psychological Review, 79*, 1–13

Mahoney, G., Fors, S., & Wood, S. (1990). Maternal directive behavior revisited. *American Journal on Mental Retardation, 94*, 398–406.

Mahoney, G., Glover, A., & Finger, I. (1981). Relationship between language and sensorimotor development of Down syndrome and nonretarded children. *American Journal of Mental Deficiency, 86*, 21–27.

Mahoney, G., & Snow, K. (1983). The relationship of sensorimotor functioning to children's response to early language training. *Mental Retardation, 21*, 248–254.

Mahoney, G., & Weller, E. (1980). An ecological approach to language intervention. *New Directions for Exceptional Children, 2*, 17–33.

Malgady, R., Barcher, R., Towner, G., & Davis, J. (1979). Language factors in vocational evaluation of mentally retarded workers. *American Journal of Mental Deficiency, 83*, 432–438.

Manolson, A. (1983). *It takes two to talk*. Toronto: Hanen Early Language Resource Centre.

Marcell, M., & Armstrong, V. (1982). Auditory and visual sequential memory of Down syndrome and nonretarded children. *American Journal of Mental Deficiency, 87*, 86–95.

Marcell, M., & Jett, D. (1985). Identification of vocally expressed emotions by mentally retarded and nonretarded individuals. *American Journal of Mental Deficiency, 89*, 537–545.

Marcell, M., & Weeks, S. (1988). Short-term memory difficulties and Down's syndrome. *Journal of Mental Deficiency Research, 32,* 153–162.

Marshall, N., Hegrenes, J., & Goldstein, S. (1973). Verbal interactions: Mothers and their retarded children vs. mothers and their nonretarded children. *American Journal of Mental Deficiency, 77,* 415–419.

Maurer, H., & Sherrod, K. (1987). Context of directives given to young children with Down syndrome and nonretarded children: Development over two years. *American Journal of Mental Deficiency, 91,* 579–590.

McCarver, R., & Craig, E. (1974). Placement of the retarded in the community: Prognosis and outcome. In N. Ellis (Ed.), *International review of research in mental retardation* (Vol. 7). New York: Academic.

McCormick, L. (1986). Keeping up with language trends. *Teaching Exceptional Children, 18,* 123–129.

McLean, J., & Snyder-McLean, L. (1978). *A transactional approach to early language training.* Columbus, OH: Merrill/Macmillan.

McLean, L. K., Brady, N. C., McLean, J. E., & Behrens, G. A. (1999). Communication forms and functions of children and adults with severe mental retardation in community and institutional settings. *Journal of Speech, Language, and Hearing Research, 42,* 231–240.

McLeavey, B., Toomey, J., & Dempsey, P. (1982). Nonretarded and mentally retarded children's control over syntactic structures. *American Journal of Mental Deficiency, 86,* 485–494.

McNutt, J., & Leri, S. (1979). Language differences between institutionalized and noninstitutionalized retarded children. *American Journal of Mental Deficiency, 83,* 339–345.

Meador, D. (1984). Effects of color on visual discrimination of geometric symbols by severely and profoundly mentally retarded individuals. *American Journal of Mental Deficiency, 89,* 275–286.

Mehrabian, A., & Williams, M. (1971). Piagetian measures of cognitive development for children up to age two. *Journal of Psycholinguistic Research, 1,* 113–126.

Menyuk, P. (1974). Early development of receptive language: From babbling to words. In R. Schiefelbusch & L. Lloyd (Eds.), *Language perspectives—Acquisition, retardation and intervention.* Baltimore: University Park Press.

Mercer, C., & Snell, M. (1977). *Learning theory research in mental retardation.* Columbus, OH: Merrill/Macmillan.

Merrill, E. (1985). Differences in semantic processing speed of mentally retarded and nonretarded persons. *American Journal of Mental Deficiency, 90,* 71–80.

Merrill, E., & Bilsky, L. (1990). Individual differences in the representation of sentences in memory. *American Journal on Mental Retardation, 95,* 68–76.

Merrill, E. C., & Jackson, T. S. (1992). Degree of associative relatedness and sentence processing by adolescents with and without mental retardation. *American Journal on Mental Retardation, 97,* 173–185.

Merrill, E., & Mar, H. (1987). Differences between mentally retarded and nonretarded persons' efficiency of auditory sentence processing. *American Journal of Mental Deficiency, 91,* 406–414.

Mervis, C. B. (1988). Early lexical development: Theory and application. In L. Nadel (Ed.), *The psychology of Down's syndrome* (pp. 104–144). Cambridge, MA: MIT Press.

Miller, A., & Miller, F. (1973). Cognitive-educational training with elevated boards and sign language. *Journal of Autism and Childhood Schizophrenia, 3,* 65–68.

Miller, A., & Newhoff, M. (1978). Language disordered children: Language disordered mothers? Paper presented at the American Speech and Hearing Association Annual Conference, San Francisco.

Miller, J. (1980). *Assessing language production in children.* Baltimore: University Park Press.

Miller, J., Chapman, R., & MacKenzie, H. (1981). Individual differences in the language acquisition of mentally retarded children. *Proceedings from the Second Wisconsin Symposium on Research in Child Language Disorders.* Madison: University of Wisconsin.

Miller, J. F., Sedey, A. L., & Miolo, G. (1995). Validity of parent report measures of vocabulary development for children with Down syndrome. *Journal of Speech and Hearing Research, 38,* 1037–1044.

Miller, J., & Yoder, D. (1974). An ontogenetic language teaching strategy for retarded children. In R. Schiefelbusch & L. Lloyd (Eds.), *Language perspectives—Acquisition, retardation, and intervention.* Baltimore: University Park Press.

Miller, S., & Sloan, H. (1976). The generalization effects of parent training across stimulus settings. *Journal of Applied Behavior Analysis, 9,* 355–370.

Mindell, C., & Budd, K. (1977). Issues in the generalization of parent training across settings. Paper presented at the annual meeting of the American Psychological Association.

Mittler, P. (1974). Language and communication. In A. Clarke & A. Clarke (Eds.), *Mental deficiency: The changing outlook.* London: Methuen.

Mittler, P. (1976) Assessment for language learning. In P. Berry (Ed.), *Language and communication in the mentally handicapped.* Baltimore: University Park Press.

Mirenda, P., & Locke, P. (1989). A comparison of symbol transparency in nonspeaking persons with intellectual disabilities. *Journal of Speech and Hearing Disorders, 54,* 131–140.

Montague, J., Hutchinson, E., & Matson, E. (1975). Comparative computer content analysis of the verbal behavior of institutionalized and noninstitutionalized retarded children. *Journal of Speech and Hearing Research, 18,* 43–57.

Moran, M., Money, S., & Leonard, D. (1984). Phonological process analysis of the speech of mentally retarded adults. *American Journal of Mental Deficiency, 89,* 304–306.

Muma, J. (1978). *Language handbook: Concepts, assessment, intervention.* Englewood Cliffs, NJ: Prentice Hall.

Mundy, P., Kasari, C., Sigman, M., & Ruskin, E. (1995). Nonverbal communication and early language acquisition in children with Down syndrome and in normally developing children. *Journal of Speech and Learning Research, 38,* 157–167.

Musselwhite, C., & St. Louis, K. (1982). *Communication programming for the severely handicapped: Vocal and non-vocal strategies.* Houston: College-Hill.

Naremore, R., & Dever, R. (1975). Language performance of educable mentally retarded and normal children at five age levels. *Journal of Speech and Hearing Research, 18,* 82–95.

Newfield, M. (1966). A study of the acquisition of English morphology by normal and EMR children. Master's thesis, Ohio State University, Columbus.

Newfield, M., & Schlinger, B. (1968) The acquisition of English morphology in normal and educable mentally retarded children. *Journal of Speech and Hearing Research, 11,* 693–706.

Nigro, G., & Roak, R. (1987). Mentally retarded and nonretarded adults' memory for spatial location. *American Journal of Mental Deficiency, 91,* 392–397.

Nugent, P., & Mosley, J. (1987). Mentally retarded and nonretarded individuals' attention allocation and capacity. *American Journal of Mental Deficiency, 91,* 598–605.

Nussvaum, R., & Ledbetter, D. (1986). Fragile X syndrome: A unique mutation in man. *Annual Review of Genetics, 20,* 109–145.

O'Connor, N., & Hermelin, B. (1978). *Seeing and hearing and space and time.* New York: Academic.

Ogletree, B. T., Wetherby, A. M., & Westling, D. L. (1992). Profile of the prelinguistic intentional communicative behavior of children with profound mental retardation. *American Journal on Mental Retardation, 97,* 188–196.

Oller, D., & Seibert, J. (1988). Babbling of prelinguistic mentally retarded children. *American Journal on Mental Retardation, 92,* 369–375.

Olswang, L., Stoel-Gammon, C., Coggins, T., & Carpenter, R. (1987a). *Assessing Linguistic Behavior (ALB).* Seattle: University of Washington Press.

Olswang, L., Stoel-Gammon, C., Coggins, T., & Carpenter, R. (1987b). *Assessing prelinguistic behaviors in developmentally young children.* Seattle: University of Washington Press.

O'Regan-Kleinert, J. (1980). Pre-speech/language therapeutic techniques for the handicapped infant. Paper presented at the American Speech-Language-Hearing Association Convention, Detroit.

O'Regan-Kleinert, J., Rosenwinkel, P., & Robbins, R. (1979). Remediation of severe language disorders: A pre-speech sensorimotor developmental model. Paper presented at the American Speech-Language-Hearing Association Convention, Atlanta.

Osofosky, J., & O'Connell, E. (1972). Daughter's effects upon mother's and father's behavior. *Developmental Psychology, 7,* 157–168.

Owens, R. E. (1978). Speech acts in the early language of non-delayed and retarded children: A taxonomy and distributional study. Unpublished doctoral dissertation, The Ohio State University.

Owens, R. (1982a). *Caregiver Interview and Environmental Observation.* San Antonio, TX: Psychological Corporation.

Owens, R. (1982b). *Developmental Assessment Tool.* San Antonio, TX: Psychological Corporation.

Owens, R. (1982c). *Diagnostic Interactional Survey.* San Antonio, TX: Psychological Corporation.

Owens, R. (1982d). *Program for the Acquisition of Language with the Severely Impaired* (PALS). San Antonio, TX: Psychological Corporation.

Owens, R. E. (1999). *Language disorders: A functional approach to assessment and intervention* (3d ed.). Boston: Allyn & Bacon.

Owens, R. (2001). *Language development: An introduction* (5th ed.). Boston: Allyn & Bacon.

Owens, R., & House, L. (1984). Decision-making processes in augmentative communication. *Journal of Speech and Hearing Disorders, 49,* 18–25.

Owens, R., & MacDonald, J. (1982). Communicative uses of the early speech of non-delayed and Down syndrome children. *American Journal of Mental Deficiency, 86,* 503–510.

Owens, R., McNerney, C., Bigler-Burke, L., & Lepre-Clark, C. (1987). The use of language facilitators with residential retarded populations. *Topics in Language Disorders, 7*(3), 47–63.

Owens, R. E., & Rogerson, B. S. (1988). Adults at the presymbolic level. In S. Calculator & J. Bedrosian (Eds.), *Communicative assessment and intervention for adults with mental retardation* (pp. 189–230). San Diego, CA: College-Hill.

Owings, N., & Guvette, T. (1982). Communication behavior assessment and treatment with the adult retarded: An approach. In N. Lass (Ed.), *Speech and language: Advances in basic research and practice* (Vol. 7). New York: Academic.

Page, J., & Horn, D. (1987). Comprehension in developmentally delayed children. *Language, Speech and Hearing Services in Schools, 18,* 63–71.

Papania, N. (1954). A qualitative analysis of vocabulary responses of institutionalized mentally retarded children. *Journal of Clinical Psychology, 10,* 361–365.

Paul, R. (2000). Facilitating transitions in language development for children using AAC. *Augmentative and Alternative Communication, 13,* 139–148.

Peter, D. (2000). Dynamics of discourse: A case study illuminating power relations in mental retardation. *Mental Retardation, 38,* 354–362.

Petersen, G., & Sherrod, K. (1982). Relationship of maternal language to language development and language delay of children. *American Journal of Mental Deficiency, 86,* 391–398.

Phillips, I., & Williams, N. (1975). Psychopathology and mental retardation: 1. Psychopathology. *American Journal of Psychiatry, 132,* 1265–1271.

Phillips, J., & Balthazar, E. (1979). Some correlates of language deterioration in severely and profoundly retarded long-term institutionalized residents. *American Journal of Mental Deficiency, 83,* 402–408.

Pickett, J., & Flynn, P. (1983). Language assessment tools for mentally retarded adults: Survey and recommendations. *American Journal of Mental Deficiency, 21,* 244–247.

Platt, J. & Coggins, T. (1990). Comprehension of social-action games in prelinguistic children. *Journal of Speech and Hearing Disorders, 55,* 315–326.

Polk, X., Schilmoeller, G., Embry, L., Holman, J., & Baer, D. (1976). Prompted generalization through experimenters' instructions: A parent training study. Paper presented at the annual meeting of the Midwestern Association of Behavior Analysis, Chicago.

Poulson, C. (1988). Operant conditioning of vocalization rate of infants with Down syndrome. *American Journal on Mental Retardation, 93,* 57–63.

Prater, R. (1982). Functions of consonant assimilation and reduplication in early word productions of mentally retarded children. *American Journal of Mental Deficiency, 86,* 399–404.

Prior, M., Minnes, P., Coyne, T., Golding, B., Hendy, J., & McGillivray, J. (1979). Verbal interactions between staff and residents in an institution for the young mentally retarded. *Mental Retardation, 17,* 65–70.

Pruess, J., Vadasy, P., & Fewell, R. (1987). Language development in children with Down syndrome: An overview of recent research. *Education and Training in Mental Retardation, 22,* 44–55.

Prutting, C. (1979). Process: The action of moving forward progressively from one point to another on the way to completion. *Journal of Speech and Hearing Disorders, 44,* 3–30.

Prutting, C., & Kirchner, D. (1983). Applied pragmatics. In T. Gallagher & C. Prutting (Eds.), *Pragmatic assessment and intervention issues in language.* San Diego, CA: College-Hill.

Realon, R., Lewallen, J., & Wheeler, A. (1983). Verbal vs. verbal feedback plus praise: The effects on direct care staff's training behaviors. *Mental Retardation, 21,* 209–213.

Rees, N. (1978). Pragmatics of language: Applications to normal and disordered language development. In R. Schiefelbusch (Ed.), *Bases of language intervention.* Baltimore: University Park Press.

Rees, N., & Wollner, S. (1981). Toward a taxonomy of pragmatic abilities in children. Paper presented at the ASHA Northeast Regional Conference, Philadelphia.

Reese, R., & Serna, L. (1986). Planning for generalization and maintenance in parent training: Parents need IEPs too. *Mental Retardation, 24,* 87–92.

Reich, R. (1978). Gestural facilitation of expressive language in moderately/severely retarded preschoolers. *Mental Retardation, 16,* 113–117.

Reichle, J. (1990). Intervention with presymbolic clients: Setting up an initial communication system. Paper presented at the New York State Speech-Language-Hearing Association Annual Convention, Kiamesha Lake, NY.

Reichle, J., & Sigafoos, J. (1991). Establishing an initial repertoire of requesting. In J. Reichle, J. York, & J. Sigafoos (Eds.), *Implementing augmentative and alternative communication.* Baltimore: Paul H. Brookes.

Reid, G. (1980). Overt and covert rehearsal in short-term motor memory of mentally retarded and non-retarded persons. *American Journal of Mental Deficiency, 85,* 69–77.

Rein, R., & Kernan, K. (1989). The functional use of verbal perseverations by adults who are mentally retarded. *Education and Training in Mental Retardation, 24,* 381–389.

Reiss, S., Levitan, G., & Szyszko, J. (1982). Emotional disturbance and mental retardation: Diagnostic overshadowing. *American Journal of Mental Deficiency, 86,* 567–574.

Reiter, S., & Levi, A. (1980). Factors affecting social integration of noninstitutionalized mentally retarded adults. *American Journal of Mental Deficiency, 85,* 25–30.

Rescorla, L. (1989). The Language Development Survey: A screening tool for delayed toddlers. *Journal of Speech and Hearing Disorders, 54,* 587–599.

Rheingold, H., & Eckerman, C. (1975). Some properties for unifying the study of social development. In M. Lewis & M. Rosenblum (Eds.), *Friendship and peer relations.* New York: Wiley.

Richmond, G., & Lewallen, J. (1983). Facilitating transfer of stimulus control when teaching verbal labels. *Education and Training of Mentally Retarded, 18,* 111–115.

Riley, A. (1984). *Evaluating acquired skills in communication.* Tucson, AZ: Communication Skill Builders.

Robinson, L. A., & Owens, R. E. (1995). Functional augmentative communication and positive behavior change. *Augmentative and Alternative Communication, 11,* 207–211.

Robinson, N., & Robinson, H. (1976). *The mentally retarded child: A psychological approach* (2d ed.). New York: McGraw-Hill.

Romer, L., & Schoenberg, B. (1991). Increasing requests made by people with developmental disabilities and deaf-blindness through the use of behavior chain interruption strategies. *Education and Training in Mental Retardation, 26,* 70–78.

Romski, M., Sevcik, R., Pate, J., & Rumbaugh, D. (1985). Discrimination of lexigrams and traditional orthography by nonspeaking severely mentally retarded persons. *American Journal of Mental Deficiency, 90,* 185–190.

Romski, M., Sevcik, R., & Rumbaugh, D. (1985). Retention of symbolic communication skills by severely mentally retarded persons. *American Journal of Mental Deficiency, 89,* 441–443.

Rondal, J. (1976). *Maternal speech to normal and Down's syndrome children matched for mean length of utterance* (Research Report No. 98). Washington, DC: BEH (Contract No. 300–76–0036).

Rondal, J. (1978). Maternal speech to normal and Down's syndrome children matched for mean length of utterances. In C. Meyers (Ed.), *Quality of life in severely and profoundly mentally retarded people.* Washington, DC: American Association on Mental Deficiency.

Rondal, J., Ghiotto, M., Bredart, S., & Bachelet, J. (1988). Mean length of utterance of children with Down syndrome. *American Journal on Mental Retardation, 93,* 64–66.

Rosin, M., Swift, E., Bless, D., & Vetter, D. (1988). Communication profiles of adolescents with Down syndrome. *Journal of Childhood Communication Disorders, 12,* 49–64.

Ross, D., & Ross, S. (1979). Cognitive training for the EMR child: Language skills prerequisite to relevant-irrelevant discrimination tasks. *Mental Retardation, 17,* 3–7.

Rossetti, L. (1990). *Infant-Toddler Language Scale.* East Moline, IL: LinguiSystems.

Russell, A., & Tanquay, P. (1981). Mental illness and mental retardation: Cause or coincidence? *American Journal of Mental Deficiency, 85,* 570–574.

Ryan, J. (1975). Mental subnormality and language development. In R. Lenneberg & E. Lenneberg (Eds.), *Foundations of language development* (Vol. 2). New York: Academic.

Sacks, J., & Young, E. (1982). Infant Scale of Communication Intent. *Pediatrics Update, 7,* 1–5.

Salzberg, C., & Villani, T. (1983). Speech training by parents of Down syndrome toddlers: Generalization across settings and instructional contexts. *American Journal of Mental Deficiency, 87,* 403–413.

Schiefelbusch, R. (Ed.). (1963). Language studies in mentally retarded children. *Journal of Speech and Hearing Disorders, Monograph Supplement No. 10.*

Scruggs, T., Mastropieri, M., & Levin, J. (1985). Vocabulary acquisition of mentally retarded students under direct and mnemonic instruction. *American Journal of Mental Deficiency, 89,* 546–551.

Seitz, S., & Riedel, G. (1974). Parent-child interactions as the therapy target. *Journal of Communication Disorders, 7,* 295–304.

Semmel, M. (1967). Language behavior of mentally retarded and culturally disadvantaged children. In J. Magary & R. McIntyre (Eds.), *Distinguished lectures in special education.* Berkeley: University of California Press.

Semmel, M., Barritt, L., & Bennett, S. (1970). Performance of EMR and non-retarded children on a modified cloze task. *American Journal of Mental Deficiency, 74,* 681–688.

Semmel, M., & Herzog, B. (1966). The effects of grammatical form class on the recall of Negro and Caucasian educable retarded children. *Studies of Language and Language Behavior, 3,* 1–9.

Shane, H., & Bashir, A. (1980). Election criteria for the adoption of an augmentative communication system: Preliminary considerations. *Journal of Speech and Hearing Disorders, 45,* 408–414.

Shane, H., Lipshultz, R., & Shane, C. (1982). Facilitating the communicative interaction of nonspeaking persons in large residential settings. *Topics in Language Disorders, 2,* 73–84.

Shane, H., & Wilbur, R. (1980). Potential for expressive signing based on motor control. *Sign Language Studies, 29,* 331–347.

Sharav, T., & Shlomo, L. (1986). Stimulation of infants with Down syndrome: Long-term effects. *Mental Retardation, 24,* 81–86.

Share, J. (1975). Developmental progress in Down's syndrome. In R. Koch & F. de la Cruz (Eds.), *Down's syndrome.* New York: Bruner Mazel.

Shepard, G., & Marshall, J. (1976). Perceptions of interpersonal communication of EMR adolescents and their mothers. *Education and Training of Mentally Retarded, 11,* 106–111.

Shriberg, L., & Widder, C. (1990). Speech and prosody characteristics of adults with mental retardation. *Journal of Speech and Hearing Research, 33,* 627–653.

Siegel, G. (1975). The use of language tests. *Language, Speech and Hearing Services in Schools, 6,* 211–217.

Silverman, F. (1980). *Communication for the speechless.* Englewood Cliffs, NJ: Prentice Hall.

Simic, J., & Bucher, B. (1980). Development of spontaneous mending in language deficient children. *Journal of Applied Behavior Analysis, 13,* 523–528.

Skinner, B. F. (1957). *Verbal behavior.* New York: Appleton-Century-Crofts.

Smith, L., & Hagen, V. (1984). Relationship between the home environment and sensorimotor development of Down syndrome and nonretarded infants. *American Journal of Mental Deficiency, 89,* 124–132.

Snart, F., O'Grady, M., & Das, J. (1982). Cognitive processing of subgroups of moderately mentally retarded children. *American Journal of Mental Deficiency, 86,* 465–472.

Snell, M. (1979). Higher functioning residents as language trainers of the mentally retarded. *Education and Training of Mentally Retarded, 14,* 77–84.

Snow, C., & Ferguson, C. (1977). *Talking to children.* New York: Cambridge University Press.

Snyder, L. (1978). Communicative and cognitive abilities and disabilities in the sensorimotor period. *Merrill-Palmer Quarterly, 24,* 161–180.

Sokolov, J. L. (1992). Linguistic imitation in children with Down syndrome. *American Journal on Mental Retardation, 97,* 209–221.

Sommers, R., Patterson, J., & Wildgren, P. (1988). Phonology of Down syndrome speakers, ages 13–22. *Journal of Childhood Communication Disorders, 12,* 65–91.

Sommers, R., & Starkey, K. (1977). Dichotic verbal processing in Down's syndrome children having qualitatively different speech and language skills. *American Journal of Mental Deficiency, 82,* 44–53.

Spiegel, B. (1983). The effect of context on language learning by severely retarded young adults. *Language, Speech and Hearing Services in Schools, 14,* 252–259.

Spitz, H. (1966). The role of input organization in the learning and memory of mental retardates. In N. Ellis (Ed.), *International review of research in mental retardation* (Vol. 2). New York: Academic.

Spitz, H. (1979). Beyond field theory in the study of mental deficiency. In N. Ellis (Ed.), *Handbook of mental deficiency: Psychological theory and research.* Hillsdale, NJ: Lawrence Erlbaum Associates.

Spradlin, J. (1963). Language and communication of mental defectives. In N. Ellis (Ed.), *Handbook of mental deficiency.* New York: McGraw-Hill.

Spradlin, J., & Siegel, G. (1982). Language training in natural and clinical environments. *Journal of Speech and Hearing Disorders, 47,* 2–6.

Steffens, M. L., Oller, D., Lynch, K., & Urbano, R. C. (1992). Vocal development in infants with Down syndrome who are developing normally. *American Journal on Mental Retardation, 97,* 235–246.

Stephens, B., & McLaughlin, J. (1974). Two-year gains in reasoning by retarded and nonretarded persons. *American Journal of Mental Deficiency, 79,* 116–126.

Stephens, W. (1972). Equivalence formation by retarded and nonretarded children at different mental ages. *American Journal of Mental Deficiency, 77,* 311–313.

Sternberg, L., Pegnatore, L., & Hill, C. (1983). Establishing interactive communication behaviors with profoundly mentally handicapped students. *TASH Journal, 8,* 39–46.

Stevenson, M., & Lamb, M. (1979). Effects of infant sociability and the caretaking environment on infant cognitive performance. *Child Development, 50,* 340–349.

Stillman, R. (1978). *Callier-Azusa Scale.* Dallas: Callier Center, University of Texas.

Stoneman, Z., Brody, G., & Abbott, D. (1983). In-home observations of young Down syndrome children with their mothers and fathers. *American Journal of Mental Deficiency, 87,* 591–600.

Stowitschek, J., McConaughy, E., Peatross, D., Salzberg, C., & Lignngaris/Kraft, B. (1988). Effects of group incidental training on the use of social amenities by adults with mental retardation in work settings. *Education and Training in Mental Retardation, 23,* 202–212.

Sudhalter, V., Cohen, I., Silverman, W., & Wolf-Schein, E. (1990). Conversational analysis of males with Fragile X, Down syndrome, and autism: Comparison of the emergence of deviant language. *American Journal on Mental Retardation, 99,* 431–441.

Switsky, H., Rotatori, A., Miller, T., & Freagon, S. (1979). The developmental model and its implications for assessment and instruction for the severely/profoundly handicapped. *Mental Retardation, 17,* 167–170.

Szymanski, L., & Tanquay, P. (Eds.). (1980). *Emotional disorders of mentally retarded persons.* Baltimore: University Park Press.

Tannock, R. (1988). Mothers' directiveness in their interactions with their children with and without Down syndrome. *American Journal on Mental Retardation, 93,* 154–165.

Tannock, R., Girolametto, L., & Siegel, L. S. (1992). Language intervention with children who have developmental delays: Effects of an interactive approach. *American Journal on Mental Retardation, 97,* 145–160.

Taylor, A., & Turnure, J. (1979). Imagery and verbal elaboration with retarded children: Effects on learning and memory. In N. Ellis (Ed.), *Handbook of mental deficiency: Psychological theory and research.* Hillsdale, NJ: Lawrence Erlbaum Associates.

Tizard, B., Cooperman, O., Joseph, A., & Tizard, J. (1973). Environmental effects on language development: A study of young children in long stay residential nurseries. *Annual Progress in Child Psychiatry & Child Development, 13,* 705–728.

Trotter, R. (1983, August). Baby face. *Psychology Today,* pp. 14–20.

Turner, L., & Bray, N. (1985). Spontaneous rehearsal by mildly mentally retarded children and adolescents. *American Journal of Mental Deficiency, 90,* 57–63.

Ullman, D. (1974). Breadth of attention and retention in mentally retarded and intellectually average children. *American Journal of Mental Deficiency, 78,* 640–648.

Van Biervliet, A. (1977). Establishing words and objects as functionally equivalent through manual sign training. *American Journal of Mental Deficiency, 82,* 178–186.

Van Borsel, J. (1988). An analysis of the speech of five Down's syndrome adolescents. *Journal of Communication Disorders, 21,* 409–421.

Van Der Gagg, A. (1989). The view from Walter's window: Social environment and the communicative competence of adults with a mental handicap. *Journal of Mental Deficiency Research, 33,* 221–227.

Vanderheiden, G. (1982). *Computers can play a dual role for disabled individuals.* Madison: University of Wisconsin, Trace Center.

Variety Pre-Schooler's Workshop. (1987). *Parent/Professional Preschool Performance Profile (5Ps).* Syosset, NY: Variety Pre-Schooler's Workshop.

Varnhagen, C., Das, J., & Varnhagen, S. (1987). Auditory and visual memory span: Cognitive processing by TMR individuals with Down syndrome or other etiologies. *American Journal of Mental Deficiency, 91,* 398–405.

Vihman, M. (1978). Consonant harmony: Its scope and function in child language. In J. Greenberg (Ed.), *Universals of human language: Vol. 2. Phonology.* Stanford, CA: Stanford University Press.

Volpe, R. (1976). Orthopedic disability, restriction, and role-taking activity. *The Journal*

Vihman, M. (1978). Consonant harmony: Its scope and function in child language. In J. Greenberg (Ed.), *Universals of human language: Vol. 2. Phonology.* Stanford, CA: Stanford University Press.

Volpe, R. (1976). Orthopedic disability, restriction, and role-taking activity. *The Journal of Special Education, 10,* 371–381.

Watkins, O., & Watkins, M. (1980). The modality effect and echoic persistence. *Journal of Experimental Psychology: General, 109,* 251–278.

Weiss, B., Weisz, J., & Bromfield, R. (1986). Performance of retarded and non-retarded persons on information-processing tasks: Further tests of the similar structure hypothesis. *Psychological Bulletin, 100,* 157–175.

Welch, S., & Pear, J. (1979). Generalization by autistic-type children of verbal responses across settings. *Journal of Applied Behavior Analysis, 12,* 273–282.

Westby, C. (1980). Assessment of cognitive and language abilities through play. *Language, Speech and Hearing Services in Schools, 11,* 154–168.

Wetherby, A., & Prizant, B. (1993). *Communication and Symbolic Behavior Scales.* Chicago: Riverside.

Whatmough, J. (1956). *Language: A modern synthesis.* New York: American Library.

White, B., Watts, J., Barnett, I., Kahan, B., Marmor, J., & Shapiro, B. (1973). *Experience and environment: Major influences on the development of the young child* (Vol. 1). Englewood Cliffs, NJ: Prentice Hall.

Wilcox, M., & Campbell, P. (1983). Assessing communication in low-functioning multihandicapped children. Paper presented at the American Speech-Language-Hearing Association Annual Convention, Cincinnati, OH.

Wilkinson, K. M., & Romski, M. A. (1995). Responsiveness of male adolescents with mental retardation to input from nondisabled peers: The summoning power of comments, questions, and direct prompts. *Journal of Speech and Hearing, 38,* 1045–1053.

Windle, C. (1962). Prognosis of mental subnormals. *American Journal of Mental Deficiency* (Monograph Supplement).

Winitz, H. (1983). Use and abuse of the developmental approach. In H. Winitz (Ed.), *Treating language disorders.* Baltimore: University Park Press.

Wolf-Schein, E., Sudhalter, V., Cohen, I., Fisch, G., Hansen, D., Pfadt, A., Hagerman, R., Jenkins, E., & Brown, W. (1987). Speech-language and Fragile X syndrome. *ASHA, 29,* 35–38.

Wolfensberger, W. (1967). Counseling the parents of the retarded. In A. Baumeister (Ed.), *Mental retardation: Appraisal, education, and rehabilitation.* Chicago: Aldine.

Wolfensberger, W., Mein, R., & O'Connor, N. (1963). A study of the oral vocabularies of severely subnormal patients: III. Core vocabulary, verbosity and repetitiousness. *Journal of Mental Deficiency Research, 7,* 38–45.

Wolff, P., Gardner, J., Lappen, J., Paccia, J., & Meryash, D. (1988). Variable expression of the Fragile X syndrome in heterozygous females of normal intelligence. *American Journal of Medical Genetics, 30,* 213–225.

Woodward, M., & Stern, D. (1963). Developmental patterns of severely subnormal children. *British Journal of Educational Psychology, 33,* 10–21.

Wulbert, M., Inglis, S., Kreigsmann, E., & Mills, B. (1975). Language delay and associated mother-child interactions. *Developmental Psychology, 11,* 61–70.

Wulz, S., Hall, M., & Klein, M. (1983). A home-centered instructional communication strategy for severely handicapped children. *Journal of Speech and Hearing Disorders, 48,* 2–10.

Yoder, D., & Miller, J. (1972). What we may know and what we can do: Input toward a system. In J. McLean, D. Yoder, & R. Schiefelbusch (Eds.), *Language intervention with the retarded.* Baltimore: University Park Press.

Yoder, P. J., & Davies, B. (1992). Do children with developmental delays use more frequent and diverse language in verbal routines? *American Journal on Mental Retardation, 97,* 197–208.

Yoder, P. J. & Feagans, L. (1988). Mothers' attributions of communication to prelinguistic behavior of developmentally delayed and mentally retarded children. *American Journal on Mental Retardation, 93,* 36–43.

Zeaman, D., & House, B. (1963). The role of attention in retardate discrimination learning. In N. Ellis (Ed.), *Handbook of mental deficiency.* New York: McGraw-Hill.

Zeaman, D., & House, B. (1979). A review of attention theory. In N. Ellis (Ed.), *Handbook of mental deficiency: Psychological theory and research.* Hillsdale, NJ: Lawrence Erlbaum Associates.

Zetlin, A., & Gallimore, R. (1983). The development of comprehension strategies through the regulatory function of teacher questions. *Education and Training of Mentally Retarded, 18,* 176–183.

Zigler, E. (1967). Mental retardation technical comment. *Science, 157,* 578.

Zigler, E. (1971). The retarded person as a whole person. In H. Adams & W. Boardman (Eds.), *Advances in experimental clinical psychology.* New York: Pergamon.

# 11 自閉症光譜：學習溝通

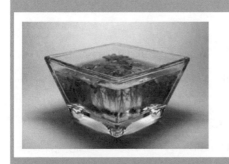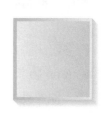

## 目標：當你讀完這一章，你將能夠

- 確認自閉症光譜（autism spectrum disorders, ASD）的基本原因，其理論與病原（etiological）觀念。
- 瞭解提供給自閉症兒童的治療計畫。
- 討論自閉症兒童教育安置及融合教育的實際狀況。
- 討論協助自閉症兒童的言語－語言治療師在多重環境裡的角色轉化。
- 討論對於處於自閉症光譜上的兒童而言，父母作為其主要教師的角色轉化。
- 列舉我們對於自閉症患者在社會中所擔負的功能的期待。
- 瞭解自閉症與語言習得理論的關聯。

　　每位自閉症兒童都有其獨特的學習需求。正如同一般語言學習者之間有所差異，有語言障礙的人也有其個別差異。因此，將自閉症光譜上的兒童視為同質群體的作法是不切實際的。自閉症光譜上的兒童呈現出各種語言、認知、溝通、行為與社會學習問題。自閉症光譜涵蓋五項障礙，分別在以下三個領域裡擁有程度不等的缺陷：社會（社交）、溝通，與行為功能。這五項障礙是：自閉症（autism）、蕾特症（Rett's disorder）、兒童崩解症（childhood disintegrative disorder, CDD）、亞斯伯格症候群（Asperger syndrome），與廣泛性發展障礙（pervasive developmental disorder, PDD）（Shriver, Allen, & Mathews, 1999）。

　　Kanner（1943）首先將自閉兒當成特定的範疇看待。此後，自閉症成為許多臨床研究與診療的對象，然而，其成因、外顯跡象以及處遇仍備受爭論。Kanner將其成因界定為：（患者）內在能力不足以與他人進行生理上有效接觸。他將此能力不足歸責於被他描述為過度吹毛求疵、過度理智化的父母嚴格管教而導致的情感剝奪（emotional deprivation）。經過控制的研究無法在有或無腦損傷精神病的兒童分組中，顯示出在雙親的精神病理學與早期母子互動方面有顯著差別。長期以來，一般習於接受精神分析觀點，將母子關係視為自閉症成因；然而，在更新的研究發現這種障礙有其器質性基礎的證據後，對這種（精神分析）觀點的支持逐漸減少。

　　Greenspan 及 Wieder（1997）認為，界定自閉症光譜的徵候，或許在情感（或意圖）與連串的運動模式及口語符號之間有其潛在的、神經心理方面的失調。在過去十年間，自閉症光譜從最嚴重（自閉症）到最不嚴重（廣泛性發展障礙）的情緒與溝通障礙，逐步增加，從二千五百人中有一人，增加到五百人中便有一人（Gillberg, 1990）。現在，Kanner（1943）所描述的判準已經大幅擴張，以便將美國精神醫學會（APA）所出版的《精神疾病診斷手冊》（DSM-IV）裡所提及的互動、相連與符號等溝通方面程度不等的失調現象，容納在內。

　　另一個相關議題則牽涉到如何將兒童歸類為各種發展障礙。在醫學模式裡，造成障礙的潛在主因被視為頭等重要的面向。在過去，這種觀點滲入公共學校的領域之內。結果，許多有障礙的孩童便以病因標籤（心智障礙、自

閉症、神經損傷等等）作爲入學分班依據。當然，病因與非病因分班模式都
有好有壞。非病因模式在學校裡的優點之一是：可將本章所提到的溝通及語
言行爲等特質作爲兒童分班的依據。語言／溝通缺陷方面的相同之處，將爲
自閉症光譜上的兒童的特定教育需求提供重要的資訊。這種標籤提供了什麼
資訊？

　　比起對教育系統裡的其他群體的討論，來自自閉症研究的討論，揭露了
更多新近兒童語言習得領域在理論與治療上的變化。此外，筆者的理論立場
是，自閉兒比較像是語言重度障礙的學習者，而不算行爲損傷兒童。也該注
意，自閉兒的語言學習特徵在其他語言障礙兒童的語言模式裡也可以見到。
既然自閉兒與其他語言及溝通障礙（LCD）兒童的需求相同，兩者便應以同
樣的方式教育。正如此處所研究的各個章節，重要的是對各種不同教育標籤
的兒童，比較其語言／溝通上的特徵。光是使用教育標籤是否提供夠多的資
訊？

# 壹、病源：中樞語言障礙（Central Language Disorder）

　　與自閉症成因相關的特定理論已經出現了，但尙未得到證明（Wing,
1997）。各種病原學觀點包含了從精神分析對親子關係的角度，延伸到神經
學、遺傳學，與生物化學等範圍。Bettelheim（1967）在其著作《空虛的城
堡》（*The Empty Fortress*, 1967）中也提出了一個心理學模式。他認爲並不是
母親製造自閉症，然而，自閉症是兒童對母親態度的反應。自閉兒懼怕遭到
母親毀滅，便排斥其母親。兒童進一步退縮回他自身，現實是如此可怕，以
致於不聞不問成了他唯一可以辦得到的回應方式；自閉症就此產生。自閉症
的徵候被歸責於早年人際關係、動機與情緒上的問題，由此導致將診斷放在
情緒障礙方面。

　　約有75%的自閉兒智商屬於重度智能障礙，於是，智能障礙便常常與自
閉症連結在一起。然而，Wetherby與Gaines（1982）並未觀察到（自閉兒）
與智能障礙兒童典型的認知與語言能力有程度上的相似之處。就自閉兒而言，

在好些個領域裡，其認知能力都超過其語言能力。兩位作者認為認知和語言的關係是動態的，而非固定的，這種互賴關係隨著年齡成長而變動。而認知發展或許對於意向性溝通（intentional communication）而言是必要的，「認知發展並不足以造就後續語言發展」（p.69）。

Loveland、Landry、Hughes、Hall 與 McEvoy（1988）藉由語言、認知，與社會發展上的重度缺陷，將自閉症視為廣泛性發展障礙。自閉兒的語言嚴重遲緩並常被視為一種障礙。許多個案完全沒有發展出功能性語言。口語就算發展出來了，也常常顯得硬邦邦、儀式化和刻板化。自閉兒發展出語形極少改變的口語慣例，並在許多相關或約略相關的情境裡一而再、再而三地使用。雖然自閉兒的語言和手勢在語用方面並不完備，但他們會用非傳統的形式來溝通。Loveland 與其同事指出，自閉兒與具有相似心智年齡和語言程度的兒童相較，自閉兒使用的手勢和語言模式並不相同。自閉兒比語言遲緩兒童更少產生溝通行動。此外，自閉兒在產生溝通行動與適合各種互動場合的行動方面，某些表現並不一致。研究者認為，雖然自閉兒難以開啟互動，但他們似乎不難回應另一位溝通者的指示。他們的資料支持這種主張：自閉兒引起他人注意，或是開啟話題，或是在互動中接話的能力相對薄弱。這些作者假設：「開啟互動的能力，與自閉症所損傷的潛在的社交—語用技能，密切相關。」對正在學習語言的自閉兒而言，啟動溝通的程度能反映社交—語用方面損傷的程度。此一研究中的自閉兒，其語用能力程度較一正常發展的兩歲兒童來得低。語言程度、心智年齡和智商，並不能解釋兒童語用互動的缺陷。研究者的結論是：（自閉症）在內容領域（語用和語意方面）和結構領域（句法和音韻方面）間的發展並未同步。自閉症光譜上的兒童的語言發展所依循的順序，和其他障礙兒童的順序十分不同。

關於自閉兒的主要核心語言障礙與語言特徵的不一致的討論所帶來的問題是，他們與具有其他特定型語言障礙（SLI）的兒童間的關係。Miller（1996）注意到，特定型語言障礙並不是固定條件，而是會隨著發展時間演變的動態條件。雖然長處和短處的形式會隨著介入而改變其結果，但對具有特定型語言障礙的兒童而言，他們的語言長處或短處分布僅具備有限的種類。Conti-Ramsden 與 Botting（1999）在他們對具有特定型語言障礙的兒童的調

查裡注意到：儘管個別兒童可能是跨越移轉在各個次群體間，在語言損傷部分的困難是固定的。「當變化發生，兒童轉到另外一個次群體時，此一兒童的剖面圖會變得和該次群體的兒童相似……兒童困難處的剖面圖會落到之前觀察過的有限類型裡。」（p.8）既然具有特定型語言障礙的兒童會落入不同的次群體，對於同樣有語言障礙的自閉兒而言，其含義是什麼？如果用來描述具有特定型語言障礙兒童的同個分類系統可以應用到自閉症光譜上的兒童，那麼，對於自閉兒而言，過了一段時間以後，這套分類系統還能適用嗎？還是自閉症光譜上的兒童其表現出來的語言變化模式，有別於具有特定型語言障礙的兒童？

## 相關因素

在過去幾年，有四項因素改變了對自閉症光譜上的兒童的看法的。第一，美國自閉症協會（Autism Society of America）已經提升了社會對自閉兒的需求的注意力。這份注意力影響了州內的方針和立法，以及聯邦對教育課程的經費補助。第二，94-142 和 99-457 公法對於課程的發展有重大的影響，因為（該等法律）授權委任將有障礙兒童置於最少限制環境（LRE）內受教。其結果則是，為自閉症光譜上的兒童設計的早期介入計畫和公立學校環境，其發展經費不斷增加。第三，最近發展的研究認為，自閉症光譜上的兒童和其他兒童在神經歷程處理（視覺、聽覺、語言和認知）上有所差異（Bailey, Phillips, & Rutter, 1996）。神經學上的差異解釋了自閉症和情緒障礙是不同的；特別是在知覺、認知與資訊處理等差異的成因方面。這些特徵明顯的差異導致語言模式的發展也有所差異。

Gilger（1995）認為行為基因研究可以應用到語言科學上。既然特定型語言障礙與自閉症有相同的特徵，是否這些障礙在基因上也有關聯？雖然語言裡的特定方面是否不受環境變異所影響，是遺傳而且為整個類屬（species-wide）所享有，這一點尚未明瞭，但是自閉症的遺傳病原問題已經出現了。Folstein 與 Mankoski（2000）用雙胞胎及家庭研究的證據說明，自閉症與特定型語言障礙皆有遺傳因素居間作用。「不但同時有兩種障礙的兒童的家庭

數目超出預期；而且在某些個案裡，自閉症與特定型語言障礙的特徵還會重複出現（在同一人）」。其他研究則顯示言語與語言障礙的親近性（Bishop, North, & Donlan, 1995; Lewis, Cox, & Byard, 1993）。「在對家中有一人（即受測者）罹患語言損傷的研究裡，受測者身邊大約有多過這個數字 20% 到 50% 的一等親，也會顯示出有或是曾經有過言語與語言困難⋯⋯明顯超出正常母群體的預期值（即 2% 到 7%）。語言受損的受測者，其兄弟姊妹有語言困難的機率，約高出控制組受測者的兄弟姊妹，隨個人而異，從三十到十六倍不等」（Gilger, 1995, p.14）。第四個，也是最後一個因素，涉及最近關於兒童語言發展的研究。語言理論和治療看法的變化，影響了這個觀點：溝通和語言缺陷是自閉兒最重要的問題；新看法認為，語用／語意缺陷可能會造成行為問題。這些因素的交互作用，導致人們不斷嘗試為自閉症光譜上的兒童在更自然的環境裡發展語言和教育課程。

因為本章的目標旨在描述自閉症者的特徵行為，所以發展的學習層面包括：語言、認知、遊戲、社會互動和諸如此類等。這些特徵勾勒了有語言障礙的自閉症者的圖像。本章同時比較自閉症者與一般兒童的發展。

# 貳、行為特徵

由自閉症光譜上的個人所構成的群體是異質的。兒童所表現的行為，其數量與嚴重程度都有所差別，所以，為了描述方便起見，本章所呈現的所有特徵都以「亞當」之名加以討論，亞當被診斷為學齡前自閉兒。當兒童出現下列行為時，就可以將他們歸類為廣泛性發展障礙（PDD）。最近被稱為亞斯伯格症候群，患有輕微自閉症的兒童，擁有正常的語言結構，但在行為或社交上顯得硬邦邦的。處理溝通和語言問題的下一章節，將會把這些特徵裡的某些特徵討論得更加詳細。

# 一、注視迴避（gaze aversion）

　　Bornstein與Brown（1996）描述了兒童期早年的發展過程。在出生三到五個月時，嬰兒注意模式呈現出穩定性。不論這種解釋被歸因爲兒童內因（endogenous）方面，如感官敏銳或長久的氣質類型；或是外因（exogenous）影響，如母親回應。注意力行爲在兒童語言發展中都扮演溝通功能的關鍵角色。視覺或注視是兒童準備互動時向成人發出的訊號。同樣的，若是兒童別開頭去，或是避免成人的注視，兒童所傳達的是，互動已經終止了。注視互動是母親與子女之間最早交流的雙向互動方式之一。此外，母親的角色在於充當持續注視，可被嬰兒「開開關關」的聽者。之後，語言模式被刻繪在這種以眼神進行的對話交流裡。但在自閉兒身上，此一最早的溝通對話看不出有發生或進展的跡象。三到六個月所需的臨床資訊是：早期辨識出嬰兒在診斷上具有重要性的非典型注視模式。

　　或許自閉症最突出的症狀，便是在與他人溝通交流過程裡缺乏眼神接觸。正是這一特徵讓自閉兒被描述爲冷淡、疏遠、孤僻、事不關己。自閉兒並不看著或把臉與視線轉向其他人；當有人對他們講話，他們便將自己的眼神避開。其實，當溝通的另一方試圖讓兒童看著自己的時候，會遇到肢體抗拒，特別是當此人身體上十分接近此一兒童的時候。當自閉兒離人較遠，他們的視線投向此人的次數越多。另一項差別在於兒童的身體方向。除非有一方在偷看，否則說者與聽者的正常狀態是肩對肩排成一線。自閉兒則將他們整個身體（與頭）從說者身上轉開，並且忽視自身眼角裡不常出現的、游移的注視視線。

　　以亞當在互動交流中的注視模式爲例。儘管亞當受過注視說者的訓練，他還是會改變其身體的方向。他的面部越是注意發話者，他的身體轉向程度越大。當言語—語言治療師捧住他的頭以便進行面對面互動的時候，他的眼睛便會從此一眼角到另一眼角（從一邊到另一邊）間來回轉動。

## 二、儀式化行為

對大部分兒童與成人而言，儀式是日常生活慣例與模式裡正常的一部分。然而，一般兒童（傑若米）與自閉兒所表現出來的儀式是有差別的。對自閉兒而言，儀式是一系列行為或是一種行為模式，必須用同樣的方式與同樣的順序表現，容不得改變。房間椅子的位置必須一如往常。這位自閉兒只從史奴比的杯子中喝水。當環境發生變化時，兒童便會捲錄音帶、纏繞電線、把東西弄彎、持續將電燈開開關關。他們並不以正常使用的方式適當地操作物品，而常常會將物品擺弄（例如，纏繞電話線）上好幾個小時。還有一種儀式行為，是兒童在某個角落裡身體前後搖動。這些行為常常被視為自我刺激行為。這些行為的成因可能是兒童試圖維持狀態一致，或是試圖引起注意。我們看看幾種儀式行為：

- 傑若米的儀式行為：將奶瓶和奶嘴拿上樓。把奶瓶和奶嘴放到床上。把超級狗娃娃放到床上。蓋住超級狗。把他的奶瓶拿給超級狗。把他的奶嘴拿給超級狗。傑若米喝著奶瓶。傑若米吸他的奶嘴（每晚都表現出這套儀式化的模式）。

- 愛倫茉莉的儀式行為：「嗨，亞當，我們來玩。」把手伸給亞當。手牽手走向診療室（每個療程都表現出這套儀式化的模式）。

正常的慣例模式和自閉症儀式化模式的差別在哪裡？首先，對正常發展的兒童而言，慣例模式僅僅是兒童表現與互動的功能的一小部分。但由於自閉兒的表現的功能有限，儀式化模式便佔了很大的部分。自閉兒發展出許多儀式化的行為模式。亞當的媽媽就說：「每天都有儀式。」

第二項差別是：自閉兒的儀式化模式是非常難以改變的。任何儀式上的微小改變都會導致兒童產生最糟糕的反應。由於許多父母為了避免後續引發的強烈暴躁情緒，便對改變環境事件順序有所遲疑，甚或不為。傑若米在某些事物有所不同或是他的就寢程序有所疏漏（例如，沒有用他的奶嘴餵超級狗）的時候，會稍顯遲疑，但是這種反應並不算是最糟糕的。

第三項差異來自儀式化模式，也就是 Piaget（1962）所稱的模仿成人活

動（adultomorphisms），對於孩童對其環境中的經驗和事件的相關知識來說，具有指標意義。兒童的儀式化模式會有所進展和改變；這些模式納入兒童正在改變中的知覺以及對世界的概念。因此，對於典型發展的兒童而言，儀式意味著嘗試整合與總結所觀察到的環境順序。然而，對自閉兒而言，儀式化模式代表在環境裡維持有系統的秩序的嘗試。

## 三、暴躁情緒

　　發展並維持儀式化模式的自然環境會產生回應。我們就以前述的愛倫茉莉的儀式為例，探討暴躁情緒。

- 愛倫茉莉的儀式行為：某個下午，療程有點耽擱。因為我正準備去看亞當，有位研究生自願在語言與聽力中心看看亞當。幾分鐘以後，亞當在穿堂裡大聲尖叫。我走進穿堂，看到亞當用他的拳頭搥自己頭部兩側。這個療程真可說是困難重重。在亞當的媽媽離開前，我問她亞當在來中心的路上是否有狀況，以及亞當是否覺得不舒服。她說亞當在研究生到等待室去看他之前都沒事。

　　亞當進入語言與聽力中心已經兩年了，我必須將他從等待室帶到治療室。基本上，某種儀式化模式已經產生了。經過這次經驗，我的臨床同事試著辨識是否在他們與亞當的互動之間已經存在了其他儀式化模式。調查的目的在於修正工作人員與兒童間儀式化的互動模式。亞當的回應（暴躁情緒）是典型的當自閉兒面對他們世界改變時所產生的反應。暴躁情緒是自閉兒面對改變時最糟糕的反應（Shriver, Allen, & Mathews, 1999a）。

　　暴躁情緒可能以自虐或是侵略性的形態出現。兒童所表現的自虐或侵略性行為包括下列任何一種：扯頭髮、咬、抓、垂下頭、捏人、悶頭向前衝（head butting）等等。自虐或侵略性行為的差別是行為的對象：朝向自己或是他人。處理暴躁情緒的難處之一，在於兒童對環境的輕度改變都會產生激烈的反應；儀式裡的微小改變都會導致強烈的發作。自閉兒在肢體方面會變得難以控制；顯然，兒童年齡和體型越大，父母或教師就越難以處理此類行為（Kobayashi & Murata, 1998）。

## 四、自我刺激行為

　　自我刺激包含了傳統上被描述成拒絕溝通與拒絕互動的、頻繁出現的行為。當兒童嘗試從環境抽離時便會釋出此種行為。抽離模式之所以發生，是因爲自閉兒無法應付直接下達的教導或是指令。自我刺激行爲是非進行性的。這些行爲干擾到兒童的學習，特別是在課堂上的學習。言語─語言治療師或是教師應該如何處理這些行爲？行爲取向透過造成厭惡（aversive consequences）的方式，除去或減少自我刺激行爲的頻率。然而，兒童的劇碼包含了相當多自我刺激行爲，如果將這些行爲除去，那麼剩下能釋出的行爲就很少了。

## 五、對刺激的過度鈍感與過度敏感

　　與其他有障礙或無障礙的兒童相較，自閉兒對環境刺激的反應閾值並不總是同樣的。對刺激的敏感減少稱爲過度鈍感（hyposensitivity）。亞當的媽媽會說：「我就算在我孩子耳邊敲鑼打鼓，他的眼睛連眨也不眨。」自閉兒對聲響和環境刺激沒有連貫一致的反應，甚至似乎也辨識不出來這些聲響和環境刺激。許多兒童在他們過去某些場合曾被當成聽力受損或是聾人，這並不讓人意外。許多父母描述其自閉兒「神遊太虛」。每次亞當在療程裡有所回應的時候，他媽媽就會說：「他終於回魂了。」由於此類兒童對所接收訊息裡的輕微改變有著不連貫、甚至常常顯得極端的反應，以致他們不連貫的回應顯得更加複雜。對刺激有著高漲或過度的敏感，則稱爲過度敏感。亞當會用他的手摀住耳朵或是遮住眼睛來阻擋訊息的接收。回應上的不連貫，外加不時有可能出現糟糕的暴躁情緒，對家長、言語─語言治療師，與教師來說，會將兒童的行爲（亦即判斷他將如何反應）化約成猜謎遊戲。

## 六、緘默

　　緘默包含了一大群行為，從完全靜默到製造無意義的噪音（亦即將之用

於自我刺激，而非溝通之用），各種階段都有。就算不是全部，至少也有大部分自閉兒在成長過程中經歷緘默的階段。某些自閉兒終其一生都保持不語。Hurford（1991）斷定語言習得過程有個關鍵階段。臨床與發展所關切的是，如果功能性語言系統沒有在五歲以前習得，此後發展出此系統的機會就相當微小了。當小孩能說話時，他發出的第一個詞或短句往往難以聽懂。兒童的（語言）表現似乎有某種目前尚未能解釋的巨幅躍進或改變。在頭三十六個月裡，自閉兒在語用、音韻、語意和語法方面，並沒有如正常發展的兒童一般，顯示出漸進的發展變化。大部分關於這段時間裡的資訊是從與父母的訪談中蒐集而來的。父母提供了兒童在自然環境裡，面對成人與其他兒童時所表現的行為與技能的關鍵資訊，言語─語言治療師、教師，與心理學家很難直接由觀察而得到這些資訊。父母也可以提供發展史的資訊，因為首次發作（onset）年齡是很重要的診斷要素。兒童的病史可以協助排除其他發展障礙，如創傷性腦傷、耳聾、腦部麻痺（Shriver, Allen, & Mathews, 1999b）。研究者並不確定為何有些兒童進展到下一個階段：仿說行為，另外一些兒童卻又不然；至於兒童轉換到下一階段的內在條件為何，（研究者）也沒有共識。例如，亞當的發展史就反映出，從某個階段到下個階段，其間的變化既劇烈又難以解釋。亞當直到四歲三個月都還是不語的，僅能發出無意義的咕嚕聲。當他開始講話，便是一長串模仿而來的語句，例如，「請開門」與「該是回家的時候了」。他所發出來的音，就像他媽媽所描述的，「清楚得猶如一口大鐘的鐘聲」。值得注意的是，在這個階段，許多言語─語言治療師與父母商量採用替代性溝通系統（參見替代性療法一節）。在亞當的個案裡，便是使用手語，並相當成功的使用了好幾個月。亞當的確習得了一組核心的手語詞彙，並且恰當地用以溝通他的基本需求。

在亞當的個案裡，從使用手語到口語語形的轉換是難以解釋的。這個不語階段的最終結果便是仿說行為。亞當的「福至心靈」經驗（照他媽媽的用語）發生在某一天，當他接受語言治療時，他表達出一個（相當清楚的）口語標籤，取代了某個學到的手語。之後四個星期，他用口語表達取代了手語表達。手語訓練似乎促進了亞當口語表達的發展。一旦某個手語被口語表達所取代，他就不再使用手語了。因此，他的溝通系統由好幾種語形所構成：

詞彙、手勢、可互換的手勢／口語。這些可互換的語形顯示出某種轉換：以詞彙代替手勢。使用中的新詞彙增加,被使用的手勢就減少。這個替代過程所強調的是:正如同正常發展的學習者,亞當顯示出一種學習模式。也許這個模式代表了一種特別而又特立獨行的學習模式,但是那畢竟是一種模式,而且,一旦辨認出這種模式,亞當如何學習的問題就有了曙光。

　　某些自閉兒從未發展出言語或語言。緘默狀況的發生率從 28%（Lotter, 1967）到 61%（Fish, Shapiro, & Campbell, 1966）,變異來自於本章開始時所討論的困難:該採用何種名稱。Bartak 與 Rutter（1976）發現,自閉症光譜上所有的自閉兒,有將近80%在他們的發展史中,曾經一度被誤診為聾人。DeMyer、Barton、DeMyer、Norton、Allen與Steele（1973）注意到在五歲以前緘默的兒童裡,約 65%的兒童之後仍會緘默好幾年。自閉兒中有一大比例從未在環境中發展出傳統的溝通與（或）語言互動。為何如此多的自閉兒依然無法開口講話?

# 七、仿說

　　傳統上,仿說被定義成對他人語言的無意義重複。其後果則是,某些研究者提倡透過治療消除或是降低這種行為。傳統上把仿說描述為:在無口語與語言知識顯現間的過渡階段,但是透過各種學習階段所進行的兒童成長研究,仍屬有限。兒童的模仿是無意義的嗎?如果不是,那麼模仿的功能在哪?Prizant 與 Duchan（1981）注意到,要判斷仿說語句的意義,就必須在自然的溝通環境中分析。瞭解兒童在溝通情境裡的作法是很重要的;特別是,自閉兒是如何利用他們所發展出來的各種行為而達到溝通目的。為了判斷兒童訊息裡的溝通意圖,言語—語言治療師與父母必須分析語句所處的溝通情境脈絡。在這些狀況下,消除仿說,實際上便是降低溝通行為的發生。因此,重要的是:判斷仿說是否代表了兒童有溝通的意圖。下列的互動描繪了:當亞當邁入仿說階段的劇烈變動時期,顯示出有必要從情境脈絡中去評估兒童的用意。這個例子顯示了這名兒童如何操弄各種語言與非語言行為,以傳達溝通意圖。亞當的媽媽在她兒子開口「說話」的時候,絕對是嚇到了,但是

她的滿足感隨即煙消雲散。她將亞當描述爲她的「對嘴分身」。以下呈現一段母子間的典型交談，展示了（這位母親）與仿說兒子交談的困難、困惑，與挫折。

　　母親：亞當，你準備好了嗎？
　　亞當：亞當，你準備好了嗎？
　　母親：去開門。
　　亞當：去開門。
　　母親：你的外套在哪裡？
　　亞當：你的外套。

　　要判斷亞當的模仿是否有意義，可以在情境脈絡分析他的行爲的幾個方面。例如，讓我們分析一下下列交談：

　　母親：去開門。
　　亞當：去開門。
　　非口語行爲：亞當看著門，接著起身去把門打開。

　　亞當藉由他的行爲顯示出，雖然他複述了他媽媽的表達，但他瞭解媽媽訊息裡的意思以及相關行動。自閉兒的非口語行爲（亦即目視行爲、姿勢，與行動）顯示出他們對語言訊息的理解，以及他們的複述語句是否具有意義（Tiegerman-Farber & Radziewicz, 1998）。

　　母親：你的外套在哪裡？
　　亞當：你的外套。
　　非口語行爲：亞當看向外套，接著走向披在椅子上的外套，將外套
　　　　　　　穿起來。

　　在第二段交談裡，亞當的非口語行爲顯示出他對情境脈絡的詮釋。這段對話也給了我們其他資訊。第一，亞當表達出來的語言形式和他媽媽的語句有些微的差別。第二，他的音調模式跟他媽媽的音調（音調上揚）有所不同，顯示出他有能力在超音段特徵上做出改變。第三，他所展示的非口語行爲表

示他瞭解他媽媽的訊息。這段對話顯示出透過好些方法，這名自閉兒能操弄語言過程裡的某些元素。這幾段交談顯示了兒童溝通行為的語形與功能，可以透過正在進行中的自然情境脈絡而加以分析（Tiegerman-Farber & Radziewicz, 1998）。但是，有許多關於仿說時期的問題尚未得到解答：仿說時期是否納入了好幾個成長階段？仿說行為是否會隨著時間改變其結構與（或）功能？仿說時期是否對自閉兒的語言與溝通發展有所貢獻？

Prizant 與 Wetherby（1987）認為，依常理來說，意圖必須與約定俗成手段（conventionality）結合以發展溝通。進一步分析溝通意圖或許可以凸顯自閉兒的社會與溝通功能。雖然自閉兒不會使用指示或展示等約定俗成的語形，但他們也許會使用像仿說或自我刺激等更像個人怪癖的行為，以發出各種溝通功能。我們不能因為自閉兒不能使用約定俗成的溝通形式，就假定他不能溝通。另一種觀點則認為，兒童使用了約定俗成的溝通形式就反映了溝通意圖；這兩種觀點一樣不恰當。要判斷兒童互動的意義，只能著手分析社會情境裡的兒童行為。這種對兒童非約定俗成的溝通形式的分析，要跨越不同情境脈絡做多重觀察；最終的挑戰，則是要判斷是否非約定俗成的溝通形式的確表達出溝通的意圖。

Prizant 與 Rydell（1984）研究自閉兒延宕仿說的功能。在延宕仿說的狀況裡，自閉兒開始聽到語句後，要過很久才會重複這些語句。兩位作者注意到：「立即和延宕兩種仿說行為，就它們都產生重複、其理解程度，以及潛在溝通企圖而言，最好被描述為程度不等的同類行為（continuum of behaviors）。」（p.183）延宕仿說也被視為是把舊的語形應用到新的環境裡。使用仿說作為一種溝通的形式，在一般典型發展的兒童來說是一種不尋常的策略，但對自閉兒來說則有著數種重要功能。自閉兒在新環境裡使用舊的語形的事實，意味著在某些聯想的層次上，他在語言形式（雖然很僵化）和事件之間建立了關聯。也就是說，發出延宕仿說的回應，意味著兒童意識到在口頭語句和某個情境脈絡間是有關聯的。當兒童的語言能力增進，他就有辦法置換、削減，與（或）結合重複述說的回應裡的要素〔延宕輕度仿說（delayed mitigated echolalia）〕。

此外，兒童用口語模仿複雜語句和短文的獨特能力，常常會讓人誤以為

他有實際自發性的能力。在 Prizant 與 Rydell（1984）的研究裡，若要將某種表達視爲延宕仿說的語句，必須滿足下列判準之一，或是全部：⑴重複對象必須超乎該兒童的造句能力；與⑵語句由僵化和日常慣用語形串接起來。在這份研究裡的兒童在仿說和自發性表達間的平均語句長度（MLU）方面，顯示出明顯的落差。當兒童自發表達主要還在語言複雜度第一階段的水準時，仿說卻表現出更爲複雜的語言能力。

　　無論兒童所使用的是立即或是延宕仿說，他的表達都是爲了互動的目的而產生的。仿說不是一種簡化或是一致的語形；仿說代表一連串程度不等的互動和理解。成人對仿說語句的解釋，要奠基在對兒童知識以及對彼此共處的情境脈絡特性的理解。對自閉兒而言，使用非約定俗成的語形會干擾到語言裡的約定俗成語形，以及更高階的後設語言能力的發展。Prizant 與 Rydell（1984）的研究裡最有趣的發現之一，是某些非互動的仿說語句——那些由兒童表達出來，但是不具溝通意圖的語句——也具有意義的目的。雖然某些語句並不具有特定的功能，但其他語句卻有認知與（或）對話，及輪替（turn-taking）的功能。仿說被描述成一種發展裡的轉變期，標誌著某種進展：從⑴沒有溝通意圖的仿說，到⑵有意圖但是語言能力受限的仿說，到⑶具有意圖與語言能力的仿說。這種語言與理解發展模式的變化，與一般兒童學習語言時所展現出來的溝通順序是相似的。

# 八、情緒／行為缺陷

　　兒童跟環境裡的人物、行爲，與物品的經驗，對語言習得過程而言是重要的。Bryson、Landry 與 Smith（1994）注意到自閉兒在社會認知，與他人和物品的關係方面顯現出障礙。物品缺陷（object deficits）表現在這幾方面：有限的玩玩具方式、自我刺激行爲、奇特操弄行爲，以及一成不變的遊戲技能。人際交往缺陷（interpersonal deficits）表現在這幾方面：缺乏視覺互動、減少肢體互動，以及在協同遊戲和社會互動方面有嚴重的限制。自閉兒很難與其溝通者（亦即自然環境中的同儕與成人）建立關係以及互動。許多自閉兒在他人接近或碰觸的時候會退縮，並且在被摟住或抱住的時候會顯得身體

死板或僵硬。只要想到溝通與社會學習會牽涉到與自然環境中的同儕與成人互動交流，我們應該不會對以下的事實感到訝異，（自閉）兒童的行為會為父母與同儕的情緒帶來負面影響（Tiegerman-Farber & Radzewicz, 1998）。互動意味著交互關係（reciprocity）；兒童對他的父母或兄弟姊妹一定有某些反應或是回應。當兒童對成人主動行為不予回應或是退縮的時候，成人的反應是什麼？是一種拒斥感嗎？還是挫折感？看看亞當的媽媽和傑若米描述他們與亞當的互動：

> 亞當的媽媽：很難去接近一個把妳排斥在外的小孩。互動完全沒有增強效果。
>
> 傑若米：他不喜歡我。

　　注意，由於亞當缺乏回應，以至於對其他兩個人的主動溝通行為造成負面的影響。自閉兒需要學習社交情境，然而他們的行為卻導致進一步的孤立，而且他們也常常被描述為孤僻。

　　Lainhart（1999）指出，自閉兒也許會有情緒和想法上的問題。由於照護自閉兒，與（或）生理因素所帶來的壓力和焦慮，讓自閉兒的父母與兄弟姊妹也有可能會經歷情感困境。自閉兒缺乏與家人溝通或建立情感的能力，導致他在情緒與社交上更加自外於自然活動與經驗。有鑑於行為計畫和處遇的需求不斷成長，語言和行為間的關係最近受到不少關注（Lovaas & Buch, 1997）。某些語言介入計畫藉由：(1)將語言界定為另一類型的行為；(2)將語言習得過程的複雜度縮減至「隨機可觀察測驗」（discrete observable trials）；(3)藉由強調自閉兒的行為缺陷而低估其語言／溝通缺陷的重要性；以及(4)發展行為計畫，而非語言習得計畫。藉此四點強調以行為為優先關照對象（Tiegerman-Farber, 1995）。「針對被視為習慣性不服從的兒童所擬定的計畫，利用獎勵系統去塑造服從；這些計畫已經假定：兒童之所以不順服，是由其對立行為、消極態度，以及反抗性格所造成的。但有件事實卻很少得到重視，那就是：至少有某些兒童之所以不服從，是因為他們無法理解教導或指示，或是無法適當的使用語言尋求說明。有鑑於被判定有情緒／行為問題的兒童普遍帶有語言障礙，有必要更全面地瞭解語言和不服從之間的關係」（Gallagher, 1997, p.7）。這種立場反映了某種處理本章所提出的自閉症光譜的哲學進路。

自閉兒的廣泛語言缺陷（pervasive language deficits），限制了他表達自己的感覺、談論自己的想法、解決人際問題、詮釋其他溝通者的情緒行為，以及編碼／解碼人際語言的能力（Bloomquist, August, Cohen, Doyle, & Everhart, 1997）。熟識和不熟識的人際關係是相互關聯而且仰賴語言的。表達情感的字彙有限，會對他控制情緒以及規範自身行為的能力帶來負面的影響。兒童的情緒／行為問題應該被視為他在語用和語意方面的語言缺陷所構成的函數。就處遇的建議與計畫所蘊含的意義而言，這並不是次要的問題。Brinton 與 Fujiki（1993）注意到，在啟動語言訓練之前，必須先指出被視為語言介入的障礙的情緒／行為問題。「如果情緒／行為問題減少，語言問題就會減少」，這種假設並未受到支持。當前的研究強調語言在促進情緒／行為功能運作的關鍵角色（Gallagher, 1996; Prizant, Audet, Burke, Hummel, Maher, & Theodore, 1990）。從自閉兒情緒／行為需求的角度出發，言語—語言治療師在為自閉症光譜兒童發展語言計畫的各領域／跨領域專家團隊裡，扮演了重要角色。該是重新思考暴躁情緒和自我刺激行為作為兒童語用／語意問題的指標的時候了。這些行為會被社會處罰，但也滿足了兒童特定的溝通需求。一旦辨識出這些需求，言語—語言治療師可以用功能上相等、但更能見容於社會的替代性溝通手段來代替（Gallagher, 1999）。

## 九、早期發作／評估

自閉症發作有賴於父母對這個問題的警覺性。如果父母和專業人員沒辦法獲得標準化評估工具，便會難以診斷自閉症。評估一個可能具有自閉症的兒童，需要衡量這幾個領域：語言／溝通、認知、動作，和社會技能。建立起早期介入體系的 99-457 公法，強調以家庭為導向的評估和處遇辦法。作為這個過程的一部分，家庭必須進行評估，並確認以家庭為支持兒童的生存單位，其需求為何（Tiegerman-Farber & Radziewicz, 1998）。各領域／跨領域團隊可以將下列測驗作為評估準則的一部分。

1. 兒童自閉症量表（Childhood Autism Rating Scale, CARS）（Schopler, Reichler, & Rennet, 1998），由十五個四分評量標準所組成，兒童的行為依照正常範圍(1)到重度不正常(4)之間的連續標準進行評量。兒童自閉症量表最適合作為篩選測量。

2. 自閉症診斷訪談修訂版（Autism Diagnostic Interview－Revised, ADI-R）(Lord, Rutter, & LeCouteur, 1994)，是半結構化，以調查為基礎的訪談。其訪談對象是可能被診斷出自閉症或是廣泛性發展障礙的兒童或成人的照護人員。

3. 自閉症行為檢查表（Autism Behavior Checklist, ABC）（Krug, Arick, & Almond, 1993），這是一種行為衡量檢查表，用於訪談父母與教師。在橫跨多重領域進行直接觀察的情境裡使用最為有效。

4. 心理教育量表修訂版 （Psychoeducational Profile－Revised, PEP-R） （Schopler, Reichler, Bashford, Lansing, & Marcus, 1995），可提供關於發展功能，以及在關於情感、遊戲、對物品興趣、感覺回應，和語言方面的異常程度的資訊，這是為六個月到七歲的兒童，或是十二歲以下發展遲緩的兒童所設計的。

5. 前語言自閉症診斷觀察表（Pre-Linguistic Autism Diagnostic Observation Schedule, PL-ADOS）（DiLavore, Lord, & Rutter, 1995），這是為六歲以下的兒童所設計的，並可作為施測者與兒童在結構化情境裡互動時的標準化觀察衡量表。

　　某些父母提到，他們在嬰兒剛出生幾個月內就早早察覺到問題。他們注意到嬰兒「無法安撫」。除非出現神經損傷方面的病徵，否則兒童年紀越小，越難以斷定異常的存在。一般來說，當兒童邁入兩歲時，父母會歷經診斷評估所帶來的挫折。最重要的診斷變數之一：語言，常常難以在二十四個月大之前用標準化工具加以評估。直到過去幾年，對二到三歲兒童的早期確認與關注才有研究。對學齡前自閉兒而言，教育方面的選擇依然十分有限（Wagner & Lockwood, 1994）。

　　根據 Short 與 Schopler（1988）的看法，在三十個月大以前的自閉症開始發作，已經是自閉症鑑別診斷的重要判準了。他們的研究顯示，在 76% 的

自閉症個案裡，父母在他們的孩子二十四個月大之前就辨識出問題了；在94%的自閉症個案裡，父母在他們的孩子三十六個月大之前就辨識出問題了。越早辨識出問題的父母往往能更快尋求援助。此外，早期開始發作也與發展嚴重度，特別是行為功能有關。晚期開始發作的兒童在智力測驗的分數比早期開始的兒童來得高，顯示出這些「晚期」個案在自閉症光譜的綜合症狀特徵上較不嚴重。筆者建議，有必要進一步對晚期開始發作範疇裡兩組不一樣的群體，研究其鑑別診斷，這兩組是：(1)在三十個月後經歷發展回歸（developmental regression）的自閉兒；與(2)在較晚發展階段被確認出來的自閉兒，因為他們的綜合症狀相對較輕。

## 十、行為特徵：區辨兒童的工具？

前述自閉症的九個特徵可以用來鑑別學生。表11.1列出了幾樣亞當和布萊恩在環境中互動的表現差異。

兩個兒童有某些明顯的發展差異，這些差異反映在語言和處理歷程的差異上。這些差異在人群裡的兒童身上是典型的，而且也凸顯了：具有自閉症光譜的兒童有其非常個人的互動模式和風格。視線互動、協調注意力，以及言語導向上的差異顯示出，自閉兒可以早在一歲時就辨識出來。除了行為上的特徵，溝通、遊戲，和語言行為提供了自閉症中最重要的變數之一：語言功能的觀察經驗。無法互動或溝通便會限制將語言當成社會過程來學習的能力。溝通、遊戲，和語言行為為兒童在複雜社會環境裡的特有互動風格，提供了整體的圖像，同時也提供了早期辨識障礙的方法（Osterling & Dawson, 1994）。

## 十一、溝通行為

在成人與兒童的溝通交換中，兩方都參與了一個不斷進行的互動事件。一個三十個月大的自閉兒並不會顯現出許多正常發展的六個月大的兒童所具有的溝通行為。自閉兒並不會展示出正常發展裡的凝視、聲音、姿勢上的溝

**表 11.1　行為表現比較**

| 行為 | 亞當（四十個月大） | 布萊恩（四十個月大） |
|---|---|---|
| 迴避注視 | 迴避注視 | 迴避注視，但會追瞄移動物體 |
| 模仿 | 缺乏肌肉動作與聲音模仿 | 缺乏聲音模仿，但有有限的肌肉動作模仿 |
| 儀式化行為 | 餵食、穿衣和清洗儀式 | 常常重新搬動房間（與屋子）裡的家具 |
| 自我刺激行為 | 以腳指尖走路、拍打雙手、前後搖晃、發出咕嚕聲／喉部噪音 | 旋轉、快速張合眼、將手指伸進喉嚨 |
| 物體操作 | 非功能性與不加區分的表現；旋轉、搖晃、咬，和拗折玩具 | 基本上是非功能性以及不加區分的；旋轉、搖晃、咬，和拗折玩具。某些適當的、與物體相關的表現：拿起電話話筒並對話筒製造噪音、將嬰兒放到床上、在棒子上堆疊圈圈、可以代換辛普烈圖板上的圖板 |
| 暴躁情緒 | 自我虐待行為：重擊頭部、咬手、侵略性行為、扯頭髮以及抓搔 | 沒有自我虐待行為。侵略性行為：咬、抓搔、捏、踢、撞頭、扯頭髮、敲擊 |
| 言語 | 緘默 | 仿說 |
| 關係行為 | 當有人接近時便轉身移開，被碰觸時顯得僵硬 | 接近人們（成人或兒童），要求擁抱、親吻，和搔癢 |
| 開始發作（onset） | 母親在三個月大時注意到有某些奇怪之處。二十四個月大時進行心理評估和診斷 | 母親描述該童在二十一個月大時仍然「正常」進展，但之後退縮了。該童的行為惡化。三十個月大時進行心理評估和診斷 |

通行為，或是將這些行為協調成一個複雜的模式或序列的能力。父母常常要到幼兒期（十八到三十六個月之間），才會發覺兒童具有自閉症。到了這個時候，才會明顯看到這名兒童沒有發展出早期溝通和語言行為的事實。在診斷時刻之前的，與行為和發展有關的資訊，是主觀的，而且受限於父母對早先與兒童相處經驗的詮釋和記憶——雖然說父母是最可靠的消息來源。

　　在三十個月大的時候沒有出現某些溝通行為，並不代表之前沒有出現過這些行為。有可能在九到十二個月大的時候這些溝通行為發展過，但卻由於神經缺陷而惡化。當前的診斷工具並不足以辨識出這些溝通行為：凝視、發聲與姿勢；但這些溝通行為對早期確認自閉症光譜而言是很重要的。對沒有習得早期溝通行為的幼兒所做的研究分析和調查，或許可以為自閉症光譜的出現和進展提供線索。對出生到十二個月的發展過程的知識漸增，最終將能辨識和診斷年齡越來越小的兒童的自閉症光譜。對障礙的理解和我們對正常發展的瞭解是密不可分的。想要辨識出現在出生到十二個月的幼兒的自閉症，必須加以辨識特定的凝視、聲音、姿勢行為，以作為診斷指標（Wagner & Lockwood, 1994）。

# 十二、遊戲

　　眾所周知，遊戲對於適應力、學習、認知，和社會行為而言是很重要的（Lifter, Sulzer-Azaroff, Anderson, & Cowdery, 1993）。遊戲的功能在於發揮與發展操弄與互動的策略，日後兒童會將這些策略整合到更複雜的、任務導向的序列。某種更廣泛的理論認為，兒童在遊戲中學習影響和控制他們在其他情境下無法執行或掌控的行為。兒童在遊戲中發展出對活體或非活體物品或情境的控制。晚近對早期社會互動的分析認為，遊戲行為影響了所有參與遊戲兒童的物質和互動行為（Stahmer, 1995）。因此，遊戲在早期發展中具有認知、社會，和整合功能。

　　其後的理論認為遊戲起於兒童所執行的動作操弄（action manipulation）。當操弄和肢體能力擴展，兒童發展出漸增的能力，以便更加主動地應付物品和同儕（Koegel & Koegel, 1995）。然而，自閉兒自身與環境的社會互動有限，而且，由於他們的經驗受限，他們與其他不論是被診斷為智力障礙、腦性麻痺，或是大腦損傷的兒童，具備許多同樣的行為／學習問題。自閉兒從互動經驗中退縮，並且習得操弄暴躁情緒和暴怒行為作為工具。從環境中退縮，便難以斷定他們是不知道如何遊戲，或是缺乏遊戲的機會，或是兩者皆是。許多研究者已經提出，在兒童怪異的操弄表現，以及他們無法整合環境

中的經驗，這兩者間有著循環關係，導致進一步的退縮。兒童之所以創造出內心世界，是試圖建立或維持一個他或她在外部世界無法建立的內在秩序；自我刺激和儀式化行為可能是受社會（社交）影響的障礙所帶來的某個結果（Ozonoff, Pennington, & Rogers, 1991）。

遊戲是教導自閉兒社會互動技能的自然方法。遊戲是以兒童為導向的，而非以教師為導向的活動。遊戲促進兒童對材料、活動，以及同儕夥伴的選擇。在遊戲情境裡，自閉兒從同伴身上學習特定行為所導致的回應。如果社會情境對自閉兒具有自然增強的後果，那麼，就更有可能從社會情境裡習得溝通行為和互動交流（Olley, 1999）。功能性和象徵性的遊戲技能是與語言能力連結在一起的。此外，像手勢一類的、特殊的非口語溝通技能也與語言習得相關。典型的整合同儕的學齡前計畫（peers-integrated preschool programs）能促進社會互動技能。融合班級仰賴以兒童為主的，對物品的偏好、創造性互動，與同儕夥伴的遊戲活動。早期兒童課程強調獨立遊戲與在自然發生的例行場合裡的社會互動。可以在遊戲或是在團體裡促進社會技能，而非透過像 Lovaas 等行為學家所描述的一對一教學法。早期兒童課程變成了融合訓練模式的一部分，這種模式利用團體時間、講故事時間，和活動中心來促進溝通的發展（Strain & Cordisco, 1994）。融合計畫的相關爭議於本章後半討論。

## 參、語言要素

把自閉症描述為語言及溝通障礙（LCD）時，會談到幾種語言的要素：語用、語意、語法、音韻和認知。對這些要素間的相互關係的研究，可以為具有自閉症光譜的兒童的特定需求提供線索。非同時性（asynchronous）的發展模式被描述為語意與語法各自獨立進展，兒童或許會出現：(1)當他語法能力仍然重度受限時，便能採用更進步或更複雜的語意技能；或是(2)當他的語意能力仍然重度受限，便能採用更進步的語法技能。這種橫跨不同語言要素間的不均等發展模式，是和神經心理學的結構和功能，以及不同語言過程

的發展相聯繫的（Tager-Flusberg, 1999）。不均等的發展意味著在中樞神經
系統（該系統決定了兒童的運作層級和已發展的語言能力）的不同區域，或
多或少受到了損傷。語言代表了一種整合過的體系，其中每個要素都會促進
整個體系的發展。若要瞭解具有語言障礙的兒童（特別是具有自閉症光譜的
兒童）其學習需求，重要的是，要比較和對比各個要素內或要素間的發展。
在自閉症光譜障礙上的兒童表現出來的缺陷，有可能是由下列原因導致的：

1. 學習系統的要素內與（或）要素間的不均等的發展。
2. 沒有能力在系統的要素間中介（interface）與（或）交換發展的資訊。

## 肆、社會認知

關於知覺、語言，與認知之間的關係仍然有很多爭議。當前的潮流是受
到一些認知理論的影響，這些理論強調的是在環境裡的早期社會和互動經驗。
在討論自閉兒的認知發展的時候，考慮到知覺和認知過程和社會互動經驗是
很重要的。Harris、Handleman、Gordon、Kristoff與Fuentes（1991）在為
期一年的時間裡，研究了自閉兒以及正常發展兒童智力的變化和語言的功能。
結果指出，相對於一般學齡前兒童，學齡前自閉兒在該計畫裡顯示出的智力
進展增加得更快。一般學齡前兒童在整個學年裡維持住他們的認知功能，但
學齡前自閉兒在功能方面顯示出明顯的增長。在智力上有 19 分的增長，為早
期介入計畫的成效以及自閉兒受益於綜合計畫（comprehensive programming）
的能力提供了支持。

據報大約有 75%的自閉兒處在智力障礙的範圍裡（American Psychiatric
Association, 1994）。由於重度或極重度智能障礙兒童也會表現出與自閉兒相
似的行為，鑑別診斷益發困難。智力障礙兒童在與其發展程度相應的社會互
動、溝通，和行為等方面，展現出量上的遲緩。相反的，自閉兒則呈現出質
上的差異，而這些差異一般並不會展現在其他語言遲緩的兒童身上。此外，
自閉兒表現出十分廣泛的技能。有時技能上的差異（如零碎技能或博學能力）
導致在某方面會出現不同尋常的能力，但同時在其他方面卻會有重大的障礙。

例如，亞當有絕佳的記憶和機械背誦能力。然而，他的能力應該視他在社會環境裡使用技能的情況而定。他驚人的記憶常常用於非溝通和自我刺激的目標上。資訊常常被整體抽離，而非作為互動之用。亞當會坐在他的房間裡的一個角落，逐字複誦前夜所出現的新聞報導。

　　辨識長處、技能，和能力只是最初的一步；重要的是，判斷具有自閉症的兒童如何在學習情境裡使用或是運用他們的技能〔參見過度閱讀症（hyperlexia）和音韻〕。自閉兒在需要區辨具體視覺空間關係的任務上，明顯地展現出高度能力，但在需要抽象或是透過刺激物間的細微的概念關係而組織具體資訊的任務上，其能力就比較低了。當刺激物複雜程度增加與（或）需要跨感官模式處理時，他們也會呈現出整合障礙。他們難以辨識在情境裡什麼才是有意義和有相關的東西，這點導致他們與環境互動時會生硬地使用規則。由於他們傾向於或固持於一幅畫或一個故事的某一點，而且常常是某些無關緊要的細節，所以其概念發展會進一步受到限制（Shriver, Allen, & Mathews, 1999）。這一切的例證都可用來描述某種與環境互動的古怪而特殊的模式。

　　Sigman 與 Ungerer（1984）討論了自閉症症候群特有的早期認知缺陷。雖然感覺動作技能和語言在正常發展的兒童身上是正相關的，這兩者在自閉兒身上卻沒有關聯。兩位作者認為，感覺動作知識對於語言發展也許是必要的，但卻是不充分的。自閉兒在感覺動作能力和語言障礙之間的明顯落差，為感覺動作和符號知識或許涉及不同發展的論點提供了依據。有好幾種假設可以用來解釋缺陷間的差異。第一種理論可能性，在於再現式思想（representational thought）在兩個次體系間或許需要某種介面。這樣一個次體系將感覺動作技能的發展與藉回憶資訊以解決問題的能力聯繫起來。第二個次體系涉及將經驗轉譯為符號，自閉兒正是在這個領域裡遇到困難；相較於社會缺陷，自閉兒的認知缺陷是次要的。研究者也注意到「迄今已經被辨識出來的所有特定認知缺陷的領域，其發展都仰賴社會互動」（p.301）。這個發現點出了社會學習對其他發展領域的重要性。社會（交）經驗變成了「一種場域（field），這個場域擁有受這個場域推動的遊戲、認知、模仿，和語言各種發展領域」（p.301）。

## 伍、感覺

我們有關自閉兒對其環境的感受所知甚少，只能基於他們在環境裡的互動模式，也就是他們與人物、動作，和物品發生關聯的方式，來提出假設。前述行為特徵為兒童內心運作，以及隨之而來的對衝擊世界的反應。自閉兒看到聽到什麼？我們只能從觀察到的回應和反應推論出兒童的困難和困惑。自閉兒的行為暗示著他所看到與聽到的東西很少是有意義的。語詞、聲音、臉龐，和手勢不過是迅速變化的刺激物，就像一閃即逝、難以捉摸的顏色變化。人們抱著自閉兒並且對他做一些事，這意味著什麼？所有的臉龐和改變的表情，意味著什麼？既然一切都總是在變化，那麼就很少有事情能夠被兒童辨認出來。因此，世界會讓自閉兒感到困惑，就不令人意外了。而自閉兒維持儀式化的、有秩序的環境，以及努力維持秩序和一致性，也就不令人意外了。最後，當環境衝擊超過了可以管理的關頭，自閉兒反擊並且回以暴躁，這正是挫折和困惑導致的結果。自閉兒試著創造更能理解和前後一致的內心世界（Tiegerman-Farber & Radziewicz, 1998）。自我刺激可以被視為是重新建立一致性的嘗試。許多父母指出，他們的兒童在新的情境或經驗裡展現出自我刺激行為。兒童的感覺缺陷創造了進一步的問題，因為他們重度限制了他們與同儕和成人的互動經驗。以扭曲方式看待世界的兒童也會用扭曲的方式與世界互動。這樣的循環並不能讓兒童經歷到互動的多樣性，而這種多樣性是概念發展的礎石（Tager-Flusberg, 1999）。

## 陸、類化

自閉兒難以從某個情境到另一個情境間類化習得的行為。因為這些兒童無法辨識出複雜環境裡的相關資訊，他們無法辨識出什麼是重要和不重要的東西，在奠定觀念和感覺關係的時候，便會製造出新的問題。建立任何範疇

的能力,有賴於區辨差異以及判斷刺激物彼此連結和關聯方式的能力。感覺缺陷導致無法類化學習,以及無法發展策略以適應持續變動的社會情勢。社會(交)上的僵化限制了他們隨著變動的社會情勢調適的能力,而固執性回應干擾到解決問題技能的發展(Russell, Mauthner, Sharpe, & Tidswell, 1991; Prior & Hoffmann, 1990)。

　　類化缺陷意味著兒童的認知損傷,這是個嚴重限制自發學習,以及受益於結構化和形式化學習的能力問題。無法發展概念關係,無法跨越環境選取和運用相似性,以及無法自過往經驗裡學習,讓自閉兒注定要重複學習經驗。一般兒童尋找規則;為了要建立規則,他們在概念範疇裡辨識出相關與有關聯的刺激物。類化牽涉到辨識情境 A 與情境 B 間的關係,然後將規則運用到情境A'與情境B'的能力。少了規則主導的行為,兒童難以處理、範疇化(categorizing),以及詮釋社會事件(Tager-Flusberg, 1999)。

# 柒、語言歷程

　　再現行為(representational behavior)的根源奠基在兒童在環境裡的互動經驗;因此,檢視認知和溝通間的互動運作是很重要的。現在的研究支持這樣的觀點:自閉兒獨特的語言習得與運用方式,是導源於一種與一般兒童不一樣的認知歷程。自閉兒常常被稱為「片段語言者」(language chunkers)。Prizant(1983)認為,儀式化行為和仿說等特徵意味著一種完形(gestalt)處理模式。這種完形偏好造成的結果,就是自閉兒雖會發出整段片語或是整個句子,但是卻不瞭解個別的語言要素。這也意味著兒童無法操弄語言的組成部分,以便創意結合與重新結合語言結構。雖然完形處理方式的發生是正常語言發展的一部分,但這是和分析處理策略整合在一起的。最好把仿說和例行化儀式描述為與自閉症光譜兒童的認知—語言歷程的相關特徵,而非描述成一種違常特徵。這兩種歷程的中介面,提供了典型語言學習者一些創意和彈性,而這是在自閉兒的語言發聲裡頭所看不到的。因為自閉兒使用完形方式處理語言,他們並未學習將長期記憶流打破為語言的要素單位。語言發

展、發音，以及創造仰賴分析處理方式，以平衡全形處理方式。沒有關於語言意義單位的工作知識，自閉兒只能在語言長片段和情境之間形塑表面上的連結。往往在記憶裡的片段，以及情境之間的意義關係是搭配不上的。形式與功能間的落差爲溝通過程帶來嚴重的張力。聽者必須依據聽者對兒童意義的揣測，試著去推導兒童的溝通意向。

## ■、心智理論和後設能力

　　「心智理論」的發展牽涉到再現心智狀態的能力。研究指出，一般的小孩能理解其他人的行爲，乃是與他們所想所信的東西有關，並不必然與事實的發生有關。兒童採取他人視角，瞭解他人觀點的能力，始自幼年兒童期。對自閉症的心智理論研究提及訴諸欲望、知識，和對人對己的信念等心智狀態的能力，以作爲解釋行爲的工具。Pennington、Rogers、Bennetto、Griffith、Reed和Shyu（1998）描述了將自閉症當成後設再現缺陷，探討其起源的理論視角的轉變。「後設」技能（"Meta" skills）——後設認知與後設語言——需要兒童具有完整的語言表達以及理解能力。後設層次牽涉到的是語言修正、反思，和修補語言規則的能力。對表達的瞭解和理解的技能，後設語言技能再現了更高的觀念層次。當兒童可以「談論談論這件事」（"talk about talking"），他便察覺了語言結構，並可判斷其恰當與否。後設認知技能牽涉到抽象處理人的思想過程：理解、記憶、資訊處理、推理和解決問題。對於自閉兒而言，社會互動、語言表達和理解方面的廣泛性障礙，限制了更抽象的後設技能的發展（Mundy, Sigman, & Kasari, 1994）。大部分自閉兒（60%到70%）在後設再現領域出現障礙；小部分（20%到30%）在他們到達青少年時期時，似乎發展出了相當於一般三到四歲兒童的程度。

　　跟「心智理論」領域研究有關的研究，也許能提供其他的解釋；這些研究指出，構成自閉症特質的溝通、社會化和心像（mental imagery）障礙，也許可以歸諸無法將心智狀態象徵化與概念化——這就是Baron-Cohen（1995, 1998）提到的「心盲」（mindblindness）。例如，自閉兒在需要對開玩笑、說謊、說服，和裝模作樣進行判斷的相關場合裡，呈現出概念上的困難（Happe, 1994）。自閉兒也可能難以發展涉及從焦點對象轉移注意力的行為策略。Hughes 與 Russell（1993）的研究指出，顯示自閉症的受試者無法通過策略性欺瞞的測驗，原因是他們的心智難以從焦點對象轉移注意力，而非他們不能執行「心智理論」的工作。從焦點對象轉移注意力的能力，是許多與執行功能有關的心智活動之一。這些功能「單獨存在時是必備的，結合起來足以為達成目標的意志引導行為；抑制感官所引發的或不適當的反應；監控現行策略的成敗」。研究者進一步指出，傳統上用來評估「心智理論」的測驗所達到的成果，可能會和自閉兒顯示出來的執行能力的困難兩相混淆。自閉症的心智障礙理論是更廣泛的高階認知過程障礙的一部分（Russell, 1997）。

# 三、語用

對自閉兒而言，儘管在語言的其他領域有所發展，但作為溝通目的之用的語言，其運用能力依然重度受創。其中有一部分問題，與社會互動和溝通之間的相互關係有關。大部分自閉兒並沒有發展出一整套溝通功能，其結果則是他們的溝通和社會互動受限。當社會情境促進一般發展兒童的學習時，同樣的環境也為自閉兒帶來最大的困難，自閉兒會將自己移出此一教導他溝通的情境。有鑑於兒童的重度溝通障礙，社會環境變成進一步學習的首重部分（Ogletree & Fischer, 1995）。

此外，自閉兒展示出來的少部分互動行為，常常是特定和不尋常的例行慣例的一部分。一如之前所提，已經確立的例行慣例可以讓自閉兒對其快速變動的環境維持某種掌控能力。例行慣例透過維持同樣的環境，確立了可預測性。雖然自閉兒顯示出喜歡這樣的例行慣例，這些儀式化模式卻進一步限制了社會互動。這種附加的社會限制用來維持溝通障礙。藉由回應有限範圍的行為，自閉兒選擇性增強成人輸入（資訊）的某些方面。成人的問題則在於兒童的互動回應，以及對變化的容忍度很有限。成人常常為了互動，提供高度受限的溝通形式。結果，社會互動容易變成沒有彈性、儀式化和僵化的例行慣例。準此，這些有限的社會和互動形式進一步影響了下列溝通面向：(1)發起和終止行動；(2)維持對話主題；(3)在講者和聽者的角色裡運作；以及

(4)爲溝通而運用行爲（Piven, Harper, Palmer, & Arndt, 1996）。

　　整體而言，自閉兒呈現出下列的語用問題：(1)他們並沒有發展一整套的溝通功能；(2)他們並沒有發展視覺互動技能；(3)他們並沒有發展原型行爲（prototypical behavior），例如，原型說明句（protodeclaratives）或原型命令句（protoimperatives）；(4)他們並沒有發展注意力以結合活動架構；(5)他們並沒有發展對主事者、行爲，或對象隨機性的覺知；(6)他們並沒有發展輪替或互動活動技能；以及(7)他們並沒有發展手勢或模仿行爲。前語言行爲，像是指物、展示，或輪替並沒有出現，結果，自閉症光譜兒童的溝通行爲與一般兒童的溝通行爲有所不同。此外，每位兒童的差別面向往往促成了不同回應形式，以及在兒童的環境裡和同儕與成人互動時，促使互動隨機出現（Folstein, 1999）。

　　Bernard-Opitz（1982）提出了溝通表現是與溝通脈絡裡的特定變數有關的。作者分析了自閉兒如何對他的媽媽、他的臨床治療師，和陌生人使用語言。該童與每位溝通對象的溝通風格都不一樣。該童對媽媽發起的溝通，是以祈使句作爲主要的言語行爲，而該童與臨床治療師互動用的是陳述句。與陌生人的溝通互動引發了難以辨識和非溝通的語句。此外，成人在與該童互動的時候，傾向於使用祈使句作爲最主要的言語行爲。作者認爲該童溝通行爲的差異也許與他和聆聽者的親近程度有關。該童也沒有如一般一樣回應成人的祈使句，而是模仿成人的句構生出另一句祈使句。另一個有趣的面向則是母親和臨床治療師對該童的仿說行爲的回應。母親透過回答或是釐清該童的行爲而增強了仿說語形。臨床治療師對不相關的語句的回應是引入另一個主題，重新引導對話，而非直接回答該童的語句。認爲自閉兒是非溝通與非互動的說法並未得到支持。就算在該童的腳本裡僅僅只有有限範圍內的溝通行爲，該童也會對不同的互動對象給予不同的回應。所以自閉兒並非無法互動，而是他（用於）溝通的選擇範圍有限（Calloway, Myles, & Earles, 1999）。

　　另一個干擾兒童溝通有效性的因素涉及怪異獨特的行爲（idiosyncratic behaviors）。一般語言的學習者發展出約定俗成行爲去溝通其需求；自閉兒則用非約定俗成的行爲與（或）語言形式。其結果則是，在兒童環境內的社會溝通者也許會誤釋或是誤解兒童的意圖和意義。應該替自閉兒促進溝通功

能和溝通交換,而非特定的語言形式或結構。鑑於自閉兒的學習風格,語言形式常常以例行化的片斷習得。從過去看起來,臨床和教育計畫都著重在教導特定的語言形式或結構,結果則是自閉兒學到發出僵化或「凍結住的」音串,對這些語句沒有語意─句法上的瞭解。Schwartz 與 Carta(1996)指出,教育計畫和教學的目標應該著重在教育自閉兒互動溝通的過程,而非教育他們回答特定的問題或形式。

自閉症光譜上的兒童其溝通和語言障礙的範圍相當分歧。一如前述,就算只具備有限約定俗成的形式,自閉兒似乎會使用各種策略完成互動的意圖。此外,與典型兒童相較,他們發展出來的溝通功能範圍更為有限。在一般發展的兒童身上,溝通不是從一個功能連續發展到另外一個功能;某些功能是同時出現的。語言結構從溝通功能發展;一般兒童談論互動的情境以及他們(對此)的操縱經驗。正是社會過程提供了約定俗成形式的發展基礎。在一般兒童身上可以清楚看到溝通功能的同步發展,在自閉兒身上看起來像是非序列式的模式。這點指出,自閉兒所發展的溝通模式是質上的,也是量上的,與正常的語言前序列(prelinguistic sequence)不同。自閉症光譜的兒童以不同的發展序列習得溝通功能,結果,他們的語言能力發展方式不同(Calloway et al., 1999)。下列的溝通特徵可以用來描述自閉兒:

1. 姿勢和聲音領域的溝通意向,其發展不同步。
2. 其溝通剖析圖與具有其他語言障礙的兒童的溝通剖析圖不同。
3. 溝通發展的序列與一般兒童不同。
4. 溝通功能有限。
5. 某些違常行為可以是具有意向的、互動的,和帶有溝通性質的。
6. 具有自閉症光譜的兒童發展出許多構成環境後果(environmental consequence)的行為,但很少發展出導致社會後果(social consequence)的行為。

最後,教育技術必須將個別兒童學習溝通的風格考慮在內(Cafiero, 1998)。自閉兒沒有準備好發展一整套一般兒童所能產生的溝通意圖,因為他們沒有能力發展和協調之前所描述的互動行為。當語言技巧真的發展了,溝通障礙依然會存在。

## 三、溝通行為

　　自閉兒真的會溝通嗎？如果是，互動的本質是什麼？Calloway 等人（1999）指出，自閉兒運用溝通作為要求物品或是控制同儕和成人的行為的手段，而非作為展示、分享、評論、提供資訊，與（或）要求資訊等發起社交的手段。他們的發現指出，自閉兒持續發展溝通功能和手段，較為先進的溝通形式取代了較為原始的形式。雖然特定溝通功能的進展有所變化，自閉兒顯示：其持續進展和發展常常遵循從行為規範到社會互動，到共同注意力（joint attention）的模式。判斷意向行為的唯一方式，是觀察和分析自閉症光譜兒童在社會情境裡如何做出行為。言語─語言治療師在兒童行為裡要尋找什麼東西？就算是具有最重度障礙的兒童，也有可以被視為溝通的行為，只要這些行為能在情境裡分析（Prizant et al., 1990）。亞當的某些事件強調了這一點：

### 情境 1

**臨床治療師**：臨床治療師將一個緊緊封住的香草冰淇淋罐放在桌上。

**亞當**：亞當走到桌邊，翻轉罐子，試著打開上方，咬住罐子，並將罐子丟到桌上。他走開好一陣子。他走回桌上並拿起罐子。他帶著罐子走到臨床治療師那裡，並將罐子置於她的腿上。他離開臨床治療師並橫過一整個房間看著她（當然，臨床治療師什麼也沒做）。亞當從某一邊走近臨床治療師，拿起她的手，將她的手放在冰淇淋罐上。

**詮釋**：亞當請求臨床治療師做出他自己沒辦法做到的行為（打開冰淇淋）。

### 情境 2

**臨床治療師**：臨床治療師走近亞當並坐在亞當身邊。

**亞當**：亞當起身並移動離開臨床治療師。

詮釋：亞當拒絕互動。

**情境** 3

**臨床治療師**：臨床治療師對亞當講話。

亞當：亞當將他的手放在他的耳朵上，掉頭背向臨床治療師，但沒
有離開。他間歇性地將手從耳朵邊移開。當臨床治療師停止
講話，亞當轉回來面對臨床治療師。

詮釋：亞當並不希望參與口語互動。臨床治療師得知在這幾段時間
裡，亞當會參加不須用到話語的活動（例如，拼圖、積木、
塗色）。

　　亞當可以溝通不同的意向和呈現不同的行為組合，以指示他對環境輸入
的回應。對成人和一般同儕來說，在試著詮釋兒童對環境的反應之前，先在
某個情境架構裡「閱讀」兒童的行為是很重要的。其實，母親變數所帶來的
豐富詮釋：媽媽如何料想她的嬰兒對環境的反應，並將其嬰兒當成主動的聆
聽者和溝通者對待，可以促進自閉症光譜兒童的溝通交換過程。料想自閉兒
沒有溝通能力，便會導致自我實現的預言。如果一般相信他們無法溝通，那
麼他們就不會被當成溝通者對待，而他們的行為也不會被分析而辨識出其中
的溝通互動（Tiegerman-Farber, 1995）。

# 四、語意

　　**語意**這個語言詞彙指的是在語言裡被編碼的意義。因此，語意知識指的
是在一個已進行語言編碼的語言裡的意義。概念知識影響語言的語意成分的
習得。Tager-Flusberg（1999）指出，一般兒童的概念知識被轉換成語意知
識。兒童所面臨的困難任務，是要如何判斷這些概念的某些語態在特定的語
言系統裡是已經編碼好的。兒童與主事者、行動和物品的互動經驗發展出語
意關係，這些關係將語言內容變成語碼。自閉症光譜兒童難以發展出複雜的
關係，其結果則是，他們難以為行為的符號形式建立起基礎，但這樣的符號

形式正是語言的基礎。發展意義和相關的知覺─概念關係能讓一般兒童建立普遍範疇，也就是讓主事者、行動，和物品彼此產生關係。一般範疇能讓兒童以形式連貫和意義連貫的形式瞭解環境、環境裡的刺激物，和環境裡的經驗，若這些經驗不這樣理解，就會變得永遠陌生而變動不居。範疇和組織能力為兒童提供了賦予他們經驗以概要架構的工具。語言作為現實的再現，是從兒童的社會世界這個小宇宙出發的。在非常基礎的語意層次，自閉兒不能瞭解如何透過功能將物品連結和聯想起來，結果，他們無法將他們的真實世界經驗用語意處理策略轉譯為語言結構。

　　Ogletree 與 Fischer（1995）注意到，研究的重點已經從語言的結構語態（例如，音韻、構詞和句法）轉移到其意義在社會脈絡下的發展。Brook 與 Bowler（1992）列出了自閉兒所呈現的某些語意／語用缺陷：

1. 溝通行為的意圖特有的混淆
2. 將與對話相關的意義編碼時會產生問題
3. 難以處理對話對象的口語／非口語提示
4. 模仿或回應疑問時會產生問題
5. 語言理解受到損傷
6. 對言語訊息的詮釋太過拘泥於字面
7. 輪流和維持話題的能力薄弱
8. 不恰當的講話音量和語調模式
9. 時間排序特有的語意混淆
10. 語意關係感薄弱
11. 修補對話頻率較低
12. 對對話對象提供了太少或太多資訊

　　表 11.2 描述了亞當詞彙庫的發展，以表達他的語意知識和對世界的觀念。亞當這個時期（四歲九個月大）的語意發展，顯示他對功能的發展性使用有限或受限。亞當發展的詞彙庫落在四種語意範疇裡。大部分詞目與食物有關，特別是甜點。比起物品，較少行為表現變成語碼，而有兩種行為表現與食物有關（如，吃和喝）。用這種方式分析兒童的語料庫，讓言語─語言治療師洞悉兒童的環境裡對兒童最重要的東西為何。這樣兒童的偏好就能整合進治

## 表 11.2　亞當的早期詞彙庫

| 語意功能 | 詞彙條目 |
|---|---|
| 物體 | 車子、餅乾、麻花餅、果汁、冰淇淋、牛奶、薯條、M&M巧克力、熱狗、棒棒糖、蘇打汽水、爆米花、拼圖、積木、鞋子、葡萄乾、葡萄 |
| 行動 | 打開、推、吃、喝、丟、給 |
| 否決：拒絕 | 不 |
| 停止 | 不 |
| 重現 | （重複讀出物品標籤） |
| 主事者 | — |
| 行動＋物品 | — |

療活動裡。

　　舊的知識為新資訊的處理提供了架構。運用此一分析方式，新資訊可以和舊資訊相比較，以發展概念，特別是語意概念。Prizant（1983）注意到，語意記憶牽涉到超越單一或特定情境而進行概念化的能力。這裡兒童跨越情境抽取相關資訊，以便將概念組織為長期記憶。這種語意能力讓兒童能象徵性（符號性）的再現或重構一場事件。所以，為了要學習語言，兒童必須能重構句子要素，而不是單單模仿句子。分析性的方式能讓語言產生對語意義的理解，以及表現此一意義的相關結構形式。自閉症光譜兒童有一種語言模式，其特徵是重複未加分析的形式。這種語言模式顯示出無法使用生成規則在語言表達目的上，也無法分析其他人產生的語言的內部結構（Windsor & Doyle, 1994）。

　　Prizant（1983）認為，完形和分析性的方式再現了在連續體兩級的處理能力。因為自閉症光譜兒童擁有極端的完形處理方式，生成性語言發展就變成了非常困難的過程。尤其「由於受到認知模仿影響，那些主要維持仿說的人顯示出無法沿著連續體向分析性處理移動」（p.303）。當自發性的語句增加，仿說減少；自發性的發言意味著更有彈性的運用結合規則。這個邁向處理連續體上的分析端的運動，對於語意—句法關係的發展而言是必要的。要進一步瞭解兒童對語言學習處理模式的衝擊，零碎能力可以和怪異獨特的缺

陷做對比。自閉兒擁有絕佳的記憶力、視覺處理技能、視覺—空間技能、計數技能，和音樂能力。完形學習方式對於語意功能和語意—句法關係的發展而言，干擾了分析習得（Brook & Bowler, 1992）。

## 五、過度閱讀症

**過度閱讀症**（Hyperlexia）一詞被用來描述某種自閉症光譜兒童，他們的識字技能呈現高度發展，但對於他們所辨認的詞卻只有一點點理解，甚至完全沒有理解。在空間辨識能力和處理語言意義有關的，其背後的語意理解之間，似乎出現了落差（O'Connor & Hermelin, 1994; Tirosh & Candy, 1993）。過度閱讀症被描述為一種自閉兒的博學技能。為何某些兒童習得零碎技能，以及這種技能和其他學習領域的發展的整體關係，從教育的觀點來看，是令人困惑而有趣的。許多自閉症的特徵牽涉到高度怪異獨特和零碎化的能力，包括過度閱讀在內。這些零碎技能隨著時間呈現出學習問題，因為它們與兒童其他學習領域沒有好好地整合或交互參照；這些技能並不代表對社會或溝通過程有幫助的功能性行為（Patti & Lupinetti, 1993）。過度閱讀的讀者看似與書寫或語音特徵十分投緣，但這種視覺—口語解碼能力並沒有和語意或閱讀理解力整合在一起。其結果則是，自閉兒的過度閱讀過程可以用廣泛性語言障礙理解。博學能力和零碎技能凸顯了不均衡和未整合的發展學習面向，這些面向似乎自外於社會溝通學習的領域而獨自發展。既然博學技能無助於促進溝通互動，這點為家長和教師帶來了有意思的問題。當試著去理解自閉症光譜兒童的進階閱讀能力或任何博學技能的時候，這個問題就變成了：教育要如何利用零碎技能促進兒童在社會脈絡裡的互動能力？

## 六、句法

對一個結構與意義有關的正常語言系統而言，其發展需要語言和非語言認知發展的介面。在一般兒童身上，詞彙和關係性的語意能力，是與更廣泛的概念發展相連結的，但構詞和句法能力則否。奠基在概念上，並反映了語

用／語意功能的各個語態（aspects），在自閉症光譜兒童的身上受到了明顯的損傷。自閉症光譜兒童所呈現的語言／溝通障礙導因於未整合的發展系統，在此一未整合系統裡，某個構成語言領域的進展看來並沒有影響到其他構成語言的領域的發展（Conti-Ramsden & Botting, 1999）。自閉症光譜兒童的語言模式顯示語用／語意發展是獨自發生的，自外於語言的結構性發展。各個組成成分的獨自發展，點明兩個語言次系統彼此不「溝通」所帶來的毀滅性影響。像動詞字尾、過去式，和現在進行式一類的語態都需要句法結構，這些語態對自閉症光譜兒童造成了顯著的困難，因爲他們無法理解「過去式」的潛在意義。對自閉兒而言，更爲基本的問題是，他們並不瞭解潛藏在語言公式化表述（formulation）裡的概念。他們難以運用或操弄某些語言形式，因爲他們並不瞭解它們的語意對應物。Bartak、Rutter 和 Cox（1975）拿自閉兒和語言障礙兒童做比較，研究者發現，兩個群體在平均語句長度（自發性語言發展的主要判準之一）和文法複雜程度上相若。然而，在理解力測試上，自閉兒的表現比閱讀障礙兒童更弱。自閉兒的句法遲緩似乎與其一般發展遲緩有關。這些兒童所呈現的句法處理技能，與具有其他類型障礙的兒童所證實的處理技能相似。然而，語言分析顯示的是運用以規則爲主的行爲，而不管他們發話和理解的語言有限。

　　亞當在不同情境脈絡和互動情境的架構裡所發出的語言，凸顯了他有限的語言處理能力。看看亞當使用了下列的詞素：現在進行式、過去式、人稱代名詞、關係代名詞、連接詞、冠詞和複數。

> 臨床治療師：What is Mommy doing?（「媽媽正在做什麼？」）
> 亞當：Mommy is opening juice.（「媽媽正在打開果汁。」）

　　在這個與成人互動的架構裡，亞當可以在他自己的話裡使用連接詞和現在進行式詞素。他也透過改變成人語句的曲折形式（inflectional form）回答了成人的問題（也就是說，他並沒有模仿問題的曲折模式）。

> 臨床治療師：What did you do?（「你剛剛在做什麼？」）
> 亞當：Adam ate three cookie.（「亞當剛剛吃了三塊餅。」）

在這個與成人互動的架構裡，亞當回答問題時將他自己稱爲亞當；他並沒有運用任何人稱代名詞。他無法將過去式形式編碼（或運用）。當亞當沒辦法將成人發話裡所呈現的詞素結構編碼時，他縮減自己的語句，或是將之還原成一連串的內容詞彙。他對複數形式的編碼是加上數量但少掉複數詞綴-s。下列的例證裡，在成人所提供的語言輸入和兒童的語言回應之間，有著結構性的關係：亞當將他的回答奠基在成人輸入的結構上。下列互動顯示，當成人不提供輸入以後，亞當的語言結構所發生的狀況：

> 臨床治療師：（剛倒一些果汁給亞當）
> 亞當：喝果汁。（描述自己的行動）
> 亞當：多一點。（要求更多果汁）
> 亞當：倒果汁。（指示臨床治療師做出行爲）
> 亞當：給。（向臨床治療師要杯子）

在這個互動裡，臨床治療師對亞當所有要求和指示的回應都不用口語。因此，他並沒辦法仰賴成人的語言輸入來建立自己的語句。其結果則是將形式的運用縮減到最低的，「讓訊息可以有效傳達」的程度。這種縮減過程在亞當自發或是自我啓動的發言裡，是很典型的狀況。要理解自閉兒的結構／句法能力，重要的是，分析他們的語言結構是否會，以及如何在互動情境中改變。對亞當而言，成人的輸入爲其回應提供了句法架構。最後，對於亞當的發言，需要更細緻的分析其脈絡，以免將其語句的意義視爲毫無意義。他很少做手勢以支持他的口語發話。

在出生後第三年，一般的語言學習者開始依照句法，以短語、句子，以及最終的敘事等形式將意義編碼。在組合詞彙的過程中，兒童學習到詞彙必須依照特定的語言規則組織成句子。兒童學到可以透過由特定的句形結構，像是問句、否定句、並列句、序列、因果關係，和時序性來表達觀念。約定俗成的形式對於表達觀念來說是重要的。到了三歲，一般的語言學習者已經整合了形式結構、語意和溝通互動等語態。這點可以和自閉兒的某些驚人統計數據做對比。Newsom、Carr 與 Lovaas（1979）估計 50% 的自閉兒是無口語的，而日後可以講話的自閉兒裡則有 75% 到了五歲還在仿說。

# 七、音韻

　　過去很少有研究針對自閉症光譜兒童的音韻能力進行調查，或許是因為言語—語言治療師很有限（Wolk & Edwards, 1993）。Adams 與 Gathercole（1995）指出，具有良好音韻記憶技能的三歲兒童，比起音韻記憶技能薄弱的兒童，能發出文法更複雜的言語。儘管自閉兒的語句有限而不是自發性的，但對自閉兒發出的言語而言，也有與此一致的結果。許多自閉兒擁有博學記憶技能，讓他們能從句法複雜的語句裡複製大的片段。研究者也顯示了，一般具有較佳音韻記憶能力的兒童，能夠在自發言語時運用更廣泛的文法形式。此外，模仿語句的能力，以及再把語句整合進兒童的句法知識之前，將語句保留在短期記憶裡的能力，似乎會影響句法形式的發展。這當然不是自閉兒的狀況：自閉兒的自發性口語是嚴重受限的，並反映了重大的語意／句法缺陷。雖然自閉兒擁有絕佳的記憶技能，但：

1. 他們模仿到的複雜語句並不能反映他們對語言的結構性方面的理解。
2. 他們的記憶能力似乎與必要的正常發展時會出現的語音／構詞處理過程相分離。語音和構詞發展需要經過分析性的處理，以辨識音素和詞素所構成的建構單位。音韻記憶也許有其必要，但卻不足以結構性的習得語言。
3. 模仿新結構形式時，無論經過多少次重複，自閉兒也不瞭解其中的觀念。其結果則是，新形式不會馬上被整合「到自然語言的句法形式的知識庫裡」（Adams & Gathercole, 1995, p.11）。

　　兒童沒辦法進一步發展更為複雜的構詞句法結構，與缺乏介面／互不重疊的次系統（結構和意義）裡的發展有關。所以，結構和意義，或是形式和功能的分裂，在語音以及句法層次造就了發展差異。在這個例子裡，自閉兒習得一種剝除掉其意義與其應用的語音系統。大的語音片段常常與情境脈絡事件和社會互動無關。發出來的長串語音彷彿是操外語的學生複誦英文短句而不解其義一樣。無法利用分析性的處理方式，使得自閉症光譜兒童無法習得語音的基本元素／符號單位，這些要素雖然有限，但可以結合起來以產生

無限多種言說發話。片斷化的語言發展導致未經整合的成長。一般兒童所犯的錯誤最常出現在較晚才習得的音素。自閉兒習得音素的順序看似依循著一般發展模式，只是初次開口的時間較遲。自閉兒的音韻能力與他們在語用／語意領域的發展遲緩有著顯著的對比。

## 捌、治療議題和策略

在過去幾年，關於自閉兒的臨床觀點已經改變了。在兒童語言發展領域的理論變化，大幅受到來自治療計畫的內容與情境的影響。自閉兒現在接受溝通訓練而非言語訓練。言語—語言治療師以溝通學習為焦點，研究了幾項相關議題：父母語言訓練、家庭訓練、替代性語言系統，和融合班級裡的語言社會化。這些要素對自閉兒的語言學習經驗呈現了更為整體的方法（Schwartz & Carta, 1996）。

每個孩子、每個家庭和每個臨床治療師的治療計畫都不一樣。正是訓練方法和風格各異，才讓我們的專業在臨床上獲得力量。自閉症光譜兒童的發展差異和需求，為教育者、父母和公職人員帶來挑戰。自閉症光譜兒童需要一種整合性的教育模式，這種模式可以在家或在校促進生命週期的哲學方法的發展。畢竟，自閉症光譜是伴隨一輩子的發展障礙。對於自閉症光譜兒童，每個社會脈絡代表了一種定位（ecology），在生命的學習連續過程裡自有其地位（Kohler & Strain, 1997）。治療方法論這個領域的研究，強調適應性溝通在多重脈絡、整合服務，和融合式社會學習模式的發展裡的必要性。這個「系統」觀建立的計畫和決策，跨越了從出生到成人的長期服務時段。此外，專業的協同網絡必須促成兒童從某個學習脈絡到另外一個學習脈絡，從某個心智階段邁入另一個心智階段的轉換過程。最後，計畫本身應該將重點放在學習過程，而非特定的內容（Pierce & Schreibman, 1997）。

## 一、替代療法

　　最近在臨床醫學期刊上出現的爭論，牽涉到稱為協助性溝通（facilitated communication）的療術（Hostler, 1996）。在協助性溝通裡，成年促進者提供肢體上的支援，以幫助自閉兒克服他或她的神經肌肉困難。這種肢體上的支援，可以透過在打字過程裡幫助兒童單獨舉起他或她的食指，與（或）穩定他或她的手、手腕，或手臂，而提供支援。這項技能有趣的是其背後的治療前提。運用協助性溝通的基礎在於預設自閉兒並非認知受到損傷，而具有某種實作形式（form of praxis）。這種肌肉處理障礙干擾了語言和溝通的表達，其背後的病因則明顯有別於本章先前的討論（Eberlin, McConnachie, Ibel, & Volpe, 1993; Cabey, 1994; Duchan, 1993）。

　　Biklen（1993）描述了在許多自閉兒身上運用協助性溝通的結果。他詳列了一連串步驟，與連續漸進法（successive approximation）的程序類似，逐步讓兒童更為獨立去使用這個程序。當協助性溝通被運用到他的研究裡的對象時，所有對象都展示出識字技能。這研究認為自閉兒已經習得一些語言技能，但無法以口頭表達這些技能。協助性溝通就像其他替代療法一樣，提供一個機制，讓自閉兒得以用另一種系統工具進行溝通。

　　協助性溝通代表一種備受爭議的治療介入形式，這點一如 Calculator（1992）所述，有不少理由。「這種溝通術仍然以其模糊不清（例如，缺乏特定的施教過程）、神秘兮兮、記錄瑣事，和屬靈的基礎而著稱」（p.18）。Calculator 注意到協助性溝通在治療圈竄紅時，其成效卻未經過經驗調查檢視。因此，專業人士和家長對於協助性溝通對誰有效或無效，以及為何有效或無效等，均一無所知。Calculator 注意到經驗調查是很重要的，因為這個程序建議我們，必須重新審視我們對自閉症作為社會、認知障礙的那一面。這點顯然對自閉兒和其他無口語的、發展障礙的兒童有重要的意涵。在分析結果的過程裡，協助性溝通的倡導者必須為他們所聲稱的成功負起責任。這可不能變成一劑萬靈丹，隨著時間遞移，引導家長、教師和專業人士「走上混亂之路」。重要的問題在於，自閉兒如何拋開重度障礙、行為，與社交的困

境而學到識字。研究者描述了當前與協助性溝通的方法論問題有關的理論和臨床議題；這些議題暗示著引入其他尚未經歷經驗檢證的另類療法。研究者必須爲毫無根據的宣稱負責。「協助師」宣稱的成功所引起的混亂，引發了法律訴訟和傷害。

當考慮到適應性系統時，自閉兒的資訊處理方式便變成了重要的議題。任何介入系統：手語、布列斯符號表、圖像和書寫文字、溝通板、微電腦，和協助性溝通，其成效都沒有明確的定論。必須考慮到自閉症光譜兒童高度個人化的學習方式。引入適應性學習系統並不意味溝通學習問題會自動得到解決。自閉兒的完形處理方式指出，資訊處理的方法必須整合到治療決策裡。Mirenda 與 Schuler（1988）提出，「因爲手語在空間和時間上的雙元組織，手語可能具有促成從自發處理模式轉變到序列性處理模式的潛力」（p.26）。自閉兒的溝通困境常常被記憶、視覺處理、過度閱讀能力，和數學與音樂天分所彌補。有鑑於「形式和功能」之間有著讓人驚訝的落差，言語—語言治療師的議題就變成了：試圖將兒童的技能運用和整合到溝通教學裡。這一類人的變異程度，和每個孩子高度個別化的零碎技能結合在一起；介入程序必須符合兒童的學習方式和需要。

## 二、學習情境

亞當的訓練反映了 1990 年代文獻裡的語用／語意議題。後續的計畫試圖將每種環境（學校、學校後治療、家庭和日常照護）都整合到教育過程裡。並以融合教育爲念，發展出一組操作原則去協調介入目標和治療計畫。被辨識出來的情境脈絡和溝通行爲代表了一種重塑亞當溝通經驗的工具。在治療時學到的溝通行爲，可以從他家、學齡前特殊教育班，以及日常照護中心裡產生。

自從亞當在語言與聽力中心註冊接受早期介入服務以後，筆者在他轉換到學齡前系統的時候，出席了學前特教委員會（Committee on Preschool Special Education, CPSE）。學前特教委員會是由一位特殊教育教師、一位學校心理治療師、從地方學區來的一位言語—語言治療師、亞當的母親，以

及筆者所組成的。學齡前特殊教育委員會以協力團體的方式審閱亞當的所有評估以及發展報告。筆者提呈給團隊裡其他委員的語言治療計畫受到討論，以決定是否在被推薦的特殊教育班裡實行。學齡前特殊教育委員會推薦亞當母親與筆者和亞當的學齡前教師會面，並討論施行此一語言計畫時，班級裡的教學和組織所須做的改變。團隊推薦筆者擔任該班的教師顧問，以便訓練和支援教師。學齡前特殊教育委員會也要求筆者與亞當的言語─語言治療師一起工作，因為（委員會）建議將語言治療視為相關服務，一週進行三次。亞當的母親告知學齡前特殊教育委員會，亞當會在當天下午參加整合／早期兒童計畫。計畫和服務的協調不單單是複雜，還很費時。為了確保能施行計畫、技能在各個情境的類化，與融合計畫的發展，筆者和所有專家，以及亞當母親定期碰面。因為亞當所接受的計畫性服務跨越了不同環境：學齡前特教班、早期兒童班、個人言語語言治療，以及私人言語語言治療，所以，協力團體組成人員包括特殊教育教師、早期兒童教師、雙親之一、言語─語言治療師，以及筆者本人。知道這一點是很重要的。

　　下列操作原則被用來發展亞當的學習脈絡：

1. 學習脈絡被界定為任何可以提供互動架構的活動，也就是說，一個在成人與兒童間互動的機會。這個活動接著用：(1)有待發展的互動；(2)有待學習的溝通行為；以及(3)有待結束的語意功能等類型描述之（見表 11.3）。

### 表 11.3　學習情境的例證

| 地點 | 活動／情境 | 物材 | 例行步驟 | 溝通行為 |
|---|---|---|---|---|
| 治療室 | 製造泡泡 | 泡泡罐 | 去拿泡泡罐 | 指向物品 |
| | 大泡泡罐 | 條碼閱讀器 | 打開泡泡罐 | 注視物品／成人 |
| | | 電扇 | 刷條碼 | 簽名要物品 |
| | | | 倒出泡泡（或行動） | 持續發聲要物品（或行動） |
| | | | 打開電扇 | 詞 |
| | | | 製造泡泡 | 將這些行為做某種結合 |

2. 每個學習語言的脈絡建立一個任務結構，以便建立預期以及日常生活中的事件序列。

3. 學習脈絡促進行動和互動；這脈絡可以讓成人與兒童發展出顛倒的角色關係。

4. 在每個學習脈絡中發展出一個核心詞彙庫，以便在所有成人與兒童的活動裡，持續和系統地關注溝通和語言訓練。

5. 該核心詞彙庫是建立在那些更早前出現在兒童語言裡的溝通行為。這些溝通行為在各種不同的學習脈絡中使用，以便類化語言和溝通關係。

6. 比起刻板的／例行化的語句，更強調溝通互動。

7. 發展出的學習脈絡對兒童而言是既相關又有功能。為了促進互動和溝通，成人著重在兒童喜歡的活動上。

8. 輸入給兒童的語句，其複雜度和平均長度都受限了。成人的輸入，可以作為直接脈絡或與直接脈絡相關；和兒童的語音、口語，以及非語言行為有語意上的關聯。

9. 兒童面對脈絡的選擇；無論在何時，兒童都可以保持或終止活動。口語的、語音的以及非口語的行為被放在學習脈絡裡加以分析，以判斷溝通意圖。

10. 兒童首先訓練成在脈絡裡互動或參與，其次則是去「談論」他的社會經驗。

11. 與亞當工作的每位成人都拿到一份對每個描述學習脈絡裡的溝通／語言的資料。這樣，每位教師在不同的活動裡可以提供一致性的輸入（參閱表 11.4）。

12. 仿說行為用於發展語言行為。知道兒童會模仿，成人就可以記錄，例如一件非語言事件：

事件：亞當打開了泡泡罐。

成人：亞當打開泡泡罐。

亞當：亞當打開泡泡罐。

表 11.4 某個學習脈絡的溝通／語言描述例證
（脈絡：泡泡，材料：泡泡灌、泡泡產生器、電扇）

| 語意功能 | 所訓練的語形／成人輸入 |
|---|---|
| 1. 物體 | 泡泡罐、電扇 |
| 2. 動作 | 打開、吹、給、打開（電扇） |
| 3. 主事者 | 愛倫、亞當、媽咪、爹地 |
| 4. 主事者＋行動 | 亞當打開，愛倫打開<br>亞當吹，愛倫吹 |
| 5. 動作＋物品 | 吹泡泡，倒泡泡，打開泡泡罐 |
| 6. 重現 | 泡泡……泡泡……泡泡，多點，多點泡泡 |
| 7. 否定<br>　拒絕<br>　停止（動作） | 不，不要泡泡<br>停，不要更多，不要更多泡泡<br>不要倒，不要吹 |
| 8. 主事者＋動作＋物體 | 亞當打開泡泡罐<br>愛倫打開泡泡罐<br>媽咪打開泡泡罐<br>亞當倒出泡泡<br>愛倫倒出泡泡<br>亞當吹泡泡<br>愛倫吹泡泡<br>媽咪吹泡泡 |

亞當的訓練的臨床目標包括：

1. 模仿互動技能的發展

2. 物品操弄技能的拓展（語意知識）

3. 手勢／姿勢形式的發展

4. 使用標示溝通意圖的互動行為

5. 溝通行為的類化

鑑於個別化語言的需求和為亞當設計的溝通計畫，發展出這一節所描述的目標和程序。語用／語意內容也可以適用在自閉症光譜兒童，以及其他具有語言障礙的兒童身上。個別療法所發展的技能有必要變成特殊教育班級課

程的一部分。該一高度結構化的班級的主要目標，是讓亞當參與同儕之間的社會互動。結果，這個學齡前班級的組織，是圍繞著可以促進溝通互動、與同儕相關的活動，以及功能性遊戲而建立起來的。有語言及溝通障礙、會出現暴怒行為的兒童，往往較少回應同儕，而且不會發起互動；這當然就是亞當的狀況。如果亞當與日間照護中心的一般同儕進行正向互動，社會（社交）能力的發展便具有關鍵地位。若是要讓社會互動發生，亞當便需要發展某種程度的、足以媲美未具障礙的兒童的社會表現（Odom, 2000; Brown & Odom, 1999）。語用／語意計畫就是亞當的出發點。

溝通互動是兩個或多個人間的「可預測的例行互動」。一旦亞當在這個熟悉的脈絡裡學到其運作，事件順序就可以改變。從亞當對預料外的改變的反應，以及他修補情境的意圖，可以觀察到亞當對環境的知覺。這點提供了促進成人和兒童，以及兒童和兒童間的溝通行為與互動的機會。重要的是，提供亞當發起和規範環境中的行動與人事的機會。亞當需要在他的行為和他的同儕之間的行為建立一種視情況而定的關係，相互間的互動奠基在以後果為基礎的概念化之上（Odom et al., 1996b）。

教師在試著教亞當表達其需求時，教師會操弄脈絡事件去創造其需求，並增進其溝通。

脈絡：兒童無法打開冰淇淋罐。
成人：「愛倫打開冰淇淋。」
亞當：「愛倫打開冰淇淋。」
後果：愛倫做出行為。

辨認創造溝通需求的情境脈絡是很重要的。這些情境為亞當提供了在環境裡刻意引導事物次序的機會。最終目標是要教導亞當，語言是一種工具、一個載體，一個影響其他互動行為的手段。為了要達到這個目標，亞當必須親身經歷過在其同儕之間做個有效的溝通者的感覺。

## 三、經由家庭訓練讓溝通行為類化

　　家庭訓練計畫可以用來協助兒童將學習經驗類化到各種不同的環境裡（Tiegerman-Farber & Radziewicz, 1998）。在亞當的例子裡，家庭提供了一種在更為自然的環境裡的訓練經驗。為亞當而發展的家庭訓練計畫，其中一部分包含訓練家長以及兄弟姊妹，使他們成為協助者。此外，讓一群認真投入的志工在這個計畫的架構下接受訓練，並提供一週七天的密集訓練：時間在放學後或是週末。家庭訓練計畫可以和亞當在學校裡接受的較傳統的療法經驗做對比。家人無法在白天在校時間參與療程，然而在家裡，家長訓練模式整合了每個人的參與（Schopler, 1995）。他的媽媽出席，並被整合到每個療程的架構裡。言語—語言治療師小心翼翼地訓練她，好讓她在家裡努力幫助亞當（Simpson, 1995）。

　　家庭和學校所提供的刺激數量不同，帶來了不一樣的訓練經驗（Harn, Bradshaw, & Ogletree, 1999）。只要亞當還醒著，家庭為主的計畫就被發展成語言訓練計畫。在學校裡，言語—語言治療師在課外提供一週三次，每次三十分鐘的語言訓練。任課教師的協調訓練目標是可以達成的，但是卻很困難。另一項差別則涉及訓練經驗本身的本質。家庭訓練計畫的焦點放在所有訓練脈絡（參閱表 11.3）裡的語言發展和溝通行為。某些活動被挑出來以促進互動與溝通。這活動為目的提供手段：成人—兒童互動；沒有什麼需要模擬的東西。活動是有意義的，並且與兒童日常生活需求和直接接觸的脈絡有關。

　　作為一種語言學習經驗的家庭訓練計畫，為亞當提供了某種便利性。首先，家人接受訓練，扮演溝通協助者的角色。其次，家庭裡不同的活動提供了將語言行為以及相關的非語言經驗整合起來的手段。第三，溝通行為的運用類化到各種學習脈絡裡。第四，計畫的走向強調兒童的語言與溝通需求。這些元素是亞當在傳統教育班級裡無法獲得的。就傳統學習而言，家庭訓練計畫證明是一種重要的補充。

　　教育環境有責任發展家長語言訓練計畫，以便正式提供家長學術和程序

性知識（Tiegerman-Farber, 1995）。訓練家長扮演自閉症光譜兒童的溝通協助者，能將教育過程延伸至下午三點（放學時間）以後的家庭情境裡。倘若家長要協助他們兒童的教育發展，家長就需要瞭解語言發展、語言障礙，以及語言介入的議題；教育家長有關他們孩子的語言和語言需求，就是給了他們處理的工具。教育家長瞭解自己的孩子，是教育最重要的責任和最豐厚的禮物（Wehman, 1998）。

## 四、社會問題和行為技術

　　因為行為上的重度困難是自閉兒的特徵，許多臨床治療師和家長運用行為程序去訓練自我照護和日常生活技能等目標行為。行為方面的進路也被當成教育計畫的一部分，用來處理教室內出現的不恰當和傷害性的行為（Risley, 1996）。課堂教師也許會利用行為改變模式，因為有需要操作課堂模式和訓練目標。在行為取向背後的是挑出可觀察和可測量的目標表現（例如，坐、看，或是發聲）。比如，臨床治療師或教師可以不用將注意力當成訓練表現的目標，可以挑出所有描述性的注意力行為：坐、肢體動向、視覺接觸，諸如此類的行為。接著，便用連續漸進程序訓練這些被挑出來的行為。

　　自閉症光譜兒童所呈現的管理困難，重重地影響到教育者和家長整合這些兒童的能力（Yell & Drasgow, 2000）。自閉兒常常顯示出的行為問題──侵犯、自傷行為、未預期的暴怒行為、自我刺激，以及無關的口語聲音行為（extraneous verbal-vocal behavior），時常干擾到他們在其他自然環境和複雜的群體環境裡被其他人接受的程度（Lord, 1995）。重度行為的管理也許在開始便需要一種複合處遇方法，透過行為分析利用高度個別化的訓練時程表。兒童的行為可以被評估並加以功能性的分析，以便判斷在教育環境裡、家裡，以及在群體裡的最適當的管理時程表。管理干擾性的行為，需要視情況由橫跨不同學習環境的多重科別專家團隊挑出可資利用的場景。複合行為方法強調的是辨識目標行為，也強調有發展恰當的、同時也需要成人和同儕維持和強化的社會學習技能的必要性（Kohler & Strain, 1997）。自閉症光譜兒童的暴怒行為常常導致同儕的社會拒絕，這點進一步干擾了整合環境裡的教育學

習過程。訓練程序的辨識隨個別兒童而異，不過自閉症光譜兒童的行為需求，則意味著在特殊教育班裡接受針對性計畫和教導。如果自閉症光譜兒童最終要被吸納進最不受限制的教育和環境定位的主流，這點是必需的。研究已經記錄了學齡前特殊教育計畫正在容納更多的具有自閉症、行為—情緒，以及廣泛性發展障礙的兒童（Odom, 2000）。

## 五、由同儕作用的溝通介入

將自閉症光譜兒童整合進限制較小的班級和早期兒童計畫裡，需要一個高等級的特定化的計畫和教師訓練（Odom et al., 1999a）。提倡完全融合計畫的研究者提出以同儕作用的社會策略作為促進自閉兒的社會技能和整合的機轉。教育兒童去教導兒童的過程，提供了用具有社會意義的方式整合自閉症光譜兒童的機會。不過有一條但書：該兒童的社會表現程度可以與班上其他不具障礙的兒童相媲美。兩者落差越大，高度個別化的教導的需求越大，而且遭到同儕排拒的機會越大（Tiegerman-Farber & Radziewicz, 1998）。如果專家尋求達成自閉症光譜兒童的社會而非肢體整合，一般同儕就必須接受訓練。Guralnick（1999）注意到，不論對於具有障礙的兒童或是其一般同儕而言，「兒童福祉」都未曾界定清楚。當兒童只具有輕微障礙的時候，教師對於融合過程都比較放心——亞當卻是一種挑戰。當社會化變成教導的主要焦點時，具有或不具障礙的學習者一起互動或社交的合作學習和同儕教導，提供了一個機會，讓自閉兒發展出對同儕角色的社會知覺、責任，和技能（Tiegerman-Farber & Radziewicz, 1998）。

一般語言學習者可以提供同儕教導以及為自閉兒提供模範。不過，此時教師和成人教育一般同儕，並讓他們能夠承擔起同儕教導的機會，就變得很重要了（Odom et al., 1999b）。對許多伴有發展障礙的兒童而言，早期兒童班在其社會學習過程裡扮演了重要的角色。自閉症光譜兒童在社會和溝通領域出現了特殊的學習需求。為了要促進同儕接受度，同儕訓練計畫的發展對早期介入計畫而言很重要，正常學習者必須「準備好」，並被訓練成能夠接受伴有不同語言或社會障礙的學習者（Odom & Diamond, 1998）。在界定

活動、互動經驗、學習場合，和教育程序時，必須將同儕夥伴考慮進去。一般同儕和社交難度更高的環境，提供了在自然環境場合學習語言的機會。學齡前班級提供了自然學習的機會。隨機教學法（milieu teaching approaches）涵蓋了自然化語言介入技術（Rule, Losardo, Dinnebeil, Kaiser, & Rowland, 1998）。在社會活動的脈絡以及對話交換的脈絡裡促進溝通互動。臨床研究已經明確記載了互動技術的改變，這種改變將焦點集中在兒童獨有的、脈絡化的，以及互動的變數之上，以之作為在自閉兒和一般同儕之間教育溝通的基礎（Frea, Craig, Odom, & Johnson, 1999）。

對於出現重度語言和溝通障礙的兒童來說，藉由二人或三人交換的早期同儕經驗，可以獲得社會學習的機會。由同儕作用的溝通介入提供了促進與自閉症光譜兒童社會互動的手段（Odom, 2000）。自閉兒常常身處社交遊戲情境之外，而這種情境恰恰提供了所需要的學習刺激。此外，有鑑於自閉兒的廣泛性發展障礙，他們很少得到與一般同儕互動的機會。同儕可以接受訓練，運用特定的互動策略，在各種不同的活動裡與自閉兒交往，並就此協助社會學習過程（Taylor & Levin, 1998）。

社交腳本（social script）可以在具有或不具有自閉症的兒童間，提供經過控制的互動。每位兒童學習這個腳本故事，以及他或她自己的角色。這個腳本為「玩家」提供了社會互動的格式和結構（Tiegerman-Farber & Cartusciello-King, 1995）。腳本的彩排，與母親及其嬰兒所玩的早年社交遊戲非常相似。這個遊戲為互動提供了有限的語意領域，並為互動者提供了明確界定過的角色。有了這套社會劇的遊戲腳本，一般兒童可以扮演自閉症光譜兒童的模範，並提供持續的姿勢與口頭提示。研究指出在學齡前融合班裡：

1. 訓練同儕扮演社會行動者，能為伴有障礙的學齡前兒童帶來更高的溝通互動頻率。

2. 伴有障礙的兒童對教師和同儕的輸入回應程度相等，意味著未具有障礙的幼童可以擔負起更直接的責任，協助與自閉症光譜同儕進行互動。

然而，試著為自閉兒提供融合機會的早期兒童計畫和學校，將需要為下列幾點進行組織變革並提供資金支援（Tiegerman-Farber & Radziewicz, 1998）：

• 家長以及教師的融合任務的協同發展。

- 重建班級與建築物的物理環境，以便移除對融合造成的結構性障礙。
- 爲常態教育進行教師訓練和職員發展，並由特殊教育教師進行不同學習者的教學管理（Bennett, DeLuca, & Bruns, 1997）。
- 發展一種可以爲一般教育班級裡的自閉兒提供修正教導的融合課程。
- 將家庭整合進教育決策過程的家長教育計畫（Guralnick, 1999）。

## 六、教育考量

　　自閉症光譜的處遇已經對家長造成了重大的情緒和財政問題，因爲許多處遇奠基在巨細靡遺的報告，而非經驗調查之上。像是感官整合療法（sensory integration therapy）、聽覺整合訓練（auditory integration training）、藥物、飲食，以及大劑量維他命（megavitamins），也許會對特定行爲有益，但它們不會持續促進自閉症光譜兒童的一般運作領域（Heflin & Simpson, 1998）。家長應該如何對這些另類處遇做出決定？

　　教育計畫的趨勢牽涉到了應用行爲分析（applied behavioral analysis, ABA）的運用，因爲對其有限效度已經有許許多多的科學支持。很明顯的，自閉兒具有個別差異，會影響他們對行爲處遇的回應。許多學校和家長會覺得應用行爲分析是一種處遇選擇，因爲：(1)行爲改變可以觀察到，也可以加以衡量；(2)家長必須是訓練計畫的一部分，以便將成果類化到自然環境裡；(3)除了管理暴怒行爲，另一項主要目的是獨立運作（Lovaas, 1999）。然而，有鑑於語言對其他發展領域的重要性，出現了一項問題，就是言語—語言治療師的角色轉變了。既然語言／溝通障礙仍然是自閉症光譜兒童的中心問題，行爲專家、言語—語言治療師，與家長就有必要進行協調。應用行爲分析也許會提供程序方法論，決定某些兒童的教法，但是一個語言學習課程卻決定了該教給兒童什麼東西。應用行爲分析是方法論，或是教學上的進路；但有鑑於自閉症光譜人士有著各種不同的需求，還有許多事情需要考慮（Prizant & Rubin, 1999）。正如同在自閉症光譜裡，嚴重程度是一個連續體，應該經過調查研究的教學方法也是一個連續體。應用行爲分析並非對每個自閉症光譜兒童都有效。當存在著其他處遇的時候，另一個看待應用行爲分析的方式，

是將之當成各種不同方法論之一。言語—語言治療師的工作必須像是協作者和顧問，以確保語言和溝通行為易為其他專家所接受。對於與應用行為分析發生的基本爭論，最好的描述方法是：語言有結構化的語形，但行為不是語言。

　　加州教育與發展服務部（California Departments of Education and Developmental Services）組成了一個協力工作團體（Collaborative Work Group），其推薦認為，課程應該透過各個領域裡的可預測的日常公事，如社會交往、語言、應對，與行為管理等，依循對正常發展的期待而組織起來。課程焦點在於一般自閉症光譜兒童身上受到損傷的技能，好比社會化和溝通。對課程的討論常常涵蓋了教學方法論，事實上，教育者需要為兒童期幼年到青少年時期發展出課程（Wolery & Winterling, 1997）。最後，有鑑於家長對地區性公立學校的融合與服務的需求逐漸增加，某些州的教育部門已經為自閉症光譜兒童發展出了臨床準則，以便建立一致推薦的最佳實務程序。

　　有鑑於依據現今的理解，自閉症是重度的語言和溝通障礙，據說，「言語治療」服務的層級已經顯著的不足了。語言學習必須變成課堂教學的主要目標，而不光是另一項相關服務。教育課程以及個別化教育計畫應該涵蓋語言—溝通目標和程序。此外，特殊教育教師在語言發展和語言障礙上的學術經驗十分有限。許多教育計畫現在將言語—語言治療師安置在班級裡，而非將他們雇用為個別服務的提供者。

　　最後，某種依照病原安置法（etiological placement approach）的運用，讓自閉兒面臨了嚴重的教育問題。亞當的母親注意到：「一個有六位自閉兒的班級其實是六個一人班級。」六個不能互動和溝通的兒童，也不能當成彼此的協助者。倘若其需求是溝通，就必須提供自閉兒可以促進此一互動發展的兒童模範。某種不用依照病原的教育方法當然較能針對問題。這種方法會提供兒童更不受限制的教育安置，並提供與更高功能的社交同儕互動的機會。同儕協助能讓特殊教育班出現語言形塑。自閉症光譜兒童的安置應該奠基在語言的運用程度，而非病原的標籤上。不過，為了讓此舉成真，美國各州教育部門必須改變他們的障礙範疇，以及他們的（基於病原的）教育安置過程。1986 年的 99-457 公法授權為學齡前障礙兒童提供教育服務。幼兒和學齡前兒

童現在可以接受教育服務了。早期介入的需求已經從夢想變成現實。社會最終會證明障礙兒童在接受早期介入後會變得比較好的預測的研究發現變成現實。

# 七、融合

在普通班環境裡融合所有學生，包括伴有重度發展障礙的學生，獲得了許多來自法律和社會上的支持（Wisniewski & Alpert, 1994; Polansky, 1994; Rock, Rosenberg, & Carran, 1995）。有幾個研究支持這樣的觀念：可以在一般的教育班級裡，為伴隨重度發展障礙的學生提供適當的教育服務。這些研究也記錄伴有重度障礙的兒童可以受益於融合環境的事實，因為在伴隨或未伴隨障礙的兒童之間的溝通和社會互動機會增大了。美國障礙者教育法案（1997）強調，在學齡前時期的融合計畫，將伴隨或未伴隨障礙的兒童透過社會化經驗整合起來，此計畫也許代表了整合和管理自閉症光譜兒童的行為──社會問題的最佳時間點。幼年兒童期課程焦點在於日常生活技能、語言學習技能、遊戲技能、同儕互動、自我知覺，和獨立（Wolfberg & Schuler, 1993）。學齡前過程也為課堂和家庭環境的教育計畫之間提供了重要的環節。學齡前計畫常常透過與家長協力，協調兩計畫在教育和治療服務方面的目標。在家庭和學校裡辨識出來的教育和教學需要，提供了家長與教師協調其社會和行為計畫的基礎（Clark & Smith, 1999）。

自閉兒非常難以將習得的行為類化到新的脈絡與情境裡，因此教育計畫必須開始得非常早。社會化、同儕互動，與溝通行為等焦點，能為兒童提供社會技能劇碼。兒童待在教室、餐廳、遊樂場、商場，與其他自然環境裡的社會環境的能力，其基礎是對社會──溝通行為的運用。早期介入計畫強調在自閉症光譜兒童的關鍵時期進行學習。可以將年齡適當的同儕當成伴有重度發展障礙的兒童的社會與語言模範。未伴有障礙的兒童將會有機會接觸人道教育，去學習和瞭解關於不同學習差異的人們的社會價值。需要提供兒童課程，讓他們對許多來自多元文化的學習者，包含伴隨障礙的學生，抱持正面價值。

　　融合重度障礙兒童的失敗，凸顯了在公立學校系統施行和達成完全融合的困難度。對自閉症光譜兒童而言，最小限制環境是什麼（Tiegerman-Farber & Radziewicz, 1998）？自閉兒出現了重度語言和溝通缺陷、社會關係問題，以及行為管理問題。提到融合教育就會經常提起的正常化原則，顯示自閉症光譜兒童能從正規教育經驗裡受益。雖然也許會有讓自閉症光譜兒童維持持續的社會和學術活動，如閱讀、數學、社會學習，與科學的企圖，學習方面的差異依然需要在教師教學、班級程序，與同儕感官知覺方面做重大的修正。關於一般班級對自閉兒的適切性的判斷，某部分應該來自於教育者實現融合伴隨或未伴隨障礙的兒童其教育利益的能力。對自閉症光譜兒童而言，什麼是利益？你如何衡量利益？提供給家長的是社會利益還是學術利益？如果融合可以提供社會利益，但無法提供學術利益的話，怎麼辦？對一般班級的批評之一，涉及一個事實，一般班級裡的兒童教育，也許其個別化的程度無法像在特殊教育班級裡一樣。家長和教師必須小心考慮兒童的個別需求，檢視不同的學習選擇。融合是許多教育選擇之一；絕不是唯一的選擇，這當然不是每位兒童都必須接受的選擇。最後，永遠不該強迫家長將其兒童安置在一個他們不相信對其兒童有教育利益的環境。對教育者帶來的挑戰是，正規班級是否可以重新設計和重新建構成一個可以處理行為重度損傷的兒童的不同需求的學習環境。Odom（2000）認為，教育必須關注辨識兒童的最佳利益所在。將自閉兒整合和融合進正規班級，需要許多來自家長、教師和行政人員的投入，以及將之重新組織。正規班裡的一個重要改變，也許是輔助專家責任的變化，讓他們從蒐集資料的角色，轉變為透過教導功能性技能，協助將自閉兒整合進較不受限制的環境的角色。服務系統一旦改變，輔助專家的角色和責任也就改變了。輔助專家的角色將會涉及在學校或社區等會用到這些技能的環境裡，其教學計畫的施行（Boomer, 1994）。看著言語—語言治療師在接下來幾年是否會運用到言語助理，是件很有趣的事。有鑑於我們對教育標準和領照要求的專業關懷，言語—語言治療師也許會不同意這句話：「言語助理是言語—語言計畫的後援，但不能取代言語—語言治療師。」在某些社群裡，一個領有執照的言語—語言治療師督導數名言語助理，因為這樣做，經費能比較有效運用。學校裡的融合計畫的教學和財政需求，也許會

導致某種服務模式。身為專家，我們對語言發展和學習瞭解越多，言語—語言治療師在教育決策過程的角色就更加吃重。

# 玖、個案研究

　　語言的重要性不光是對教育，還對其他領域，如法律，有著廣泛意涵。我最近接到一封法律信件，描述一位被診斷有亞斯伯格症候群的年輕人（A. J.）因謀殺而受審，並有可能處以死刑。因為 A.J.有亞斯伯格症候群，所以一群法律專家就 A.J.列席受審的能力和理智程度一事與我接觸。能力（competency）是一個門檻，牽涉到一個人替自己辯護，以及**理解**其行為的意涵的可行性。如果法庭認為一個人有能力列席受審，下個步驟就是判斷精神疾病——心理評估所說的瘋狂的可能性。能力很明顯是最低限度的標準；一個人也許有能力列席審判，但之後被認定瘋狂。瘋狂的定義如下：

> 一個人不須對其舉動負刑事責任，倘若在該舉動發生當時，該舉動是由精神
> 疾病或缺陷所造成的，而他缺乏了最基本的行為能力：
> a. 去瞭解或評價該一舉動的錯誤性質，或
> b. 使自己的舉動符合法律的要求。（紐約刑法 40.15 節）

　　這些法條是如何跟一個伴有亞斯伯格症候群的年輕人產生關聯的？亞斯伯格症候群是自閉症光譜連續體上的數種障礙之一。伴有自閉症光譜的個人，一如本章所討論過的，在三個主要領域出現損傷：社會行為、語言和行為的既定模式。語言以及認知之間的重大關聯，是由「心智理論」的研究結果所闡明的。所要考慮的關鍵問題是：「作為其自身的語言缺陷的功能的結果，伴有障礙的個人是如何理解和思考的？」心智理論提到了將心智狀態歸屬於自己或他人的能力當成一種理解行為。研究指出，伴有自閉症光譜的兒童在心智能力測驗的表現，比起同等語言或心智年齡的兒童來得差。其研究結果提出了重大證據，證明自閉症光譜兒童在利用心智架構裡詮釋人類行動方面有著特定的損傷——也就是 Baron-Cohen（1995）提到的「心盲」（mindblindness）。此外，心智理論的缺陷與語言缺陷密切相關：「心智理論的缺陷對我們詮釋自閉症而言具有核心地位，因為人類和社會行為，有賴於我們對『我們所互動的人是具有意向的心智人〔心智存在（mental beings）〕』這一點的瞭解。」（Tager-Flusberg, 1999, p.4）

這位伴有亞斯伯格症候群的年輕人已經在學齡前兒童時期被診斷出具有障礙。這些年來，當他的行為逐漸變得更加狂暴時，曾經用各種心理學測驗重新評估他。我的爭論焦點在於：能力／瘋狂的定義不能應用到一個伴有亞斯伯格症候群的個人之上，理由如下：列席能力的判斷基礎是智力測驗，瘋狂的判斷基礎則是精神病學評估。而一份智力測驗並不足以衡量語言缺陷，當然無法斷定如心盲一類的特定損傷。對能力的判斷是基於智力測驗而為，無法識別語言和社會問題的光譜。對能力所做的假設，是基於智力測驗的表現程度，以及個人對其行為順應程度的瞭解。伴有障礙的個人可以呈現出一般智力，但也同時具有重度語言／溝通障礙（心盲）或是其他障礙，而這些障礙是智力測驗所不會衡量或是識別的。當前對能力的定義應該只能應用到不具備發展障礙紀錄的個人之上，因為這可以為下列情況留下考慮餘地：(1)伴有瘋狂（精神病）的個人，他可以透過心理評量證明為不適用（此一定義）；或是(2)伴有智能不足的個人（缺乏理解能力），他可以透過智力測驗證明不適用（此一定義）。發生在這位伴有亞斯伯格症候群的人身上的問題是：假使心盲一類的障礙沒有經過測驗，那麼就不被視為存在，其結果則是他或她會被視為有能力列席受審。此舉明顯的歧視伴有自閉症光譜以及其他障礙的個人。因此，A.J.的議題在於其*理解*能力。

問題：

1.智力測驗是否能衡量語言障礙？

2.心理評量是否能衡量語言障礙？

與能力／瘋狂相關的法律史演進早於 1975 年所通過的美國障礙者教育法案（94-142 公法）。能力／瘋狂的標準可以適切地適用到具有障礙、但沒有其他標準化評估可用的個人身上嗎？發展出能力／瘋狂標準是為了要排除掉不知道其行為意涵的個人。美國障礙者教育法案要求來自多元學門的評估以斷定障礙。法庭用來判斷能力的測驗——智力測驗和心理評量，不論是個別

使用或是結合使用，以美國障礙者教育法案的標準而言，都不足以用來斷定一種發展障礙。其結果則是，既然A.J.依據美國障礙者教育法案被分類為發展障礙是事實，法庭又怎麼能使用：(1)更不全面的面試標準來斷定能力——這標準更低；與(2)一種打從一開始就不應該用來測驗 A.J.的障礙的公定評估協議。智力測驗和心理評量不能用來辨識A.J.具有障礙的事實，也不能辨識他來自心盲的特定損傷。如果A.J.的障礙不能被現行的公定協議所辨識出來，他有能力列席受審嗎？這裡所隱含的意涵是，判斷列席受審的過程以及被認定死刑的過程，比起判斷發展性障礙的過程更不全面。將某人分類成有能力列席受審以及被認定死刑，比起將此個人分類為發展性障礙更為「容易」——這套邏輯一定在某個地方出了問題。

從另一個方向分析這個劇本，考慮一下A.J.自學齡前就已經被分類為具有障礙的事實。就算是具備了這個資訊，法庭還是只用智力測驗和心理評量去判斷他的列席受審的能力和理智程度。A.J.具有(1)一種發展性障礙，以及，更確切的說，是(2)一種被稱為「心盲」的條件，這可能會影響到他*理解*他的舉動的錯誤性質，以及讓他的舉動符合法律要求的「能力」；此一事實是否該納入考慮？記住，「心智理論」研究以及「心盲」損傷代表的是相當新的研究與調查領域，這點也很重要。現在只有少數專家瞭解這種損傷，而這種損傷的評估測驗則更少。

基於對「心盲」所知甚少，以及能力／瘋狂的公定協議不足以辨識此一障礙，法庭難道不該重新考量其決定？法庭對A.J.的*理解力*的評估能力受限於不能評量其「心盲」損傷的測驗。筆者會辯稱，A.J.的理解力，以及作為其後果的，他列席審判的能力，應該加以重新評量。

筆者相信，能力／瘋狂這組詞彙照其現今定義，歧視了具有障礙的個人，特別是那些具有導致了如「心盲」一類的缺陷的語言和社會損傷的人，他們並沒有被智力測驗和心理評量適切的評估。筆者的建議是，能力是一個比較低的檢測標準，必須被其他更直接的美國障礙者教育法案對伴有障礙個人的檢測標準所取代。我們所拓展的關於語言障礙的知識，為法律重新考量列席審判的「能力」提供了一個理由。

## 摘　要

　　本章已經強調了自閉症光譜兒童所呈現出來的特定語言學習問題。自閉兒傳統上被描述為一個單獨的族群，但本章所引用的研究已強調這個團體所顯現出來的異質性，認為病因的標籤是種誤導。此外，使用標籤會貶損與障礙有關的核心問題，無法將溝通功能整合到語言的其他面向。研究用語用和語意技能的語言干擾描述自閉兒在「形式和功能」間的分裂；而音韻與句法的發展，相對而言，互不影響。事實上，文獻描述較高功能的自閉症光譜兒童，與幾近正常的結構語言功能的習得相較，其語言顯示出重度溝通缺陷。這種在溝通上的無力，涵蓋了引發和終結互動、維持話題的缺陷，以及講者／聽者角色等持續性的問題。

　　自閉症光譜在幼兒期以及學齡前時期，需要語言為主的教育計畫——越早越好！對於運用在像亞當這一類兒童身上的新療法，兒童語言理論的轉變貢獻頗大。在某種層面上，亞當是語用時期和溝通革命的產物。此刻，這些關於自閉症光譜兒童的理論和治療的轉變所帶來的衝擊是難以想像的。最後，言語—語言治療師在為自閉症光譜兒童所發展的教育計畫裡扮演了核心角色，沒有其他專業可以更加瞭解這種障礙裡所隱含的語言和溝通缺陷。

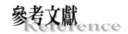

# 參考文獻 Reference

Adams, A., & Gathercole, S. (1995). Phonological working memory and speech. Production in preschool children. *Journal of Speech & Hearing Research, 38*(2), 403. Retrieved from the World Wide Web: http://www.ehostvgw6.epnet.com/

American Psychiatric Association. (1994). Diagnostic and statistical manual of mental disorders (4th ed., rev.). Washington, DC: American Psychiatric Association.

Bailey, A., Phillips, W., & Rutter, M. (1996). Autism: Towards an integration of clinical, genetic, neuropsychological, and neurobiological perspectives. *Journal of Child Psychology and Psychiatry, 37*, 89–126.

Baron-Cohen, S. (1995). *Mindblindness: An essay on autism and theory of mind.* Cambridge, MA: MIT Press.

Baron-Cohen, S. (1998). Does the study of autism justify minimal innate modularity? *Learning and Individual Differences, 10*(3), 179.

Bartak, L., & Rutter, M. (1976). Differences between mentally retarded and normally intelligent autistic children. *Journal of Autism and Childhood Schizophrenia, 6*, 109–120.

Bartak, L., Rutter, M., & Cox, A. (1975). A comparative study of infantile autism and specific developmental receptive language disorder. 1. The children. *British Journal of Psychiatry, 126*, 127–145.

Bennett, T., DeLuca, D., & Bruns, D. (1997). Putting inclusion into practice: Perspectives of teacher and parents. *Exceptional Children, 64*, 115–131.

Bernard-Opitz, V. (1982). Pragmatic analysis of the communicative behavior of an autistic child. *Journal of Speech and Hearing Disorders, 47*, 99–109.

Bettelheim, B. (1967). *The empty fortress: Infantile autism and the birth of the self.* New York: Free Press.

Biklen, D. (1993). *Communication unbound: How facilitated communication is challenging traditional views of autism and ability/disability* (Special Education Series #13). New York: Teachers College Press.

Bishop, D., North, T., & Dolan, C. (1995). Genetic basis of specific language impairment: Evidence from a twin study. *Developmental Medicine and Child Neurology, 37*, 56–71.

Bloomquist, M., August, G., Cohen, C., Doyle, A., & Everhart, K. (1997). Social problem solving in hyperactive-aggressive children: How and what they think in conditions of automatic and controlled processing. *Journal of Clinical Child Psychology, 26*(2), 127–180.

Boomer, L. (1994). The utilization of paraprofessionals in programs for students with autism. *Focus on Autistic Behavior, 9*(2), 1.

Bornstein, M., & Brown, E. (1996). Patterns of stability and continuity in attention across early infancy. *Journal of Reproductive and Infant Psychology, 14*(3), 195.

Brinton, B., & Fujiki, M. (1993). Language, social skills and socioemotional behavior. *Language, Speech and Hearing Services in Schools, 24*, 194–198.

Brook, S., & Bowler, D. (1992). Autism by another name? Semantic and pragmatic impairments in children. *Journal of Autism and Development Disorders, 22*, 61–81.

Brown, W., & Odom, S. (1999). Ecobehavioral assessment in early childhood programs: A portrait of preschool inclusion. *Journal of Special Education, 33*(3), 138.

Bryson, S., Landry, R., & Smith, I. (1994). Brief report: A case study of literacy and socioemotional development in a mute autistic female. *Journal of Autism and Developmental Disorders, 24*(2), 225–230.

Cabey, M. (1994). Brief report: A controlled evaluation of facilitated communication using open-ended and fill-in questions. *Journal of Autism and Developmental Disorders, 24*(4), 517–526.

Cafiero, J. (1998). Communication power for individuals with autism. *Focus on Autism & Other Developmental Disabilities, 13*(3), 113.

Calculator, S. (1992). Perhaps the emperor has clothes after all: A response to Biklen (1992). *American Journal of Speech Language Pathology, 18–20.*

Galloway, C., Myles, B., & Earles, T. (1999). The development of communicative functions and means in students with autism. *Focus on Autism and Other Developmental Disabilities, 14*(3), 140.

Clark, D., & Smith, S. (1999). Facilitating friendships: Including students with autism in the early elementary classroom. *Intervention in School and Clinic, 34*(4), 248.

Conti-Ramsden, G., & Botting, N. (1999). Classification of children with specific language impairment: Longitudinal considerations. *Journal of Speech, Language and Hearing Research, 42*(5), 1195. Retrieved from the World Wide Web: http://www.ehostvgw6.epnet.com/

DeMyer, M., Barton, S., DeMyer, E., Norton, J., Allen, J., & Steele, R. (1973). Prognosis in autism: A follow-up study. *Journal of Autism and Childhood Schizophrenia, 3,* 199–216.

DiLavore, P., Lord, C., & Rutter, M. (1995). The Pre-linguistic Autism Diagnostic Observation Schedule. *Journal of Autism and Developmental Disorders, 25,* 355–379.

Duchan, J. (1993). Issues raised by facilitated communication for theorizing and research on autism. *Journal of Speech and Hearing Research, 36,* 1108–1119.

Eberlin, M., McConnachie, G., Ibel, S., & Volpe, L. (1993). Facilitated communication: A failure to replicate the phenomenon. *Journal of Autism and Developmental Disorders, 23*(3), 507–530.

Fish, B., Shapiro, T., & Campbell, M. (1966). Long-term prognosis and the response of schizophrenic children to drug therapy: A controlled study of trifluoperazine. *American Journal of Psychiatry, 123,* 32–39.

Folstein, S. (1999). Autism: Autistic children. *International Review of Psychiatry, 11*(4), 269.

Folstein, S., & Mankoski, R. (2000). Chromosome 7q: Where autism meets language disorder? *American Journal of Human Genetics, 67,* 278–281.

Frea, W., Craig, K., Odom, S., & Johnson, D. (1999). Differential effects of structured social integration and group friendship activities for promoting social interaction with peers. *Journal of Early Intervention, 22,* 230–242.

Gallagher, P. (1997). Promoting dignity: Taking the destructive D's out of behavior disorders. *Focus on Exceptional Children, 29*(9), 1–19.

Gallagher, T. (1996). Social-interactional approaches to child language intervention. In J. Beitchman and M. Konstatareas (Eds.), *Language, learning and behavior problems: Emerging perspectives* (pp. 418–435). Cambridge, UK: Cambridge University Press.

Gallagher, T. (1999). Interrelationships among children's language, behavior, and emotional problems. *Topics in Language Disorders, 19*(2), 1–15.

Gilger, J. (1995). Behavioral genetics: Concepts for research and practice in language development and disorders. *Journal of Speech and Hearing Research, 38*(5), 1126–1142. Retrieved from the World Wide Web: http://www.ehostvgw6.epnet.com/

Gillberg, C. (1990). Infantile autism: Diagnosis and treatment. *Acta Psychiatrica Scandanavica, 81,* 209–215.

Greenspan, S., & Wieder, S. (1997). Learning to interact. *Scholastic Early Childhood Today, 12*(3), 23–24.

Guralnick, M. (1999). The nature and meaning of social integration for young children with mild developmental delays in inclusive settings. *Journal of Early Intervention, 22,* 70–86.

Happe, F. (1994). *Autism: An introduction to psychological theory.* London: University College London Press.

Harn, W., Bradshaw, L., & Ogletree, B. (1999). The speech-language pathologist in the schools: Changing roles. *Intervention in School & Clinic, 34*(3), 163.

Harris, S., Handleman, J., Gordon, R., Kristoff, B., & Fuentes, F. (1991). Changes in cognitive and language functioning of preschool children with autism. *Journal of Autism and Developmental Disorders, 21,* 281–290.

Heflin, L., & Simpson, R. (1998). Interventions for children and youth with autism: Prudent choices in a world of exaggerated claims and empty promises. Part I: Intervention and treatment option review. *Focus on Autism and Other Developmental Disabilities, 13,* 194–211.

Hostler, S. (1996). Facilitated communication. *Pediatrics, 97*(4), 584.

Hughes, C., & Russell, J. (1993). Autistic children's difficulty with mental disengagement from an object: Its implications for theories of autism. *Developmental Psychology, 29*(3), 498–510.

Hurford, J. (1991). The evolution of the critical period for language acquisition. *Cognition, 40,* 159–201.

Individuals with Disabilities Education Act of 1997 (IDEA), 20 U.S.C. Sec. 1400 et seq.

Kanner, L. (1943). Autistic disturbances in affective contact. *Nervous Child, 2,* 217–250.

Kobayashi, R., & Murata, T. (1998). Behavioral characteristics of 187 young adults with autism. *Psychiatry and Clinical Neuroscience, 52,* 383–390.

Koegel, R., & Koegel, L. (1995). Teaching children with autism: Strategies for initiating positive interactions and improving learning opportunities. Baltimore: Paul H. Brookes.

Kohler, F., & Strain, P. (1997). Merging naturalistic teaching and peer-based strategies to address the IEP objectives of preschoolers with autism: An examination of structural and child behavior outcomes. *Focus on Autism and Other Development Disabilities, 12*(4), 196.

Krug, D., Arick, J., & Almond, P. (1993). Austim Screening Instrument for Educational Planning (2d ed.), Examiner's manual. Austin, TX: Pro-Ed.

Lainhart, J. (1999). Psychiatric problems in individuals with autism, their parents and siblings. *International Review of Psychiatry, 11*(4), 278.

Lewis, B., Cox, N., & Byard, P. (1993). Segregation analysis of speech and language disorders. *Behavior Genetics, 23*, 291–299.

Lifter, K., Sulzer-Azaroff, B., Anderson, S., & Cowdery, G. (1993). Teaching play activities to preschool children with disabilities: The importance of developmental considerations. *Journal of Early Intervention, 17*(2), 139–159.

Lord, C. (1995). Facilitating social inclusion. In E. Schopler and G. B. Mesibov (Eds.), *Learning and cognition in autism* (pp. 221–240). New York: Plenum.

Lord, C., Rutter, M., & LeCouteur, A. (1994). Autism Diagnostic Interview—Revised (ADI—R): A revised version of a diagnostic interview for caregivers of individuals with possible pervasive developmental disorders. *Journal of Autism and Developmental Disorders, 24*, 659–685.

Lotter, V. (1967). Epidemiology of autistic conditions in young children: Some characteristics of parents and children. *Social Psychiatry, 1*, 163–181.

Lovaas, O. (1999). Experimental design and cumulative research in early behavioral intervention. In *Johns Hopkins 20th Annual Spectrum in Developmental Disabilities*. Timonium, MD: York.

Lovaas, O., & Buch, G. (1997). Intensive behavioral intervention with young children with autism. In N. N. Singh (Ed.), *Prevention and treatment of severe behavior problems: Models and methods in developmental disabilities* (pp. 61–86). Pacific Grove, CA: Brooks/Cole.

Loveland, K., Landry, S., Hughes, S., Hall, S., & McEvoy, R. (1988). Speech acts and the pragmatic deficits of autism. *Journal of Speech and Hearing Research, 31*, 593–604.

Miller, J. (1996). The search for the phenotype of disordered language perfomance. In M. Rice (Ed.), *Toward a genetics of language* (pp. 297–314). Mahwah, NJ: Lawrence Erlbaum Associates.

Mirenda, P., & Schuler, A. (1988). Augmenting commenting for persons with autism: Issues and strategies. *Topics in Language Disorders, 9*, 24–43.

Mundy, P., Sigman, M., & Kasari, C. (1994). Nonverbal communication, developmental level and sympton presentation in autism. *Development and Psychopathology, 6*, 389–401.

Newsom, C., Carr, E., & Lovaas, O. (1979). The experimental analysis and modification of autistic behavior. In R. S. Davidson (Ed.), *Modification of pathological behavior*. New York: Gardener.

O'Connor, N., & Hermelin, B. (1994). Two autistic savant readers. *Journal of Autism and Developmental Disorders, 24*(4), 501–514.

Odom, S. (2000). Preschool inclusion: What we know and where we go from here. *Topics in Early Childhood Special Education, 20*(1), 20.

Odom, S., & Diamond, K. (1998). Inclusion of young children with special needs in early childhood education: The research base. *Early Childhood Research Quarterly, 13*, 3–25.

Odom, S., Horn, E., Marquart, J., Hanson, M., Wolfberg, P., Brennan, P., Lieber, J., Li, S., Schwartz, I., Janko, S., & Sandall, S. (1999). On the forms of inclusion: Organizational context and service delivery models. *Journal of Early Intervention, 22*, 185–199.

Odom, S., McConnell, S., McEvoy, M., Peterson, C., Ostrosky, M., Chandler, L., Spicuzza, R., Skellenger, A., Creighton, M., & Favazza, P. (1999). Relative effects of interventions supporting the social competence of young children with disabilities. *Topics in Early Childhood Special Education, 19*, 75–91.

Ogletree, B., & Fischer, M. (1995). An innovative language treatment for a child with high-functioning autism. *Focus on Autistic Behavior, 10*(3), 10.

Olley, J. (1999). Curriculum for students with autism. *School Psychology Review, 28*(1), 595.

Osterling, J., & Dawson, G. (1994). Early recognition of children with autism: A study of first birthday home videotapes. *Journal of Autism and Developmental Disorders, 24*(3), 247–256.

Ozonoff, S., Pennington, B., & Rogers, S. (1991). Executive function deficits in high-functioning autistic individuals: Relationship to theory of mind. *Journal of Child Psychology and Psychiatry, 32*, 1081–1105.

Patti, P., & Lupinetti, L. (1993). Brief report: Implications of hyperlexia in an autistic savant. *Journal of Autism and Developmental Disorders, 23*(2), 397–404.

Pennington, B., Rogers, S., Bennetto, L., Griffith, E., Reed, D., & Shyu, V. (1998). Validity test of the executive dysfunction hypothesis of autism. In J. Russell (Ed.), *Executive functioning in autism*. Oxford, UK: Oxford University Press.

Piaget, J. (1962). *Play, dreams, and imitation in childhood*. New York: Norton.

Pierce, K., & Schreibman, L. (1997). Using peer training to promote social behavior in autism: Are they effective at enhancing multiple social modalities? *Focus on Autism and Other Developmental Disabilities, 12*(4), 207.

Piven, J., Harper, J., Palmer, P., & Arndt, S. (1996). Course of behavioral changes in autism: A retrospective study of high-IQ adolescents and adults. *Journal of the American Academy of Child and Adolescent Psychiatry, 35*(4), 523–529.

Polansky, H. (1994). The meaning of inclusion. Is it an option or a mandate? *School Business Affairs, 66*, 27–29.

Prior, M., & Hoffmann, W. (1990). Brief report: Neuropsychological testing of autistic children through an exploration with frontal lobe tests. *Journal of Autism and Developmental Disorders, 20*, 581–590.

Prizant, B. (1983). Language acquisition and communicative behavior in autism: Toward an understanding of the "whole" of it. *Journal of Speech and Hearing Disorders, 46*, 241–249.

Prizant, B., Audet, L., Burke, G., Hummel, L., Maher, S., & Theadore, G. (1990). Communication disorders and emotional/behavioral disorders in children and adolescents. *Journal of Speech and Hearing Disorders, 55*, 179–192.

Prizant, B., & Duchan, J. (1981). The functions of immediate echolalia in autistic children. *Journal of Speech and Hearing Disorders, 46*, 241–249.

Prizant, B., & Rubin, E. (1999). Contemporary issues in interventions for autism spectrum disorders: A commentary. *Journal of the Association for Persons with Severe Handicaps, 24*(3), 199–208.

Prizant, B., & Rydell, P. (1984). Analysis of functions of delayed echolalia in autistic children. *Journal of Speech and Hearing Research, 27*, 183–192.

Prizant, B., & Wetherby, A. (1987). Communicative intent: A framework for understanding social-communicative behavior in autism. *Journal of the American Academy of Child and Adolescent Psychiatry, 26*, 472–479.

Risley, T. (1996). Get a life. In R. Koegel, L. Koegel, & G. Dunlap (Eds.), *Positive behavior support* (pp. 425–437). Baltimore: Paul H. Brookes.

Rock, E., Rosenberg, M., & Carran, D. (1995). Variables affecting the reintegration rate of students with serious emotional disturbance. *Exceptional Children, 61*(3), 254–268.

Rule, S., Losardo, A., Dinnebeil, L., Kaiser, A., & Rowland, C. (1998). Translating research on naturalistic instruction into practice. *Journal of Early Intervention, 21*, 283–293.

Russell, J. (1997). How executive disorders can bring about an inadequate theory of mind. In J. Russell (Ed.), *Autism as an executive disorder*. Oxford, UK: Oxford University Press.

Russell, J., Mauthner, N., Sharpe, S., & Tidswell, T. (1991). The "window task" as a measure of strategic deception in preschoolers and autistic subjects. *British Journal of Developmental Psychology, 9*, 331–349.

Schopler, E. (1995). *Parent survival manual: A guide to crisis resolution in autism and related developmental disorders*. New York: Plenum.

Schopler, E., Reichler, R., Bashford, A., Lansing, M., & Marcus, L. (1990). *Psychoeducational Profile Revised (PEP—R)*. Austin, TX: Pro-Ed.

Schopler, E., Reichler, R., & Rennet, B. (1998). *The Childhood Autism Rating Scale (CARS)*. Los Angeles, CA: Western Psychological Services.

Schwartz, I., & Carta, J. (1996). Examining the use of recommended language intervention practices in early childhood special education classrooms. *Topics in Early Childhood Special Education, 16*(2), 251.

Short, A., & Schopler, E. (1988). Factors relating to age of onset in autism. *Journal of Autism and Developmental Disorders, 18*, 207–216.

Shriver, M., Allen, K., & Mathews, J. (1999a). Effective assessment of the shared and unique characteristics of children with autism. *School Psychology Review, 28*(1), 538.

Shriver, M., Allen, K., & Mathews, J. (1999b). Introduction to the mini-series: Assessment and treatment of children with autism in the schools. *School Psychology Review, 28*(1), 535.

Sigman, M., & Ungerer, J. (1984). Cognitive and language skills in autistic, mentally retarded, and normal children. *Developmental Psychology, 20*, 293–302.

Simpson, R. (1995). Individualized Education Programs for students with autism: Including parents in the process. *Focus on Autistic Behavior, 10*(4), 11.

Stahmer, A. (1995). Teaching symbolic play skills to children with autism using pivotal response training. *Journal of Autism and Developmental Disorders, 25*, 123–141.

Strain, P., & Cordisco, L. (1994). LEAP preschool. In S. L. Harris and J. S. Handleman (Eds.), *Preschool education programs for children with autism* (pp. 225–244). Austin, TX: Pro-Ed.

Tager-Flusberg, H. (1999). A psychological approach to understanding the social and language impairments in autism. *International Review of Psychiatry, 11*(4), 235. Retrieved from the World Wide Web: http://www.ehostvgw6.epnet.com/

Taylor, B., & Levin, L. (1998). Teaching a student with autism to make verbal initiations: Effects of a tactile prompt. *Journal of Applied Behavior Analysis, 31*(4), 651–654.

Tiegerman-Farber, E. (1995). *Language and communication intervention in preschool children*. Boston: Allyn & Bacon.

Tiegerman-Farber, E., & Cartusciello-King, R. (1995). The classroom as language laboratory. In E. Tiegerman-Farber (Ed.), *Language and communication intervention in preschool children* (pp. 186–215). Boston: Allyn & Bacon.

Tiegerman-Farber, E., & Radziewicz, C. (1998). *Collaborative decision making: The pathway to inclusion*. Upper Saddle River, NJ: Prentice Hall.

Tirosh, E., & Canby, J. (1993). Autism with hyperlexia: A distinct syndrome? *American Journal on Mental Retardation, 98*(1), 84–92.

Wagner, A., & Lockwood, L. (1994). Pervasive developmental disorders: Dilemmas in diagnosing very young children. *Infants and Young Children, 6*(4), 21–32.

Wehman, T. (1998). Family-centered early intervention services: Factors contributing to increased parent involvement. *Focus on Autism & Other Developmental Disabilities, 13*(2), 80.

Wetherby, A., & Gaines, B. (1982). Cognition and language development in autism. *Journal of Speech and Hearing Research, 47,* 63–71.

Windsor, J., & Doyle, S. (1994). Language acquisition after mutism: A longitudinal case study of autism. *Journal of Speech and Hearing Research, 37*(1), 96.

Wing, L. (1997). The autistic spectrum. *Lancet, 350,* 1761.

Wisniewski, L., & Alpert, S. (1994). Including students with severe disabilities in general education settings. *Remedial and Special Education, 15*(1), 4–13.

Wolery, M., & Winterling, V. (1997). Curricular approaches to controlling severe behavior problems. In N. N. Singh (Ed.), *Prevention and treatment of severe behavior problems: Models and methods in developmental disabilities* (pp. 87–120). Pacific Grove, CA: Brooks/Cole.

Wolfberg, P., & Schuler, A. (1993). Integrated play groups: A model for promoting the social and cognitive dimensions of play in children with autism. *Journal of Autism and Developmental Disorders, 23*(3), 467–488.

Wolk, L., & Edwards, M. (1993). The emerging phonological system of an autistic child. *Journal of Communication Disorders, 26,* 161–177.

Yell, M., & Drasgow, E. (2000). Litigating a free appropriate public education: The Lovaas hearings and cases. *Journal of Special Education, 33*(4), 205.

# 12 聽障兒復健之考量及含義

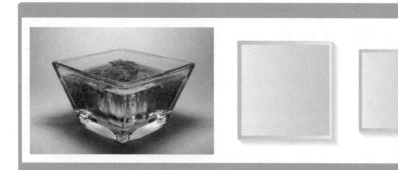

目標：當你讀完這一章，你將能夠

- 定義且分辨聽力損失的類型、分級及程度。
- 討論政府及專家早期對聽力損失鑑定的影響，還有父母在課程中所扮演的角色。
- 明瞭聽覺評估極為複雜的細節，並討論其所含每項變數，包括相關的聽覺發聲測驗。
- 在準備幼兒評估時，應考慮所需的調整及特殊測驗。
- 在聽力損失的診斷之後，確認適當的步驟，不論個案屬於永久性的感音聽力損失，或是暫時性的傳導性聽力損失。
- 瞭解聽覺障礙教育的需要，包括讀的語言、寫的語言、語言整體、符號語言，及雙語者。
- 討論教育之主流，及其對聽力障礙幼童的影響。
- 討論數種技巧，能夠成功融合學齡前聽力障礙幼童，與正常聽覺同儕的上課狀況。
- 討論專業家庭合作所面臨的挑戰；此合作與文化差異及社會經濟狀況息息相關。
- 討論這些要素，成功將學齡聽覺障礙幼童與一般教育融合。
- 討論會將聽覺障礙幼童帶往教育危機的因素。
- 討論主流與融合之間的不同。

對聽覺障礙幼童的鑑定與復健，是一項既艱巨又重要的工作。相關的研究，及近來的政府法令，均肯定了早期診斷的重要性：慢性耳炎對語言及言語能力具有極大的影響。

聽覺障礙幼童必須有各種儀器、方法，及後續追蹤來進行復健。科技已經能將龐大的器材縮小，並可以配合最新的電腦軟體。我們已能夠將笨重的體外輔助器，轉換成體內管線型的輔助器；從金屬傳導線圈，換成如個人的調頻收音機；從學齡前的監測，變成直接監控嬰兒的聽力。

教育設備也針對聽覺障礙幼童進行改良。在過去，既定的聽覺障礙教育僅能夠在現存的學校進行。時至今日，聽覺障礙學童能夠在一般班級上課，並安置在融合的教育情境。

既不用聽覺／口語的方法，也不用混合編碼過的英文，我們就能夠讓聽覺障礙幼童的教育達到完備。過去三十年中，以一群龐大母體為主的研究，已經強調了每一個教學方法的優點。一個聽覺／口語的方法，揉合了對話及讀唇術，已經成為一種基本的溝通管道。所有的溝通方法都將手勢溝通或手語融入對話及讀唇術。在 1979 年， Jordan、Gustason 和 Rosen 指出，美國有 65% 的聽覺障礙幼童，都是用整合了手語及口語的溝通方法。然而今天，隨著能夠更早鑑定幼童是否患有聽覺障礙，及電子耳蝸植入更為普及的情況下，可能往後將不再有此類個案。接受移植的幼童，能夠更快適應一般教學器具是一種趨勢，輔助的行為可能不再包括用手語進行的溝通詮釋。

# 壹、聽力損失的類型、分類及程度

聽力損失應以類型、分類，及程度來進行考量。聽力損失分為三種類型：傳導性聽力損失、感音性聽力損失，及混合性聽力損失。此章節會將此三種類型加以敘述，接著說明用來定義聽力損失程度的分級系統。

## 一、傳導性聽力損失

　　傳導性聽力損失，是由於外耳或中耳傳導聲音時，產生了障礙所造成（Martin & Clark, 2000），但是內耳的功能正常。傳導性聽力損失的聽覺開端，從不會超過六十分貝（dB）（聽覺開端已經簡短討論過），且一般都必須治療。在幼童身上發生的傳導性聽覺障礙，普遍都與中耳炎有關。中耳炎是一種由耳咽管失能所引起的中耳發炎（Stach, 1997）。醫學上來說，中耳炎必須特別進行觀察。急性中耳炎為一種自發性發炎症狀，及（或）中耳區域的感染。鼓膜腫脹是急性中耳炎的症狀。漿性（Serous）中耳炎會在中耳部位產生清澈、淡薄的體液，且通常是耳咽管失能（eustachian tube dysfunction）發生的早期信號。慢性中耳炎是由於急性中耳炎發生時間過長，而導致中耳部位產生化膿的情況。同樣的，與急性中耳炎的疼痛及短暫的發病時間相反，慢性中耳炎往往因為不感覺痛而遭到忽略。分泌性中耳炎的情況，為中耳部位產生濃稠似膠的體液。

　　慢性中耳炎會影響到早期的幼兒時期，通常是言語及語言發展的關鍵幾年。慢性中耳炎與範圍從十到四十分貝的變動性聽力損失有關。據推測，聽覺在此時期過後會恢復正常。因為中耳炎的好發期為三歲之下，所以，它對這三年當中會影響到的語言及言語能力，格外受到重視。因為這幾年為「嬰兒從一個溝通者轉換成稱職的語言使用者（雖然不那麼稱職）；此語言包含了言語及語言的範疇」（Menyuk, 1986）。

　　傳導性聽力損失也會由下列原因引起：空氣傳導的途徑完全受到阻斷，如閉鎖症（atresia）、狹窄症（stenosis）、鐙骨完全固定，或是耳小骨裂傷。

## 二、感音性聽力損失

　　感音性聽力損失，是由器官末端的感覺中樞、耳蝸細胞，或聽覺神經受到損害而造成（損傷可能在耳朵發育時就已經發生：傷口感染、個人環境、年齡漸長所發生的退化）。感音性聽力損失可簡單地經由身體檢查得知，因

爲外耳部的聽覺系統及鼓膜都明顯易見。此類型的聽力損失往往無法用藥物治療，並幾乎無法治癒。

## 三、混合性聽力損失

混合型聽力損失，在幼童及成人身上都有機會發生，屬於傳導性及感音性同時發生的聽力損失。可能是因爲感音總成中的聽小骨傳導受損，或對空氣傳導的感受度損失，所造成的聽力損失。

## 四、聽力損失分級系統

下列爲定義聽力損失所編製的聽覺量表，由 Martin 與 Clark（2000）編製。此量表亦能夠測驗出聽力損失的程度，並可參照 ANSI-1996 量表。

| 純音平均值 | 程度 |
| --- | --- |
| 10 分貝以下到 15 分貝 | 無 |
| 16 到 25 分貝 | 極輕度 |
| 26 到 40 分貝 | 輕度 |
| 41 到 55 分貝 | 中度 |
| 56 到 70 分貝 | 中重度 |
| 71 到 90 分貝 | 重度 |
| 91 分貝以上 | 極重度 |

聲音的強度以分貝（dB）爲測量單位。聽覺也受到聲波頻率的影響；音調高的聲音具有較高的頻率〔以赫茲（hertz, Hz）爲單位〕。此分類系統以純音平均值爲基礎，也就是說，分別以五百、一千，及兩千赫茲爲間隔。這些頻率都屬一般的**對話頻率**，在聽會話時也極爲重要。本章稍後會完整討論純音的間隔。

# 貳、聽力損失及語言發展

要能夠對聽覺障礙幼童的言語及語言行為詳加描述，是極為困難的工作。有許多因素會影響到聽力損失患者表達性語言的發展（Quigley & Kretschmer, 1982）。這些因素包括：

- 聽力損失的程度
- 聽力損失始發的年齡
- 聽力損失的惡化
- 進行聽力損失鑑定的年齡
- 復健的年齡
- 復健的次數
- 復健的類型

如所注意到的，聽力損失的程度即為聽力損失的嚴重度，且本身極易加以量測。根據 Knauf（1972）所提到，欲評估聽覺障礙幼童所受的影響時，聽力分級是最普遍、也最方便的評量法。在過去，一般都認為聽力損失的程度越高，所影響到的言語及語言發展就越大。雖然在 71 到 90 或 95 分貝的重度聽力損失，的確會對言語及語言發展產生毀滅性的影響，但是，我們無法認定 26 到 40 分貝的輕度聽力損失也一定具有影響；或是說，96 分貝以上的極重度聽力損失，就絕對會對言語及語言能力的發展造成傷害。

為了強調此一論點，Northern（1984）提出有關一個十三歲病人的報告；此病患經常遭受中耳炎發作之苦。在他六到十三歲這七年裡，空氣傳導的障礙程度產生變化，由正常到輕度，進而重度。七年中接受了五次鼓膜切開術以進行治療。然而，幼童仍持續地復發嚴重的中耳炎，並導致由聽小骨傳導的感音性聽力損失：其中一耳屬四千赫茲的 25 分貝，而另一耳為兩千及四千赫茲的 30 及 45 分貝。在這案例中，不僅是聽力損失的程度，聽力損失的年齡、進行鑑定的年齡，還有復健的類型，都是影響語言障礙嚴重度的因素。雖然此幼童聽力損失情況直到他六歲時才被發現，他可能更早就有中耳發炎

的狀況。產生聽力損失的年齡，可能在進行鑑定的前五年或更早，且因此也可能包括了語言學習的關鍵年。更甚的是，外科手術對鼓膜的復健，並無法同時將言語及語言進行復健性的治療。Northern 將此案例下了結論：當這個十三歲的病人接受聽覺輔助的復健時，為時已晚。這個幼童證明，言語及語言方面的遲緩是無法挽回的。

聽力損失的程度雖然最具有多變性，卻也不是最關鍵的因素。所有前述變異因素的統合及相互作用，都會決定聽力損失對言語及語言發展所造成的影響。又因為這些變異因素的相互依賴性，沒有任何人能夠單從聽覺障礙的程度，來確切預測聽覺障礙對語言及言語造成的影響。唯一可以確定的是：任何形式（傳導性、感音性，或混合性）及任何程度（輕度到極重度）的聽力損失，都會對言語及語言發展產生一種壓倒性的影響。

## 參、鑑定與復健

對聽力損失幼童的復健來說，早期的聽力損失鑑定，及所提供合宜的幫助，都是關鍵性的要素。由於語言發展在嬰兒出生的那一刻即已開始；對擬定一套監測的步驟，以便及早鑑定嬰兒是否患有聽力損失，有其迫切的需要。對聽覺障礙嬰兒的鑑定，可經由罹患聽力損失的高風險嬰兒進行嬰幼兒檢測。在 1997 年，國家聽障與其他溝通障礙協會（NIDCD）的一般性嬰幼兒聽力篩檢研討會，在美國馬里蘭州舉行。此團體建議這個篩檢活動，應由美國來主導進行。迄今，共有三十二個州之州法規定必須進行此種對嬰幼兒的篩檢。還剩下十八個州，外加哥倫比亞行政區，尚未制訂任何嬰幼兒聽覺篩檢的條款。在美國出生的每一千個幼童中，有將近二到三個幼童、出生就有明顯的聽覺障礙症狀。以出生率換算，每年有將近四百萬個嬰幼兒；也就是每天有三十三個嬰幼兒患有聽覺障礙。目前為止，有許多幼童直到第二年或更晚，才經由鑑定確認患有聽覺障礙。這種遲來的鑑定，對口語語言、學習表現及職業的選擇，都帶來了負面的影響。假如在嬰幼兒出院前，能夠一併於護理行為中進行聽力損失篩檢，聽覺障礙的幼童往後就更有可能享受學習、社交

及職業方面的成功（NIDCD, 1997）。Yoshinaga-Itano及Apuzzo（1998b）在科羅拉多州主持一項研究，並發現：倘若幼童到六個月大之後才發現患有聽力障礙的話，將會明顯遞延語言的發展。若嬰兒沒有在出生後的住院期間，接受短暫的聽覺篩檢，那接下來就要到嬰兒六個月大以後才會發現聽力障礙的問題。在 Yoshinaga-Itano 及 Apuzzo（1998a）的另一個研究中，他們發現：嬰兒在六個月大之前，若能接受聽覺鑑定及早期的家庭介入，往後對於表達性語言、對語言的理解力，及各方面的發展，與六個月大之後才發現聽覺障礙的幼童相較，明顯的都好很多。

## 早期的親子互動

正常聽覺幼童早期的語言發展引起研究者極大的興趣。這些調查顯示：正常聽覺的幼童具有在環境中意識到言語行為的基本能力，並且對語言情境中的社交及情感方面甚為敏感（Eimas, 1974; Miller & Morse, 1976; Miller, Morse, & Dorman, 1977; Morse, 1972）。Bloom 及 Lahey（1978）宣稱：當嬰兒開始與母親交互凝視及發音時，即為語言使用的前兆之一。Bateson（1975）也描述了此種母親及嬰兒間凝視或眼神的接觸，並稱之為初始對話（protoconversation）。Jaffe、Stern 及 Peery（1973）研究了嬰兒與母親的關係，並發現母子間的凝視具有類似成人對話的韻律。隨著第二年所開始言語及語言的最後發展，這些行為也會跟著持續。雖然聽覺障礙幼童不像聽覺正常幼童一樣，具有感知能力來接收或辨別言語聲音，但是一旦將聲音放大，他們的確擁有某一程度的聽覺可以進行某些聽力辨別。此外，他們也可以擷選某些語言情境的社交及情感觀點（Bloom & Lahey, 1978）。

Brown（1975）表示：嬰兒學習觀點最重要的形式，可能即為社交性媒介。嬰兒的第一個社會觀點就是父母。對正常發展的幼童來說，父母應要對語言成長的發展行為，負起最大的責任，並且他們也是聽覺障礙幼童進行復健時的主要力量。因為研究顯示：聽覺正常幼童的母親，在言語及語言的發展中，扮演關鍵性的角色；聽覺障礙幼童的母親，也就理所當然扮演起更重要的角色。

Greenstein、Bush、McConville 及 Stellini（1977）測試了母子間的溝通，及此種溝通對聽覺障礙嬰兒的語言獲得，會產生什麼樣的影響。他們發現親子互動間的情感觀點，是聽覺障礙幼童獲得語言的樞紐。母親對幼童所輸入的其他語言觀念，遠不如良好的親子聯繫來得有意義。在母親發現幼童患有聽覺障礙之後，此種聯繫也隨之中斷。Vorce（1974）相信幼童及母親之間存在的社會關係，將會刺激嬰兒的早期口語，因此這種關係應予以強調。

因為言語及語言的發展，會隨著親子間的交流而開始，而此種交流屬於最早發生的社會交流。又因為親子互動的情感因素，為未來語言獲得的關鍵，因此，單就聽覺障礙幼童的介入而言，能夠改善親子溝通的課程實為珍貴。親子課程在 1970 年代開始發展，教導父母在他們聽覺障礙幼童的發展中，所扮演的關鍵角色。父母必須每天都要能夠有語言進步的經驗。他們學著瞭解聽覺障礙對言語及語言發展的影響，也要學習當他們知道孩子患有聽力損失時，如何處理心中的感受。還有，他們必須學習如何將聽覺訓練融入孩子們的日常生活，及當他們與孩子互動時，如何運用語言學習的策略。雙親及幼童必須每星期至少一次，到親子中心接受訓練，且教師／語言治療師每星期都必須做家庭訪問。雙親必須常常面訪專家們，如心理學家或聽力學家，來獲得額外的訓練及輔助。

教師／語言治療師會運用許多種訓練技巧。舉例來說，錄影帶可以在很多方面誘發雙親與聽覺障礙幼童間的溝通。Cole 及 St. Clair-Stokes（1984）分析所錄影下來看護與幼童間的互動，進而證實互動行為會促進早期語言的發展。Radziewicz（1985）用錄影帶來訓練父母，讓他們與幼童互動時，能夠融入更有效率的溝通行為。錄影帶的使用讓我們對聽力損失有更清楚的瞭解，且有更適當的溝通性互動。

當聽覺障礙幼童與他們的雙親參與親子課程時，幼童的教育也開始於關鍵的言語及語言學習時期中。第一年的介入，會增加更多機會，讓幼童發展更多典型的言語及語言。雙親能夠藉此先行瞭解：哪些管教方法及溝通行為可以促進幼童的語言發展。他們受訓過後，可以在所有的親子互動中，設計或激發互動性語言學習的機會。近來的研究強調：親子間產生回應的程度亦相互影響，並也影響到彼此的行為（Koester & Meadow-Orlans, 1999）。親

子有其個別的性情模式，而這些模式對幼童的發展，有其正面及負面的影響（Chess & Thomas, 1996）。早期嬰兒的行為特徵，如重複性的肢動及眼神的凝視，都屬嬰兒進行溝通的方法。雙親必須及早接受訓練，來瞭解詮釋某些行為，並將行為引入溝通性互動中。當幼童成長發育時，雙親必須學習能將每種活動都作為聽障幼童的語言學習經驗。當雙親對加強語言的發展更為熟悉時，他們的孩子就能發展更多的語言。

在今天多種文化的社會中，來自相異文化社區的幼童往往被鑑定為患有語言障礙。在面對這些幼童時，能以雙語的評估者及口譯員來進行評估極其重要。然而，一旦這些幼童經過鑑定之後，在發展個別化教育計畫（IEPs）及個別化家庭服務計畫（IFSPs）時，雙親及專家的參與亦極為重要。當家庭與專家之間產生極大的差異時，如社會經濟狀況，及價值觀和信仰的不同，此種合作的關係就更為脆弱，也為小組成員帶來挑戰。為了要讓早期介入成功，早期介入師必須專注每天的活動：這些活動必須為家庭文化習俗的一部分，並要讓家庭認可此為適當的介入。在家庭所處主流社會習俗之下的情境，會決定家庭與專家在合作時，所產生衝突的程度（Hanson et al., 1990）。最近由DeGangi、Wietlisbach、Poisson、Stein和Royeen（1994）所做的研究指出：家庭與專家合作所遭遇的挑戰，均與文化差異性和社會經濟狀況（SES）有關。此研究也發現：屬於較低社會經濟狀況及教育背景的家庭，往往只能考慮到基本的生活需求，延宕專家判斷時所設的目標；在辨別幼童需要時會感到困難；不願分享資訊。當對這些情況都心裡有數之後，專家在與家庭合作的過程中，先要能瞭解其文化及社會經濟的狀況，就顯得格外重要。

## 肆、聽覺評量

既定的聽覺評量包括：純音聽力檢查（pure tone findings）、可產生語音認知閾值（speech reception threshold）及語音辨別力分數（speech discrimination scores）的語音聽力檢查（speech audiometry），及耳部聽能阻力檢查（aural acoustic immittance testing）。但是，並非所有的測試步驟都

可以用在每個幼童身上，小兒科醫師的評估必須予以分開考慮。

# 一、純音聽力檢查

　　特別針對幼童而言，純音研究的閾值絕非小事一件。在討論判定閾值的選擇及步驟之前，必須先來定義閾值。一個**純音閾值**（pure tone threshold）為：此音調（tone）很輕柔而有50%可被聽到的時候，就是此人的閾值（Stach, 1997）。

　　目前有兩個技術可以用來測量出此種閾值。在上行法中，受測者接受聽覺刺激：同時接收聽不到至聽得到的範圍；而下行法為：將聽覺刺激從聽得到轉為聽不到。在決定空氣傳導的純音閾值時，適當的配戴耳機是必需的。耳機的振動板必須直接置於外耳道開口。倘若放置的位置不正確，測驗的結果即為無效。

　　在討論閾值及獲得此結果的方法之後，必須一步步照著純音聽力檢查的步驟來進行：

1. 就算音調十分輕柔，都應要引導病患對所聽到的音調產生回應。
2. 如先前所說，必須將耳機置於病患頭部的正確位置；可針對左右耳來使用特定的耳機。
3. 先測試聽覺較好的耳朵；視案例而定，必要時可先將另一耳遮住。
4. 先以一千赫茲的音調開始，讓患者去感覺聽起來像什麼；也就是說，可先讓患者聽得到音調。
5. 以「上五，下十」的方法表現信號，並以之找出一千赫茲為分界的閾值。
6. 對其他聽覺頻率使用相同步驟，依照下列次序：二千、四千、八千、五百，及二百五十赫茲。
7. 對第二隻耳朵採相同步驟，但是不要從一千赫茲開始測試。
8. 將獲得的每個閾值記錄在聽覺表上（參照圖12.1）。
9. 找出每隻耳朵的純音平均值（以五百、一千、二千赫茲為平均）。
10. 以相同方法及骨頭振動器，來進行聽小骨傳導測驗。振動器放在乳突

# 純音聽力檢查（re：ANS1-1969）

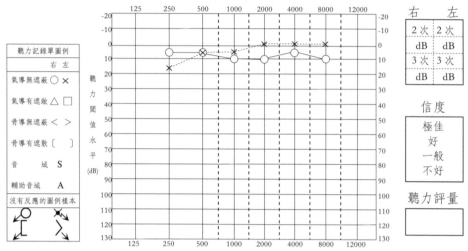

頻率（HZ）

| 聽力記錄單圖例 | |
|---|---|
| | 右　左 |
| 氣導無遮蔽 | ○　× |
| 氣導有遮蔽 | △　□ |
| 骨導無遮蔽 | ＜　＞ |
| 骨導有遮蔽 | 〔　〕 |
| 音　　域 | S |
| 輔助音域 | A |
| 沒有反應的圖例樣本 | |

| 右 | 左 |
|---|---|
| 2次 | 2次 |
| dB | dB |
| 3次 | 3次 |
| dB | dB |

信度

| 極佳 |
| 好 |
| 一般 |
| 不好 |

聽力評量

| | | 語音偵測閾值 | 語音認知閾值 | 語音認知分數 | | 語音認知分數 | | 遮蔽 | | 最舒適語音值 | 不舒適語音值 |
|---|---|---|---|---|---|---|---|---|---|---|---|
| | | | | | | | | SRT | RS | | |
| 耳機 | 右 | dB | dB | % st | dB SL | % st | dB SL | dB EFF | dB EFF | dB | dB |
| | 左 | dB | dB | % st | dB SL | % st | dB SL | dB EFF | dB EFF | dB | dB |
| | 音域 | dB | dB | % st | dB SL | % st | dB SL | | | dB | dB |
| 助聽器 | 右 | dB | dB | % st | dB | % st | dB | | | dB | dB |
| | 左 | dB | dB | % st | dB | % st | dB | | | dB | dB |
| | BIN | dB | dB | % st | dB | % st | dB | | | dB | dB |

信度：□極佳　□好　□一般　□不好

語氣衰變

| Hz | 500 | 1k | 2k | 4k | |
|---|---|---|---|---|---|
| R | | | | | |
| l | | | | | |

備註：

| 聽覺障礙檢查 | | |
|---|---|---|
| | 右耳 | 左耳 |
| 鼓室圖 | | |
| 中耳壓力 | 水柱毫米 | 水柱毫米 |

聽力師：

**圖 12.1　純音閾值記錄聽力圖**

適當位置的步驟,對聽覺而言極為重要。

## 二、語音聽力檢查

聽覺評估的語音聽力檢查部分,主要要決定:語音認知閾值、語音偵測閾值(speech detect threshold),還有字詞辨別分數(word recognition score)。

**語音認知閾值**(SRT)一般均指:聽者能夠辨認 50%揚聲字的最低語音音量閾值(以分貝為單位)(Stach, 1997)。

語音認知閾值主要是讓患者經由耳機,聽到所要測驗字詞的範例。此測試可以用檢查者自己的口語或錄音的語音信號來進行。每隻耳朵的純音平均值,可讓技術人員在開始測試步驟時,選擇將用的可聽程度。

語音聽力檢查在小兒科聽覺評量中使用極廣。以一種刺激而言,因為語音具有高衍生價值及完整的光譜,對嬰幼兒及幼童極有幫助(Gravel & Hood, 1999)。

語音檢查的第二部分是語音認知分數的評估。此測驗極有意義,因為一常見的抱怨是:「我有聽到,但是我不懂。」**字詞辨別**是一種能力的評量,包括接收及認證字詞、字詞辨認,及字詞理解力。

## 三、耳部聽能阻力測驗

有鑑於中耳在聽覺診斷中所扮演的主要角色,耳部聽能阻力測驗的重要性也應一併予以考慮。

耳部聽能阻力測驗是聽覺評量的基本部分,包括了鼓室聽力(tympanometry)、聽覺反射,及歐氏管評估。不過,我們將不會在此討論歐氏管。

**鼓室聽力**是評量中耳功能時所必須;鼓膜及中耳的發射,與空氣壓力傳達到耳管一樣,具有多變性(Stach, 1997)。鼓室聽力測試的結果可產生一圖表,稱為鼓室圖(tympanogram)。圖 12.2 展現數種可能的鼓室表。

1. A 型圖──正常的鼓膜。

A 型圖

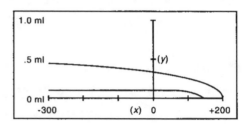

正常的鼓室圖

B 型圖

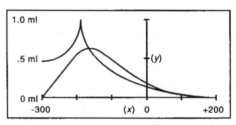

平坦的鼓室圖
順應力低

B 型圖

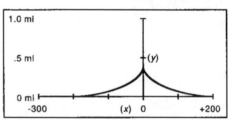

負壓
順應力正常

As 型圖

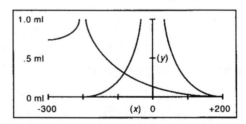

淺的鼓室圖
順應力低

Ad 型圖

峰狀的鼓室圖
順應力高

**圖 12.2** 可能的鼓室圖結果

• 註：x 軸為空氣壓力；y 軸為聽覺順應力。

2. B 型圖——中耳滲漏，耳管鏤空或穿孔。

3. C 型圖——耳咽管障礙，鼓膜收縮；並可能有液體滲出。

4. As 型圖——鼓膜硬化。

5. Ad 型圖——鼓膜脆弱化，或聽小骨連結不完全。

在看過鼓室圖之後，我們可以發現三個重要特徵：壓力（x 軸）、振幅（y軸），及形狀。壓力以水的毫升數為測量單位，不論其對耳管所造成正面或負面的影響（參看圖 12.2）。

**聽覺反射**（acoustic reflex）是指：內耳聽覺肌肉（中耳骨膜張肌及鐙骨肌）在反應巨大聲響時，所產生的反射性收縮（Stach, 1999）。聽覺反射在診斷上的意義為：及早發現有無病變發生。必須注意的病變之一為中耳的病變，也是最常見的病變。其他屬中樞病變及非器官性聽力損失。

有關對純音聽力檢查、語音聽力，及耳部聽能阻力測驗的討論中，很明顯的，聽覺評估包括多種複雜的要素所構成的網狀架構；此架構形成個人聽覺系統的完整圖樣。

# 四、小兒科醫學評估

早期察覺嬰幼兒的聽力損失狀況極為重要，不過這也並非一件簡單的事。雖然聽覺評估可以讓我們知道個人聽覺系統的詳盡資訊，但是仍有許多測試，無法成功地闡述嬰幼兒或學齡前幼童的情況。根據這點，我們必須來討論幼兒人口的評估過程。

在實際測試之前，第一應進行且最重要的，即是與幼童的雙親或關係密切的人討論，此步驟在聽覺評量中扮演了重要的角色。第二，臨床聽力師必須先與幼童建立和諧愉快的關係。

隨著診斷程度的難度增加，這些人所提供的資訊也益顯重要。雙親、看護、老師及治療師都能提供極有價值的意見（Gravel & Hood, 1999）。

「交叉比對原則」（cross-check principle）已在我們的專業領域行之有年，為 Jerger 與 Hayes 在 1976 年的研究中發展而成。此原則為：在尚未經過另一個獨立測驗確認之前，不能夠將任何單一聽覺測驗的結果視為有效（Gravel & Hood, 1997）。科技已將聽覺評估帶入另一個新的領域，但是，不能夠用單獨一種評量來評斷幼童的聽覺。

影響聽覺評估有許多因素，包括中耳炎。如前面所述，在詮釋有關聽力學的發現時，評估的鼓室聽力部分也必須納入考慮。

# 五、行為評量

根據 Gravel 及 Hood（1999）所說，行為評量對兩種目的有效。若為聽力檢定，行為方法可在量化聽覺敏感度時，提供一種方式──決定閾值到語音的範圍（最小要五百至四千赫茲）。若為功能的目的，聽覺評量是用來檢驗幼童聽覺行為的品質，確認他們的聽力行為是否合於他們的年齡。

## 嬰幼兒（出生到兩歲）

對嬰幼兒的測試需要一間適合的聽力檢查室、安靜的狀況下，並有設計過的聲音刺激（Northern & Downs, 1984）。並可以讓母親將孩子抱在腿上，坐在房間的正中央。聽力師直接在幼兒的面前來回移動玩具，並以此得到小孩的注意。接著，製造聲音的人要在幼兒沒看到的情況下發出聲音。我們期望的反應如：睜大眼睛、轉動眼睛、快速眨一下眼；還有，若幼兒為四個月大，必須要會轉動頭部。若為五到七個月的幼兒，他們會將頭轉向信號發生的方向。聽力學家以語音或歌聲的刺激，來持續這個步驟。當幼兒有九個月大時，聽覺學家可以一直重複如：「再見愛咪」的短句，來得到一種言語的認知；慢慢的降低音量，直到幼兒停止回應。當幼兒的年紀越大，就必須額外再加其他步驟。舉例來說，可要求幼兒指認某些熟悉的圖片。

## 幼童（兩歲到五歲）

以遊戲為條件作用的評量步驟可以用於二到五歲的幼童身上。兩歲幼童可能需要坐在母親腿上，就能夠進行評量步驟；四到五歲的幼童可以單獨坐著進行。聽力師可將步驟當成遊戲，配合具誘發性的玩具，如衣夾或積木。衣夾或積木由幼童拿在手裡，並且導引幼童聽到某些微小的聲音（在聲場中

呈現）。當他們有聽到聲音，就讓幼童將衣夾放入一個盒子裡。一旦幼童可以獨立進行此作業時，就可以使用耳機來進行發聲。此步驟可用純音來進行，就如同本章「聽覺評量」中所談到的。不過對較小幼童使用此方法時，必須快速進行，因為他們的注意力較無法持久。

　　語音聽覺評量也可以藉由指認不同的圖畫來完成。客觀的測驗，如腦幹聽力誘發反應（auditory brainstem response, ABR）的聽覺測驗，在對測驗困難幼童進行診斷時，最具有幫助性。此測驗包括由腦皮質層的電流刺激所觀察到的反應。所有反應都記錄在圖表上。

### 耳部聽覺放射

　　耳部聽覺放射誕生於二十世紀。在 1978 年，Kemp 有另一特別的發現：他用一種簡單的技術，將一個小麥克風放在外耳耳道裡；並在喀嚓聲的刺激發生時及發生後，錄下耳道中所出現的聲音。Kemp 所用的麥克風相近於臨床檢測用的裝置。Kemp 的觀察顯示：在每個喀嚓聲過後，可以在耳道內偵測到數個毫秒的低強度聲音。這個方法所得的結果，與聽覺腦幹反應所獲得的結果相近。在刺激到達耳朵時，由刺激所造成的額外能量，會讓耳蝸對聲音主動產生反應。在外部的細胞扮演了主要的角色。Kemp 的紀錄代表了來自耳蝸的聽覺能量放射形式。總的來說，這些聲音就是已知所謂的**耳部聽覺放射**（otoacoustic emissions, OAE）（Glattke & Kujawa, 1991）。

　　耳部聽覺放射在評估沒有外耳及（或）中耳病變的嬰幼兒時格外重要。不論耳部聽覺放射的類型，對外耳耳道進行耳部聽覺放射評量時，須依據中耳系統及耳蝸的整合。一到九個月大嬰幼兒的放射振幅會逐漸增加；但是，四到十三歲幼童身上所觀察到的振幅呈現下降（Widen, 1997）。雖然耳部聽覺放射檢測對耳蝸功能極為敏銳，並在早期認證及診斷小兒科人口的官能障礙時，扮演了重要角色，但是此測驗不算是一種聽覺測驗，也不能用來取代聽力紀錄（Hall, 2000）。

## 伍、聽能管理

　　對聽覺障礙幼童的診斷僅是一個開始。在成功的教育、心理，及社會方面，聽覺障礙幼童必須接受合適的聽能管理。

## 一、揚聲設計

　　當一個家庭首次知悉他們的孩子有聽覺障礙時，主要關心的都是：「我們能夠做些什麼？我們可以找哪個醫師？」孩子首先必須先找耳鼻喉科醫師，以提供醫療性的建議。接著，聽力學家進行外在的評估，找出聽力障礙幼童所適合的擴大器類型。對年輕的幼童來說，可以用六個月到一年的時間來決定最後合適的裝置。在過渡期裡，幼童可以使用替代性的助聽器。

　　助聽器是具有三種主要構成元素的電子擴大器：一個麥克風、一個擴音器，及一個喇叭（Stach, 1998）。所有的助聽器都由電池供電。

　　擴大器有數種類型，從身用助聽器擴大至耳道助聽器，線圈式到數位信號處理的都有。

- 口袋型助聽器（body aid）。約口袋收音機大小，用接收線連接到耳洞的耳型接收器。在過去，只有身用助聽器才足夠中度聽覺障礙的患者使用。今天，較強功率的擴大器已經可以用於小空間裡，而身用助聽器已很少使用；然而，因為它的體積較大，所以它能夠比其他的聽覺輔助方式發出較大的功率；電路系統及操作方法都較具有彈性。大部分使用口袋型助聽器的病患都適合單聲道（單耳）的矯正方法。

- 耳掛型助聽器（behind-the-ear Aid, BTE）。耳掛型助聽器也為人所熟知。此類型的助聽器掛在耳廓後方，並在接收器末端有一塑膠耳勾。有一小段的塑膠管連接勾子到耳洞。耳掛型助聽器的電路系統及操作方式也較具有彈性。

- 眼鏡型助聽器。眼鏡型助聽器不如數年前那樣受歡迎；事實上，它今

天只佔助聽器銷售量的少數。助聽器的零件裝入眼鏡腳，然後一根小金屬針支撐著連接到耳洞的塑膠管。

- 信號對側傳輸路徑（contralateral routing of signal, CROS）助聽器。這種助聽器是專為單耳聽力損失所設計：麥克風放在聽覺障礙的耳朵，然後對聽覺較好的另一耳發出信號（Stach, 1997）。CROS 助聽器也可以用耳內（in-the-ear）助聽器、耳掛型助聽器，或眼鏡助聽器來得到一樣的效果。這些器材比較適合無法單耳使用助聽器的病患。此種助聽器還有另一種為信號雙側傳輸路徑（bilateral contralateral routing of signal, BiCROS）助聽器。

- 耳內／耳道型助聽器（in-the-ear/canal aid）。耳內助聽器在 1990 年代是最受歡迎的方式。現代科技及微型化，讓這小東西能夠有更大的功率。這種助聽器將所有的零件都放進一個貝殼中。許多選擇這種助聽器的人都是為了美觀。耳內裝置對幼童來說並非是最好的選擇；然而，因為耳朵成長得很快，且往往更需要美觀的修飾，所以也有許多幼童使用這種裝置。

- 耳道型完整助聽器〔Completely-in-the-canal（CIC）aid〕。如同耳內助聽器及耳道助聽器是最受歡迎的助聽器，我們現在極力推薦耳道型完整助聽器。此類助聽器需要耳朵較深處的空氣壓力，然後在耳管中產生助聽的效果；並且，此助聽器在外觀上是看不到的。

如同我們在微型技術上所看到的進步，我們也看到電子科技的精密發展。這也成為定時定序及數位助聽器的基本技術範疇。

**排定程序**（programmable）**技術**讓使用者在控制聽覺輔助特徵時更具彈性，並可以在不同的情況下，對不同的排序參數有多種的排序記憶——舉例來說，一個在家中安靜房間做功課的幼童，與在嘈雜飯廳裡聽取指導的幼童。

**數位技術**提供更精確也更具彈性的一般外型、減少聲音回饋、更完整的壓縮參數，及減少額外噪音。

聽覺輔助為聽覺障礙幼童打開了一個新的世界，但是在使用助聽器時仍有一些問題發生。一般問題為聽覺回饋、信號扭曲、信號間斷、雜音，或聽覺輔助的官能障礙。因為這些問題的確存在，聽力學的後續改善極為重要。

# 二、電子耳蝸植入

　　無法用擴大器介入改善的孩童，適合電子耳蝸的植入。對此技術的第一份報告並未看好此技術；它較為人所接受的是，能夠將語音信號接收得近似語音，但是尚不夠清楚。然而，當研究持續進展，同時信號處理的複雜度也增加，並且病患的報告也顯示良好——有時標記為改善，也開始浮現了言語認知能力的問題。

　　電子耳蝸植入，是對重度聽覺障礙患者所剩餘的神經纖維提供電流刺激，進而提高聽覺的感度；且最重要的功能，為提供某特定程度的言語認知能力給使用者。針對所要表達不同的言語信號，其電流刺激也有多種設計（Tartter, Hellman, & Chute, 1992）。Stach（1997）指出，使用電子耳蝸時，所要顧慮的多且繁雜，但是大抵不出：必須從言語信號中擷取一般常見性的及暫時性的信號強度；接著將這些信號轉化成電子數列，這些電子數列必須能夠有效刺激聽覺神經中所殘存的神經元。

# 三、聽覺練習器

　　除了助聽器及電子耳蝸之外，其他的輔助性器材也能夠額外幫助聽力損失的幼童，特別是有關於教育性的裝置。聽覺練習器操作起來如助聽器，可在教室內或特殊地方，當作訓練器材使用。由於它們都在定點使用，尺寸及外表就不構成考慮要素。龐大的體積讓它們可以載入較大的組件及特殊的電路系統，進而增加精確度。

　　聽覺訓練器有四種基本型：桌上型訓練器、硬接線組件（hardwire units）、誘發迴路組件（induction loop units），及調頻組件（FM units）。

- 桌上型訓練器。桌上型訓練器均為盒狀，並放置於學生桌上。所有組件都裝入此盒子裡。學生可以移動或攜帶它。此裝置缺點在於：假如老師與學生間有一段距離的話，它的信噪比（所產生信號及噪音間的強度比例）較低。這種訓練器針對單一學生較有效果，並不特別建議

用於一整個班級的聽覺障礙幼童。

- 硬接線組件（hardwire units）。此裝置也同樣可置於幼童桌上，並且每個幼童可自行控制音量。信噪比極佳，因為老師可直接用麥克風對幼童說話。此裝置的缺點在於無法拆卸。

- 誘發迴路組件（induction loop units）。回率系統與整個房間內的電路有關，可組裝進地毯或地板之下。從一個擴大器中傳導電能，並產生一個磁場；電路的電流經誘導，進入聽覺輔助電圈的誘導線圈中（Stach, 1997）。教室裡的每個幼童戴著電話型的助聽器。助聽器裡的電話線圈將會檢取信號，並傳送到耳朵裡。信噪比極佳，但是幼童僅能夠聽到老師的聲音，其他幼童及自己的聲音聽不到。今天，已經研發出將開關裝到麥克風上的裝置，並可以同時使用電話組件。電路系統可以配合房間的實際情況。

- 調頻組件（FM units）。為無線的組件，此聽覺訓練器的使用率最高。教師戴著麥克風發話器，幼童戴著具有調頻接收器的助聽器。老師直接使用一般的廣播頻率來對幼童發話。信噪比一般來說為良好。Ross（1987）說：「以我的判斷，自從助聽器問世以來，調頻聽覺訓練系統對於一般聽覺障礙幼童來說，是最重要的教育工具。的確，就歷史上來說，這可能是我們所擁有最有力的工具。」

## 四、聽能管理的其他考慮因素

並非找到合適的助聽器或是聽覺訓練器的使用，就代表聽覺管理的結束。聽覺障礙的幼童必須在他受教育的數年裡，持續監控追蹤。

患有傳導性聽力損失的幼童，因為急性中耳炎，必須受到追蹤；患有感音性聽力損失的幼童也一樣。因為幼童中耳炎的高發病性，Feagans（1986）建議：日間看護中心必須提供早期介入及後續的醫療。她所建議的醫療模式包含四項：

1. 必須舉辦研討會，讓職工能夠瞭解中耳炎的好發性，及以後長遠的影響。

2. 用例行的聽覺篩檢來決定閾值，並有專家進行額外的耳部測試。

3. 對持續復發中耳炎的幼童，要有例行的發展性評量，包括認知能力、注意力，及語言評估。

4. 介入，包括對語言保持其注意力的訓練；重建日間看護設備及結構，包括對教室的小規模修繕，進而減少發生雜音的物件或機會。

　符合擴大器需求的感音性聽覺障礙幼童，必須每日循序漸進。一旦幼童符合助聽器的需要，也必須同時實施監測。第一，幼童的雙親應該要接受對器材使用、保養，及維護的訓練。第二，幼童至少每六個月要到聽覺學家處進行一次回診，以確保耳模完整，不用重新製造。耳模內的耳管應要定時重置及清潔。水分、灰塵及油脂的堆積會損壞助聽器造成。第三，幼童應該每年至少接受一次聽覺評量。最後，聽覺障礙幼童的老師，必須注意幼童對助聽器所產生的需要及問題。

## 陸、聽覺障礙教育

　美國聽覺障礙幼童的教育方面的表現，已經引起教育者的關注。在 1921 年，Reamer 報告了有關兩千五百名聽覺障礙幼童的教育成就。他發現與正常聽覺的同儕相較，聽覺障礙幼童的學習表現平均遲緩了四到五年。一項 1968 到 1970 年的年度評估（Gentile & DiFrancesca, 1969），將聽覺障礙人口從學齡前到大學的學習表現，以統計的資訊予以彙整。此評估顯示，整體來說，聽覺障礙的幼童及青少年平均有四年的教育遲緩。他們在拼字及算術領域的表現最好（Martin & Clark, 2000）。然而值得注意的是，他們仍對算術的觀念及字詞的表現方面感到困難；如同他們本來就具有將書寫語言解碼的能力。在學習表現中，最嚴重的遲緩在閱讀方面：十五到十六歲的平均閱讀理解力僅有 3.5 級分。稍晚由加拉德特大學的人口統計學研究辦公室（Office of Demographic Studies at Gallaudet University）所提出的研究，更確認了閱讀方面的遲緩（King & Quigley, 1985）。特別的是，Trybus 及 Karchmer（1977）所提出：二十歲的聽覺障礙患者，在中級閱讀的得分為 4.5 分。在 1994 年，

Allen計算出聽覺障礙的學生，在完成學校教育之後，平均得分為第四級分。因此，聽覺障礙的學生絕大部分都表現出對英文語言及閱讀的困難（Paul, 1998; Paul & Jackson, 1993）。這也困擾到80%想要上公立學校的聽覺障礙學生（Luetke-Stahlman, Griffiths, & Montogomery, 1999）。

對學習科目的不良表現並不會讓人感到意外，我們必須先顧慮到的是：閱讀理解力在我們學習的時候，的確扮演一個重要的角色；對書寫語言的瞭解度，還有口語語言的瞭解度之間，有直接的相關性。約從三到四年級之間，學生是以閱讀行為來學習；但是，對沒有足夠語言基礎的聽覺障礙幼童來說，實在是極為艱難的一項工作。事實上，絕大多數的重度聽覺障礙幼童並沒有發展出足夠的語言技巧；此技巧應該讓他們有效地對繕寫語言進行解碼動作。也因為如此，與正常聽覺幼童相較，他們明顯地對於繕寫語言的理解力產生遲緩現象（Robbins, 1986）。這很有可能與此事實有關：聽覺障礙幼童必須花較長時間，才能夠達到口語語言理解力發展的最後階段；在這階段中，比起語言線索（paralinguistic cues）來，他們更致力於句子的語法及語形觀念（Robbins, 1986）。更甚的是，有人認為：聽覺障礙幼童會針對口語語言的理解力方面，使用不一樣的策略（Davis & Blasdell, 1975）。

## 一、閱讀

學習閱讀是需要整合語法、語意及語用技巧的複雜工作，就如同將字詞解碼的能力。一旦字詞經過解碼，讀者必須將之轉譯成更有用的形式。對正常聽覺的人來說，此種形式包括了音韻的要素。對聽覺障礙的病患來說，此種形式則依賴語言輸入模式，並可能不屬任何音韻形式、信號、指拼或視覺拼字法。此外，讀者必須能夠經由推論或假設，來從課本中得到明示或內含的意義（Kretschmer, 1989）。課本的多樣性也增加了複雜度，如字彙、語法、象徵性語言，及對話。

在教導聽覺障礙幼童閱讀時，有四個基本方法：基本讀本法（basal reader approach）、語言經驗法（language experience approach, LEA）、程序指導（programmed instruction），及個人化的方法。在小學年級裡最常用的方

法是語言經驗法，幼童用自己的語言來寫故事；也就是說，老師來寫下幼童的口述。這個故事接下來用在閱讀指導裡。接著，語言經驗法擴大其作用來修飾孩童口述的故事，進而融入英文語法的模式。一旦幼童學會某些寫作技巧後，再將這些寫作的樣本融入閱讀課程。這些不論是幼童口述或是寫出來的故事，都以個人的互動和幼童所經歷過的社會環境為基礎。這種方法不僅串連了閱讀及寫作，也是最有趣的方法（King & Quigley, 1985）。

以電腦為基礎的教學，也用來促進閱讀技巧的發展。不幸的，能夠清楚支持聽覺障礙幼童與電腦間的關係之相關研究極少。然而，由Prinz、Nelson及Stedt（1982）所做的研究，特別強調三到六歲聽覺障礙幼童對於字詞認知及辨認的進步；這些幼童接受了使用ALPHA程式的訓練，一種視一字（sight-word）電腦程式。此程式利用字詞、圖畫及手部符號代表，並因此可讓以手語為主要溝通形式的幼童來使用。對三到十一歲聽覺障礙幼童的更深入研究（Nelson, Prinz, & Dalke, 1989; Prinz & Nelson, 1985），支持了電腦教學對閱讀及書寫的好處。甚而最近Prinz、Nelson、Loncke、Geysels及Willems（1993）也持續支持對小學年紀的聽覺障礙幼童進行電腦教學。基本上，上面提到的所有研究，都支持聽覺障礙幼童來使用多模式及多媒體的程式。

在正式的閱讀訓練開始之前，聽覺障礙幼童必須已將語言技巧發展成熟。發展語言的絕佳方法是經由說故事，可以讓幼童身處故事的架構、圖畫，及一般的文化主題中（Snow, 1983; Wells, 1985）。最近由Schick和Gale（1995）所提出的研究，以說故事來測試學齡前的聽覺障礙及重聽幼童；這些幼童在三種不同的語言條件下，使用某種手部編碼的英文（manually coded Eng-lish）：純美國手語、純手勢精確英語，及具美國手語特性及架構的手勢精確英語。手勢精確英語是一種手部編碼英文，而美國手語是一種聽覺障礙成人所使用的典型手語。有趣的是，當故事包含了美國手語符號時，我們發現幼童更為投入，也產生更多互動。當在考慮讓幼童使用手部編碼英文為教育的方式時，這個研究越顯重要。我們認為，將美國手語包括在幼童的教育課程內時，可能會引起更多對溝通的興趣，並增加幼童所起頭的互動發生機會。由Strong及Prinz（1997）的進一步研究，強調在閱讀成就中，美國手語所具有的實際影響。並且發現，以美國手語為主要溝通模式的聽覺障礙學生，

比起其他沒有用美國手語方式的同儕，能夠達到較高的英文讀寫技巧。

　　因為研究強力支持美國手語為讀寫發展的誘因之一，這也讓聽覺障礙教育發生了微妙的改變。因為美國手語是起源於英文的獨立語言，所以，也自然而然讓美國手語溝通者使用雙語教育方式，並接觸有關閱讀的教學。此理論為：一個使用美國手語的聽覺障礙幼童，是一個流利的「說話者」。因此，這個幼童會有一個語言資料庫，並可以用來在同一時間學習英文以作為第二語言。

　　由Kelly（1996）及Paul（1996）提出的其他研究指出：在閱讀過程中，字彙技巧及語法技巧均為重要要素。這些技巧越強，幼童的閱讀理解力就越好。

## 三、全語言

　　在1980年代晚期，全語言教學法在障礙人口的教師之間，極為風行。全語言是一種：將語言的所有領域融合為獲得歷程的教育哲學。它以語言獲得的發展觀點為基礎（Schory, 1990）。全語言的提倡者假設：無法成為純熟讀者及作者的幼童，是因為他們的閱讀及寫字能力獨立於語言能力之外；在傳統上又被當作是密不可分的兩種技巧。他們支持在學習過程中整合說、讀及寫；並且，在新資訊不斷地融入現有知識的當下，要把學習當作是積極的、具有架構的過程（Norris & Damico, 1990）。

　　在與聽覺障礙幼童共處時，可以將這門哲學融入行為策略。介入也應該吸收以下全語言的假設（Norris & Damico, 1990）：

1. 語言的存在是為了瞭解我們的環境互動，並將我們自己與我們世界的信息散播出去。
2. 語言的要素會同時互相影響（語用、語素、語意、音韻），不能夠將之個別抽離，並以獨立單位來教導。
3. 語言在情境中發生——沒有情境，就沒有意義。
4. 語言學習是一種將新知識融入現存知識的積極性過程，為的是要發展完整的圖形認知（schemata of knowing）。

先對這些前提有所認識之後，語言治療師／教師必須謹慎地規畫語言學習活動，進而能夠發現各種各樣的溝通功能。活動必須讓幼童感到有趣且具有意義，如幼童與環境之間的關係；也應該鼓勵幼童們把握社交互動的機會（有關特殊教育策略，請參照 Krashen, 1982; Norris & Damico, 1990; Sulzby, 1985）。

然而，當我們將這些要旨記在心裡時，我們必須瞭解：聽覺障礙幼童仍需要特別的課程來發展字彙及語法技巧，以能熟練於讀與寫。

## 三、手語及雙語

如同之前提醒過的，全聾及聽覺障礙幼童接受教育時，一般是用以下兩方法擇其一：聽力／口語的課程，此課程強調口說閱讀（speechreading）及言語，且不使用符號系統；或是一個完全溝通方面的課程，使用符號、口說閱讀，及言語。已經有數種符號系統用來教育全聾的幼童。舉例來說，視讀基礎英語（Signing Essential English）（Anthony, 1971）及手勢精確英語（Signing Exact English）（Gustason, Pfetzing, & Zawolkow, 1972）內含口語英文的手冊（manual production），也遵守了口語英文的語法及文法形式。使用此類型符號系統的教育者，實際上是想要經由視覺系統的使用，讓英文成為幼童的第一語言。

在 1970 年代，以美國手語（ASL）為主體的一系列研究逐漸成形，此手語是給全聾的成人使用。美國手語因為自有的語法及片語而擁有自己的版權。美國手語與英文、西班牙文、俄文，或其他任何語言相比，都有相異之處。因此，研究者必須假設：在家裡使用美國手語的聽覺障礙／全聾父母，所生的聽覺障礙／全聾的幼童，與正常父母所生聽覺障礙／全聾的幼童相較，應該要以更不一樣的方法來教導口語及書寫的英文。這個前提是因為：接觸過美國手語的幼童已經具有基本的語言資料庫——美國手語。當他們在教學環境中接觸到英文時，英文就成為他們的第二語言；教學方法也因此必須是雙語教學。此外，這些聽覺障礙／全聾的幼童也已經接觸到一種全聾的文化，此文化具有自己的傳統及風俗。這些原因讓他們接觸了雙重文化，也加強了

他們同時接受美國手語／ ESL（英文爲第二語言）教學法的立場。對聽覺障礙／全聾幼童進行雙語教學的想法，是根據Cummins（1981）的研究；他並且假設：假如一個幼童精通於一種語言，他或她在發展第二種語言時，會更爲成功。因此，假如一個全聾幼童已精通了美國手語，他接下來將更易於學得英文的讀寫能力。

今天，我們尚未能夠將聽覺障礙或全聾幼童的雙語教學方法予以廣泛實行，其原因如下：

1. 美國手語對大部分的全聾幼童來說，並非母語。
2. 美國手語沒有可書寫出來的形式。
3. 受過美國手語訓練的老師並不多。
4. 雙語教育一般仍頗受爭議。
5. 編纂成文的美國手語課程不多。
6. 某些教育者質疑美國手語真正的語言定位（Strong, 1988）。

撇開這些障礙不說，也已經有人試圖爲雙語教學法證明或辯護其對教學的功用。由 Michael Strong（1988）所主持的實驗性課程，即以說故事的方式，將美國手語帶入爲教學之一部分。隨後用美國手語來進行英文教學。此課程特別有趣，因爲它強調了對後設語言的認知。

最近， Prinz 與 Strong（1998）發展出，包含了美國手語純熟度及英文讀寫能力的雙語全聾教學指導模式。他們發現，在美國手語與英文的讀寫能力之間，有實際的關聯性；也強調此領域需要更多的研究，並發展更多的課程模式。聾人教育全國委員會（National Council on Education of the Deaf, CED）及全國聾人協會（National Association of the Deaf, NAD）支持對全聾學生使用雙語教學法。

考慮到聽覺障礙／全聾幼童學習語言時所遇到的困難，及大多數幼童不佳的學習表現，在教學環境中安插第二語言的課程似乎較爲可行。然而，在建議大規模使用這種教學方法前，必須先經過審慎及系統性的評估。

# 四、融合教育

今天，聽覺障礙幼童已經有許多教學方面的選擇。但是這些選擇卻受限於區分開的措施，如全聾學生在住宅區學校上課，聽覺障礙學生在一般學校上課；聯邦法規的改變也帶來了新選擇，包括日間課程、資源教室、課程巡迴，及小組教學。

早期將全聾及聽覺障礙幼童包含在正常聽覺同儕中的政策，為聽覺障礙幼童提供了大量的教育優勢。今日學前整合安置選擇有三種（Luetki-Stahlman, 1994）：

1. 在為全聾或聽覺障礙幼童所設計的早期幼童課程中，招收正常聽覺的學齡前幼童（與主流作法相反）。

2. 一天中的某段時間，安排全聾或聽覺障礙的幼童接受獨立性的早期介入課程，然後在幼童看護中心給予額外的社會化經驗。

3. 安排全聾或聽覺障礙的幼童與正常聽覺的同儕，一起接受學齡前教育；從旁提供完整的輔助，讓聽覺障礙幼童可以與其他的學齡前幼童，全程參與整天的活動。

明顯的，將聽覺障礙的學齡前幼童直接放入一般的環境，此作法會遭遇極大的挑戰。聽覺障礙及正常聽覺幼童間的同儕互動，一般來說都會受限；因為聽覺障礙幼童的溝通企圖，往往不夠充分，也起不了作用（Vendell & George, 1981）。聽覺障礙幼童都是參與對話的交流來學習語言（Kretschmer & Kretschmer, 1989）。假如他們的對話意願會遭到毫無回應的同儕所弱化，那麼，將他們配置於整合的環境中會較為有益；除非有使用特定的誘發方法來確保對話中有對等的回應。這種對話將不僅僅能觸發語言學習，也能夠觸發複雜的社交性互動遊戲。為了能夠在聽覺障礙幼童及正常聽覺的同儕之間誘發出良好互動，有多種策略可供應用，如鼓勵聽覺障礙幼童說話說得更為清楚；還有，倘若聽覺障礙幼童使用手語，則要求他們同時使用會話及手語（Luetke-Stahlman, 1991）。

在1980年代，特殊教育領域主要推動的是回歸主流，此一教育意圖是想

要藉由提供職工的從旁額外輔助，讓障礙幼童能夠在一般的學校環境中學習（Nicolosi, Harryman, & Kresheck, 1978）。輔導性的職工可能包括一位語言治療師、一個聽覺學家、一個負責聽覺障礙的教師，及其他組合。Birch（1976）建議：全聾的幼童必須有通盤的準備，所有方面的需要都極為審慎，還有仔細的監督及照料均齊備之後，才能夠接受回歸主流教育。回歸主流教育本有的概念，就是希望學生能夠在一般的正常教育環境中有所表現。

為了要讓回歸主流成功，在正常班級的幼童也要能夠有個人的指導及輔助，這些都可以參考個別化教育計畫 （IEP）來獲得幫助。個別化教育計畫是要針對聽覺障礙幼童將會接受的教育做最後確認，此教育方式經過挑選，更具有主題性及科學性（Northern & Downs, 1984）。

Bricker（1978）提出：「整合是排除的方法之一；為了排除種族政策所帶來的負面影響，及障礙學生常遭到的異樣眼光。」Flexer、Wray 及 Ireland（1989）的報告提到：為了要讓聽覺障礙幼童能夠在正常班級學習，以下的三點必須做到：瞭解聽覺的類別及聽力損失的後果，使用能夠增加信噪比的必要技術，還有教學管理策略。

聽覺障礙幼童的回歸主流有數種模式。當幼童仍能夠在一般班級上課，並遵守由一般班級教師所給的教學指導時，就構成了回歸主流。在這個例子中，幼童依賴口說閱讀，及指導性指令的擴大器（amplification for instructional input）。在完整主流教育選項中的變異，包括了在班級中安插一位手語翻譯者。在 1982 年，此類型的教育輔導由紐約的亨德里克·哈德遜教育委員會（Hendrick Hudson Board of Education）首先採用。此亨德里克·哈德遜教育委員會控告 Rowley（1982）的案子，目前由最高法院進行審理。法院裁定艾咪並不需要翻譯者；然而，此判決牴觸了 94-142 公法所述：障礙學生需要個人的指導，如翻譯者的從旁協助。

其他的主流選擇還包括：在一般課程中，不定時安插一些特殊課程；或在資源班級中不定時安排某些一般課程（McCortney, 1984）。

一旦為幼童做出有關回歸主流的選擇，就必須考慮哪些要素是成功的回歸主流所需。Reynolds 及 Birch（1977）特別強調下列讓回歸成功的要素：

1. 正常班級的老師可決定：是否需要安插聽覺障礙的幼童隨班上課。

2. 回歸主流可盡早開始，學齡前時期也可以。

3. 教學環境中，必須要有負責聽覺障礙的教師。

4. 有接觸到聽覺障礙幼童的職工們都要接受應有的服務訓練。

5. 教室的教學環境應妥善裝備必要的擴大器。

6. 應盡量避免將聽覺障礙幼童從正常教育的環境中獨立分離。

7. 所有接觸回歸主流幼童工作的專家們應定時會面，審視幼童們進步的
   情況，並依需要予以修正。

在最近，教育者也被視為整體的要素之一。在最完整的形式中，融合是
所有學生的鄰近地區、學校，及社區之有意義相關而言。對絕大多數的重度
障礙學生來說，融合應強調社會化，而非學習方面；且學習應對特殊需要的
學生來改進。聽覺障礙幼童若能夠應付對應其年齡的學習活動，那融合要素
必須不能影響到學習課程及期望的完整性。假如聽覺障礙學生必須經由手語，
如美國手語，來表現其學習的要素，那麼完整的融合即意味著：在一般教育
的班級中，要有一位一般教育的教師與一位精通美國手語的老師相互配合。

心裡有此概念之後，接著思考對聽覺障礙／全聾幼童所設計融合課程的
優點。回歸主流環境的優點為：

1. 此處具刺激作用並高度口語化的環境，為聽覺障礙幼童提供了模式。

2. 主流環境包括了與同儕的互動，因此，可讓聽覺障礙幼童與這些同儕
   發生社會、學習，及溝通的行為。

3. 此處有下列許多機會：技術性支援、同儕與同儕間（對等）的指導、
   高度期望，還能夠接觸到不同的想法及經驗（Brackett, 1997）。

## 柒、病史

聽力損失對言語及語言的發展具有負面的影響。G.D.是一位在六個月大
時，就有耳朵感染病史的幼童。在他六到四十個月大時，就發生過九次的耳
朵感染，並以抗生素治療。家人認為他應該接受耳管壓力平衡（pressure-equa-
lization tubes）的治療。最近的聽力測試顯示：因為雙耳的傳導性聽力損失，

稍微降低了語音認知評分。雙耳都發生中耳的病變（見圖 12.3），醫療建議包括在言語／語言治療中，使用聽覺訓練器。G.D.的言語／語言測試〔學齡前語言量表㈢；PLS-3〕（見圖 12.4），顯示他對語言的瞭解度及口語語言的發展，都有嚴重的遲緩。在學齡前語言量表㈢的聽覺理解力部分，他得到了58 分基本分，百分比分段值為第一段，而相對應年齡為一歲三個月。在表達性溝通部分，他得到 58 分基本分，百分比分段值為第一段，而相對年齡為一歲兩個月。學齡前語言量表㈢的整體語言分數為 53，百分比分段值為第一段，相對年齡為一歲三個月。G.D.知道將近五十個詞彙，並會使用一些雙字片語，如 "drink juice" 及 "go bye bye"。他不會持續地對別人或 yes/no 的問句產生回應；並且不會遵循單一步驟的命令。他的眼神接觸都極快速的閃過；並且能夠標記一些熟悉的物品，或是一些動物的圖畫。G.D.不會持續使用語言來與同儕或是周遭的成人進行溝通。其口語會話的結構及功能，明顯是為了配合言語的產生及成長性的目的。必須注意他習慣性的開口行為。因為缺乏口語的表現，無法在此段時間對他的聲音的頻率及流利度進行評量。

學齡前特殊教育委員會（CPSE）接到 G.D.的評量資訊。學齡前特殊教育委員會認為應將 G.D.歸為學齡前障礙幼童，並建議接受全天性的學齡前特殊教育；包含每週三次，每次三十分鐘的會話語言療程。

# 摘　要

讀寫技巧的獲得，與許多學習領域的複雜整合有關，包括說、聽，及批判性的思考。倘若聽覺障礙幼童要學習讀與寫，其口語及手部語言必須完整。要學習讀與寫，就與下列能力有關：儲存字詞意義、記憶字彙，及能夠對一般關係做出抽象難懂的判斷。實際性的語言功能，是讀寫能力中所不可或缺的。

聽覺障礙的個案與正常聽覺的人一樣，都有天生發展言語及語言的能力。然而，往往因為他們聽力損失的嚴重度，而讓他們無法單獨用聽覺來學得語言。因此，會發生語言的整體性遲緩，且聽覺障礙幼童本身就在教育方面居

幼童：G.D.

年齡：3.4

HX——幼童出生為 4.7 磅重的早產兒——懷孕期三十五個星期。為剖腹生產。言語及語言發生遲緩。肢動發展相對應於其年齡。幼童在六個月大時就發生耳朵感染，以抗生素進行治療。父母考慮為幼童進行耳管壓力平衡治療。其家族並無聽力損失

| 姓名 G.D. | 轉入束源： | 耳鼻喉科 | 日期 | 11/9/00 |
|---|---|---|---|---|
| 年齡 3.4 | 施測者： | S.A. | 聽力計： | GSI 61 |

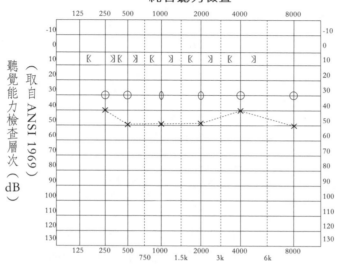

**純音聽力檢查**

**語音聽力檢查**

| | 語音認知閾值 | 區辨分數 | 語音聽力檢查 |
|---|---|---|---|
| 右耳 | 25 | 84% | 65dB |
| 左耳 | 40 | 90% | 80dB |

**反射**

| | 500 | 1000 | 2000 | 4000 |
|---|---|---|---|---|
| 右耳 | 消失 | | | |
| 左耳 | 消失 | | | |

**語音聽力檢查**

| 耳 | 二種頻率 | 二種頻率 |
|---|---|---|
| 右耳 | | 30dB |
| 左耳 | | 50dB |

**鼓室圖**

| | 類型 | 中耳壓力 |
|---|---|---|
| 右耳 | B | — |
| 左耳 | B | — |

結果：

幼童因為雙耳的傳導性聽力損失，稍微降低了語音認知評分。雙耳都發生中耳的病變。

建議：

1.耳部病理會診。

2.在言語／語言療程中使用聽覺訓練器，以彌補聽覺的變化。

3.在醫療介入期間，要定期回診。

**圖 12.3　G.D.的聽覺表**

姓名：G.D.

年齡：3.4

學齡前語言量表㈢（PLS-3）

聽覺理解力

| | |
|---|---|
| 標準分數 | 58 |
| 百分位數 | 1 |
| 相對年齡 | 一歲三個月 |

表達性溝通

| | |
|---|---|
| 標準分數 | 58 |
| 百分位數 | 1 |
| 相對年齡 | 一歲兩個月 |

整體語言分數 53

| | |
|---|---|
| 百分位數 | 1 |
| 相對年齡 | 一歲三個月 |

**圖 12.4　G.D.的語言評量表**

於弱勢。只有經由正常語言發展的治療，讓教育者為聽覺障礙的學生設計出更有效率的教學方法。此外，近來相關法條的通過，還有對最少限制環境（LRE）的委託管轄，都對專家帶來更大的挑戰；這些專家在主流教育的環境中，與聽覺障礙幼童進行接觸。聽覺障礙的幼童並不全都需要隔離。相反的，他們應該在最少限制環境中，與正常聽覺的同儕一起接受教育。由教育者來決定，是否需要確認聽覺障礙幼童可從主流教育環境的架構中獲益。只有經過仔細的計畫、監控，及小組的努力，才能使其成功。

　　在幼童人口中，要診斷是否為聽覺障礙時，臨床醫師必須記住早期檢測及介入的重要性。完整的聽覺評量需要有純音搜尋、語音搜尋，及耳部聽能阻力測試。聽覺反射測驗應與行為測驗相互結合。合適的測驗參數應該要以幼童的年齡為基礎。準確度及可靠度很明顯的具多變性。若有客觀的測驗，並將其當作檢測的工具，那必然對早期的檢測形成助力。

　　每個聽覺障礙的幼童都有獨特的管理需求。一般來說，患有習慣性中耳

炎的幼童需要定期的醫療及後續的處理行為；患有感音性聽力損失的幼童又有不同的管理需求。這些幼童應要有適合自己的擴大器；由學校環境來選擇合宜的輔助設備，也必須考慮到合適的教育環境。

　　聽覺障礙幼童所受的教育已經發生許多改變。持續性的研究、運用有效率的復健，及教育理論，都能夠確保專家們可以繼續面對在教育聽覺障礙幼童時，所產生的挑戰。

## 研讀問題

1. 聽力損失的三種類型？

2. 習慣性中耳炎，對言語及語言會產生什麼影響？

3. 何謂語音接受閾值？

4. 何謂鼓室聽力？

5. 調頻聽覺訓練器的優點？

6. 今天的學前整合安置選擇有哪三種類型？

7. 對聽覺障礙幼童來說，哪種活動最有益於發展語言技巧？為什麼？

8. 聽力損失如何影響學習上的成果？

9. 當教育重度聽覺障礙的幼童時，不能將雙語教學法當作常規的理由為何？

10. 電子耳蝸的適用者？

11. 在新的千禧年，聽覺輔助科技如何改變？

12. 在教學環境中，電子耳蝸對幼童造成什麼樣的影響？

13. 聽覺反射如何對嬰兒聽覺障礙的早期偵測產生影響？

## 詞彙表

* **聽覺反射**：耳內肌肉（鼓室張肌和鐙骨肌）反應聲音而收縮。

* **急性中耳炎**：中耳急性的發炎或感染。

* **美國手語**：成人聾人所使用，美國手語有其自己的句法和文法，被視為和英語不同的另一種語言。

* **聽覺／口語取向**：一種教育聾／聽損兒童的原理。強調在發展言語及語言時，只使用讀唇及聽覺。

* **慢性中耳炎**：中耳流膿感染持續超過急性中耳的時限。

* **傳導性聽力障礙**：由外聽道到內耳這部分在聲音傳導的過程中，發生任何種類的干擾。

- **個別化教育計畫**：由一特殊教育委員會對三到十二歲符合資格的兒童所做的計畫。
- **個別化家庭服務計畫**：對從出生開始到三歲，符合資格的兒童及其家庭，提供服務的計畫。
- **融合**：障礙兒童法律上的權利，應不論其生理或教育上的限制，都須被一般學校環境所接納。
- **主流**：試圖在一般學校環境中服務失能兒童，回歸主流的兒童在處理學業上，應有比得上其一般同儕的方法。
- **混合性聽力（障礙）**：傳導反感音性機制同時都發生問題。
- **耳聲傳射**：耳導內偵測到的兩種強度的聲音，代表耳蝸對聲音的反應，此反應牽涉到由到達耳朵的刺激所提供的能量增加。
- **純音平均**：五百、一千和兩千赫茲閾值的平均。
- **純音閾值**：在 50% 的機會中，個體能聽到的最小聲音的音量。
- **分泌性中耳炎**：在此狀況下會在中耳區域發現黏稠的液體。
- **SEE2**（Signing Exact English2）：一本為英語符號系統編碼的手冊。
- **感音性聽力（障礙）**：感覺末端器官、耳蝸毛細胞，或聽神經受損。
- **漿液性中耳炎**：在中耳部位出現稀、水的、乾淨的液體，通常是耳咽管功能不良的早期徵象。
- **語音認知**：測驗區分不同語音，如無意義音節、單音節字、多音節字的能力。
- **語音認知閾值**：清晰度的閾值，聽者能夠辨認將近 50% 雙節雙重音字的最低音量（分貝）。
- **全溝通**：教育聾／聽障礙兒童的一種方法，要求在發展言語及語言時，使用符號、言語、姿勢與面部表情。

# 建議閱讀 Suggested Reading

Clattke, T. J., Kujawa, S. (1991, November). Otoacoustic emissions. *American Journal of Audiology, 2,* 29–37.

Greenberg, J. (1985). *What is the sign for friend?* New York: F. Watts.

Kavanagh, J. F. (Ed.). (1986). *Otitis media and child development.* Parkton, MD: York.

Kretschmer, R. (1989). Pragmatics, reading, and writing: Implications for hearing impaired individuals. *Topics in Language Disorders, 9*(4), 17–32.

Northern, J. (Ed.). (1984). *Hearing disorders* (2nd ed.). Boston: Little, Brown.

Prieve, B. A. (1992). Otoacoustic emission in infants and children: Basic characteristics and clinical application. *Seminars in Hearing, 13*(1), 37–52.

Schow, R., & Nerbonne, M. (Eds.). (1989). *Introduction to aural rehabilitation* (2d ed.). Baltimore: University Park Press.

# 參考文獻
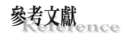

Allen, T. E. (1994). Who are the deaf and hard of hearing students leaving high school and entering postsecondary education? Unpublished manuscript, Gallaudet University Center for Assessment and Demographic Studies, Washington, DC.

American National Standards Institute. (1996). American National Standard specifications for audiometers, ANSI S3.6-1996. New York: Author.

Anthony, D. (1971). *Signing Essential English* (vols. 1 and 2). Anaheim, CA: Educational Division, Anaheim Union School District.

Bateson, M. C. (1975). Mother–infant exchanges: The epigenesis of conversational interaction. In M. Aaronson & R. Reiber (Eds.), *Annals of the New York Academy of Sciences*: Developmental psycholinguistics and communication disorders.

Bellugi, U., & Fischer, S. (1972). A comparison of sign language and spoken language. *Cognition, 1,* 173–200.

Bellugi, U., & Klima, E. (1975). Aspects of sign language and its structure. In J. Kavanagh and J. Cutting (Eds.), *The role of speech in language* (pp. 171–203). Cambridge, MA: MIT Press.

Bellugi, U, Klima, E., & Siple, P. (1974). Remembering in signs. *Cognition, 3,* 93–125.

Birch, J. W. (1976). Mainstream education for hearing impaired pupils: Issues and interviews. *American Annals of the Deaf, 121,* 69–71.

Blennerhasset, L. (1984). Communicative styles of a 13-month-old hearing impaired child and her parents. *Volta Review, 86,* 217–228.

Bloom, L, & Lahey, M. (1978). *Language development and language disorders.* New York: Wiley.

Brackett, D. (1997). Intervention for children with hearing impairment in general education settings. *Language, Speech, and Hearing Services in Schools, 28*(4), 355–371.

Bricker, D. D. (1978). A rationale for the integration of handicapped and non-handicapped preschool children. In N.J. Guralnich (Ed.), *Early intervention and the integration of handicapped and non-handicapped children.* Baltimore: University Park Press.

Brown, R. (1975). *Social psychology.* New York: Free Press.

Bruner, J. (1975). The ontogenesis of speech acts. *Journal of Child Language, 2,* 1–19.

Chess, S., & Thomas, A. (1996). *Temperament: theory and practice.* New York: Brunner/Mazel.

Cole, E. B., & St. Clair-Stokes, J. (1984). Caregiver–child interactive behaviors: A videotape analysis procedure. *Volta Review, 86,* 200–216.

Cummins, J. (1981). The role of primary language development in promoting educational success for language minority students. In California State Department of Education, *Schooling and language minority students: A theoretical framework.* Los Angeles: Evaluation, Assessment and Dissemination Center.

Davis, J. M., & Blasdell, R. (1975). Perceptual strategies by normal hearing and hearing-impaired children in the comprehension of sentences containing relative clauses. *Journal of Speech and Hearing Research, 18,* 281–295.

DeGangi, G., Wietlisbach, S., Poisson, S., Stein, E., & Royeen, C. (1994). The impact of culture and socioeconomic status on family–professional collaboration: Challenges and solutions. *Topics in Early Childhood Special Education, 14*(4), 503–520.

Eimas, P. (1974). Auditory and linguistic processing cues for place of articulation by infants. *Perceptual Psychology, 16,* 513–521.

Feagans, L. (1986). Otitis media: A model for longterm effects with implications for intervention. In J. F. Kavanagh (Ed.), *Otitis media and child development* (pp. 192–210). Parkton, MD: York.

Flexer, C., Wray, D., & Ireland, J. (1989). Preferential seating is not enough: Issues in classroom management of hearing impaired students. *Language, Speech and Hearing Services in Schools, 20*(1), 11–21.

Geers, A., Moog, J., & Schick, B. (1984). Acquisition of spoken and signed English by profoundly deaf children. *Journal of Speech and Hearing Disorders, 49,* 378–388.

Gentile, A., & DiFrancesca, S. (1969, Spring). *Academic achievement test performance of hearing impaired students: United States* (Series D, No. 1). Washington, DC: Gallaudet College, Office of Demographic Studies.

Glattke, T. J., & Kujawa, S. (1991, November). Otoacoustic emissions. *American Journal of Audiology, 2,* 29–37.

Gravel, J., & Hood, L. (1999). Pediatric audiologic assessment. In F. Musiek, and W. Rintelmann (Eds.), (pp. 305–323). Boston: Allyn & Bacon

Greenstein, J. M., Bush, B., McConville, K., & Stellini, L. (1977). *Mother–infant communication and language acquisition in deaf infants.* New York: Lexington School for the Deaf.

Gustason, G., Pfetzing, D., & Zawolkow, E. (1972). *Signing Exact English.* Rossmoor, CA: Modern Sign Press.

Hall, J., III (2000). *Handbook of otoacoustic emissions.* San Diego/London: Singular.

Hanson, M., Lynch, E. W., & Wayman, K. L. (1990). Honoring the culture diversity of families when gathering data. *Topics in Early Childhood Education, 10*(1), 112–131.

Hanson, V. L., & Padden, C. A. (In press). Computers and videodisc technology for bilingual ASL/English instruction of deaf children. In D. Nix and R. Spiro (Eds.), *Cognition, education, and multimedia: Exploring ideas in high technology.* Hillsdale, NJ: Lawrence Erlbaum Associates.

Hendrick Hudson School District v. Rowley, 458 U.S. 176, 102 S. Ct. 3034, 73 L. Ed. 2d 690 (1982).

Hopkinson, N. (1978). Speech reception threshold. In J. Katz (Ed.), *Handbook of clinical audiology* (2d ed.) (pp. 141–148). Baltimore: Williams & Wilkins.

Jaffe, J., Stern, D., & Peery, J. (1973). "Conversational" coupling of gaze behaviors in prelinguistic human development. *Journal of Psycholinguistic Research, 2,* 321–328.

Jerger, J., and Hayes, D. (1976). The cross-check principle in pediatric audiometry. *Archives of Otolaryngology, 702,* 614–620.

Jordan, I., Gustason, G., & Rosen R. (1979). Current communication trends at programs for the deaf. *American Annals of the Deaf, 124,* 350–357.

Kelly, L. (1996). The interaction of syntactic competence and vocabulary during reading by deaf students. *Journal of Deaf Studies and Deaf Education, 1,* 75–90.

Kemp, D. T. (1978). Stimulated acoustic emissions from within the human auditory system. *Journal of the Acoustic Society of America, 64,* 1386–1391.

King, C. M., & Quigley, S. P. (1985). *Reading and deafness.* San Diego, CA: College-Hill.

Knauf, V. H. (1972). Meeting speech and language needs for the hearing impaired. In J. Katz (Ed.), *Handbook of clinical audiology* (2nd ed.) (pp. 733–777). Baltimore: Williams & Wilkins.

Koester, L. S., & Meadow-Orlans, K. P. (1999). Responses to interactive stress: Infants who are deaf or hearing. *American Annals of the Deaf, 144,* 295–403.

Krashen, S. (1982). *Principles and practices in second language acquisition.* New York: Pergamon.

Kretschmer, R. (1989). Pragmatics, reading, and writing. *Topics in Language Disorders, 9*(1), 17–32.

Kretschmer, R., & Kretschmer, L. (1989). Communication competence: Impact of the pragmatics revolution on education of hearing impaired individuals. *Topics in Language Disorders, 9*(4), 1–16.

Lafreniere, O., Smurzynski, J., June, M. D., Leonard, G., & Kim, D. O. (1993). Otoacoustic emissions in full-term newborns at risk for hearing loss. *Laryngoscope, 103,* 1334–1341.

Luetke-Stahlman, B. (1991). Hearing impaired students in integrated child care. *Perspectives, 9*(1), 8–11.

Luetke-Stahlman, B. (1994). Procedures for socially integrating preschoolers who are hearing, deaf, and hard of hearing. *Topics in Early Childhood Special Education, 14*(4), 472–487.

Luetke-Stahlman, B., Griffiths, C., & Montgomery, N. (1999). A deaf child's language acquisition verified through text retelling. *American Annals of the Deaf, 144,* (3), 270–280.

Mahon, W. (1987). U.S. hearing aid sales summary. *The Hearing Journal, 40,* 9–14.

Martin, F., & Clark, J. (2000). *Introduction to audiology.* Boston: Allyn & Bacon.

Mavilya, M. (1969). *Spontaneous vocalization and babbling in hearing-impaired infants.* Doctoral dissertation, Teacher's College, Columbia University, New York.

McCortney, B. (1984). Education in the mainstream. In R. Stoker & J. Spear (Eds.), *Hearing-impaired perspectives on living in the mainstream* (pp. 41–52). Washington, DC: Alexander Graham Bell Association for the Deaf.

Menyuk, P. (1986). Predicting speech and language problems with persistent otitis media. In J. F. Kavanagh (Ed.), *Otitis media and child development* (pp. 83–98). Parkton, MD: York.

Miller, C., & Morse, P. (1976). The "heart" of categorical speech discrimination in young infants. *Journal of Speech and Hearing Research, 19,* 578–589.

Miller, C., Morse, P., & Dorman, N. (1977). Cardiac indices of infants' speech perception: Orienting and burst discrimination. *Quarterly Journal of Experimental Psychology, 29,* 533–545.

Morse, P. (1972). The discrimination of speech and speech stimuli in early infancy. *Journal of Experimental Psychology, 14,* 477–492.

Myklebust, H. R. (1960). *The psychology of deafness.* New York: Grune & Stratton.

National Institutes of Health, National Institute on Deafness and other Communication Disorders (NIDCD). (1997). www.nih.gov/nidcd.

Nelson, K., Prinz, P., & Dalke, D. (1989). Transitions from sign language to text via an interactive micro-computer system. In B. Woll (Ed.), *Papers from the Seminar on Language Development and Sign Language* (Monograph 1, International Sign Linguistics Association). Bristol, UK: Centre for Deaf Studies, University of Bristol.

Nicolosi, L., Harryman, E., & Kresheck, J. (1978). *Terminology of communication disorders-speech-language-hearing.* Baltimore: Williams & Wilkins.

Norris, J., & Damico, J. (1990). Whole language in theory and practice: Implications for language intervention. *Language, Speech and Hearing Services in Schools, 21,* 212–220.

Northern, J. (Ed.). (1984). *Hearing disorders* (2d ed.). Boston: Little, Brown.

Northern, J., & Downs, M. (1984). *Hearing in children.* Baltimore: Williams & Wilkins.

Padden, C. (1980). The deaf community and the culture of deaf people. In C. Baker & R. Battison (Eds.), *Sign language and the deaf community.* Washington, DC: National Association for the Deaf.

Paul, P. (1996). Reading, vocabulary knowledge, and deafness. *Journal of Deaf Studies and Deaf Education, 1,* 3–15.

Paul, P. (1998). *Literacy and deafness.* Boston: Allyn & Bacon.

Paul, P., & Jackson, D. (1993). *Towards a psychology of deafness: Theoretical and empirical perspectives.* Boston: Allyn & Bacon.

Prinz, P., & Nelson, K. (1985). Alligator eats cookie: Acquisition of writing and reading skills by deaf children using the microcomputer. *Applied Psycholinguistics, 6,* 283–306.

Prinz, P., Nelson, K., Loncki, F., Geysels, G., & Willems, C. (1993). A multimodality and multimedia approach to language, discourse and literacy development. In F. Coninx & B. Elsendoorn (Eds.), *Interactive learning technology for the deaf.* New York: Springer-Verlag.

Prinz, P., Nelson, K. A., & Stedt, J. (1982). Early reading in young deaf children using microcomputer technology. *American Annals of the Deaf, 127,* 529–535.

Prinz, P., & Strong, M. (1998). ASL proficiency and English literacy within a bilingual deaf education model of instruction. *Topics in Language Disorders, 18*(4), 47–60.

Progorzelski, G., & Kelly, B. (1995). *Inclusion: The collaborative process.* Buffalo, NY: United Educational Services, Inc.

Quigley, S. P., & Kretschmer, R. E. (1982). *The education of deaf children.* Baltimore: University Park Press.

Radziewicz, C. (1985). *The use of videotapes as a means of parent training for parents of hearing-impaired infants.* Unpublished doctoral dissertation, Adelphi University, Garden City, NY.

Reamer, J. C. (1921). Mental and educational measurement of the deaf. *Psychological Monographs,* No. 132.

Reynolds, M. C., & Birch, J. W. (1977). *Teaching exceptional children in all America's schools.* Reston, VA: Council for Exceptional Children.

Robbins, A. M. (1986). Language comprehension in young children. *Topics in Language Disorders, 6,* 12–23.

Ross, M. (1987). FM auditory training systems as an educational tool. *Hearing Rehabilitation Quarterly, 12*(4), 4–6.

Schick, B., & Gale, E. (1995). Preschool deaf and hard of hearing students' interactions during ASL and English storytelling. *American Annals of the Deaf, 140,* 363–370.

Schory, M. E. (1990). Whole language and the speech-language pathologist. *Language, Speech and Hearing Services in Schools, 21,* 206–211.

Simmons, B. (1966). Electrical stimulation of the auditory nerve in man. *Archives of Otolaryngology, 84,* 2–54.

Snow, C. (1983). Literacy and language relationships during the preschool years. *Harvard Educational Review, 53,* 165–189.

Stach, B. A. (1997). Comprehensive dictionary of audiology. *The Hearing Journal.* Baltimore: Williams & Wilkins.

Stach, B. A. (1998). *Clinical audiology.* San Diego/London: Singular.

Streng, A. (1964). *Reading for deaf children.* Washington, DC: Alexander Graham Bell Association for the Deaf.

Strong, M. (Ed.). (1988). *Language learning and deafness.* New York: Cambridge University Press.

Strong, M., & Prinz, P. (1997). A study of the relationship between ASL and English literacy. *Journal of Deaf Studies and Deaf Education, 2*(1), 37–46.

Sulzby, E. (1985). Children's emergent reading of favorite storybooks: A developmental study. *Reading Research Quarterly, 20,* 45–81.

Tartter, V. C., Hellman, S. A., & Chute, P. M. (1992). Vowel perception strategies of normal-hearing subjects and patients using Nucleus Multichannel and 3M/house cochlear implants. *Journal of Acoustical Society of America, 92,* 1269–1283.

Trybus, R., & Karchmer, M. (1977). School achievement scores of hearing impaired children: National data on achievement status and growth patterns. *American Annals of the Deaf Directory of Programs and Services, 122,* 62–69.

Vendell, D. L., & George, L. B. (1981). Social interaction in hearing and deaf students: Success and failures in initiations. *Child Development, 52,* 627–635.

Vorce, E. (1974). *Teaching speech to deaf children.* Washington, DC: Alexander Graham Bell Association for the Deaf.

Wedell-Monning, J., & Westerman, T. B. (1977, September). *Mothers' language to deaf and hearing infants: Examination of the feedback model.* Paper presented at the Second Annual Boston University Conference on Language Development, Boston.

Wells, G. (1985). Preschool literacy related activities and success in school. In D. Olson, N. Torrance, & A. Hildyard (Eds.), *Literacy, language and learning: The nature and consequences of reading and writing* (pp. 229–255) New York: Cambridge University Press.

Widen, J. E. (1997). Evoked otoacoustic emission in evaluating children. In M. S. Robinette and T. J. Glattke (Eds.), *Otoacoustic emissions: Clinical applications* (pp. 271–306). New York: Thieme.

Wilbur, R. B. (1979). *American Sign Language and sign systems.* Baltimore: University Park Press.

Woodford, C. M., Feldman, A. S., & Wright, H. N. (1975) Stimulus parameters, the acoustic reflex and clinical implications. *NYS Speech and Hearing Review, 7,* 29–37.

Yoshinaga, C. (1983). *Syntactic and semantic related characteristics in the written language of hearing impaired and normally hearing school-aged children.* Unpublished doctoral dissertation, Northwestern University, Evanston, IL.

Yoshinaga-Itano, C. (1986). Beyong the sentence level: What's in a hearing impaired child's story? *Topics in Language Disorders, 6*(3), 71–83.

Yoshinaga-Itano, C., & Apuzzo, M. R. (1998a). The development of deaf and hard of hearing children identified early through the high-risk registry. *American Annals of the Deaf, 143,* 416–424.

Yoshinaga-Itano, C., & Apuzzo, M. R. (1998b). Identification of hearing loss after 18 months is not early enough. *American Annals of the Deaf, 143,* (380–387).

Yoshinaga-Itano, C., & Snyder, L. (1985). Form and meaning in the written language of hearing impaired children. In R. R. Kretschmer (Ed.), *Learning to write and writing to learn* [Monograph]. *Volta Review, 87*(5), 75–90.

國家圖書館出版品預行編目資料

兒童語言與溝通障礙╱D. K. Bernstein、
E. Tiegerman-Farber 著；王大延等譯.
-- 初版. -- 臺北市；心理，2008.01
　面；　公分. --（溝通障礙系列；65013）
含參考書目
譯自：Language and communication disorders in
children, 5th ed.
ISBN 978-986-191-096-3（平裝）

　1.語言障礙　　　　　　　2.溝通

　415.9465　　　　　　　　　　　　　96022580

溝通障礙系列 65013

## 兒童語言與溝通障礙

作　　者：D. K. Bernstein、E. Tiegerman-Farber
校 閱 者：王大延、陳櫻桃
譯　　者：王大延、陳櫻桃、王樂成、何宗翰、高詰硯、辛怡葳、張洛嘉、
　　　　　林惠鸞、葉倩伶
執行編輯：李　晶
總 編 輯：林敬堯
發 行 人：洪有義
出 版 者：心理出版社股份有限公司
地　　址：231026 新北市新店區光明街 288 號 7 樓
電　　話：(02) 29150566
傳　　真：(02) 29152928
郵撥帳號：19293172　心理出版社股份有限公司
網　　址：https://www.psy.com.tw
電子信箱：psychoco@ms15.hinet.net
排 版 者：亞帛電腦製作有限公司
印 刷 者：竹陞印刷企業有限公司
初版一刷：2008 年 1 月
初版四刷：2021 年 3 月
I S B N：978-986-191-096-3
定　　價：新台幣 700 元